Second Edition
수정판

Functional Anatomy

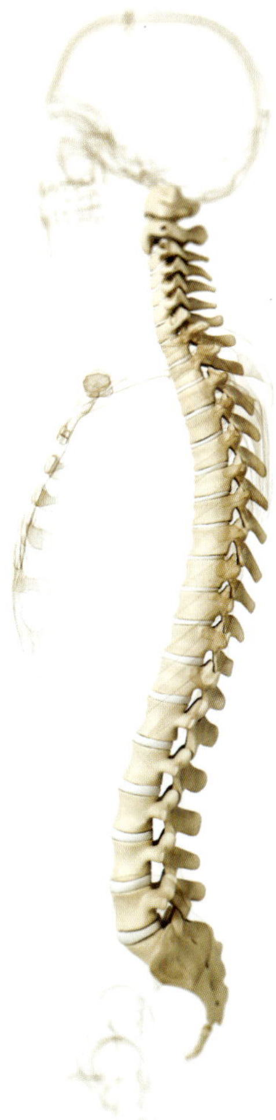

Pacific Books

Functional Anatomy

집필진

- **이건철** 경남정보대학교 물리치료학과
- **장　철** 경남정보대학교 작업치료학과
- **김인섭** 대전보건대학교 물리치료학과
- **이동엽** 선문대학교 물리치료학과
- **이동진** 광주보건대학교 물리치료학과
- **조현래** 마산대학교 물리치료학과
- **김진섭** 선문대학교 물리치료학과
- **고태성** 대원대학교 물리치료학과
- **김환희** 세명대학교 작업치료학과
- **이명희** 위덕대학교 물리치료학과
- **이지현** 유원대학교 작업치료학과
- **임원식** 안동과학대학교 물리치료학과
- **윤정애** 대전보건대학교 작업치료학과
- **임종민** 여주대학교 건강재활학과
- **김도형** 여주대학교 의료재활과학과
- **김기도** 한국국제대학교 물리치료학과

머/리/말

FUNCTIONAL ANATOMY

인간의 활동과 근육의 기능적 움직임에 대한 학습을 요구하는 기능해부학은 물리치료, 작업치료 및 보건과학을 전공하는 학생 및 임상가들에게 필수적으로 필요한 기초학문이다.

근육별 움직임에 대한 고유한 특징과 정확한 해부학적 정보를 바탕으로 근육에 대한 이해와 해당 근육을 촉진할 수 있어야 한다.

물리치료, 작업치료 및 보건과학 분야에서 심도 깊은 전공과목을 이수하기 위해 기능해부학에 대한 체계적인 학습이 매우 중요하다고 할 수 있다.

최근에 훌륭한 기능해부학 교재들이 많이 나오고 있지만 아직까지도 근육의 기능적 움직임에 대한 설명이 부족하고 외국의 원서들을 번역하여 출간하고 있는 것이 지금의 현실이다. 이에 저자들은 이러한 현실을 극복하고 기능해부학을 강의하시는 교수님들과 학생들에게 조금이나마 도움이 되고자 여러 가지로 부족하지만 새롭게 기능해부학 교재를 편찬하였다.

이 교재의 구성은 크게 두 부분으로 나누어 집필하였다

첫째와 두 번째 장에서는 인간의 기본적 움직임에 대한 용어와 해설, 뼈대 및 관절, 근육과 신경에 대한 기초적 내용들을 정리하여 기능해부학을 학습하는 학생들에게 정확한 용어를 습득하게 구성하였다.

그리고 나머지 장에서 각 부위별로 근육에 대한 그림과 해부학적 특징, 실물 사진을 통한 촉진 방법을 제공하여 학생들로 하여금 실질적 촉진이 가능하도록 설명을 해 놓았다. 특히 촉진 부분은 직접적인 근육 촬영을 통하여 학생들이 쉽게 이해할 수 있도록 구성하였다.

기능적 활동에서는 각 근육의 기능적 활동에 따른 주요 내용과 손상 시 발생할 수 있는 인체 정렬 및 질환에 대한 간단한 설명을 제시하여 근육의 기능적 관점에서 학생 및 임상가들이 환자들에게 접근하기 쉽게 구성하려고 노력하였다.

이 교재의 특징중 하나인 Tip 부분을 추가하여 각 근육의 기능적 활동, 근육 평가 및 간단한 운동방법을 설명하였다. 또한 책의 중간에 메모장을 만들어 놓아 학생들이 수업 중 각 근육에 따른 추가 강의 내용을 따로 정리할 수 있게 하여 보기만 하는 책이 아니라 교수자와 학습자가 같이 만들어 가는 교재가 될 수 있도록 구성하였다.

각 장의 마지막 부분에는 관절의 움직임을 다시 한번 요약 정리하였고 각 장의 중요한 내용과 국가고시에 많이 나오는 문제들을 간추려서 내놓음으로써 학생들이 마지막 정리와 요약학습을 할 수 있도록 구성하였다.

좋은 교재를 만들기 위해 저자들은 최선의 노력을 하였으나 아직도 미약한 부분과 보완되어야 할 부분이 많이 있다고 여겨진다. 독자들의 날카로운 비평과 아낌없는 조언을 겸허하게 받아들이고 추가적인 보강을 통하여 더 나은 기능해부학 교재가 되도록 노력할 것이다.

이 교재의 출간을 위해 열정적으로 집필하시고 적극적으로 편집회의에 참석하여 주신 저자 교수님들에게 진심으로 감사를 드린다.

2018년 7월

저자일동

CONTENTS

CONTENTS

CONTENTS

CONTENTS

10 머리 및 목

11 몸 통

CONTENTS

Functional Anatomy — Chapter 01

기능해부학의 개요

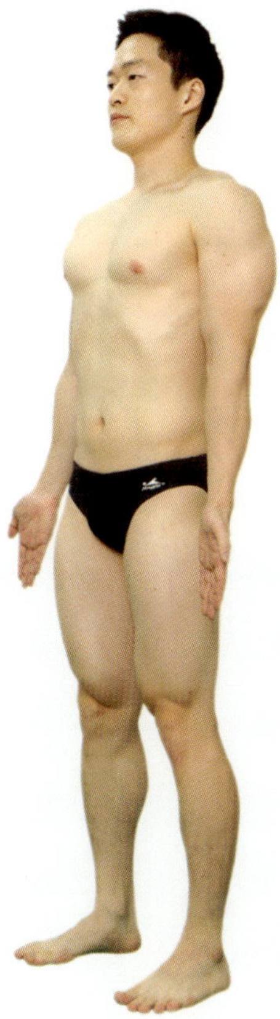

학/습/목/표

- 해부학적 자세를 설명할 수 있다.
- 인체 방향에 대한 용어를 설명할 수 있다.
- 해부학적 구조물에 대해 설명할 수 있다.
- 인체 동작의 묘사를 위한 인체의 축과 면에 대한 설명할 수 있다.
- 인체의 관절에서 이루어지는 동작에 대해 설명할 수 있다.

Functional Anatomy

1 개 요

인체의 구조에 대하여 서로 다른 용어를 사용하면 정확한 의사소통을 할 수 없으므로 대부분 그리스어 또는 라틴어에서 기원된 국제적으로 통일된 용어(anatomical term)를 정하여 사용하고 있다.

기능해부학은 뼈, 관절, 근육, 신경과의 상호작용과 인체에 미치는 물리학적 원리를 충분히 이해해야하고 몸의 움직임과 복잡한 인체구조 사이의 관계에 대해 설명하는 학문이다.

정확하고 표준화된 용어의 사용과 인체의 구조적 위치, 인체의 중요 지점을 이해하기 위해서는 표준화된 기준자세인 해부학적인 자세를 이해하여야 한다.

해부학적인 자세를 기준으로 방향을 나타내는 용어, 해부학적인 용어 및 해부학적인 면과 축을 이해하여야 한다.

2 해부학적 자세

인체의 구조와 부위 및 방향 등의 관계를 표시할 때 혼용되고 혼동되는 것을 방지하고 명확하게 하기 위한 표준자세를 해부학적인 자세라고 규정하였다. 해부학적 자세(anatomical position)는 똑바로 서서 얼굴은 앞으로 향하고 눈은 수평 위치에서 정면을 바라보고, 발은 자연스럽게 모아 발가락이 앞을 향하도록 하며, 팔은 몸통 옆으로 내려 손을 편자세로 앞을 향하도록 하고 서있는 자세를 말한다(그림 1-1). 뼈, 관절, 인대, 힘줄, 이는곳, 닿는곳, 근육 그리고 물리학적인 원리를 확인할 때 해부학적 자세는 표준이 되는 기능적 시작위치를 제공하며 일반적인 기준위치로 사용한다.

3 인체의 방향을 나타내는 용어

해부학적 관련 기준점을 이해하는 데 중요한 용어

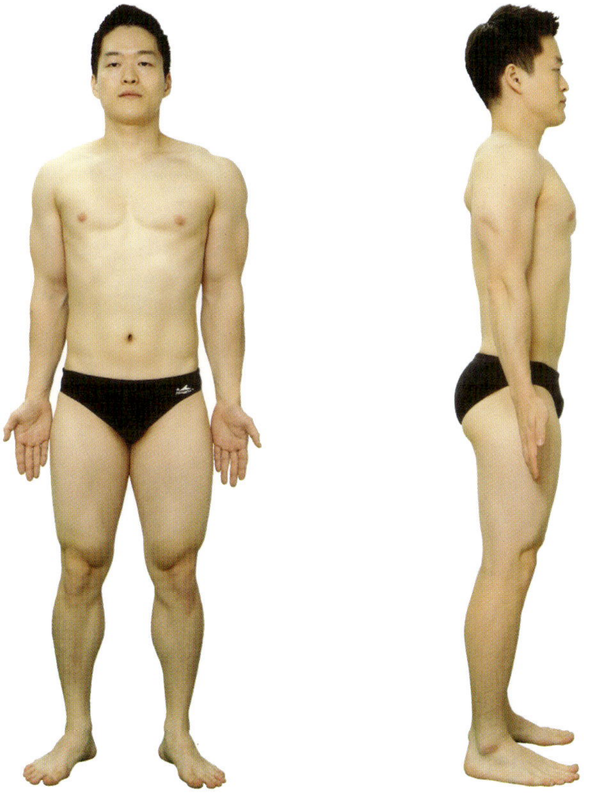

A. 앞면 B. 옆면

그림 1-1 해부학적 자세

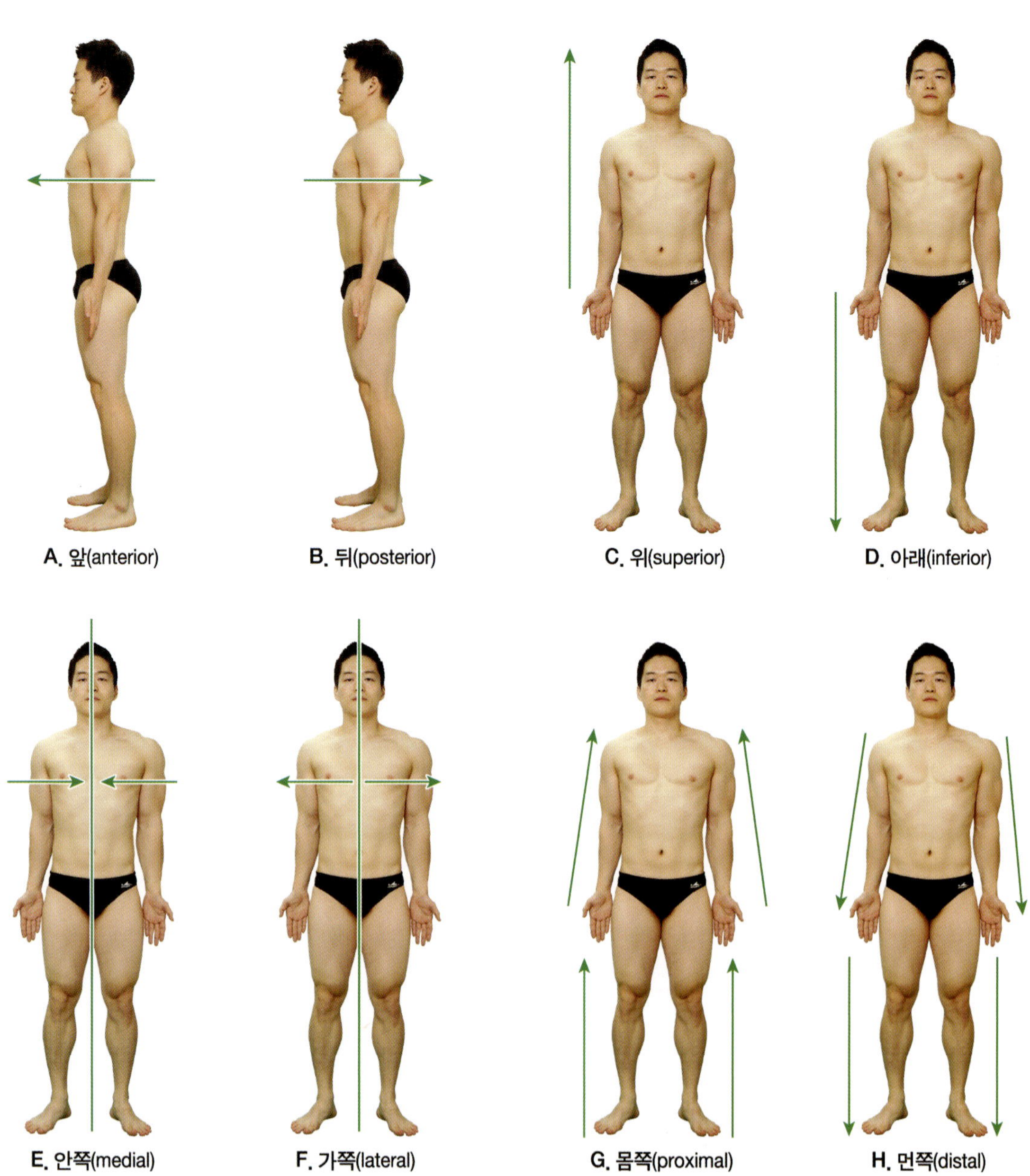

그림 1-2 인체의 방향

는 정중선이다. 정중선을 확인할 때는 몸의 중앙에서 아래로 가상의 선을 그린다.

인체의 중심선을 기술하는 데 필요한 해부학적 위치는 신체 기준 위치를 설명하는 데 있어서 뼈, 근육, 관절, 인대, 힘줄, 기시점, 부착점 등과 물리학적 원리를 기술하는 데 이용된다. 특히 기능해부학에서는 직접적인 용어를 사용하는 것이 움직임을 묘사하는 데 용이하게 사용된다. 예를 들면 노뼈와 자뼈가 있다. 이것은 서로 다른 위치에 관한 안쪽과 가쪽을 표시하고 있다. 또한 누워 있는 모습에서 앞－뒤, 안쪽－가쪽, 표면에서 가까운－표면에서 멀리, 위쪽－아래쪽 등 인간 행동과 관련된 복합단어들이 혼용되어 사용된다(그림 1-2). 해부학 용어에 대한 광범위한 지식은 인간동작과 연관된 용어들의 이해를 위해 필요하다.

환자가 진찰대에 누워 있을 때 몇 가지 용어를 이용하여 누워 있는 자세를 설명할 수 있다. 엎드린 자세는 얼굴이 진찰대에 맞닿은 수평적 자세로 누운 것으로 묘사한다. 바로누운자세는 천정을 향해 얼굴이 향한 채 등은 수평으로 누운 상태로 묘사한다.

인체에서 해부학적 구조의 위치와 방향에 대해 언급할 때 자주 사용하는 용어들은 다음과 같다.

1. 앞(anterior)과 뒤(posterior)는 해부학적인 자세를 기준으로 몸의 앞면과 뒷면을 말한다. 앞과 뒤를 설명하는 또 다른 용어로는 등쪽(dorsal)과 배쪽(ventral)이 있다. 인체의 손등과 손바닥, 발등과 발바닥을 예로 들 수 있다. 손등과 발등 표면은 천장을 마주보는 표면으로 등쪽(dorsal)에 해당된다. 반대로 손바닥과 발바닥 표면은 등쪽 표면의 반대인 배쪽(ventral)에 해당된다.
2. 인체 중앙에서 가깝고 먼 거리의 개념과 관련된 용어로 몸쪽(proximal)과 먼쪽(distal)으로 나누는데 중심선으로부터 뼈, 근육, 관절의 위치를 언급할 때 사용한다. 몸쪽(proximal)은 인체 중심선이나 다른 구조물과 가까운 해부학적 구조를 말한다. 몸쪽의 반대적 개념이 먼쪽(distal)인데 이것은 다른 인체 중심선으로부터 멀리 떨어진 해부학적 구조를 말한다.
3. 안쪽(medial)과 가쪽(lateral)에 대해 설명하면, 정중면에서 가까워지는 곳을 안쪽(medial), 정중면에서 멀어지는 곳을 가쪽(lateral)이라 말하며 눈이 귀보다 안쪽에 위치하는 것으로 예로 들 수 있다. 비슷한 용어로 얕은(superficial)과 깊은(deep)이란 용어는 표면으로부터 가깝거나 얕은 곳을 얕은(superficial)이라 하고 표면에서 깊은 곳을 깊은(deep)이라 한다.
4. 위(superior)와 아래(inferior)에서 머리 쪽을 향하는 해부학적 구조물을 위(superior)라 하며, 다른 구조물의 꼬리 쪽이나 발쪽을 아래(inferior)라고 한다.
5. 바로위(supra)와 바로아래(infra)가 있다. 위(superior)와 아래(inferior)에서 나온 접두어로 바로위는 구조물의 해부학적 윗부분을, 바로아래는 아랫부분을 나타낸다(표 1-1).

표 1-1 인체의 방향과 관련된 용어

방향을 나타내는 용어		설 명
앞	anterior	몸의 앞면
뒤	posterior	몸의 뒷면
배 쪽	ventral	몸의 앞면
등 쪽	dorsal	몸의 뒷면
위	superior	머리 쪽이나 다른 구조물의 위
아래	inferior	땅 쪽이나 다른 구조물의 아래
머리 쪽	cranial	머리나 머리뼈 쪽
꼬리 쪽	caudal	땅이나 꼬리뼈 쪽
안쪽	medial	중심선에서 가까운 부분
가쪽	lateral	중심선에서 먼 부분
속	internal	몸의 내면 또는 장기의 안쪽
바깥	external	몸의 표면 또는 장기의 바깥쪽
몸 쪽	proximal	생물학적 구조물이나 정중선에서 가까운 부분
먼 쪽	distal	생물학적 구조물이나 정중선에서 멀리 떨어진 부분
깊은	deep	다른 구조물보다 표면에서 먼 쪽으로 향하는 부분
얕은	superficial	다른 구조물보다 표면에서 가까운 쪽으로 향하는 부분
바로 위의	supra	해부학적 구조물의 위
바로 아래의	infra	해부학적 구조물의 아래

4 해부학적 용어의 결합

인간의 동작은 단순하지 않기 때문에 위에 사용된 용어들 또한 두 단어 이상이 결합되어 사용될 때가 있다. 예를 들어, 앞가쪽(anterolateral)이란 용어는 인체 중앙의 앞쪽과 가쪽의 구조물을 말한다. 앞면의 뼈를 나타낼 때 중앙선에서 앞가쪽에 위치해 있다고 말할 수 있다. 이 외에도 앞안쪽(anteromedial), 뒤가쪽(posterolateral), 뒤안쪽(posteromedial) 등 해부학적 결합용어들을 사용한다(표 1-2).

5 해부학적인 면과 축

특정 관절 주위에서 일어나는 동작들에서 면(plane)과 축(axis)은 모든 범위의 인체동작들을 설명하는 데 도움이 될 수 있다.

1) 면(Plane)

해부학적 면은 각각의 면이 90° 정도의 각을 이루고 두 개의 면과 직각을 이룬다. 면의 종류는 다음과 같다.

1. 시상면(sagittal plane) : 때로 이것은 정중면(median plane)으로도 불린다. 이 면은 몸의 왼쪽과 오른쪽 부분을 이등분한다. 시상면에서 일어나는 동작의 예로는 고개를 끄덕이는 동작과 보행 시 팔과 다리의 움직임, 굽힘과 폄 동작을 예로 들 수 있다(그림 1-3A).
2. 이마면(frontal plane) : 이것은 때로 관상면(coronal plane)이라고 불린다. 이것은 몸의 앞과 뒤를 수직으로 이등분한다. 운동으로는 벌림과 모음이 있다. 특히 이마면에서 일어나는 동작의 예로는 제자리에서 팔벌려뛰기(거수도약운동(side-straddle hop, 점핑잭스), 차렷 자세에서 뛰면서 발을 벌리고 머리 위에서 양 손을 마주쳐서 다시 원상태로 돌아오는 동작)가 있다(그림 1-3B).
3. 가로면(transverse plane, Y-plane) : 이것은 수평면(horizontal plane)이라고 불리기도 한다. 수평면은 몸의 위·아래를 이등분한다. 가로면에서 일어나는 동작의 예로는 왼쪽에서 오른쪽으로부터 반복해서 몸을 비트는 동작과 안쪽 및 가쪽돌림이 있다(그림 1-3C).

2) 축(Axis)

모든 운동들은 면(plane)과 축(axis)에서 일어난다. 축을 쉽게 표현하면 관절이 움직이는 곳을 통과하는 곧고 긴 막대로 말할 수 있다. 운동의 면이 세 개이기 때문에 면에 수직으로 놓여있는 세 축이 있다. 축의 종류는 다음과 같다.

1. 이마축(frontal axis, X-axis) : 몸의 옆면에서 옆면을 통하는 안가쪽축(mediolateral axis)이다. 이 축에서 사용되는 운동의 예로는 엉덩관절 굽힘과 폄이 있고 이마축 주변의 시상면에서 일어난다.
2. 시상축(sagittal axis, Z-axis) : 앞에서 뒤로 직각으로 통과하며 앞뒤쪽축(anteroposterior axis)이다. 이 축에서 사용되는 동작의 예로는 위팔의 벌림과 모음이 있고 시상축 주변의 이마면에서 운동이 일어난다.
3. 수직축(vertical axis, Y-axis) : 위에서 아래로 몸을 수직으로 통과하며 위아래쪽축(superoinferior axis)이다. 수직축 주변에서 일어나는 운동의 예는 아니라고 할 때 고개를 돌리는 동작(가쪽돌림 & 안쪽돌림)이 있다. 이 운동은 수직축 주변의 가로면에서 일어난다.

표 1-2 해부학적 결합용어

해부학적 결합용어		설 명
앞안쪽면	anteromedial surface	앞쪽의 안쪽면
앞가쪽면	anterolateral surface	앞쪽의 가쪽면
뒤안쪽면	posteromedial surface	뒤쪽의 안쪽면
뒤가쪽면	posterolateral surface	뒤쪽의 가쪽면

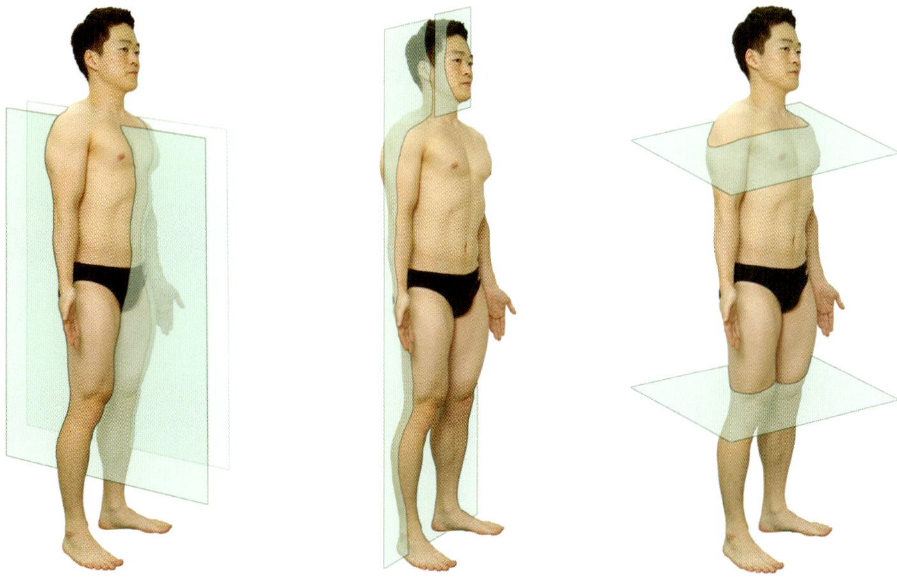

그림 1-3 인체의 움직임면

6 면 또는 축주위에서의 근육 움직임

정상인의 움직임을 이해하는 것은 환자의 다양한 운동 형태를 분석하기 위해 매우 중요하다. 또한 특정한 축(시상, 이마, 그리고 수직)과 특정한 면(시상, 이마, 그리고 가로)에서 일어나는 다양한 움직임의 이해를 위해 정상인의 움직임 분석은 매우 중요하다(표 1-3). 이러한 관절의 다양한 움직임들은 종종 관절 내의 문제를 악화시킨다. 예를 들어, 물리치료사가 무릎관절 주변의 넙다리뼈(femur)가 골절된 운동선수에 대한 비디오를 관찰한다고 가정해 보자. 비디오를 통해 운동선수가 측면 가격을 당했으며 그로 인해 무릎관절이 이마면에서 움직였음이 관찰되었다. 원래 정상적인 무릎관절의 움직임은 굽힘과 폄을 하는 동안 시상면에서 그 움직임이 일어나는 것이 정상적인 움직임이다. 하지만 이 운동선수는 정상적인 무릎관절의 움직임이 아닌 비정상적인 관절운동이 일어남으로 인해 관절 손상이 되었음을 알 수 있다.

표 1-3 대응하는 면과 수직하는 축

면	축	예
가로	수직	스케이트에서의 회전
이마	시상	거수도약운동
시상	이마	두갈래근 수축

1) 시상면에서의 관절운동

관절의 앞뒤에 이는곳(origin)과 닿는곳(insertion)을 가지고 있는 근육들은 시상면에서 움직임이 일어난다(표 1-4). 팔꿉관절에 있는 위팔두갈래근(위팔두갈래근 힘줄의 앞쪽), 위팔세갈래근(위팔세갈래힘줄의 뒤쪽)의 힘줄은 시상면 내에 있는 이마축 주위에서 움직임을 일으킨다.

2) 이마면에서의 관절운동

인체의 움직임은 시상축과 이마면이 짝이 되어 일어난다. 관절의 안쪽과 가쪽에 존재하는 힘줄은 대부

표 1-4 이마축 주위의 시상면에서 일어나는 움직임

움직임	움직임의 위치	움직임의 묘사
굽힘	팔꿈치, 무릎, 발목, 손목, 목, 몸통, 어깨, 엉덩이	시상면에서의 움직임 발생 관절각의 감소
폄	팔꿈치, 무릎, 발목, 손목, 목, 몸통, 어깨, 엉덩이	시상면에서의 움직임 발생 관절각의 증가

표 1-5 시상축을 중심으로 이마면에서 일어나는 움직임

움직임	움직임의 위치	움직임의 묘사
벌림(abduction)	정중선으로부터 팔과 다리가 가쪽, 위쪽으로 움직임	어깨관절과 엉덩관절
모음(adduction)	정중선을 향하여 팔과 다리가 안쪽, 아래쪽으로 움직임	어깨관절과 엉덩관절
올림(elevation)	팔(다리)의 위쪽 움직임	빗장뼈와 어깨뼈
내림(depression)	팔(다리)의 아래쪽 움직임	빗장뼈와 어깨뼈
가쪽번짐(eversion)	팔과 다리에서 아래·가쪽으로 움직임	발
안쪽번짐(inversion)	팔과 다리에서 위·안쪽으로 움직임	발
엎침(pronation)	팔꿉관절 90° 굽힘상태에서 손바닥이 바닥쪽을 향한 상태	아래팔
뒤침(supination)	팔꿉관절 90° 굽힘상태에서 손바닥이 천정쪽을 향한 상태	아래팔
가쪽굽힘	몸통이 좌우측으로 움직임	몸통
노쪽 치우침	엄지손가락이 노뼈쪽으로 움직임	손목관절
자쪽 치우침	새끼손가락이 자뼈쪽으로 움직임	손목관절

표 1-6 수직축 주위의 가로면에서 일어나는 움직임

움직임	움직임의 위치	움직임의 묘사
안쪽돌림	팔꿉관절 90° 굽힘된 상태에서 수직축 주위에서 마디가 정중선을 향하여 움직임	어깨관절과 엉덩관절
가쪽돌림	팔꿉관절 90° 굽힘된 상태에서 수직축 주위에서 마디가 정중선으로부터 멀어짐	어깨관절과 엉덩관절
수평벌림	관절이 90° 굽힘된 상태에서 마디가 정중선으로부터 멀어짐	어깨관절과 엉덩관절
수평모음	관절이 90° 굽힘된 상태에서 마디가 정중선과 가까워짐	어깨관절과 엉덩관절
내밈	어깨뼈의 안쪽모서리가 정중선에서 멀어짐	복장빗장관절
뒤당김	어깨뼈의 안쪽모서리가 정중선과 가까워짐	복장빗장관절

분 이마면에서 움직임을 일으킨다(표 1-5). 예를 들어 어깨관절의 가쪽과 안쪽의 근육과 힘줄들은 시상축을 중심으로 이마면에서의 움직임을 발생시키는 동작인 제자리에서 팔벌려뛰기를 가능하게 한다.

3) 가로면에서의 관절운동

수직축을 중심으로 가로면에서 일어나는 움직임은 다양하다(표 1-6). 이러한 움직임은 스케이팅 시 얼음 위에서 회전하는 동작을 예로 들 수 있다.

4) 휘돌림(Circumduction)

휘돌림은 평면의 한 가지 운동과 종종 혼용된다. 휘돌림은 해부학적 자세에서 순환하는 식으로 팔이나 다리를 돌리는 운동이다. 이 운동은 특정한 면, 특정한 축에서 일어나지 않는다. 팔이 휘돌림운동을 할 때 시상면에서는 굽힘과 폄이, 이마면에서는 벌림(abduction)과 모음(adduction)이 일어난다. 이 운동은 평면운동이 아니므로 복합운동으로 정의한다.

5) 부위에 관한 용어

사람의 몸은 해부학 공부를 위해 편의상 몇 개의 부위로 나누는데 이것은 인위적인 것이며 명확한 경계를 짓기는 쉽지 않다. 넓은 의미로는 전체를 몸통(trunk)과 팔다리(extremity)의 둘로 나누는데 보통은 몸통을 머리와 목과 함께 몸통, 머리와 목 그리고 팔다리로 구분한다.

풀어보기

1. 해부학적 자세(Anatomical position)를 설명한 것으로 옳은 것은?

가. 똑바로 선다	나. 눈은 수평면을 응시한다
다. 손가락은 곧게 편다	라. 손바닥이 뒤를 향한다

① 가, 나, 다 ② 가, 다 ③ 나, 라
④ 라 ⑤ 가, 나, 다, 라

2. 다음 중 인체를 오른쪽과 왼쪽을 대칭으로 나누는 면으로 옳은 것은?

① 가로면 ② 수평면 ③ 전두면
④ 수직면 ⑤ 정중시상면

3. 다음 중 서로 반대되는 용어로 연결된 것으로 옳은 것은?

① cranial – caudal ② anterior – ventral ③ lateral – deep
④ posterior – dorsal ⑤ superficial – medial

4. 다음 뼈의 외부 명칭 중 오목면으로 옳은 것은?

① 가시(극) ② 결절 ③ 관절융기(과)
④ 패임(절흔) ⑤ 거친면(조면)

5. 다음 중 함몰부를 나타내는 용어로 옳은 것은?

① 돌기(process) ② 거친면(tuberosity) ③ 결절(tubercle)
④ 능선(crest) ⑤ 고랑(groove)

6. 다음 중 돌출부를 나타내는 용어로 옳은 것은?

① 오목(fossa) ② 결절(tubercle) ③ 고랑(groove)
④ 틈새(fissure) ⑤ 굴(sinus)

7. 등쪽몸안(dorsal cavity)에 해당하는 것으로 옳은 것은?

① 가슴안(thoracic cavity) ② 심장막안(pericardial cavity)
③ 머리뼈안(cranial cavity) ④ 배안(abdominal cavity)
⑤ 골반안(pelvic cavity)

Functional Anatomy

Functional Anatomy

Chapter 02

기능해부학의 기초

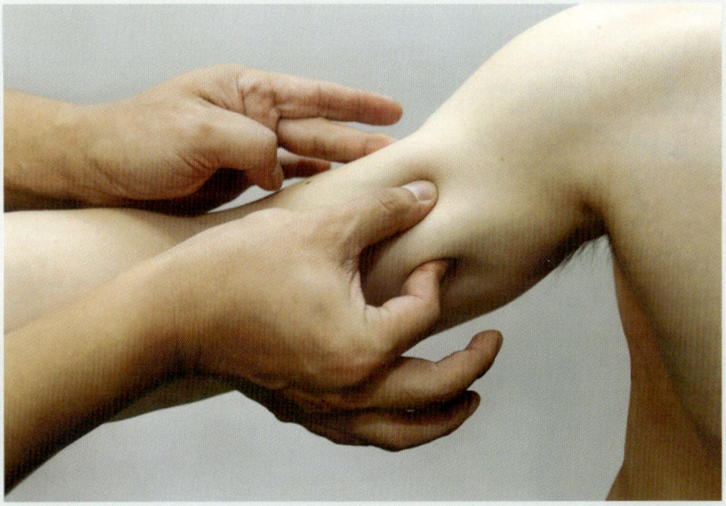

학/습/목/표

- 뼈의 기능 및 구조에 대해 설명할 수 있다.
- 관절의 구조 및 분류에 대해 설명할 수 있다.
- 근육의 구조 및 분류에 설명할 수 있다.
- 부위별 촉진방법에 대해 설명할 수 있다.

Functional Anatomy

1 뼈대의 개요

뼈가 연결되어 뼈대를 형성하며, 이 전체를 뼈대계통이라고 한다(그림 2-1).

인체의 지지장치인 뼈대(skeleton)는 성인의 경우 206개의 뼈(bone)와 연골(cartilage)로 이루어져 있으며(표 2-1), 대부분 둘 사이의 뼈는 인대(ligament) 등의 결합 조직에 의해 기능적으로 연결되어 있어 관절운동이 가능하다(그림 2-1).

1) 뼈의 작용

뼈대(skeleton)는 지지작용, 보호작용, 지렛대 작용, 조혈기능, 무기질의 저장기능, 공기공간으로서의 역할 등과 같은 작용을 한다. 각 작용에 대한 내용은 다음과 같다.

- 지지작용(supporting) : 인체의 견고한 버팀목 역할을 하며 몸의 외형을 결정하는 작용을 한다.
- 보호작용(protection) : 몸 안의 기초를 만들고 머리뼈 안의 뇌, 척주관의 척수, 가슴 우리내장(심장·허파), 골반내장(방광·자궁 등)을 보호하는 작용을 한다.

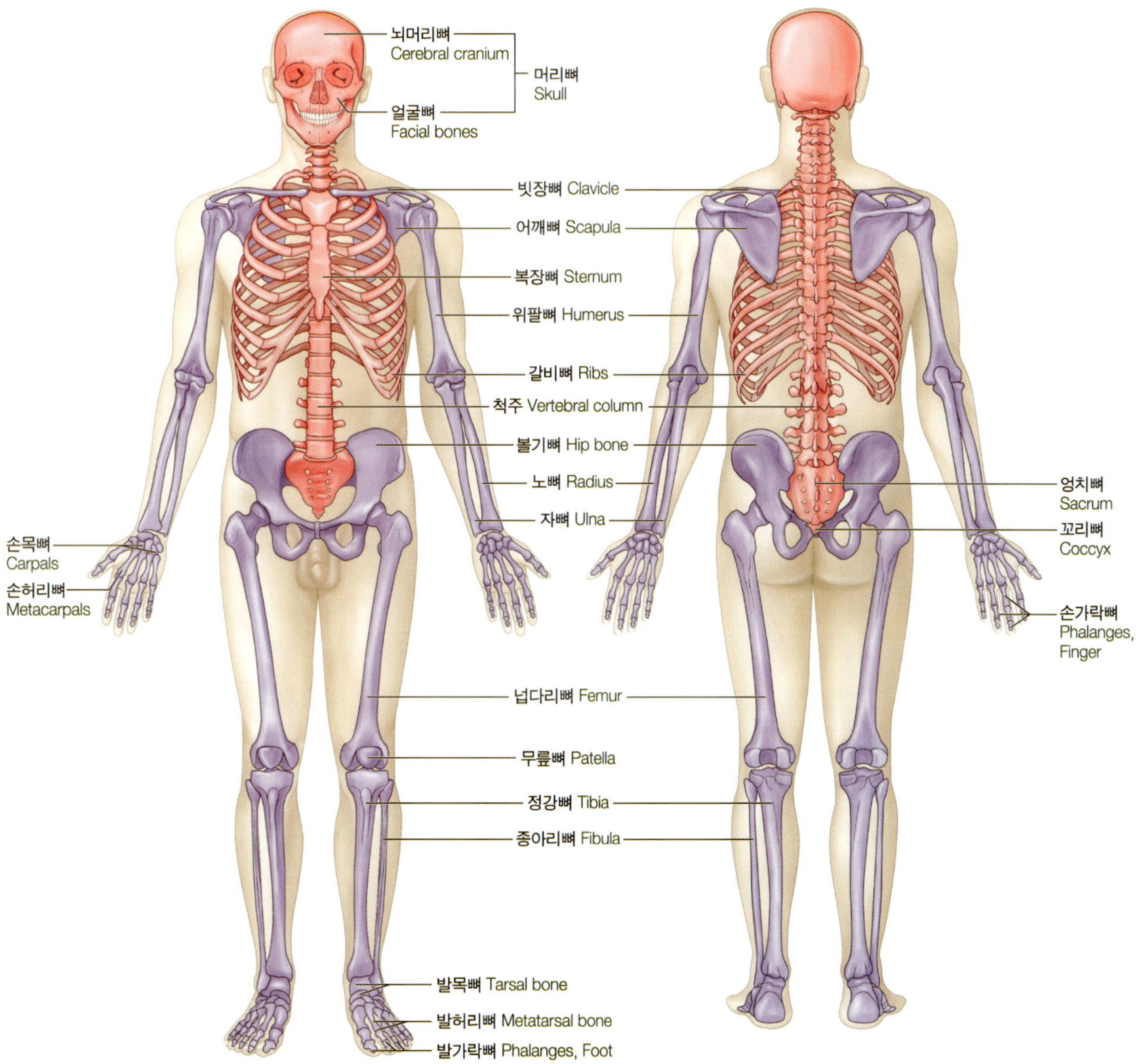

그림 2-1 뼈대계통

표 2-1 인체뼈대의 분류와 갯수

몸통뼈대			
머리뼈(22)	뇌머리뼈(8)	이마뼈	1
		마루뼈	2
		뒤통수뼈	1
		관자뼈	2
		나비뼈	1
		벌집뼈	1
	얼굴뼈(14)	위턱뼈	2
		입천장뼈	2
		광대뼈	2
		눈물뼈	2
		코뼈	2
		보습뼈	1
		코선반뼈	2
		아래턱뼈	1
귓속뼈(6)		망치뼈	2
		모루뼈	2
		등자뼈	2
목뿔뼈(1)			
척주(26)		목뼈	7
		등뼈	12
		허리뼈	5
		엉치뼈	1
		꼬리뼈	1
가슴우리(25)		갈비뼈	24
		복장뼈	1

팔다리뼈대		
팔이음뼈(4)	어깨뼈	2
	빗장뼈	2
자유팔뼈(6)	위팔뼈	2
	노뼈	2
	자뼈	2
	손목뼈	16
	손허리뼈	10
	손가락뼈	28
다리이음뼈(2)	볼기뼈	2
자유다리뼈(60)	넙다리뼈	2
	정강뼈	2
	종아리뼈	2
	무릎뼈	2
	발목뼈	14
	발허리뼈	10
	발가락뼈	28
합계 206개		

- 지렛대 역할(leverage) : 부착되어 있는 근육이 수축하면 관절을 축으로 지렛대 역할을 하여 운동을 일으킨다.
- 조혈작용(hemopoisis) : 뼈속에 있는 적색골수는 조혈기관으로 적혈구나 백혈구를 생산하는 작용을 한다.
- 무기질의 저장(storage of mineral salts) : 무기질 중 칼슘(Ca^{2+})과 인(P)을 저장하는 작용을 한다.
- 공기 공간으로서의 역할 : 머리뼈의 일부에는 공기가 차 있는 공간이 있어 이는 뼈의 무게를 가볍게 해주고, 소리를 공명시키는 작용을 한다.

2) 뼈의 구조

하나하나의 뼈는 단순히 뼈(bone)라고 하지만 2개 이상의 뼈가 연결된 상태일 때는 뼈대(skeleton)라고 한다.

(1) 뼈몸통(Diaphysis)

관(canal)으로 된 뼈몸통은 뼈의 장축(long axis)을 이루며 골수공간을 둘러싸는 치밀뼈(compact bone)의 두터운 고리(anulus)로 구성되어 있다. 성인은 뼈속질 공간에 지방을 포함하고 있어 황색뼈속질공간이라 부른다.

(2) 뼈끝(Epiphysis)

뼈끝은 뼈의 끝 부분으로 대부분 뼈몸통보다 더 커져 있으며, 끝 부분은 얇은 치밀층으로 되어 있고 안쪽에는 해면뼈(spongy bone)가 있다. 각 뼈끝의 표면

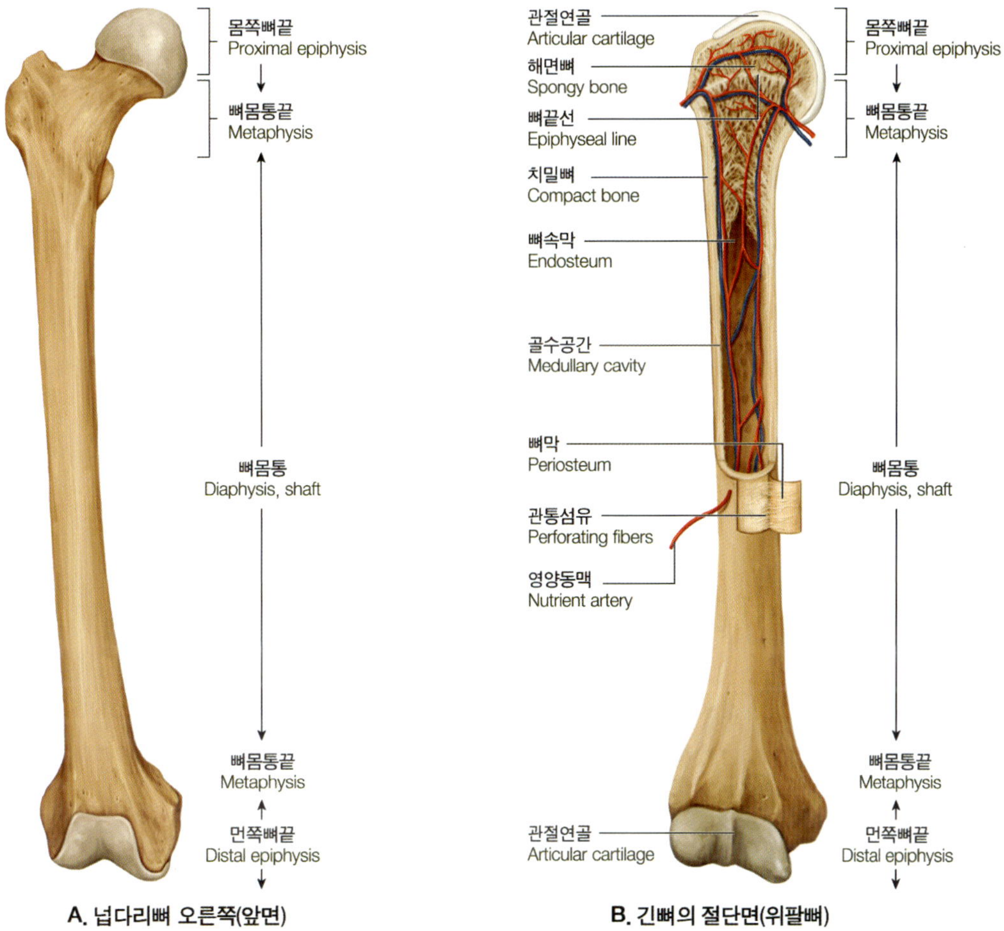

그림 2-2 긴뼈의 부위별 명칭

은 관절연골(articular cartilage)의 얇은 막으로 덮여 있어 관절운동 시와 충격을 주었을 때의 뼈의 말단 부위에서 쿠션역할을 하여 충격을 흡수한다. 성장기에는 뼈몸통과 뼈끝 사이에 뼈끝판(epiphyseal plate)이 있으며, 뼈끝판(epiphyseal plate)은 뼈가 성장함에 따라 얇아져서 뼈끝선(epiphyseal line)으로 남아 있으나 곧 뼈되기(ossification)를 한다.

(3) 뼈막(Periosteum)

뼈의 속·바깥 표면은 막과 연결되어 있다. 뼈몸통의 바깥면을 뼈막이라고 하며, 치밀결합 조직으로 된 이중막이다. 뼈막의 바깥 섬유층은 치밀하고 불규칙한 결합조직이며, 안쪽의 뼈형성층(osteogenic layer)은 뼈의 표면에 인접하여 주로 뼈를 형성하는 뼈모세포(osteoblast)와 뼈를 파괴하는 뼈파괴세포(osteoclast)로 구성되어 있다. 뼈막의 층 사이에는 영양구멍이 있고 신경, 림프관 몇 혈관 등이 잘 분포되어 있어 어느 정도는 뼈에 영향을 미친다(그림 2-2).

3) 뼈의 유형

뼈(bone)는 크기와 형태가 다양하며, 형태에 따라 긴뼈, 짧은뼈, 납작뼈 및 불규칙뼈로 분류한다(그림 2-3).

긴뼈(long bone)는 주로 팔다리에 있으며, 그 속에 골수(bone marrow)가 있는 공간이 있으므로, 관상뼈(tubular bone)라고도 하며 예를 들면 위팔뼈, 노뼈, 자뼈, 넙다리뼈, 정강뼈, 종아리뼈 등이 해당된다. 전형적인 관상뼈는 양쪽 끝 부분의 뼈끝(epiphysis)과 가운데의 뼈몸통(diaphysis)이 있다. 뼈끝에는 다른 뼈와 연접하는 관절면이 있고, 유리연골로 된 관절연골(articular cartilage)로 덮여 있다.

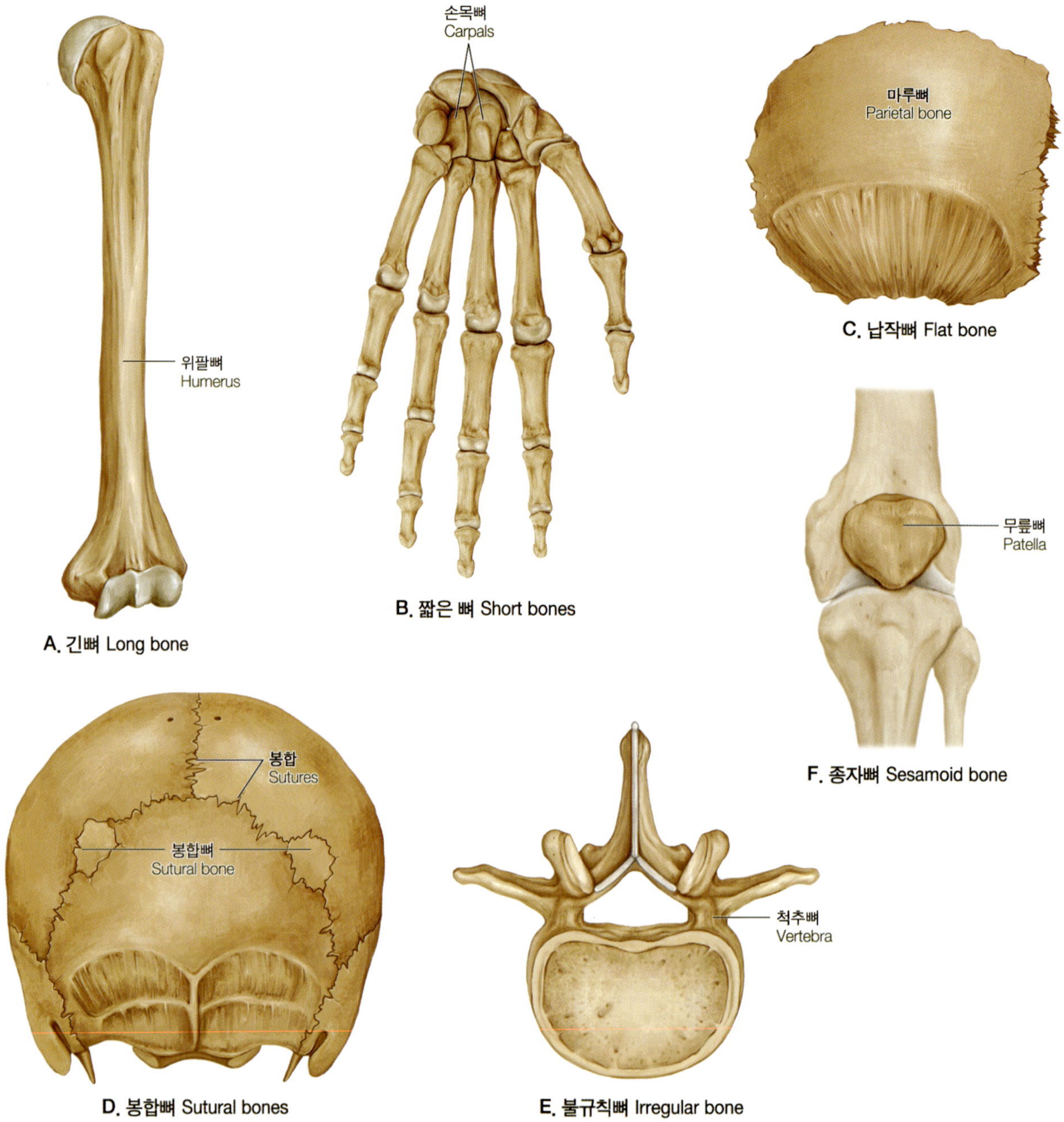

그림 2-3 뼈의 모양에 따른 분류

짧은뼈(short bone)는 넓이와 길이가 서로 비슷한 입방체 모양의 뼈이며 예를 들면 손허리뼈, 발허리뼈 등이 해당되고 긴뼈의 뼈끝과 거의 같은 구조로 되어있다.

납작뼈(flat bone)는 표면을 가진 넓은 판모양의 뼈이다. 치밀뼈인 바깥판(outer layer)과 속판(inner layer)으로 구성되고, 해면뼈로 된 중간의 판사이층(diploe)에는 적색골수가 들어 있으며 예를 들면 이마뼈, 마루뼈, 뒤통수뼈, 어깨뼈, 갈비뼈, 복장뼈 등이 해당된다.

불규칙뼈(irregular bone)는 모양이 복잡하며 일반적으로 여러 개의 뼈와 연결되어 있는 뼈이며 예를 들면 척주뼈, 손목뼈, 발목뼈 등이 해당된다.

공기뼈(air bone)는 뼈속에 공간이 형성되어 공기를 함유하고 있는 뼈로서 예를 들면 이마뼈, 위턱뼈, 나비뼈, 벌집뼈, 관자뼈 등이며 이것들은 모두 점막으로 덮여 있다. 이 빈 공간은 노인이 될수록 커진다.

종자뼈(sesamoid bone)는 주로 손과 발에 흔하며 힘줄이나 관절주머니에 둘러싸여 있는 여러 개의 계란모양의 짧은 뼈이다.

4) 치밀뼈

치밀뼈(compact bone)를 관찰해 보면 근육의 수축에 따라 뼈의 내부 움직임이 변화됨을 관찰할 수 있다.

(1) 뼈 조직

뼈의 조직은 몇 종류의 뼈세포로 형성되어 있으며 무형질(fundamental substance), 무기질염(Ca^{2+}, P)과 아교섬유(collagenous fiber)로 구성되어 있다. 뼈세포와 무형질은 뼈를 강하고 탄력있게 만들어주며, 무기질염은 뼈를 단단하게 만드는 역할을 한다.

뼈 조직에는 뼈의 발생과 관련된 뼈발생세포(osteogenic cell), 뼈생성의 기능을 하는 뼈모세포(osteoblast), 뼈를 파괴하는 기능을 하는 뼈파괴세포(osteoclast), 성숙한 뼈의 모양을 나타내는 뼈세포(osteocyte cell), 뼈바탕질(bone matrix)에서 칼슘과 인의 출입을 조절하는 편평세포(squamous cell) 등의 5가지 기본 뼈세포가 있다.

(2) 하버스관(Haversian canal)과 볼크만관(Volkmann's canal)

하버스계는 뼈단위(osteon)가 조밀하게 차 있는 매우 딱딱한 구조를 한 조직으로 치밀뼈 조직의 대부분을 차지하고 있으며 긴축으로 이어지는 하버스관을 중심으로 이를 둘러싸고 있는 동심원주상의 하버스층판으로 구성되어 있다. 하버스계 사이의 공간에는 각 질층판이 끼워져 있으며 이렇게 장축을 따라 길게 배열된 하버스관을 가로로 연결하는 볼크만관은 신경과 혈관의 통로가 된다(그림 2-4).

(3) 뼈단위(osteon)

뼈단위는 치밀뼈를 이루는 기본단위로서 하버스관과 동심원주성으로 배열된 층판을 포함한다. 얇은 층판의 구조적 특성은 뼈의 지지기능과 관련이 깊다. 뼈의 견고함을 위하여 각각의 층판에서 섬유질의 방향은 반대를 이루어져 있으며 골절 예방을 돕는다. 뼈단위에는 열공(lacuna, canaliculi)이 존재하여 세포 내부와 외부의 얇은 층판의 뼈세포 사이에 영양분을 공급하며 불필요한 산물들을 제거하는 기능을 담당하고 있다(그림 2-4).

5) 몸통뼈대(Axial skeleton)와 팔다리뼈대(appendicular skeleton)

우리 몸에 존재하는 206개의 뼈들은 기능적으로 크게 몸통뼈대와 팔다리뼈대 두 가지로 나눌 수 있다(표 2-1). 중쇠뼈(axis)는 인체의 가장 기본이 되는 지지기능을 담당하고 그 주변에서 팔다리뼈대들이 관절가동범위 내에서 움직이는 형태를 취하고 있다.

6) 뼈의 기준점

뼈는 근육이 부착될 부착점을 가지고 있다. 구조적으로 말하면, 기준점은 근수축의 역학적 효율성을 증가시키고 근육의 부착부위를 증가시키기 위하여 뼈의 표면에서 발견된다. 다양한 뼈의 기준점들은 각이나 선과 같이 그들의 구조를 확인할 수 있는 단순한 이름을 가지고 있지만 어떤 뼈들은 융기 또는 관과 같은 기억하기 어려운 이름을 가지고 있다(표 2-2).

2 관절의 개요

인체부위의 다양한 움직임은 두 개의 뼈와 이 뼈 사이에 존재하는 관절구조에 따라 결정된다. 관절의 구조는 두 개의 뼈가 융합하는 위치를 제공하며 부가적으로 움직임을 위한 지지대로서 역할을 한다.

관절(joint or articulation)은 뼈와 뼈, 뼈와 연골, 뼈와 치아가 연결되는 축이 되는 지점이다. 관절은 몸의 뼈대를 유지하는 것과 운동성을 부여하는 기능을 가지고 있다. 또한 관절은 충격흡수를 위한 쿠션 기능, 섬유조직을 동반한 지지기능과 축을 중심으로 움직임을 일으키는 독특한 구조적 특성을 가지고 있다.

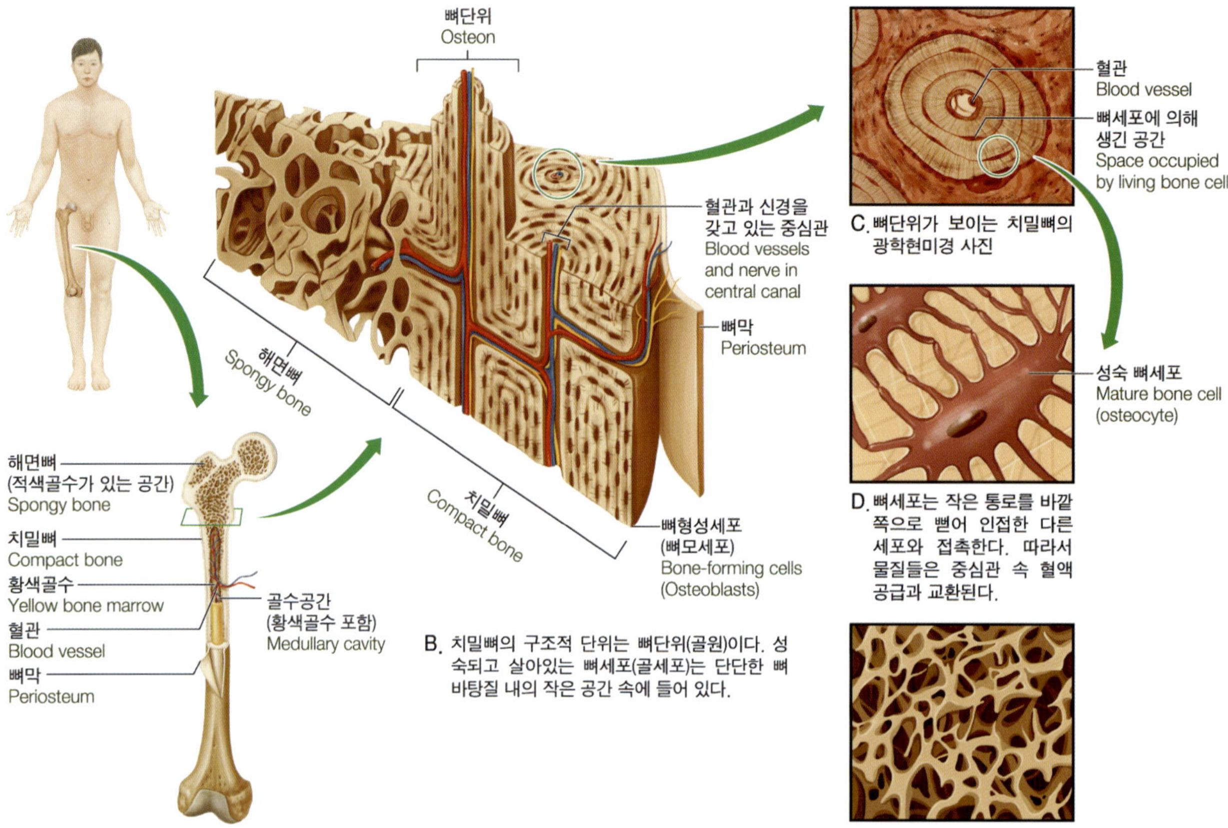

A. 다리의 넙다리뼈와 같은 긴뼈(장골)는 장축 방향으로 양쪽 뼈끝이 확대된 머리구조로 이루어졌다. 치밀뼈는 뼈의 바깥 표면에 위치하며 해면뼈(갯솜뼈)는 뼈 머리 부분에 있다.

B. 치밀뼈의 구조적 단위는 뼈단위(골원)이다. 성숙되고 살아있는 뼈세포(골세포)는 단단한 뼈 바탕질 내의 작은 공간 속에 들어 있다.

C. 뼈단위가 보이는 치밀뼈의 광학현미경 사진

D. 뼈세포는 작은 통로를 바깥쪽으로 뻗어 인접한 다른 세포와 접촉한다. 따라서 물질들은 중심관 속 혈액 공급과 교환된다.

E. 해면뼈는 내부의 버팀목이 격자로 배열되어 뼈를 지지한다.

그림 2-4 뼈의 현미경적 구조

1) 관절분류

관절 구조의 결합은 인체에 가동성과 함께 안정성을 제공한다. 뼈의 연결은 그 사이에 있는 조직의 종류와 운동성에 따라 섬유관절, 연골관절, 윤활관절로 이루어져 있다.

(1) 섬유관절

섬유관절(fibrous joint)은 뼈들이 섬유결합조직에 의해 단단하게 연결된 관절이며, 뼈끝 사이에 다른 물질은 없으며 거의 움직임이 없는 못움직관절이라고도 한다(그림 2-5A).

① 봉합(suture)

약간의 결합조직에 의해 선 모양 또는 톱니 모양으로 연결되어 있으며 머리뼈에서 볼 수 있다.

② 못박이관절(gomphosis)

뾰족한 끝이 구멍에 박히는 상태의 결합을 말하며, 치아와 위턱뼈 및 아래턱뼈의 치아돌기 사이의 결합에서 볼 수 있다.

③ 인대결합(syndesmosis)

두 뼈 사이가 뼈사이인대로 결합되어 있고, 정강종아리 인대결합(tibiofibular syndesmosis)이 대표적인 인대결합이다.

(2) 연골관절

연골관절(cartilaginous joint)은 뼈가 연골에 의해 연결된다. 운동성이 거의 없고 관절공간도 없는 기능적으로 반움직관절이다(그림 2-5B).

유리연골결합(synchondrosis)은 유리연골에 의해 뼈

표 2-2 일반적인 해부학적 기준점

이 름		실례 그리고 위치	설 명
가시	spine	위앞엉덩뼈가시 골반앞쪽면	척추모양으로 형성된 돌기
각	angle	어깨뼈 아래각 어깨뼈 아래	앞에서부터 뒤까지 또는 중앙에서부터 외측까지 방향이 변화되는 뼈의 부분
거친면	tuberosity	정강뼈/거친면 정강뼈의 몸쪽위 앞쪽면	뼈에 큰 근육 다발이 부착되는 작은 돌기
결절	tubercle	위팔뼈의 큰결절 앞, 바깥쪽 위팔뼈	큰 근육이 붙는 큰 돌기
고랑	groove	두갈래근의 홈, 고랑 위팔뼈 몸쪽부분	2개의 해부학적 구조 사이에 형성된 길고 좁게 함몰된 곳
관절융기	condyle	위팔뼈의 안쪽과 바깥쪽융기 위팔뼈의 먼쪽 부분 안쪽과 바깥쪽	표면지역에서 튀어나온 돌출 뼈
구멍	foramen	폐쇄구멍 두덩뼈와 궁둥골반	몇몇의 뼈들로부터 형성된 큰 구멍
능선	crest	엉덩뼈능선 골반위	반원 모양의 돌출된 뼈의 앞 지역
돌기	process	어깨뼈의 봉우리돌기 어깨뼈 바깥 뒷부분 넙다리의 큰돌기 넙다리상부의 가쪽 돌기	어떤 방향으로의 뼈의 연장 큰 근육이 붙는 큰 돌기
로	pathway	외청각로 관자뼈의 바닥부분	신경 또는 뼈에서 통로를 두는 작은 구멍
머리	head	노뼈머리 노뼈 몸쪽 부분	관절을 이루는 부분 중 몸쪽 부분
모서리	border	어깨뼈의 안쪽모서리 어깨뼈 중간	뼈의 끝부분에 있는 경계선
선	linea	넙다리뼈의 거친선/조선 뼈몸통을 따른 넙다리뼈 뒤쪽	분명한 선을 형성하는 뼈의 높이
오목	fossa	가시위오목 어깨뼈가시의 윗부분	뼈 안에 크고 넓게 함몰된 곳
위관절융기	epicondyle	넙다리의 안쪽가쪽위관절융기 넙다리 뒤쪽먼쪽부분	관절융기의 윗부분에 돌출한 뼈
패임	notch	궁둥패임 두덩뼈쪽부분	뼈 안에 움푹한 곳

가 서로 연결된 결합 상태를 말한다.

섬유연골결합(symphysis)은 섬유연골에 의해 연결되는 것으로 약간의 운동이 가능하며, 충격흡수 역할도 하고 두덩결합(pubic symphysis)과 척추원반(intervertebral disk)에서 볼 수 있다.

(3) 윤활관절

윤활관절(synovial joint) 또는 움직관절(freely movable joint)은 뼈와 뼈 사이의 관절공간(articular cavity)이 있는 연결을 말하는데, 자유로운 운동을 할 수 있다. 윤활관절은 관절연골, 관절주머니, 윤활막, 윤활액 등으로 구성되어 있다(그림 2-5C).

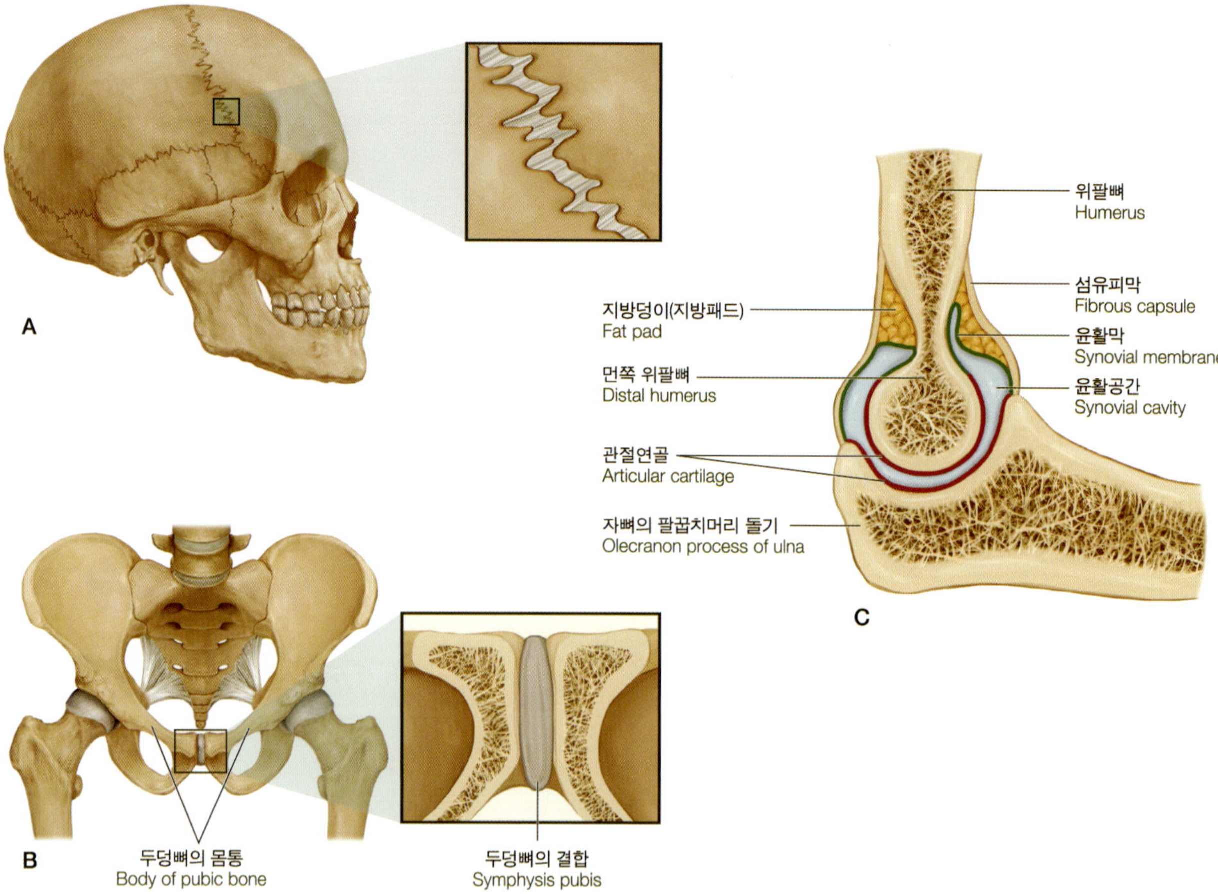

그림 2-5 관절의 구조적 형태

관절을 이루는 양쪽의 뼈끝은 보통 한쪽이 볼록하고 다른 쪽은 오목하게 되어 있으며, 볼록한 것을 관절머리(articular head), 오목한 것을 관절오목(articular fossa)이라한다. 관절을 둘러싸고 있는 관절주머니는 가쪽의 섬유막과 안쪽의 윤활막으로 구성되어 있다.

관절의 바깥층에서 뼈막에 연속된 섬유막(fibrous membrane)은 대부분 치밀결합조직으로 구성되어 있으며 관절주머니 안쪽의 막을 윤활막(synovial membrane)이라 하고 이 막에 둘러싸여 있는 안쪽의 공간을 관절공간(articular cavity)이라 한다. 윤활막은 혈관이 풍부한 성긴결합조직으로 되어있고 관절공간으로 윤활액(synovial fluid)을 분비하고 관절의 운동을 원활하게 한다. 윤활주머니의 피부와 뼈 돌출 부분에 존재하여 뼈, 힘줄(tendon), 근육 등의 사이에 존재하며 관절운동이 원활하게 하도록 쿠션 역할을 한다.

2) 윤활관절의 종류

(1) 뼈의 수에 의한 구분

두 개의 뼈로 구성된 관절을 단순관절(simple articulation)이라 하고, 어깨관절, 엉덩관절 등이 있으며 세뼈 또는 그 이상의 뼈로 구성된 관절을 복합관절(compound articulation)이라 하며, 무릎관절, 발목관절, 팔꿉관절, 노쪽손목관절 등이 있다.

(2) 운동축의 수에 의한 구분

① 일축성관절(uniaxial joint)

굽힘과 폄 운동만 일어나는 관절이며, 손가락사이관절, 발목관절, 팔꿉관절, 정중고리중쇠관절, 몸쪽·먼쪽노자관절 등을 예로 들 수 있다.

② **이축성관절**(biaxial joint)

여러 가지 방향으로 각운동이 가능한 두 개의 축을 가진 관절이며 돌림운동은 불가능하며 손목관절, 고리뒤통수관절, 엄지의 손목손허리관절 등을 예로 들 수 있다.

③ **다축성관절**(polyaxial joint)

여러 방향으로 가장 자유로운 운동이 가능한 관절로 어깨관절과 엉덩관절을 예로 들 수 있다.

④ **무축관절**(nonaxial joint)

축이 없어 어떤 축을 무축성관절 운동이 일어나지 않아 짧은 미끄럼 운동을 하는 관절이며 손목뼈사이관절, 발목뼈사이관절, 척추사이관절 등을 예로 들 수 있다.

(3) 관절면 모양에 따른 구분 (표 2-3)

① **평면관절**(plane joint, gliding joint)

두 관절면이 평면이고 좁은 관절주머니와 강한 인대로 싸여 있어 운동이 제한되어 짧은 미끄럼 운동(sliding)이나 짧은 앞·뒤 운동(back-and forth motion) 등이 가능하며 손목뼈사이관절, 발목뼈사이관절, 척추뼈의 관절돌기 사이관절, 엉치엉덩관절 등을 예로 들 수 있다.

② **경첩관절**(hinge joint)

홈이 있는 관절머리와 이에 알맞은 관절오목 사이에 형성된 일축관절로 굽힘과 폄만이 가능하며 팔꿉관절, 발목관절, 손·발가락뼈사이관절 등을 예로 들 수 있다.

③ **중쇠관절**(pivot joint)

원판 모양의 관절머리와 이에 적합한 패임 모양의 관절오목이 차바퀴같이 돌림하는 일축관절이며 정중고리중쇠관절, 몸쪽·먼쪽노자관절 등을 예로 들 수 있다.

④ **타원관절**(condyloid, ellipsoidal joint)

관절머리와 관절오목의 양쪽 표면이 타원형이며, 돌림을 제외한 굽힘·폄·모음·벌림·휘돌림 등이 가능하며 손목관절, 고리뒤통수관절, 손허리손가락관절 등을 예로 들 수 있다.

⑤ **안장관절**(saddle joint)

타원관절과 비슷하지만 보다 자유롭게 움직일 수 있다. 양쪽 관절의 표면이 마치 말안장처럼 볼록면과 오목면이 서로 꼭 맞게 되어 있으며 엄지의 손목손허리관절을 예로 들 수 있다.

⑥ **절구관절**(ball-and-socket joint)

관절머리가 구형이고, 관절오목은 오목하고 깊어 운동성이 큰 관절이다. 다축관절로서 모든 방향의 운동이 자유롭게 가능하며 어깨관절·엉덩관절을 예로 들 수 있다.

(4) 윤활관절의 운동

① **활주**(gliding)

가장 간단한 운동을 관절면이 평면이거나 약간 굽은 상태에서 돌림이나 각(angle)의 변화 없이 앞·뒤, 혹은 옆으로 관절면 사이에 미끄러지는 운동을 말하며 척추관절, 손목뼈 및 발목뼈 사이관절 등을 예로 들 수 있다.

② **각운동**(angular movement)

인접한 뼈 사이의 관절각도를 증감하는 굽힘·폄·벌림·모음 등의 운동이다.

③ **굽힘**(flexion)**과 폄**(extension)

굽힘은 해부학적 자세에서 관절각도가 감소되는(0도에 가까워지는) 운동이고 폄은 관절의 각도가 커지는(180도에 가까워지는) 운동이다(그림 2-6).

표 2-3 관절면의 모양에 따른 구분

관절형태	면/축의 수	가능한 움직임	예	
절구관절 (Ball and socket)	3축성	굽힘 폄 벌림 모음 안쪽돌림 가쪽돌림 휘돌림(결합된 움직임)	위팔어깨관절 엉덩관절	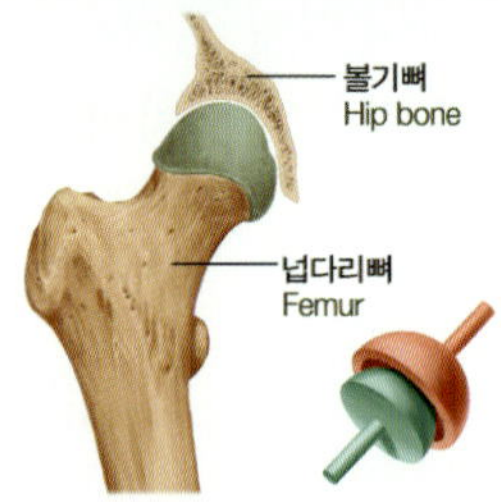
경첩관절 (Hinge)	1축성	굽힘 폄	위팔자관절 손가락뼈사이관절 정강넙다리관절(변형된) 발목관절	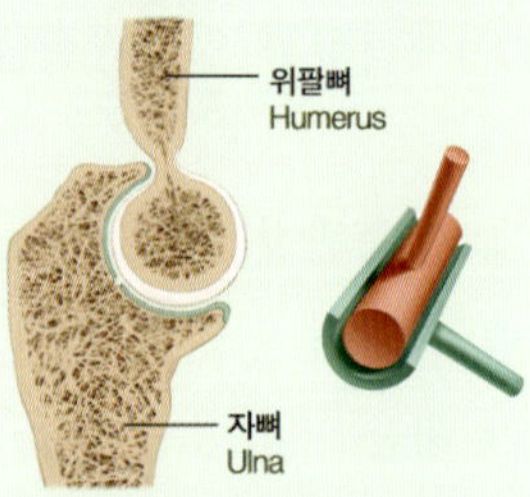
중쇠관절 (Pivot)	1축성	돌림	고리중쇠관절 노자관절	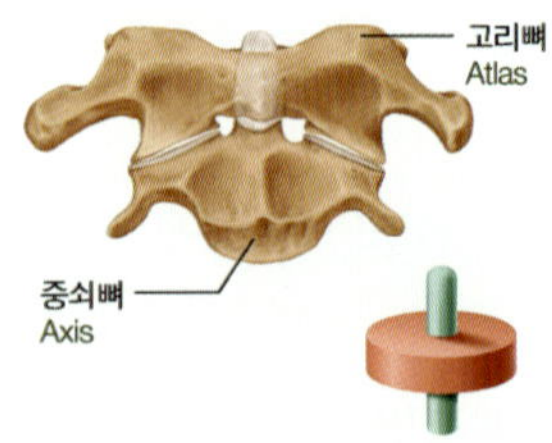
타원/융기관절 (Ellipsoid/condyloid)	2축성	굽힘 폄 벌림 모음(또는 척추뼈의 가쪽굽힘)	고리뒤통수관절 손목관절 손허리손가락관절 턱관절	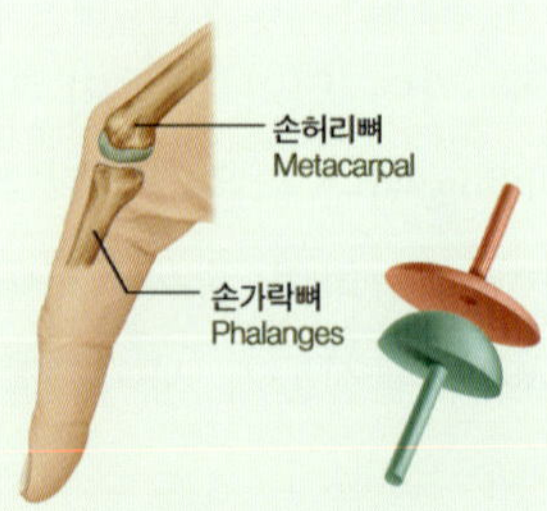
안장관절 (Saddle)	2축성	굽힘 폄 벌림 모음	첫째 손목손허리관절 (엄지손가락) 복장빗장관절	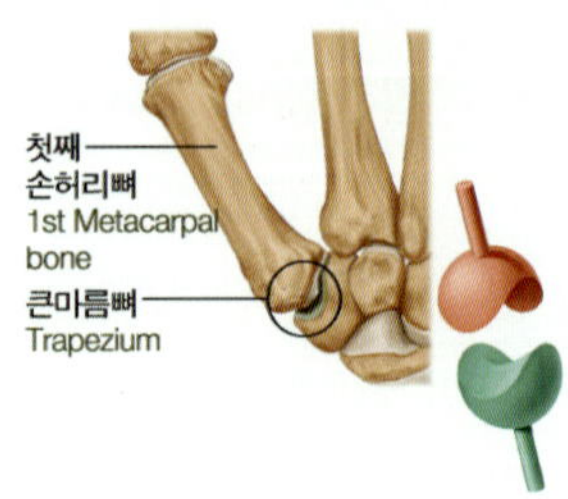
활주관절 (Gliding)	무축성	해당없음	봉우리빗장관절 손목뼈사이관절 발목뼈사이관절	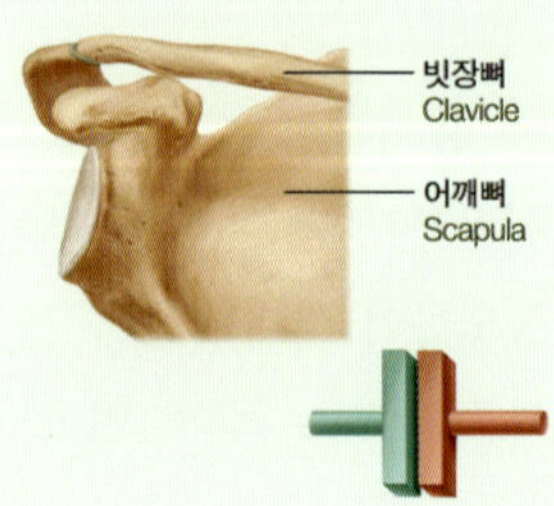

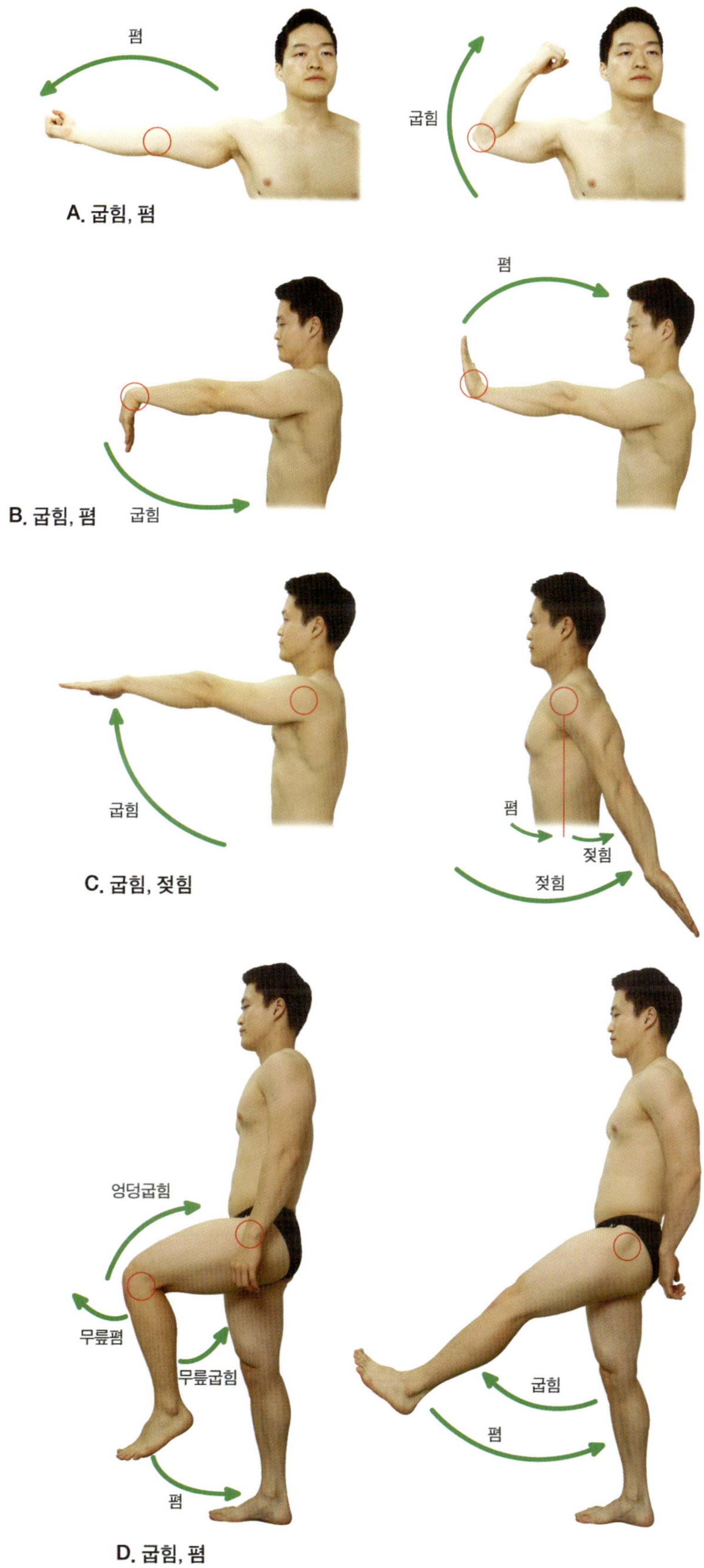

그림 2-6 굽힘, 펌, 젖힘

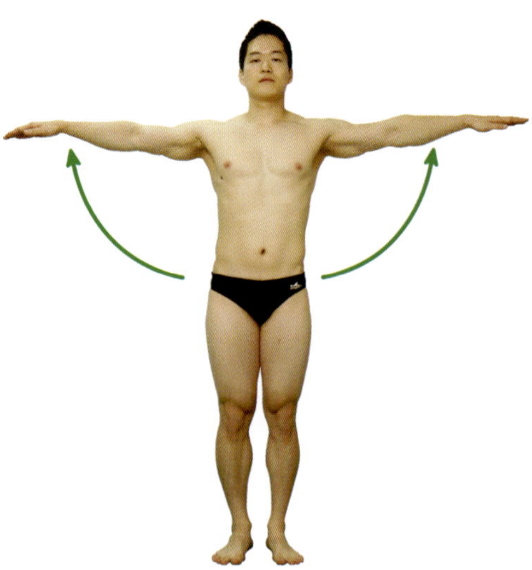

A. 벌림 B. 모음

그림 2-7 벌림, 모음

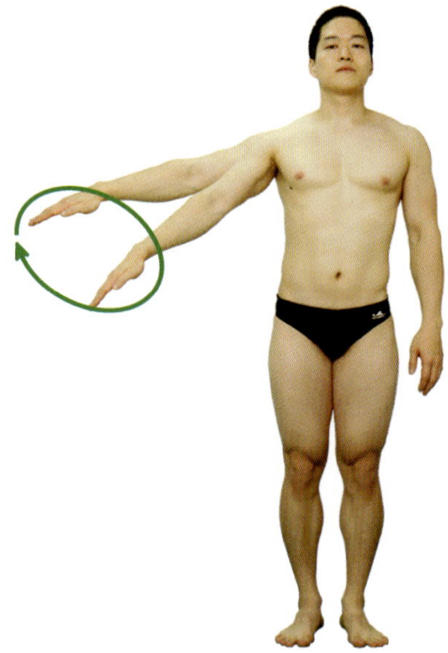

그림 2-8 휘돌림

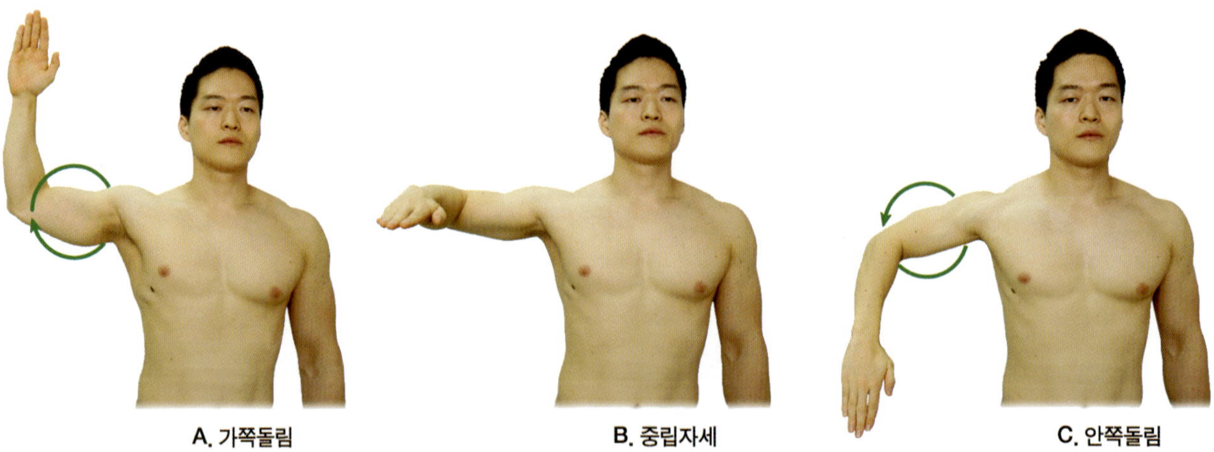

A. 가쪽돌림 B. 중립자세 C. 안쪽돌림

그림 2-9 돌림

④ **젖힘**(hyperextension)

젖힘은 폄 움직임이 지나치게 일어나는 운동이다(그림 2-6).

⑤ **벌림**(abduction)**과 모음**(adduction)

벌림은 몸의 정중면에서 바깥쪽으로 멀어지는 운동이며, 모음은 그 반대운동이다. 손가락에서는 셋째손가락, 발가락에서는 둘째발가락을 지나는 끝선을 중심으로 하여 모음·벌림을 규정한다(그림 2-7).

⑥ **휘돌림**(circumduction)

한 부분을 중심으로 그 끝이 원을 그리는 운동이다. 예를 들면 어깨관절을 중심으로 팔로 원을 그릴 때 먼 쪽으로 갈수록 원이 커져 원뿔 모양(cone)의 원을 그리는 동작을 말한다. 휘돌림은 굽힘, 벌림, 폄, 모음이 연속적으로 일어나 주변을 도는 운동이며, 이것은 어깨관절 또는 엉덩관절에서 볼 수 있다(그림 2-8).

⑦ **돌림**(rotation)

뼈의 긴축을 중심으로 도는 운동이며, 안쪽돌림

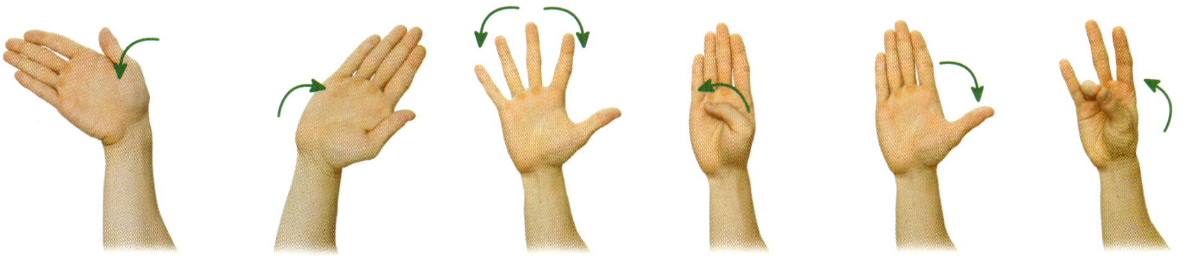

그림 2-10 손과 손가락 운동

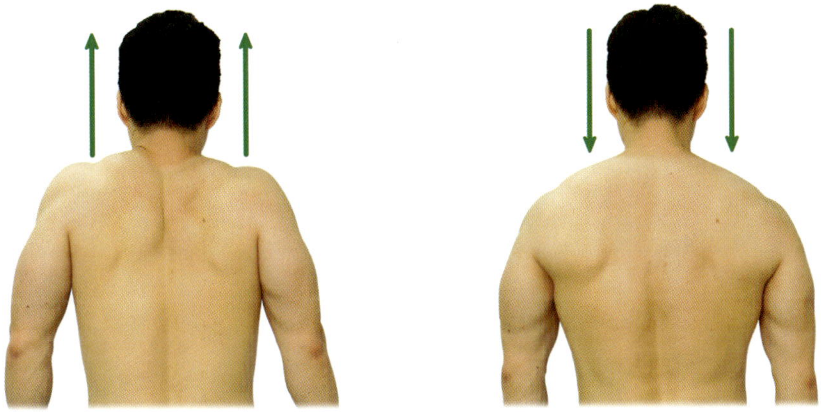

그림 2-11 올림과 내림

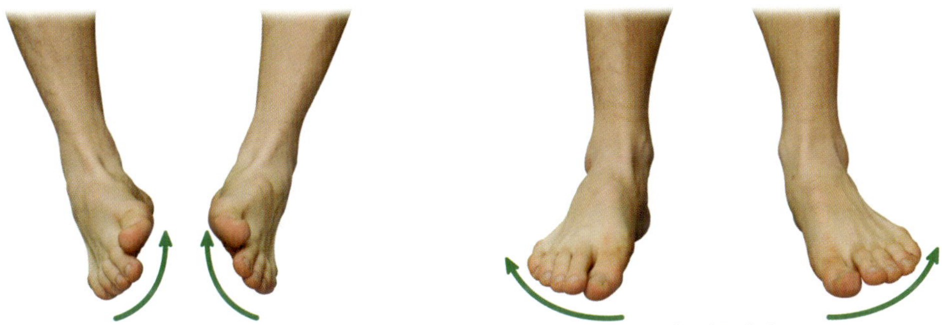

그림 2-12 안쪽번짐과 가쪽번짐

(medial rotation)과 가쪽돌림(lateral rotation)이 있다(그림 2-9).

⑧ **맞섬**(opposition)

찻잔의 고리를 잡으려면 엄지손가락과 다른 손가락의 끝마디 부분이 서로 만나야 하는데 이런 경우를 맞섬이라 한다(그림 2-10).

⑨ **올림**(elevation)**과 내림**(depression)

올림은 어깨뼈를 위로 올리는 운동이고, 내림은 어깨뼈를 아래로 내리는 운동이다(그림 2-11).

⑩ **엎침**(pronation)**과 뒤침**(supination)

아래의 돌림운동에 쓰인다. 엎침은 팔을 곧게 하여 긴축을 중심으로 안쪽으로 돌려 손바닥이 바닥을 향

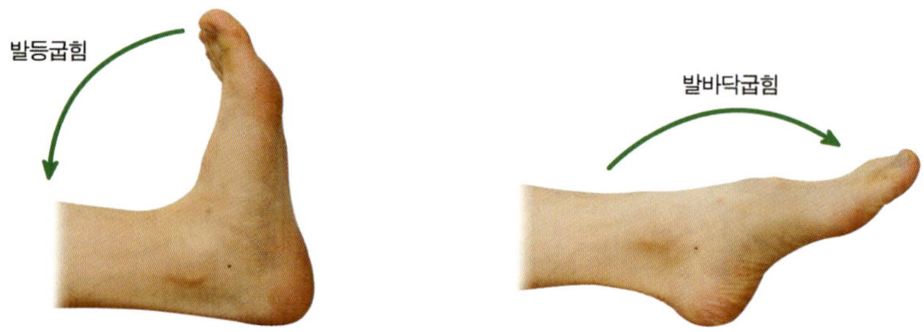

그림 2-13 발등굽힘, 발바닥굽힘

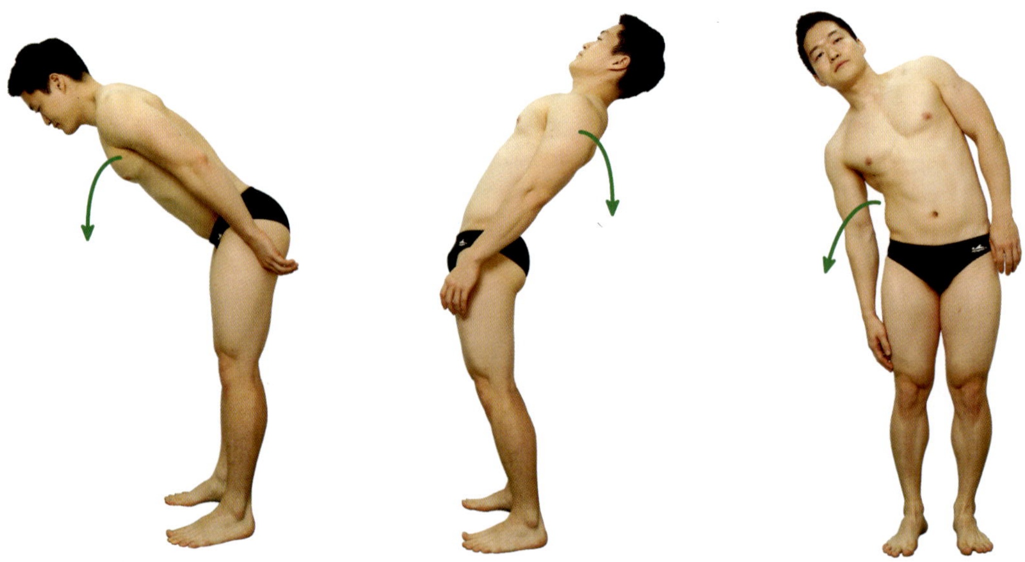

그림 2-14 몸통 굽힘과 폄, 가쪽 굽힘

하게 하는 운동이고, 뒤침은 손바닥이 위를 향하게 하는 운동이다. 일상생활에서 문의 손잡이를 돌리거나 부채질을 할 때의 손목운동이다.

⑪ 안쪽번짐(inversion)**과 가쪽번짐**(eversion)

안쪽번짐은 발바닥 면이 서로 마주보도록 발목뼈사이관절에서 발을 안쪽으로 돌리는 운동이다. 가쪽번짐은 발바닥 면이 가쪽으로 돌리는 운동이다(그림 2-12).

⑫ 내밈(protraction)**과 뒤당김**(retraction)

내밈은 신체의 일부가 가로면에서 앞쪽으로 나오는 운동으로 나오는 운동이다. 뒤당김은 신체의 일부가 가로면에서 뒤쪽으로 움직이는 운동이다.

⑬ 발등굽힘(dorsiflexion)**과 발바닥굽힘**(plantar flexion)

발등굽힘은 등쪽(위쪽)으로 구부리는 운동이다. 발바닥굽힘은 발을 바닥쪽(아래쪽)으로 구부리는 운동이다(그림 2-13).

⑭ 가쪽굽힘(lateral flexion)

가쪽굽힘은 이마면에서 몸통이 가쪽으로 굽어지는 운동이다(그림 2-14).

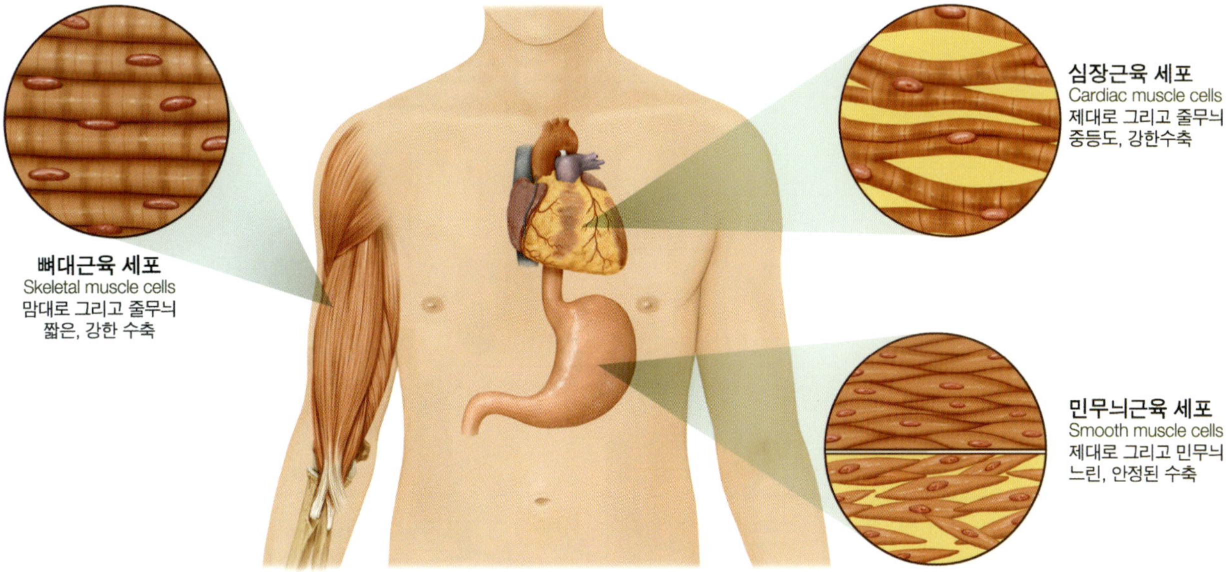

그림 2-15 근육의 종류

3 근육의 개요

1) 근육조직의 개요

근육(muscle)은 수축성 조직으로 되어 있다. 근육조직은 신경조직의 자극에 반응하여 짧거나 두터워지며 자극이 사라지면 이완된다.

근육조직(muscular tissue)은 과민성, 수축성, 확장성, 탄력성 등의 기능적 특성을 가지고 있다.

2) 근조직의 분류

근육조직(muscle tissue)은 수축기능이 있는 세포들로 구성되며 근육섬유(myofiber)는 수축할 때 짧아지면서 근육에 부착된 인체의 위치가 변한다. 근육섬유는 대개 결합조직으로 둘러싸인 다발이나 층의 형태로 배열되어 있다.

근육조직은 형태와 기능에 따라 뼈대근육(striated or skeletal muscle), 맘대로근육(voluntary muscle), 가로무늬근육(striated muscle) 또는 내장근육 또는 민무늬근육(involuntary, nonstriated or smooth muscle), 가로무늬근육 또는 심장근육(cardiac muscle)으로 분류한다(그림 2-15).

뼈대근육은 의지대로 움직일 수 있는 수의근으로서 가로무늬가 있다. 이 섬유들은 신경에 의한 자극이 있을 때 수축한다. 가로무늬근육과 관절 및 뼈의 혼합운동인 인체운동을 관장하는 근육이며 그 수축기간이 짧고 가장 많은 체열을 생산하는 기관이다.

심장근육은 심장벽에 위치하며 불수의근으로서 심장수축은 의식적으로 조절할 수는 없다. 가로무늬가 있으며 사이원반(intercalated disc)이 있어 근육의 흥분이 한 섬유에서 다른 섬유로 쉽게 이동할 수 있도록 하며 활동전압 기간이 매우 길며 불응기가 길어 강축(tetany)이 발생하지 않는 특징을 가지고 있다.

민무늬근육은 소화관, 자궁, 혈관, 기타 내장의 벽에 존재하는 근육조직으로 가로무늬가 없으며 역시 장기를 의식적으로 조절할 수 없으며 불수의근으로 분류된다.

내장민무늬근육과 다단위민무늬근육으로 구분하는데, 내장민무늬근육은 소화관벽 등을 구성하는 근육으로서 자발적으로 수축한다. 다단위민무늬근육은 큰 혈관벽, 홍채, 털세움근, 섬모체근 등을 구성하는 민무늬근육이다. 근육조직의 대부분은 발생학적으로 중배엽성이고, 소수의 민무늬근육만 외배엽성이다.

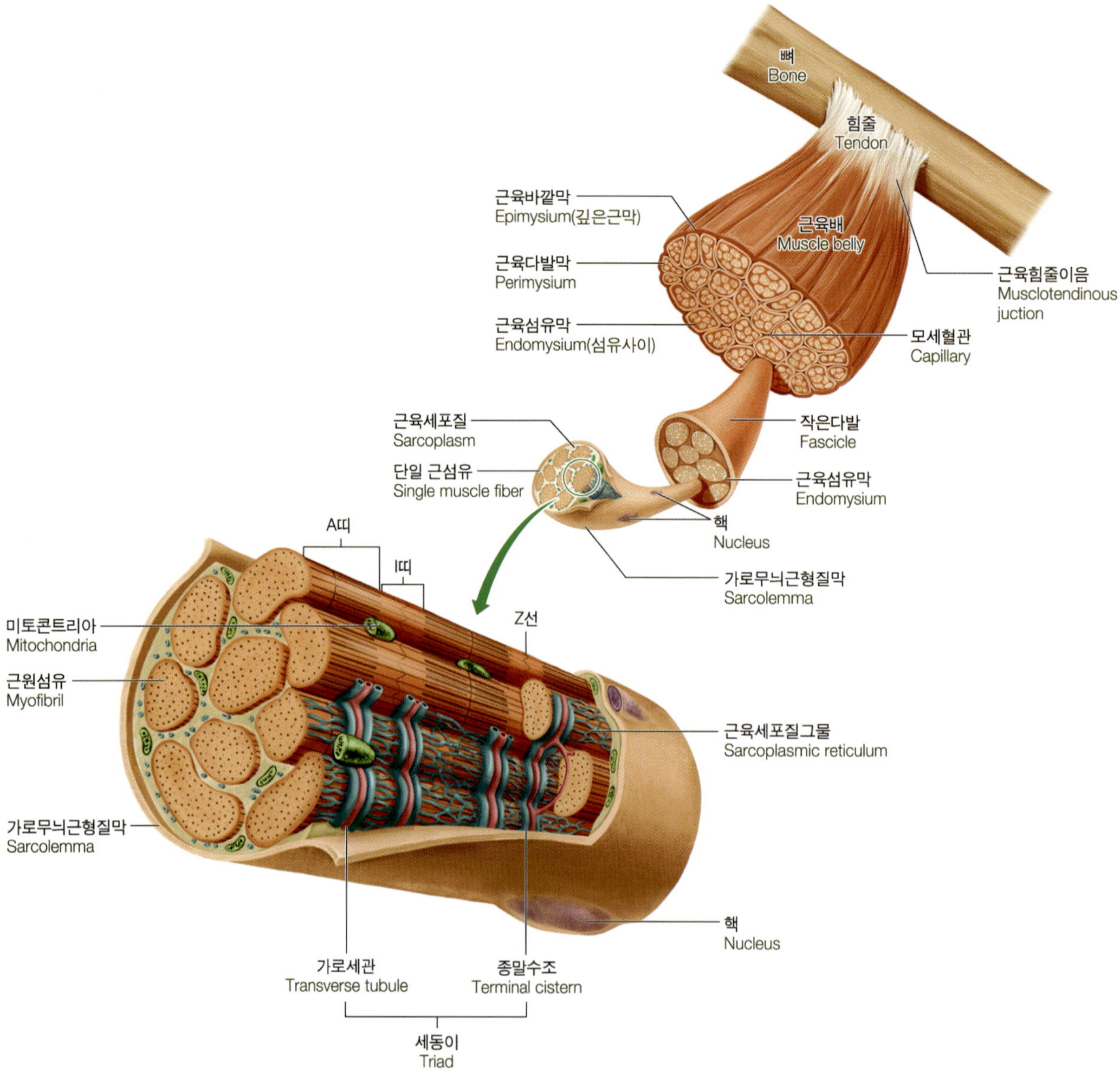

그림 2-16 뼈대근육의 해부도

3) 근육의 계층적 구조

근육은 계층적 구조로 되어 있으며 뼈대근육은 근육섬유와 이를 결합하는 결합조직으로 구성된다.

이들 결합조직 중 분리된 근육섬유를 싸고 있는 얇은 막을 근육섬유막(endomysium)이라고 하고 1차 근육다발 사이의 것을 근육다발막(perimysium)이라 하며, 근육 개개의 표면을 싸고 있는 것을 근육바깥막(epimysium)이라고 한다. 결합조직 속에는 탄력섬유가 있고, 신경과 혈관이 지나고 있다(그림 2-16).

근육은 대부분 적갈색으로 되어 있고 그 색깔은 근육 개체에 따라 적갈색에서 창백색까지로 되어있다. 근육이 백색의 단단한 결합조직으로 뼈에 결합될 때 이를 힘줄(tendon)이라 하고, 편평할 때는 널힘줄(aponeurosis)이라고 한다. 근육은 굵은 힘줄이나 널힘줄이라는 얇은 막힘줄로 뼈바깥막(periosteum)에 부착된다.

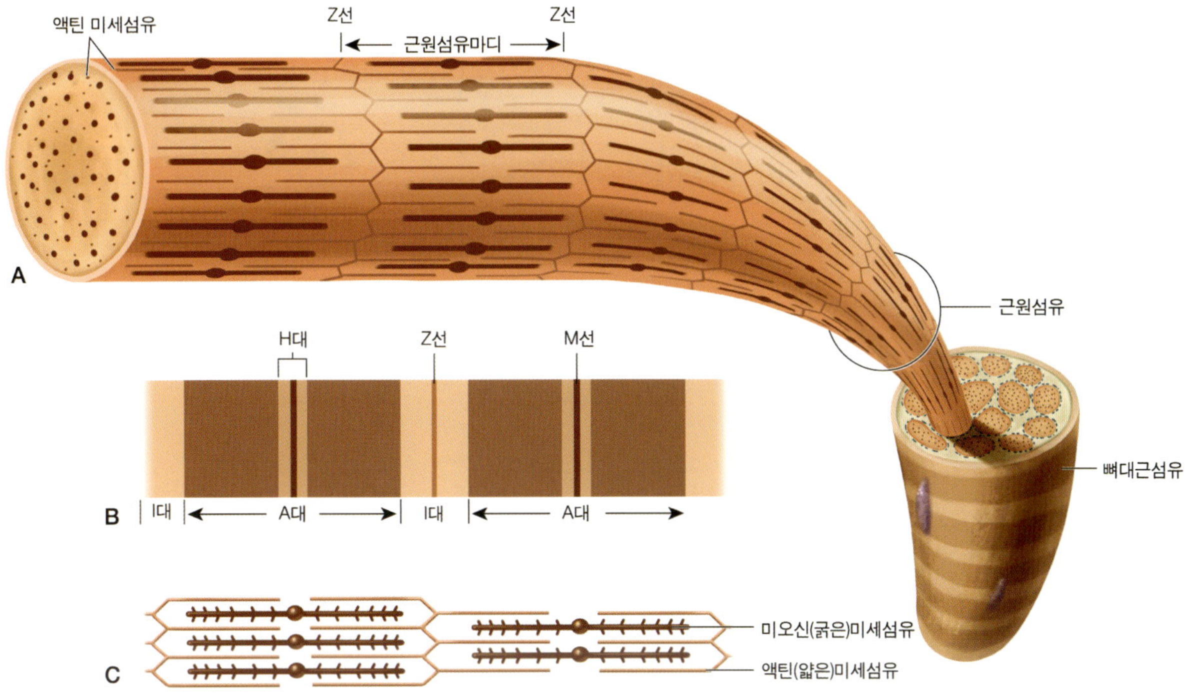

그림 2-17 근육의 미세구조

힘줄이나 널힘줄은 대단히 강력하여 근육이나 뼈가 손상될 정도의 강한 충격에도 손상되지 않는다. 얼굴 근육을 제외하고는 모두 뼈에 붙어 있으며 근육과 뼈 사이는 힘줄(tendon)이나 널힘줄(aponeurosis)로 연결되어 있다.

각각의 근육은 결합조직으로 구성된 피막이 근육바깥막으로 둘러싸여 있으며 근육섬유들은 근속이라 불리는 다발로 배열되며 근속은 근육다발막에 의해 둘러싸여 있다. 최종적으로 각 근육섬유는 근내막에 의해 둘러싸여 있고 근내막 역시 결합조직으로 구성되어 있다.

4) 근육원섬유마디

현미경을 통해 근육섬유를 자세히 보면 명암이 대비되어 규칙적 무늬로 이루어져 있는 것을 볼 수 있다.

근육섬유의 밀도 차이에 의해 나타나는 명암으로 가로로 된 무늬 모양이기 때문에 가로무늬라 하고 액틴만 있어 밝게 보이는 부분을 명대(I-band)라 하며 액틴과 마이오신이 겹쳐 있어 어두워 보이는 부분을 암대(A-band)라 한다.

밝은 띠의 중앙에 어두운 선이 있어 이를 끝사이막(Z선, Z line)이라 하며 이 선 사이를 근원섬유마디라 하여 뼈대근육의 기능상 기본 단위로 본다.

근원섬유마디의 가운데에 암대가 위치하고 암대의 중앙에 마이오신만 있는 곳을 H대(H-zone), H대 중앙에 마이오신 미세섬유가 부푼 곳을 중간사이막(M선, M-line)이라 한다.

수축 시 근원섬유에서는 암대의 변화는 없으나 명대, H대, 근원섬유마디 사이는 축소되어 줄어들게 된다(그림 2-17).

5) 신경근접합부의 구조

신경과 신경이 만나는 곳을 시냅스(synapse)라 하며, 신경과 근육이 만나는 곳은 신경근 연접부(neuromuscular junction, myoneural junction)라 한다(그림 2-18).

운동뉴런의 축삭끝가지에는 칼슘통로가 있으며 축삭끝가지 내에는 아세틸콜린이 들어 있는 소포가 있고, 아세틸콜린의 합성대사에 관여하기 위해 미토콘

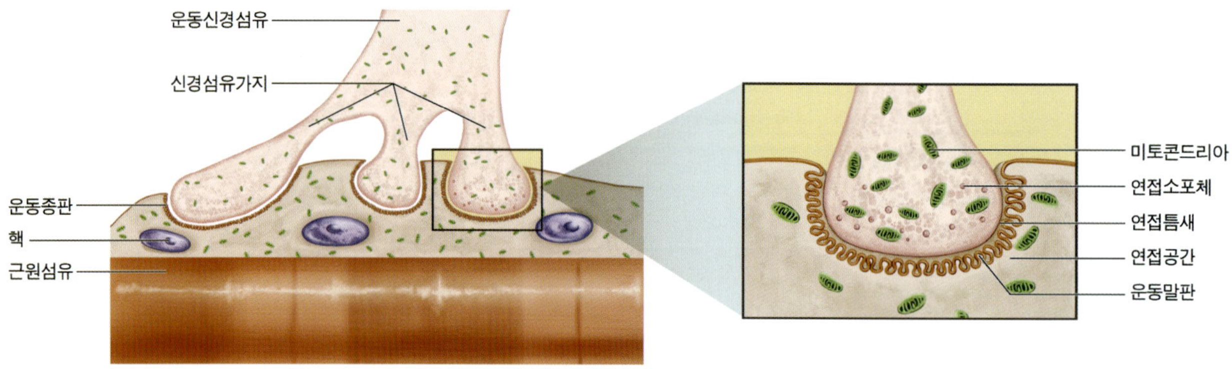

그림 2-18 신경근 연접

드리아가 많이 분포되어 있다.

운동신경섬유의 종말이 근육섬유 안으로 들어가 세포막 바깥쪽에 놓이게 되며 이러한 전반적인 구조를 운동종판(motor plate)이라 한다.

운동신경 축삭의 종말과 근막 사이에는 연접 틈새(synaptic cleft)가 있는데 이 틈새 때문에 활동전위가 직접적으로 전달되지 않게 된다. 또한 이 틈새에는 아세틸콜린에스테라아제(acetylcholinesterase)라는 아세틸콜린 분해효소가 있으며 방출된 아세틸콜린을 분해하는 역할을 하게 된다.

후접합부에는 가로무늬근형질막(sarcolemma)이 있고 여기에는 아세틸콜린 수용기가 있으며 이는 화학적 자극에 의해 열리는 화학적수용기(chemoreceptor)에 해당된다. 또한 활동전위를 발생시키는 데 관여하는 나트륨통로와 칼륨통로가 있다. 가로무늬근육 형질막 안쪽에는 근육의 깊은 부위로 들어갈 수 있는 가로소관(T-tubule)이 있으며 가로소관 옆에 있는 근육세포질그물(sarcoplasmic reticulum)은 칼슘을 저장하는 저장소이고 양끝의 종말에 큰 방처럼 생긴 수조(cistern)를 가지고 있다.

근육세포질그물에는 칼슘을 방출시키는 칼슘통로가 있고 칼슘을 다시 안으로 유입시키는 칼슘펌프가 있는 것이다.

6) 근육(muscle)의 모양에 따른 분류

근육은 여러 가지 형태로 되어 있으나 기본적으로 방추형으로 되어 있다. 근육이 팽대하는 중간부분을 힘살(belly)이라하고, 몸쪽부분은 근육머리(head), 먼쪽부분은 근육꼬리(tail)라고 한다.

근육머리가 뼈와 결합하는 부위는 이는곳(origin)이 되고, 근육 수축 시에는 고정점(fixed point)으로 되어 대체로 몸 중심에 가깝게 있으며 거의 변하지 않는다.

근육꼬리는 닿는곳(insertion)이 되어 근육수축 시 움직임이 많으므로 몸의 중심에서 멀리 위치하는 것이 보통이며 운동점(motor point)이라고 한다.

근육과 힘줄의 결합상태에 따라 여러 가지 근육형으로 구별하는데, 가장 전형적인 형태인 방추근육(fusiform muscle)은 힘살이 굵고 양 끝에 힘줄이 있는 유선형의 근육으로 되어 있다.

새 날개의 깃털과 같은 깃근(pennate muscle), 깃털의 반쪽과 같은 반깃근(unipennate muscle), 2개의 이는곳을 갖고 있는 두갈래근(biceps muscle), 3개를 갖는 세갈래근(triceps muscle), 4개를 갖는 네갈래근(quadriceps muscle), 여러 개의 이는곳을 갖고 있어 톱니같은 톱니근(serrate muscle), 2개의 힘살로 나뉘어 있는 두힘살근(biventer) 등이 있다.

또한 근육의 모양에 따라 세모근(deltoid), 네모근(quadrate muscle), 마름근(rhomboid muscle)이 있으며 이 외에도 눈 주위와 입주위에 있는 입둘레근, 눈둘레근과 같이 고리 모양으로 되어 있는 고리근육(circular muscle)도 있다(표 2-4).

표 2-4 근육섬유의 배열에 따른 뼈대근육

	모 양	목 적	예
평행배열	가동범위를 최대화하기 위한 같은 방향에서 동등한 수축		
방추근 (Fusiform)	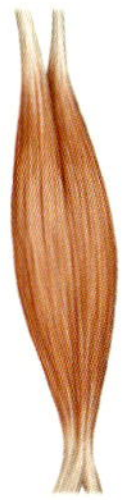	특정한 뼈에 힘 생산 목적	위팔근 위팔두갈래근
고리근 (Circular)	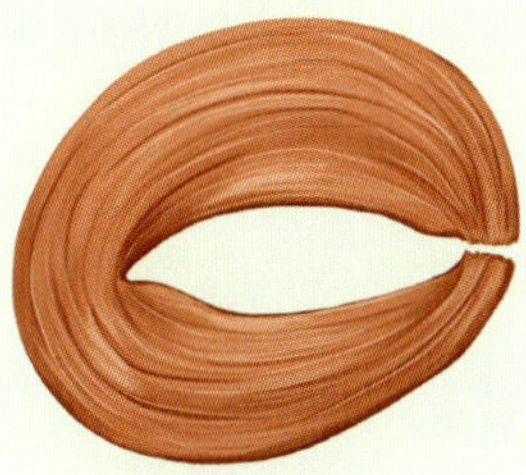	통로의 닫기 또는 열기 위한 수축	눈둘레근 항문조임근
세모근 (Triangular)	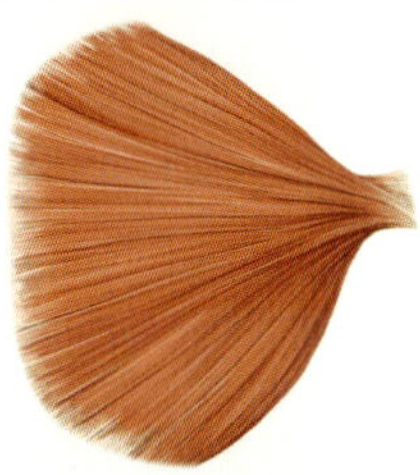	동작의 다변화, 가능한 다양한 움직임 창출	큰가슴근 등세모근
깃모양 배열	큰 힘을 생산하기 위한 면적에 섬유 수의 최대화		
반깃근 (Unipennate)	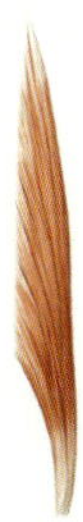	하나의 방향에서 강한 힘 생산	앞정강근 넙다리두갈래근
깃근 (Bipennate)	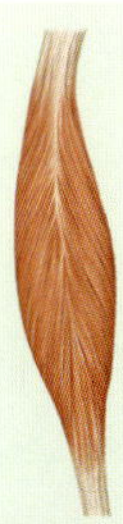	두 방향에서 강한 힘 생산	넙다리곧은근
뭇깃근 (Multipennate)	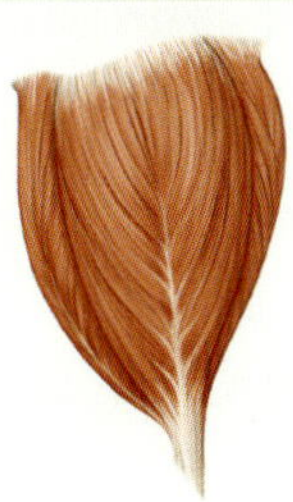	다양한 방향에서 힘 생산	어깨세모근

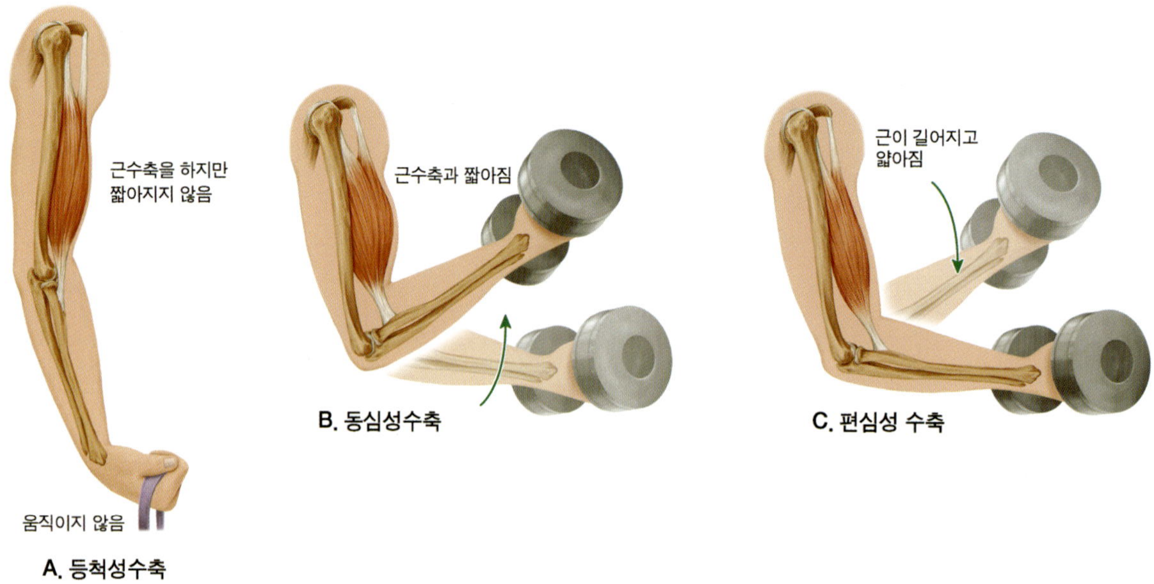

그림 2-19 근수축의 종류

7) 근육의 기능에 따른 분류

뼈대근육의 배열은 넓고 다양한 움직임을 얻기 위하여 함께 또는 반대로 작용한다. 예를 들면 음식섭취 시 포크를 입까지 들어올리고 그릇에 내려놓는 활동은 팔과 손의 근육에 의해 이루어지나 근육들은 오직 당길 수 만(pull) 있고 결코 밀지(push) 못하며 근수축은 근육 길이의 단축을 유발한다.

운동할 때 움직임에 대해 가장 주도적으로 작용하는 근육을 주작용근(prime mover)이라 하고, 주작용근을 도와 보조적으로 작용하는 근육을 보조근(assistant mover)이라 한다. 주작용근이 수축할 때 동시에 수축하여 정확한 운동이 일어날 수 있도록 협력하는 근육을 협동근(synergist)이라 한다. 또한 어떤 운동을 하기 위해 주작용근이 수축할 때 반대로 이완하는 근육을 대항근(antagonist)이라고 한다.

일상적으로 인체에서 일어나는 의식적, 무의식적인 운동은 주작용근, 보조근, 협동근 및 대항근의 상호 원활한 협조작용에 의해 정확한 움직임이 일어난다. 개개의 근육 작용은 아니다. 어떤 부위가 움직이게 될 때는 여러 근육의 협력작용이나 대항작용이 목적에 맞게 조절되어 일어난다.

근육의 작용(action)에 따라 굽힘근(flexor), 폄근(extensor), 모음근(adductor), 벌림근(abductor), 엎침근(pronator), 뒤침근(supinator) 등으로 부르기도 한다.

8) 근수축(muscular contraction)의 종류

근육의 수축은 단순히 근육의 길이가 짧아지는 것만을 의미하지는 않으며 근육이 길어짐에 따라 장력(tension)이 발생되어야 하는 것이다. 이러한 길이-장력의 변화에 따라 여러 종류로 나눈다.

(1) 등척성 운동(isometric contraction)

근육의 길이 변화나 관절의 움직임 없이 근육수축과 힘을 생성하는 정적인 운동의 형태이다. 석고 붕대, 부목, 골격견인 등의 외적 고정(external immobilization)으로 인해 관절 움직임이 불가능할 때 근위축을 최소화하거나 예방하기 위해서 이러한 운동을 실시하며 연부조직 손상이나 수술 후 관절의 움직임이 불완전할 때 치유중인 조직을 보호하고 신경근 조절의 재형성을 시작하도록 근육을 활성화하기 위해 방법으로 쓰인다(그림 2-19A).

(2) 등장성 수축(isotonic contraction)

근육의 길이 변화를 일으키며 같은 장력 발생이 일

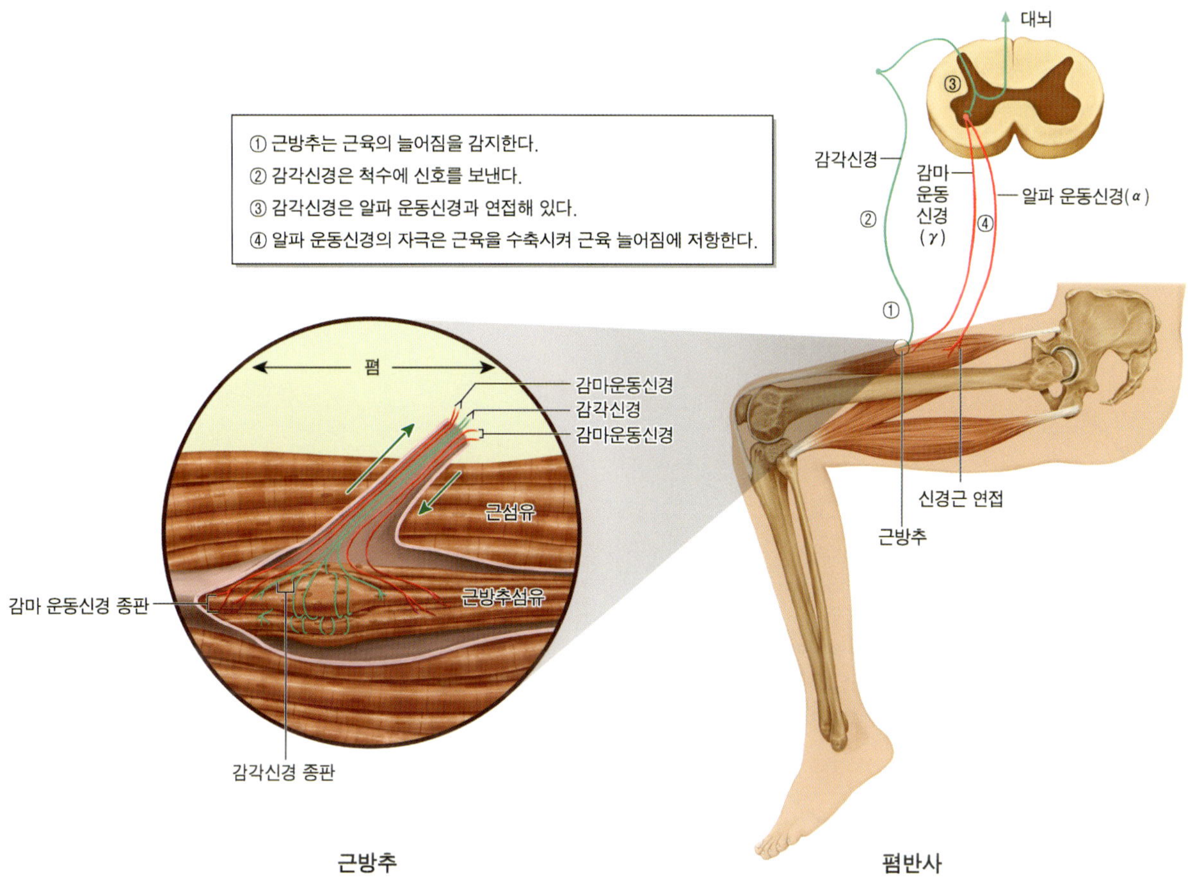

그림 2-20 근방추의 구조

어나는 근육수축을 말한다. 근육이 수축하여 짧아지거나 장력 하에서 길어질 때 관절의 움직임과 인체 분절의 왕복을 유발하는 수축이다.

① **동심성 수축**(concentric contraction)

근육이 저항을 이길 수 있는 장력이 발생되어 근육의 길이가 짧아지면서 일어나는 수축을 말한다(그림 2-19B). 아령을 들어올리려고 할 때 굽힘근의 동심성 수축이 일어나게 될 때 근장력의 변화와 함께 근육의 길이가 짧아지는 것을 예로 들 수 있다. 반대 작용의 경우 아령을 내릴 때 굽힘근은 근육의 길이가 길어지는 편심성 수축을 하게 된다.

② **편심성 수축**(eccentric contraction)

근육 내 장력의 변화가 일어날 때 근육의 길이가 길어지며 나타나는 형태의 수축이다(그림 2-19C). 의자에 앉는 동작 수행 시 엉덩관절 폄근의 편심성 수축이 일어나게 될 때 근장력의 변화와 함께 근육의 길이가 길어지는 것을 그 예로 들 수 있다.

9) 근육 내 수용체

골격근은 몇 가지 형태의 감각수용기를 가지며 화학수용기와 근방추, 골지힘줄기관을 포함하게 된다. 화학수용기는 근육 내 pH, 세포 외 칼륨 농도, O_2와 CO_2의 압력 변화에 반응해서 중추신경계에 정보를 전달하는 자유신경말단이다.

신경계가 골격근 움직임을 적절히 조절하기 위해서는 근수축을 통해서 지속적인 감각피드백을 받아야 하며 이러한 감각피드백은 근육을 통해서 늘어나는 장력에 관한 정보와 근육길이를 감지한다.

골지힘줄기관(Golgi tendon organs, GTOs)은 근육에서 발휘된 장력에 관한 정보를 피드백을 통해 중추

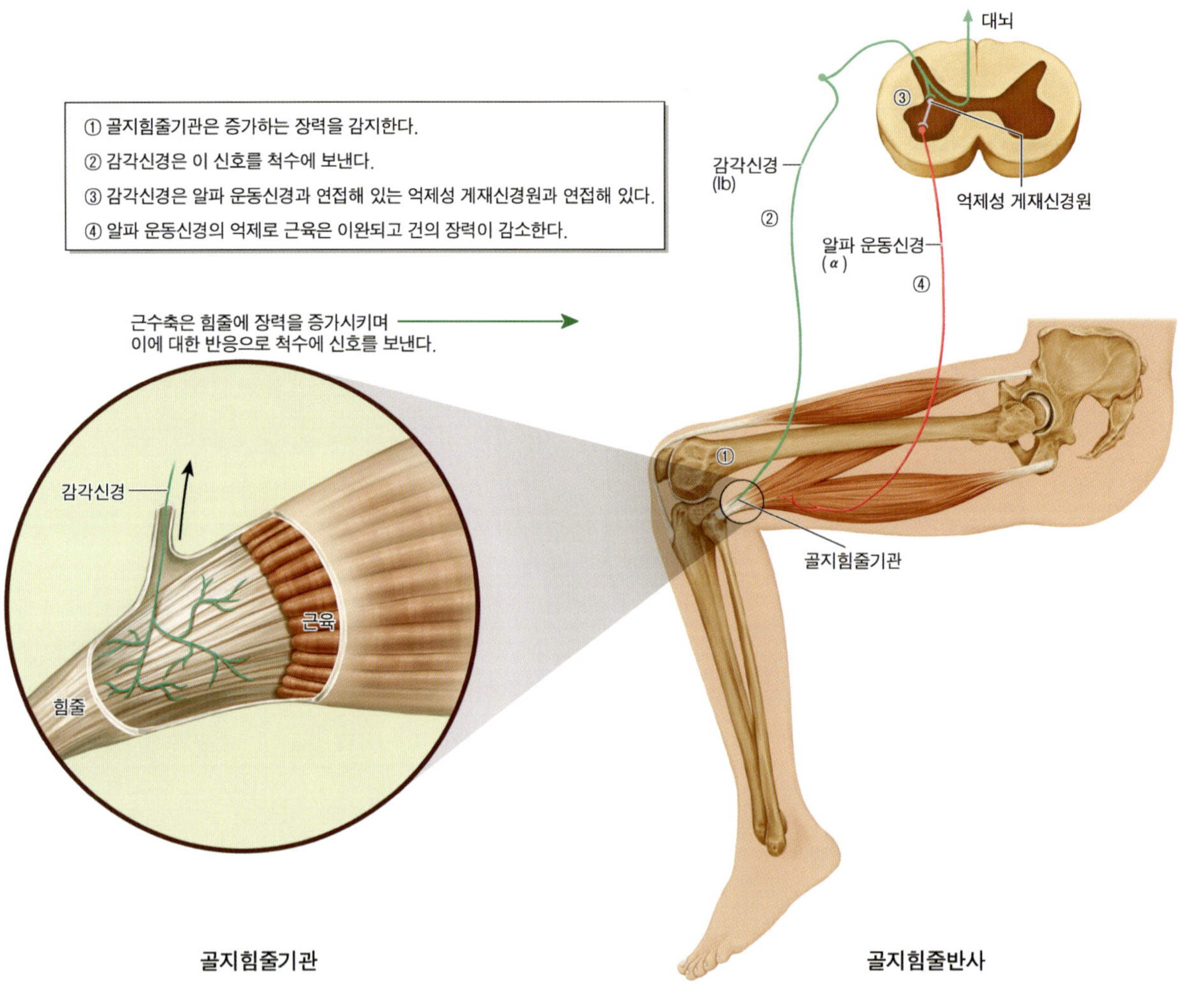

그림 2-21 골지힘줄기관

신경계에 제공한다. 반면, 근방추(muscle spindle)는 상대적인 근육길이에 관한 정보를 제공한다.

(1) 근방추

근방추는 길이 탐지하는 기능을 하며 인체의 섬세한 근육에서 많이 발견된다. 손의 근육과 같이 아주 미세한 각도의 조절이 요구되는 근육들은 많은 수의 근방추를 갖고 있으며 반면 큰 동작을 담당하는 넙다리근과 같은 근육들은 상대적으로 적은 수의 근방추를 갖고 있다(그림 2-20).

근방추는 뼈대근이 급격하게 늘어날 때 반사적인 수축하는 긴장반사작용(stretch reflex)은 대부분의 근육에서 존재한다.

근방추의 이러한 기능은 움직임의 조절과 자세유지를 돕게 되는데 이것은 근방추의 탐지능력을 통해서 이루어지게 되며 중추신경계(CNS)가 뼈대근섬유들의 길이변화에 반응할 수 있도록 한다.

(2) 골지힘줄기관

골지힘줄기관은 근수축을 통해 발생되는 장력 변화에 관여한다. 골지힘줄기관은 힘줄 내에 위치하고 있으며 추외근섬유와 함께 직렬로 연결되어 있다(그림 2-21). 골지힘줄기관은 안전장치로서의 역할을 하며 근육이 수축하는 동안 과도한 힘을 막는 데 도움을 준다. 예를 들어 근육군을 통해 발휘될 수 있는 힘의 양은 골지힘줄기관의 억제작용을 자발적으로 저지하기 위한 개개의 능력에 따라 달라진다.

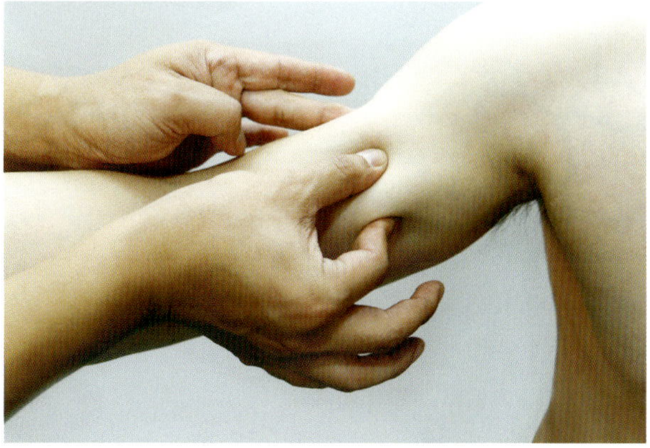

그림 2-22 근육촉진

4 뼈촉진의 개요

촉진이라는 단어는 라틴어로 '만지다(to touch)'를 의미한다. 그러나 촉진이라는 용어는 많은 의미를 내포하고 있으며 고유한 의미인 단순히 만지는 것만 뜻하는 것이 아니라 만져지는 것을 인지하거나 감지하는 활동까지를 의미한다.

1) 촉진의 목적

촉진할 때 촉진하고자 하는 위치를 찾는 것과 구조를 평가하는 목적이 있다.

조직을 촉진할 때에는 주변 조직과 목표 조직을 정확히 구별하여 촉진하는 능력을 키워야 하며 검사자는 촉지부위의 위쪽, 아래쪽, 안쪽, 바깥쪽 그리고 얕은 부위(superficial)와 깊은(deep) 부위의 위치를 정확히 촉진하는 능력이 필요하다. 특히 피부에서 얕은 부위에 있는 구조들은 쉽게 촉지가 가능하지만 깊은 부위에 있다면 구조들을 찾기가 어려울 것이다. 하지만 검사자가 정확한 평가를 할 수 있는 능력이 있으면 검사자는 자신 있게 실행할 수 있는 효과적인 치료 계획을 세울 수 있을 것이다.

2) 촉진의 기능

근육은 사람 몸을 유지하고 운동하는 데 중요한 부분 중에 하나이다. 근육의 형태와 기능도 다양하다. 근육을 촉진할 때 근육의 섬유방향을 이해하고 있으면 인접한 근육과 구별하는 데 도움이 될 것이다. 근육이 수축하면 근육의 가운데는 두꺼워지고 전체적으로 단단해지며 근육이 신장되면 근육은 길어지고 근섬유는 팽팽한 줄과 같이 단단한 느낌을 준다. 또한 수축과 이완 시 느낌이 다르게 나타난다. 근육의 촉지방법을 요약하면 다음과 같다(그림 2-22).

- 촉진하고자 하는 근육을 편안하게 유지시키고 이완 시 근육의 느낌을 확인한다.
- 신장 시 근육의 단단해지는 느낌과 수축되어 두꺼워지는 느낌을 확인하고 촉진한다.
- 천천히 근육을 움직여 근육의 변화를 확인한다.

풀어보기

1. 다음 중 정상 성인의 척주를 형성하는 척추뼈의 수로 옳은 것은?

① 23개 ② 24개 ③ 25개
④ 26개 ⑤ 27개

2. 다음 중 뼈의 재생과 영양에 관계있는 부위로 옳은 것은?

① 해면질 ② 뼈막 ③ 뼈잔기둥
④ 뼈속질공간 ⑤ 치밀뼈

3. 다음 중 정상인의 조혈기능과 관계가 깊은 것으로 옳은 것은?

① 교양골수 ② 황색골수 ③ 적색골수
④ 뼈막 ⑤ 연골막

4. 다음 중 치밀뼈의 구조적 기능적 기본단위로 옳은 것은?

① 신경세포(neuron) ② 뼈단위(osteon) ③ 근원섬유마디(sarcomere)
④ 뼈잔기둥(trabeculae) ⑤ 판사이층(diploe)

5. 다음 중 절구관절에 속하는 관절로 옳은 것은?

① 팔꿉관절 ② 고리중쇠관절 ③ 발목관절
④ 엉덩관절 ⑤ 노자관절

6. 다음 중 팔꿉관절의 관절형태로 옳은 것은?

① 섬유관절 ② 절구관절 ③ 중쇠관절
④ 안장관절 ⑤ 경첩관절

7. 다음 중 근육과 뼈를 연결시켜 주는 구조물로 옳은 것은?

① 연골 ② 윤활막 ③ 뼈막
④ 힘줄 ⑤ 인대

8. 뼈대근육의 길이와 수축 속도를 감지하는 것으로 옳은 것은?

① 운동종말판(motor end plate) ② 운동단위(motor unit) ③ 지배비율(innervation ratio)
④ 근육방추(muscle spindle) ⑤ 골지힘줄기관(Golgi tendon organ)

9. 근육 수축 시 발생되는 힘과 긴장도를 Ib섬유를 통해 중추신경계에 전달하는 기관으로 옳은 것은?

① 운동종말판(motor end plate) ② 운동단위(motor unit)
③ 지배비율(innervation ratio) ④ 신경근육방추(neuromuscular fiber)
⑤ 골지힘줄기관(Golgi tendon organ)

10. 다음 중 뼈대근육(골격근)섬유의 구조상 굵은근육미세섬유(마이오신)와 가는근육미세섬유(액틴)필라멘트가 겹쳐 어둡게 보이는 부위로 옳은 것은?

① A band ② H zone ③ I band
④ Z line ⑤ M line

Functional Anatomy

Chapter 03

팔이음뼈와 어깨관절

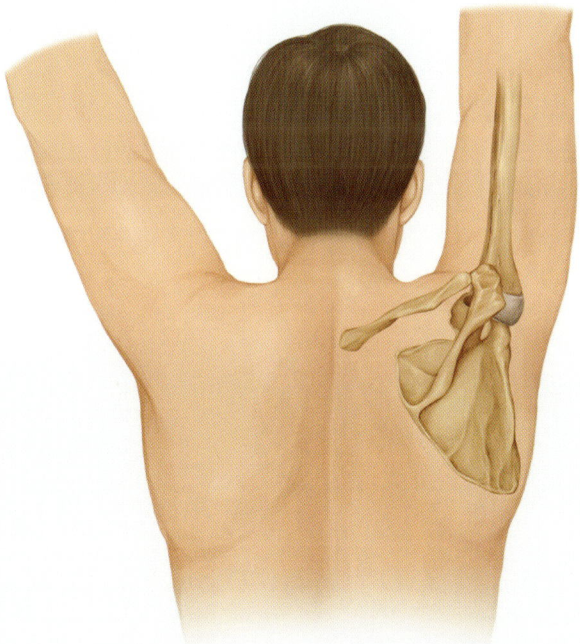

학/습/목/표

- 어깨뼈와 빗장뼈 및 위팔뼈의 주요 부위에 대하여 설명할 수 있다.
- 팔이음뼈를 이루고 있는 관절에 대하여 이해하고 각 관절의 안정성을 위한 인대를 설명할 수 있다.
- 팔이음뼈 움직임의 종류와 원리를 설명할 수 있다.
- 팔이음뼈를 움직이는 근육의 이는곳(origin), 닿는곳(insertion) 및 작용(action)을 설명할 수 있다.
- 어깨주위의 근육을 지배하는 신경지배에 대하여 설명할 수 있다.
- 어깨주위의 근육을 촉지하는 방법을 설명할 수 있다.
- 돌림근띠의 작용과 구조를 설명할 수 있다.

Functional Anatomy

1 개 요

어깨관절은 몸통과 팔을 연결하는 부위로 우리 몸의 관절 중 움직임의 범위가 가장 큰 관절이다. 해부학적으로는 절구관절(ball and socket joint)에 속하지만 불안정한 뼈구조를 가지며 근육과 인대를 통해 보강된다. 어깨관절은 팔 전체의 움직임에 기초가 되며, 어깨관절의 불안정성은 팔의 움직임을 변화시킨다. 어깨관절과 팔이음뼈의 근육들은 복잡한 구조로 서로 협력하며 작용한다. 각각의 근육이 작용할 수 있더라도 이러한 협력작용에 문제가 생기면 팔의 움직임에 어려움이 생긴다.

2 뼈대의 이해

1) 팔이음뼈(견갑대, shoulder girdle)

몸통과 어깨를 연결하는 부분을 팔이음뼈라고 하며 팔이음뼈를 이루는 뼈는 빗장뼈와 어깨뼈이다. 팔이음뼈의 안정을 통하여 팔의 움직임이 자유로울 수 있다.

2) 빗장뼈(쇄골, clavicle)

팔이음뼈를 이루고 있는 빗장뼈는 복장뼈자루(manubrium sterni)의 위모서리로부터 봉우리(acromion)까지 연결되어 팔과 몸통을 연결한다. 빗장뼈의 안쪽 끝은 복장끝(sternal end)이라고 하며 가쪽 끝은 봉우리끝(acromial end)이라고 한다. 양끝 사이에는 몸통(shaft)이 있다.

몸통의 안쪽 2/3는 앞쪽으로 볼록하며 바깥쪽 1/3은 앞쪽으로 오목하다. 또한 빗장뼈는 두 개의 면을 가지고 있다.

윗면에는 어깨세모근 결절이 있어 어깨세모근의 부착점을 제공하고 아랫면은 갈비빗장인대(costoclavicular ligament)의 부착점이 되는 갈비빗장인대자국(impression of costoclavicular ligament)과 빗장밑근(subclavius)이 부착되는 빗장밑고랑(subclavian groove)이 있다. 이외에도 원뿔인대결절(원추인대결절, conoid tubercle)과 마름인대선(능형인대선, trapezoid line)이 있어 원뿔인대(원추인대, conoid ligament)와 마름모인대(능형인대, trapezoid ligament)의 부착부위를 제공한다.

3) 어깨뼈(견갑골, scapula)

어깨뼈는 2번 갈비뼈와 7번 갈비뼈 사이에 위치한 납작뼈이며, 3개의 각과 3개의 가장자리가 있다(그림 3-1). 위쪽 가장자리는 위모서리(상연, superior border), 척

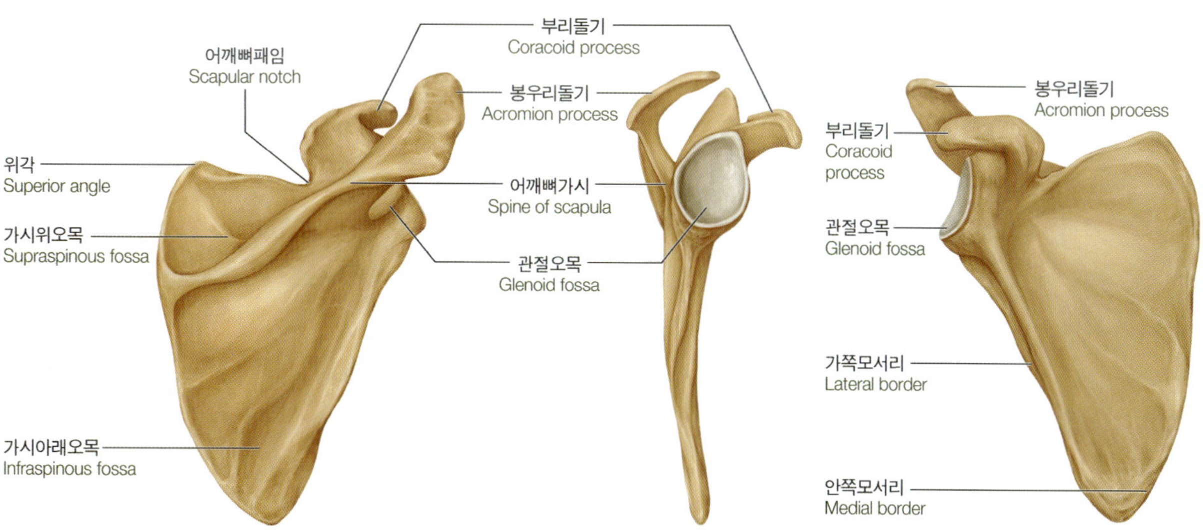

그림 3-1 어깨뼈의 뒷면, 가쪽면, 앞면

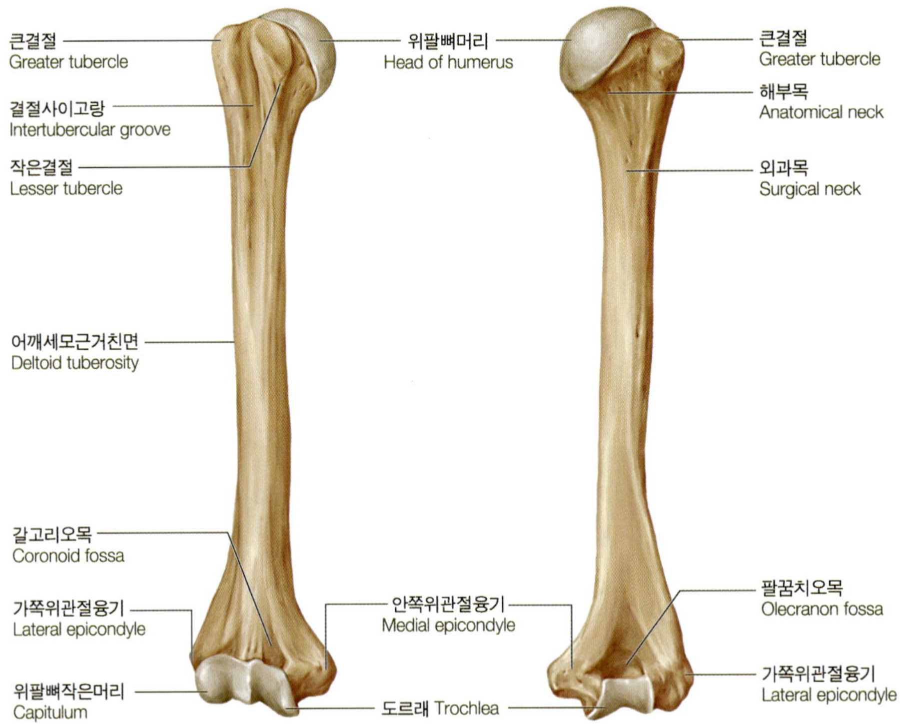

그림 3-2 위팔뼈의 앞면과 뒷면

추에 가깝게 있는 안쪽모서리(medial border), 그리고 팔 쪽에 있는 가쪽모서리(lateral border)이며, 위각(superior angle)은 안쪽모서리와 위모서리 사이에 위치하며, 아래각(inferior angle)은 안쪽모서리와 가쪽모서리 사이, 가쪽각(lateral angle)은 위모서리와 가쪽모서리 사이에 위치한다.

위모서리에는 어깨뼈패임(scapular notch)이 있다. 어깨뼈는 2개의 면을 가지고 있다. 배쪽면 혹은 갈비면에는 어깨뼈밑오목(subscapular fossa)이 있어 갈비뼈와 맞닿고 있다. 등쪽면에는 대각선으로 융기된 가시(spine)가 봉우리(acromion)와 연결되어 있다. 가시 위로 가시위근(supraspinatus)이 시작하는 가시위오목(supraspinous fossa)이 있고, 가시 아래로는 가시아래근(infraspinatus)이 시작하는 가시아래오목(infraspinous fossa)이 있다.

가시는 봉우리로 인해 점점 넓어지는데 봉우리 아래에는 위팔뼈의 머리뼈와 관절하는 관절오목(glenoid cavity)이 있다. 관절오목에는 두 개의 결절이 있는데 위팔두갈래근(biceps brachii)이 시작하는 관절위결절(supraglenoid tubercle)과 위팔세갈래근(triceps brachii)이 시작하는 관절아래결절(infraglenoid tubercle)이 있다.

어깨뼈의 앞쪽에는 갈고리 모양의 부리돌기(coracoid process)가 있는데 이곳에서 위팔두갈래근의 짧은갈래(short head) 및 부리위팔근(coracobrachialis)이 시작한다.

4) 위팔뼈(상완골, humerus)

위팔뼈는 몸쪽끝(proximal end)과 먼쪽끝(distal end), 몸통(shaft)으로 구성된다(그림 3-2). 몸쪽끝에는 머리(head)와 머리 아래에 약간 좁아진 부분인 해부목(anatomical neck)이 있고, 해부목을 지나 가쪽에는 큰결절(greater tubercle)과 앞쪽에는 작은결절(lesser tubercle)이 있다. 양 결절 사이에는 결절사이고랑(intertubercular groove)이 있고 결절 아래로 외과목(surgical neck)이 있다.

외과목은 위팔뼈의 골절시 골절이 호발되는 부위로 임상적 의의가 있어 외과목이라는 이름이 붙게 되었다. 외과목에 골절이 일어나면 겨드랑신경(axillary nerve)

이 손상되어 어깨세모근(deltoid)의 약화가 오게 된다. 위팔뼈 몸통의 가쪽 앞면에는 어깨세모근의 부착부위인 세모근결절(deltoid tuberosity)이 있다. 뒷면에는 노신경(radial nerve)이 지나가는 노신경고랑(radial groove)이 있다.

먼쪽끝에는 안쪽과 가쪽에 돌출된 부위로 안쪽가쪽위관절융기가 있고 안쪽·가쪽위관절융기는 아래팔근육의 시작점이 된다. 위관절융기(상과, epicondyle) 위쪽에는 관절융기위능선(과상능선, supracondylar ridge)이 있고 위관절융기 아래쪽에는 관절부위의 융기인 관절융기(과, condyle)가 있다.

관절융기의 안쪽은 위팔뼈도르래(상완골활차, trochlea)라고 하고 가쪽은 작은머리(소두, capitulum)라고 한다. 관절융기의 앞면에는 원추돌기(conoid process)와 관절을 이루는 원뿔오목(원추와, conoid fossa)과 노오목(요골와, radial fossa)이 있고 뒷면에는 팔꿈치머리(주두, olecranon)와 관절을 이루는 팔꿈치오목(주두와, olecranon fossa)이 있다.

3 신경지배의 이해

1) 팔신경얼기(상완신경총, brachial plexus)

겨드랑 속에는 목척수(경수)에서 나와 팔을 지배하는 신경이 얽혀 있는 팔신경얼기가 있다(그림 3-3). 팔신경얼기는 다섯째~여덟째 목신경(C_5~C_8)과 첫째 가슴신경(T_1)의 앞가지(전지, ventral rami)들이 합쳐 가지를 내어 5개의 신경을 이룬다. 5개의 뿌리(근, root)에서 나온 신경은 3개의 줄기(간, trunk)를 형성한다. 각각의 신경줄기는 앞, 뒤로 두 개의 갈래(분지, division)를 낸다.

위신경줄기의 앞신경갈래와 중간신경줄기의 앞신경갈래가 합쳐져 가쪽신경다발(외신경속, lateral cord)을 형성하고, 아래신경줄기의 앞신경갈래는 안쪽신경다발(내신경속, medial cord)을 형성하며 각각의 신경줄기의 뒤갈래가 합쳐져 뒤신경다발(후신경속, posterior cord)을 이룬다. 3개의 신경다발은 근육피부신경(근피신경, musculocutaneous nerve), 정중신경(median nerve), 노신경(요골신경, radial nerve), 자신경(척골신경, ulnar nerve), 겨드랑신경(액와신경, axillary nerve) 등 다시 5개의 신경을 형성한다.

2) 등쪽어깨신경(견갑배신경, dorsal scapular nerve)

팔신경얼기의 다섯째 목신경의 첫 번째 위 가지에서 시작하며 큰마름근(대능형근, rhomboid major)과 작은마름근(소능형근, rhomboid minor)을 지배한다.

3) 안쪽가슴신경(내측흉신경, medial pectoral nerve)

팔신경얼기의 안쪽신경다발에서 시작하여 가슴근육을 지배한다. 작은가슴근(소흉근, pectoralis minor)을 통과하여 나와 큰가슴근(대흉근, pectoralis major)의 갈비부분(늑부, costal portion)을 지배한다.

4) 가쪽가슴신경(외측흉신경, lateral pectoral nerve)

팔신경얼기의 안쪽신경다발에서 시작하여 큰가슴근의 빗장부분(쇄부, clavicular portion)을 지배한다.

5) 긴가슴신경(장흉신경, long thoracic nerve)

다섯째, 여섯째, 일곱째 목신경(C_5~C_7)의 앞쪽 가지에서 시작하여 팔신경얼기의 뒷쪽으로 진행하여 앞톱니근(전거근, serratus anterior)을 지배한다. 무거운 물건을 들어 과도한 견인이 되거나 유방절제술로 인해 손상된다. 손상되면 벽을 양 손으로 밀었을 때 한쪽 어깨뼈가 뒤당김(후인, retraction)되는 것을 볼 수 있다. 이러한 증상을 어깨날개(익상견갑, winging of the scapula)라고 한다.

6) 겨드랑신경(액와신경, axillary nerve)

팔신경얼기의 뒤신경다발에서 시작하여 사각공간(quadrangular space)의 뒤가쪽고랑을 통과하여 위팔뼈의 외과목 주위를 지나 어깨세모근(삼각근, deltoid)과 작은원근을 지배하며 어깨세모근 주위의 피부의 감각을 담당한다. 겨드랑신경은 위팔뼈의 몸쪽부분을 감싸고 있으므로 위팔뼈의 외과목이 손상되면 신경의 손상이 오기 쉽다. 손상되면 어깨세모근의 약화로

CHAPTER 3

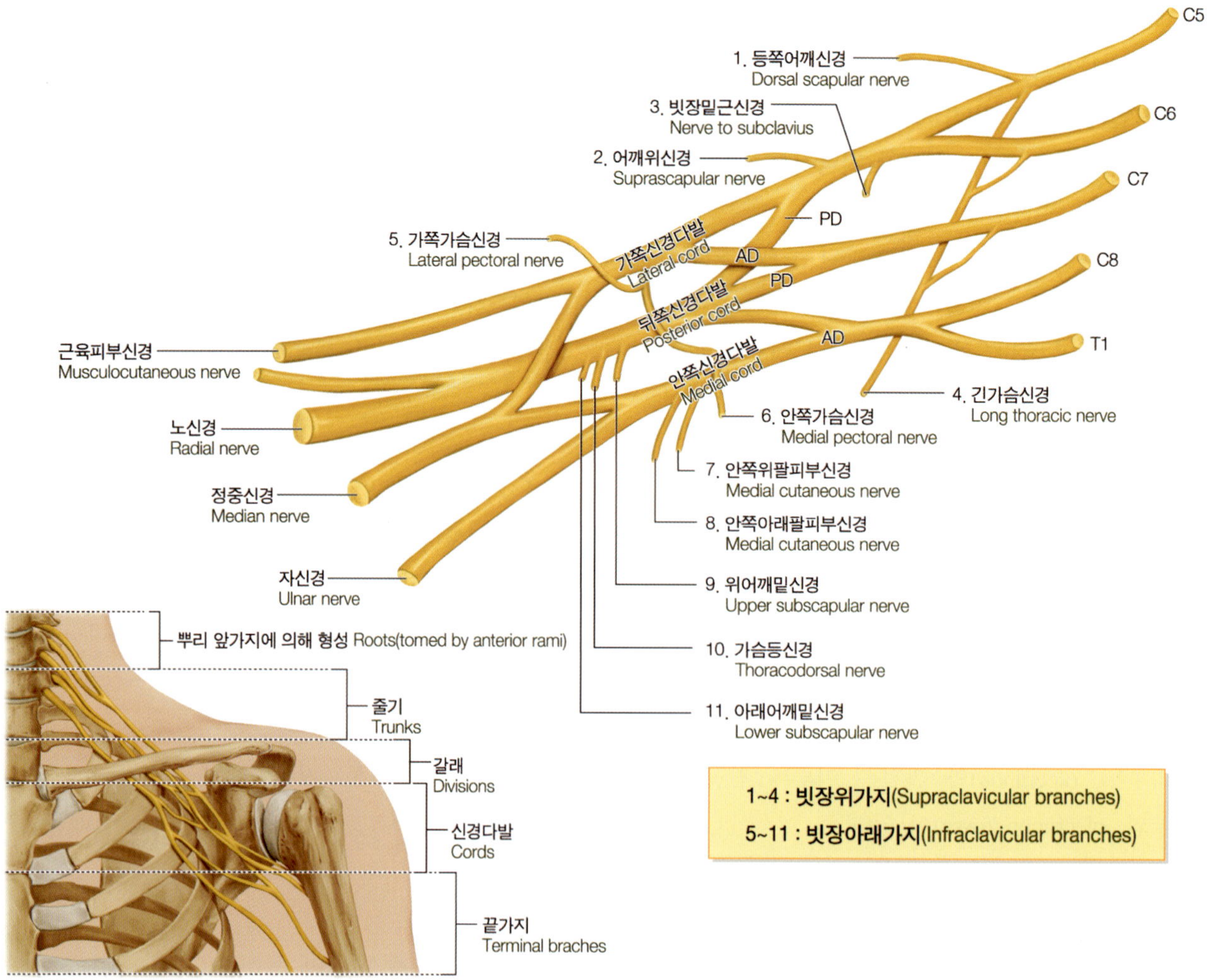

그림 3-3 팔신경얼기의 주요가지

어깨가 처져 보이고 어깨세모근 부위의 감각손실 증상이 나타난다.

7) 근육피부신경(근피신경, musculocutaneous nerve)

팔신경얼기의 가쪽신경다발에서 시작하여 부리위팔근(오훼완근, coracobrachialis)을 지배한 뒤 관통하여 위팔근(상완근, brachialis)과 위팔두갈래근을 지배하며 계속 아래팔로 진행하여 피부밑으로 나와 가쪽아래팔피부신경이라 불린다. 노뼈쪽 아래팔의 피부감각을 담당한다.

8) 어깨위신경(견갑상신경, suprascapular nerve)

팔신경얼기의 위신경줄기에서 시작하며 신경다발과 나란히 주행하여 어깨뼈패임(견갑절흔, scapular notch)을 통과하여 가시위근(극상근, supraspinatus)과 가시아래근(극하근, infraspinatus)을 지배한다. 일부가지는 어깨관절로 주행한다.

9) 어깨밑신경(견갑하신경, subscapular nerve)

팔신경얼기의 뒤신경다발의 두 개의 가지(위, 아래)에서 시작하여 어깨밑근(견갑하근, subscapularis)을 지배한다. 하부 어깨밑신경은 어깨밑근과 큰원근을 지배한다.

10) 가슴등신경(흉배신경, thoracodorsal nerve)

팔신경얼기의 뒤신경다발에서 기시하여 넓은등근

표 3-1 팔이음뼈의 움직임

움직임	축	면	설 명
기울임(tilt)	이마축	시상면	어깨뼈의 아래각이 뒤쪽으로 움직임
내림(depression)	시상축	이마면	어깨뼈가 꼬리 쪽으로 움직임
뒤당김(retraction)	수직축	가로면	어깨뼈가 몸의 정중선에서 가까워지는 움직임
위쪽돌림(upward rotation)	시상축	이마면	어깨뼈의 아래각이 가쪽과 위쪽으로 움직임
내밈(protraction)	수직축	가로면	어깨뼈가 몸의 정중선에서 멀어지는 움직임
올림(elevation)	시상축	이마면	어깨뼈가 머리 쪽으로 움직임
아래쪽돌림(downward rotation)	시상축	이마면	어깨뼈의 아래각이 안쪽과 아래쪽으로 움직임

(광배근, latissimus dorsi)을 지배한다. 여섯째, 일곱째, 여덟째 목신경에서 유래된다.

4 움직임의 이해

1) 팔이음뼈(견갑대, shoulder girdle)

팔이음뼈의 움직임은 복장빗장관절(흉쇄관절, sternoclavicular joint)과 봉우리빗장관절(견쇄관절, acromioclavicular joint), 어깨가슴관절(견갑흉부관절, scapulothoracic joint)의 복합적인 작용으로 일어난다. 팔이음뼈의 움직임은 3차원의 모든 면에서 일어난다. 수평면에서는 내밈(protraction)과 뒤당김(후인, retraction)이 일어난다. 내밈은 어깨뼈가 몸의 중심선에서 멀어지는 움직임이며 뒤당김은 어깨뼈가 몸의 중심선에서 가까워지는 움직임이다. 이마면에서는 올림(elevation)과 내림(depression), 위쪽돌림(upward rotation)과 아래쪽 돌림(downward rotation)이 일어난다.

올림은 어깨뼈가 머리 쪽, 즉 위쪽으로 올라가는 것이며, 내림은 꼬리 쪽, 즉 아래쪽으로 내려가는 움직임이다. 가쪽돌림은 어깨뼈의 위각은 몸의 중심선 쪽으로 이동하고 아래각은 몸의 중심선 쪽에서 멀어지는 움직임이며 아래쪽돌림은 반대되는 움직임이다. 위쪽돌림은 어깨관절의 벌림(abduction)과 굽힘(flexion) 시 함께 일어나며, 아래쪽돌림은 반대의 경우에 일어난다. 시상면에서는 앞과 뒤로 약간의 기울임(tilt)이 일어난다. 경사는 단독적으로 일어나는 것은 아니며 올림과 내림 시에 동반되어 일어난다. 기울임은 어깨뼈가 가슴우리의 모양에 따라 움직이는 작은 움직임이다(표 3-1).

2) 어깨관절(견관절, shoulder joint)의 움직임

어깨관절은 3차원의 모든 면에서의 움직임을 갖고 있다. 해부학적으로는 절구관절(ball and socket joint)에 속하나 실제로는 뼈에 의해 고정이 적고 근육과 인대에 의해 안정되므로 인체 모든 관절 중 움직임이 가장 큰 관절이다. 시상면에서는 굽힘과 폄이 일어난다. 이마면에서는 벌림과 모음이 일어나며 수평면에서는 수평모음과 수평벌림, 안쪽돌림과 가쪽돌림이 일어난다(표 3-2).

표 3-2 어깨관절의 움직임

움직임	축	면
안쪽돌림	수직축	가로면
가쪽돌림	수직축	가로면
폄	이마축	시상면
굽힘	이마축	시상면
수평모음	수직축	가로면
수평벌림	수직축	가로면
모음	시상축	이마면
벌림	시상축	이마면

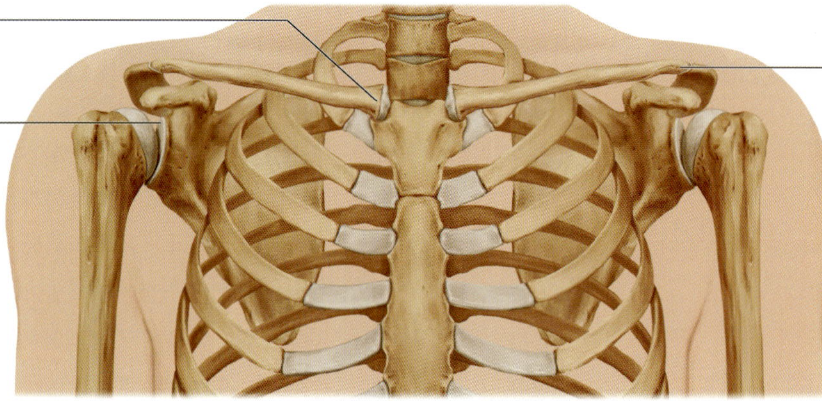

그림 3-4 어깨 관절 복합체의 주요관절

5 관절의 이해

어깨 관절 복합체를 구성하는 관절은 복장뼈와 빗장뼈가 이루는 복장빗장관절과 어깨뼈의 봉우리와 빗장뼈가 이루는 봉우리빗장관절, 어깨뼈의 관절오목과 위팔뼈의 머리가 이루는 어깨관절이 있다(그림 3-4).

1) 복장빗장관절(흉쇄관절, sternoclavicular joint)

복장빗장관절은 빗장뼈의 복장끝과 복장뼈의 복장뼈자루가 만나 이루는 관절로 형태학적으로는 평면관절이지만 기능적으로는 다축관절인 윤활관절이다. 복장빗장관절의 안정을 위해 복장빗장인대(흉쇄인대, sternoclavicular ligament)와 빗장사이인대(쇄골간인대, interclavicular ligament), 갈비빗장인대(늑쇄인대, costoclavicular ligament)가 있다. 복장빗장인대는 복장빗장관절을 덮고 있으며 앞쪽과 뒤쪽으로 섬유가 나뉘어져 있다(그림 3-5).

빗장사이인대는 양쪽빗장뼈의 복장끝과 복장뼈자루 상단을 덮고 있으며, 갈비빗장인대는 짧고 마름모 모양이며, 첫째 갈비연골의 위 내부에서 빗장뼈 아래면의 갈비빗장인대자국(늑쇄인대압흔, impression of costoclavicular ligament) 사이에 부착되어 빗장뼈의 올림 시에 빗장뼈를 뒤쪽돌림(posterior rotation)시킨다. 관절 내에는 관절원반(관절원판, articualr disc)이 있다. 관절원반은 납작한 원형으로 빗장뼈관절면의 뒤쪽 위에서 첫째 갈비연골의 복장뼈와의 연결부위에 있다. 관절공간은 이 원반에 의해 둘로 나누어진다.

2) 봉우리빗장관절(견쇄관절, acromioclavicular joint)

봉우리빗장관절은 빗장뼈의 봉우리끝과 어깨뼈의 봉우리가 만나 이루는 관절로 복장빗장관절과 마찬가지로 형태학적으로는 평면관절이지만 기능적으로는 다축관절인 윤활관절이다.

봉우리빗장관절의 안정을 위해 봉우리빗장인대(견쇄인대, acromioclavicular ligament)와 부리빗장인대(오훼쇄골인대, coracoclavicular ligament), 부리어깨봉우리인대(오훼견봉인대, coracoacromial ligament) 등이 있다. 봉우리빗장인대는 사각형으로 빗장뼈의 봉우리끝과 봉우리를 덮고 있다. 부리빗장인대는 부리돌기와 빗장뼈에 부착되며 마름모 모양의 마름모인대(능형인대, trapezoid ligament)와 원뿔 모양의 원뿔인대(원추인대, conoid ligament)로 나뉜다. 부리봉우리인대는 삼각형으로 부리돌기와 봉우리에 부착된다.

3) 위팔오목관절(glenohumeral, shoulder joint)

어깨관절은 절구관절로 위팔뼈의 머리가 관절오목에 깊이에 비해 크기 때문에 안정성은 없다. 하지만 관절주머니와 위팔뼈머리에 부착된 근육의 긴밀한 유대성으로 안정적이며 큰 관절가동범위를 갖는다. 관절주머니는 느슨한 구조로 관절가동범위에 증가를

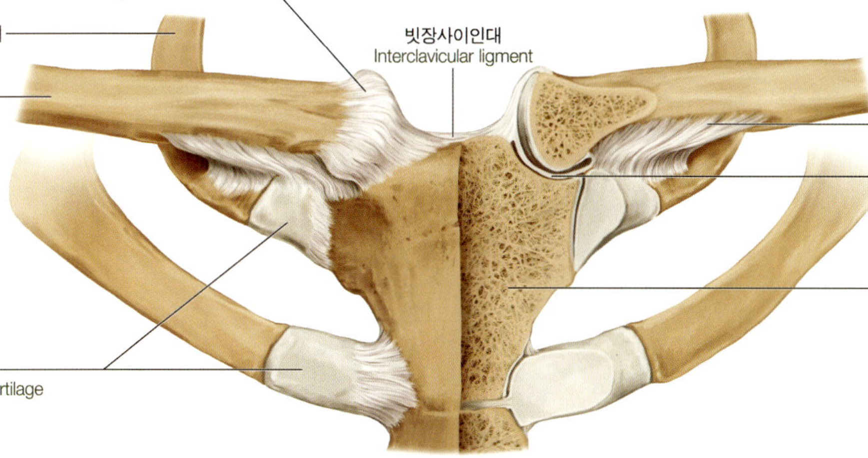

그림 3-5 복장빗장관절

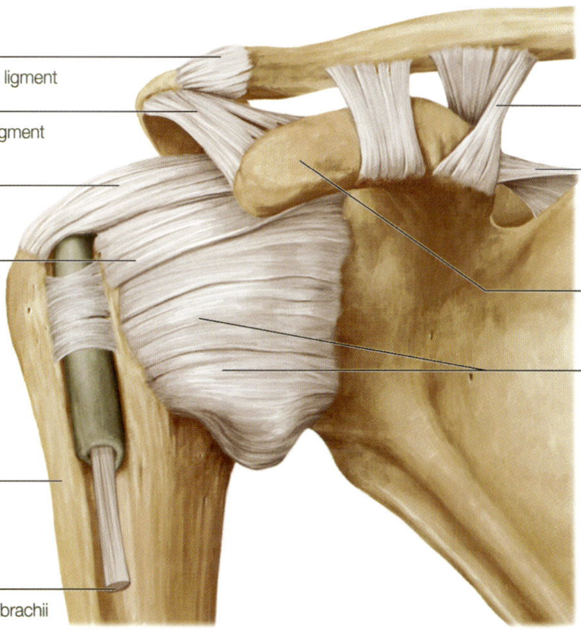

그림 3-6 팔신경얼기의 주요가지

돕는다.

관절주머니는 어깨뼈의 경부와 오목테두리의 안쪽 경계가 되며 위팔뼈 해부목의 바깥쪽의 경계가 된다. 관절주머니를 보강해 주는 근육은 위쪽의 가시위근, 아래쪽의 위팔세갈래근의 긴갈래, 뒤쪽의 가시아래근과 작은원근, 앞쪽의 어깨밑근이다. 위팔세갈래근을 제외한 근육들은 돌림근띠(회전근개, rotator cuff)라고 하여 소매 모양으로 부착하여 어깨관절을 안정시킨다. 어깨관절의 인대는 부리위팔인대(오훼상완인대, coracohumeral ligament)와 오목위팔인대(관절와상완골인대, glenohumeral ligament), 가로위팔인대(수평상완인대, transverse humeral ligament) 등이 있다. 오목테두리(관절순, glenoid labrum)는 섬유연골성 테두리로서 단면은 삼각형으로 관절오목을 더욱 깊게 하는 효과가 있어 부족한 안정성을 보완하게 한다(그림 3-6).

6 근육의 이해

팔이음뼈의 앞쪽 근육

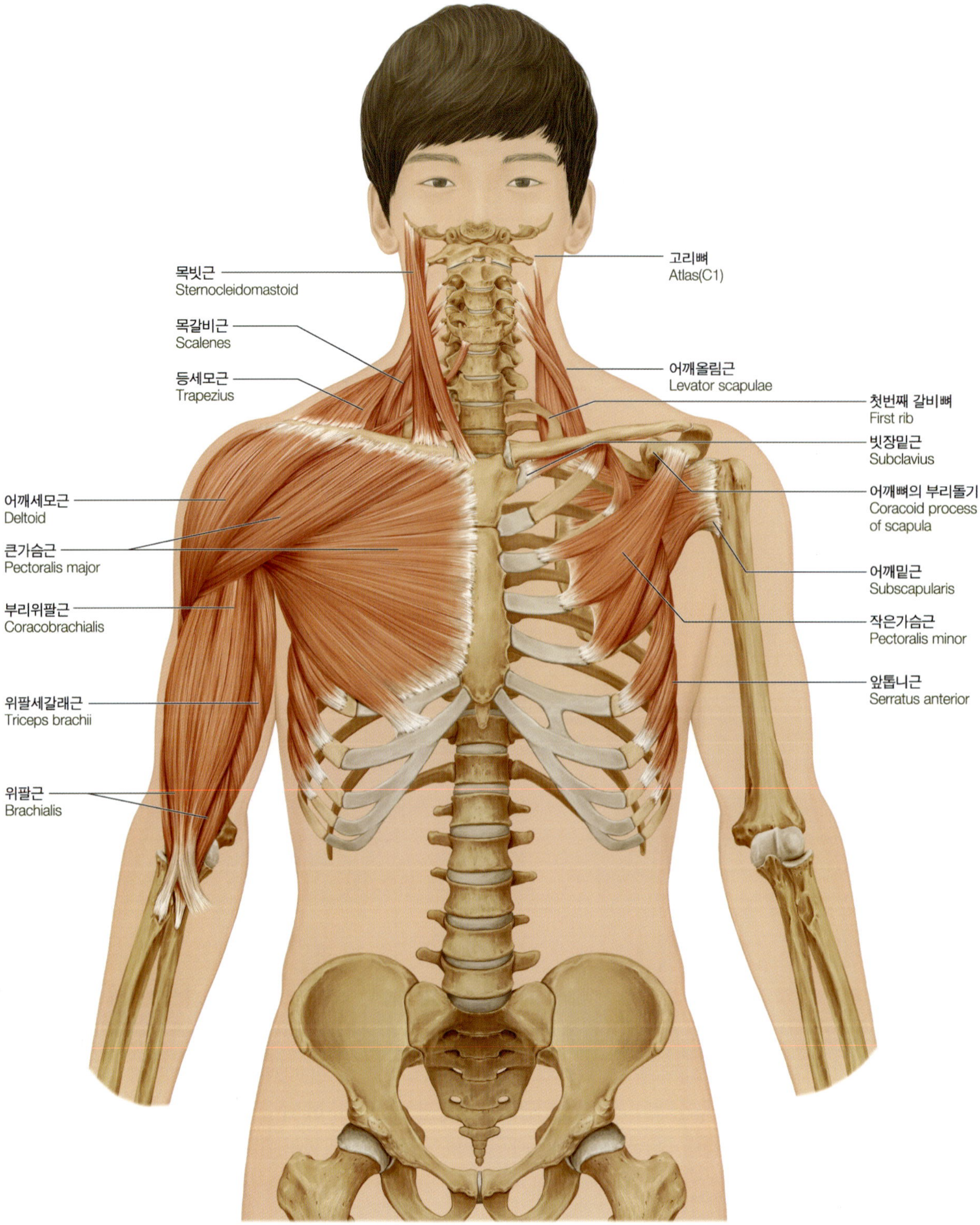

팔이음뼈의 뒤쪽 근육

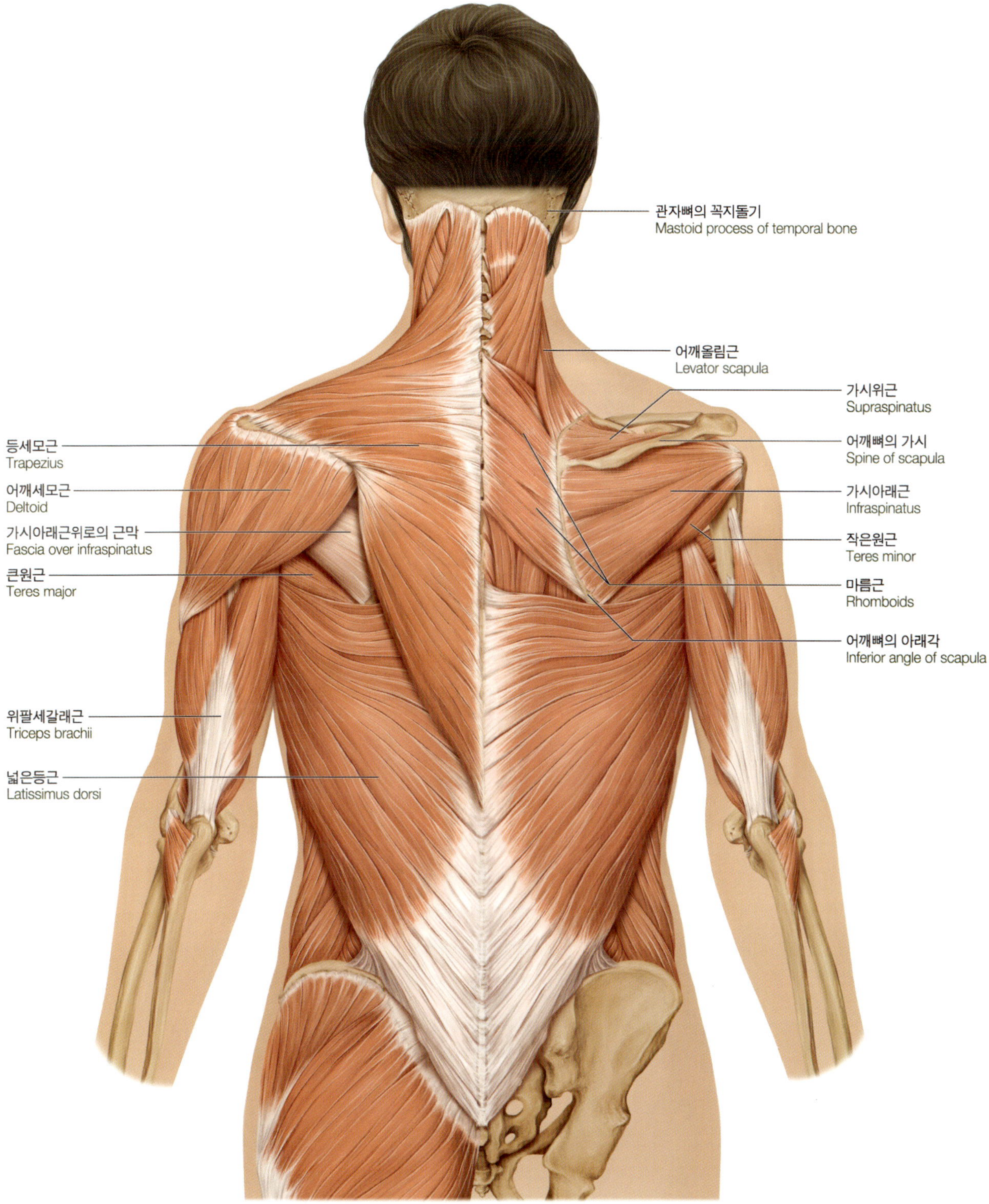
관자뼈의 꼭지돌기
Mastoid process of temporal bone
어깨올림근
Levator scapula
가시위근
Supraspinatus
어깨뼈의 가시
Spine of scapula
가시아래근
Infraspinatus
작은원근
Teres minor
마름근
Rhomboids
어깨뼈의 아래각
Inferior angle of scapula
등세모근
Trapezius
어깨세모근
Deltoid
가시아래근위로의 근막
Fascia over infraspinatus
큰원근
Teres major
위팔세갈래근
Triceps brachii
넓은등근
Latissimus dorsi

팔이음뼈의 가쪽 근육

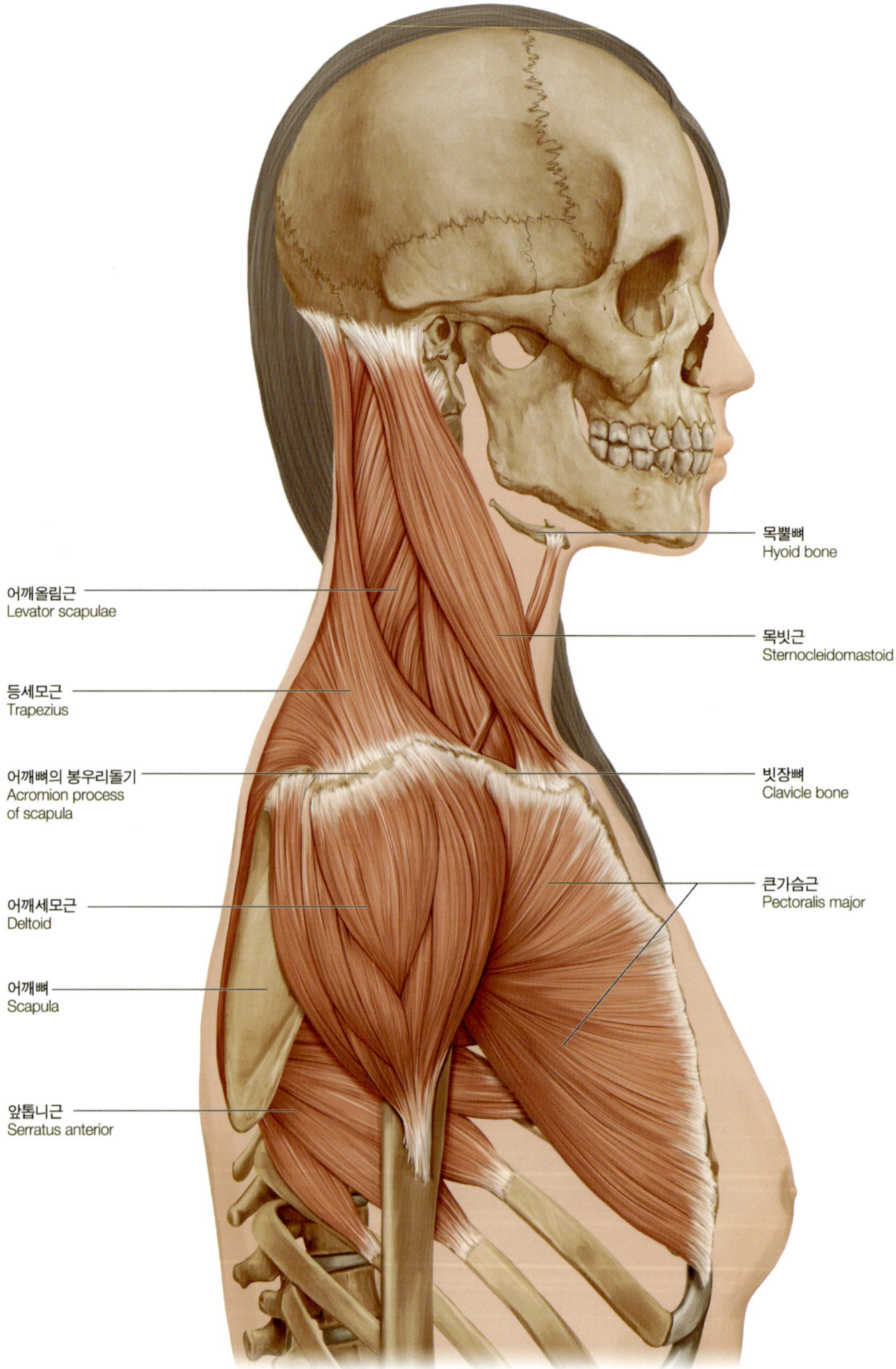
목뿔뼈
Hyoid bone
어깨올림근
Levator scapulae
목빗근
Sternocleidomastoid
등세모근
Trapezius
어깨뼈의 봉우리돌기
Acromion process
of scapula
빗장뼈
Clavicle bone
큰가슴근
Pectoralis major
어깨세모근
Deltoid
어깨뼈
Scapula
앞톱니근
Serratus anterior

MEMO

등세모근(승모근, trapezius)

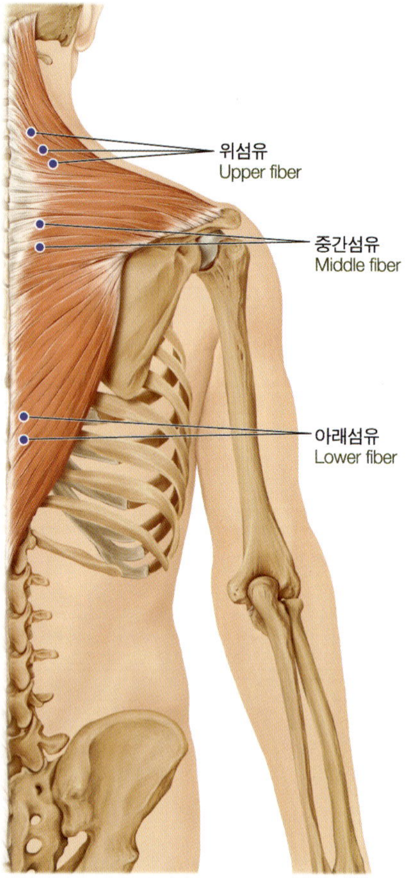

촉 진

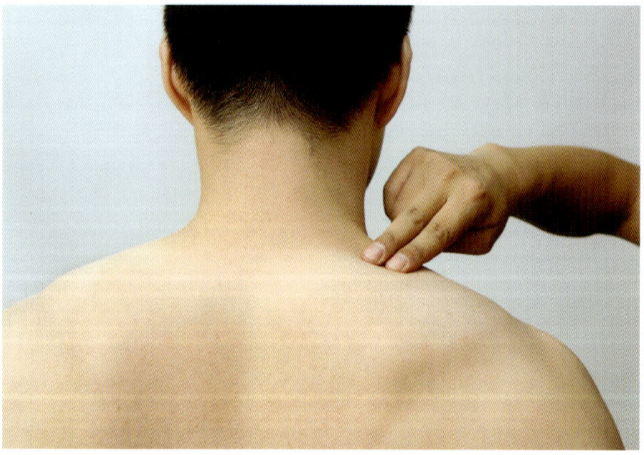

- 위섬유 : 앉은 자세로 어깨뼈 올림한 상태에서 촉진한다.
- 중간섬유 : 엎드린 자세로 90° 벌림한 상태에서 약간 어깨뼈 뒤당김(retraction)하여 촉진한다.
- 아래섬유 : 엎드린 자세로 벌림 90° 이상에서 촉진한다.

해부학적 특징

이는곳(origin)

- 위섬유 : 뒤통수뼈의 상항선과 바깥뒤통수뼈융기(외후두융기, external occipital protuberance) 목덜미인대(항인대, nuchal ligament)
- 중간섬유 : 일곱째 목뼈와 첫째~여섯째 등뼈의 가시돌기(극돌기, spinous process)
- 아래섬유 : 일곱째~열두째 등뼈의 가시돌기

닿는곳(insertion)

- 위섬유 : 빗장뼈 가쪽, 봉우리(견봉, acromion)

- 중간섬유 : 어깨뼈가시(spine scapula)
- 아래섬유 : 어깨뼈가시(spine scapula)

작용(action)

- 위섬유 : 어깨뼈 올림, 위쪽돌림
- 중간섬유 : 어깨뼈 모음
- 아래섬유 : 어깨뼈 내림, 위쪽돌림

신경지배(nerve innervation)

- 더부신경(부신경, accessory nerve)

기능적 활동

- 등세모근은 등과 목 부분을 덮고 머리뼈 아래까지 이르러 등과 목의 중간을 따라 바깥쪽 빗장뼈와 어깨뼈가시에 끝난다.
- 이 세모형 근육들은 함께 넓은 마름모 형태를 만든다.
- 팔의 벌림 시 등세모근(위, 중간, 아래섬유)과 앞톱니근에 의한 어깨뼈 위쪽돌림에 작용
- 등세모근 근력약화 : 가슴문증후군, 충돌증후군, 겨드랑신경 장애 등이 나타날 수 있다.
- 더부신경마비 : 등세모근의 어깨뼈의 안정화 상실[날개어깨뼈(익상견갑골)]

TIP

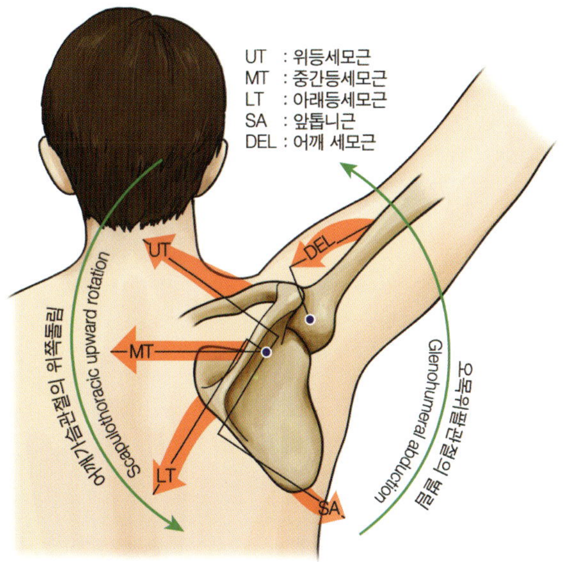

- 벌림 시 어깨관절를 안정화시킨다.
- $C_7 \sim T_5$ 척추뼈를 안정화시킨다.

등세모근의 어깨뼈의 안정화 상실

- 더부신경마비 : 날개어깨뼈–어깨관절 벌림 때에 뚜렷
- 긴가슴신경마비 : 날개어깨뼈–어깨관절 굽힘 때에 뚜렷

MEMO

넓은등근(광배근, latissimus dorsi)

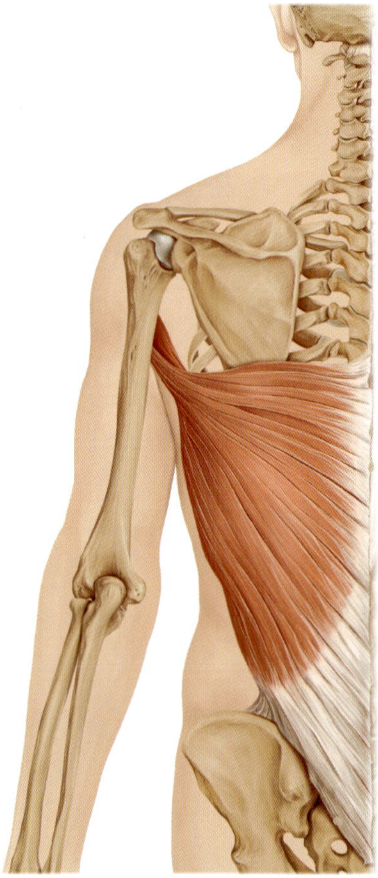

촉 진

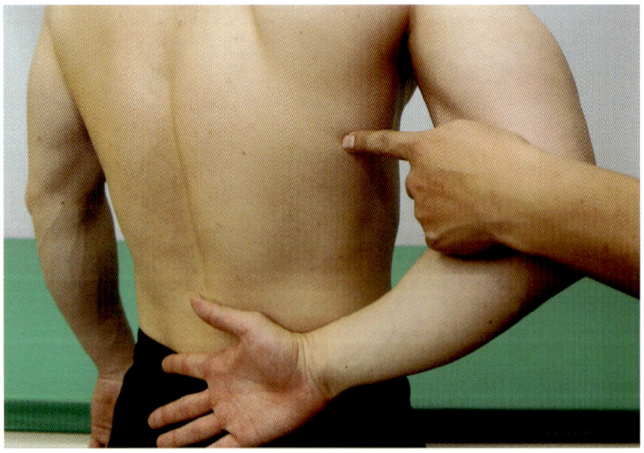

• 위팔오목관절 폄, 모음, 안쪽돌림 시 뒤쪽 겨드랑이 주름에서 촉진이 가능하다.

해부학적 특징

이는곳(origin)

• 일곱째~열두째 등뼈와 허리뼈의 가시돌기, 등허리근막(요배근막, lumbodorsal fascia), 엉덩뼈능선(장골능, iliac crest)

닿는곳(insertion)

• 위팔뼈의 결절사이고랑(결절간구, intertubercularbicipital groove)

작용(action)

• 위팔의 폄, 모음, 안쪽돌림

신경지배(nerve innervation)

• 가슴등신경(흉배신경, thoracodorsal nerve)

기능적 활동

- 넓은등근은 어깨관절 90° 벌림 위치에서는 모음, 안쪽돌림에 작용, 90° 굽힘 위치에서는 폄, 안쪽돌림에 작용한다.
- 앉은 자세(팔을 고정한 경우)에서 체중을 들어 올리거나 목발을 짚는 경우, 넓은등근의 수축은 몸통을 들어 올려서 다리를 앞으로 내딛을 수 있게 한다.
- 넓은등근의 경련과 구축으로 팔꿈치가 내려가거나 어깨가 앞으로 나오는 자세가 되어 손상의 위험성이 높아지게 된다.

TIP

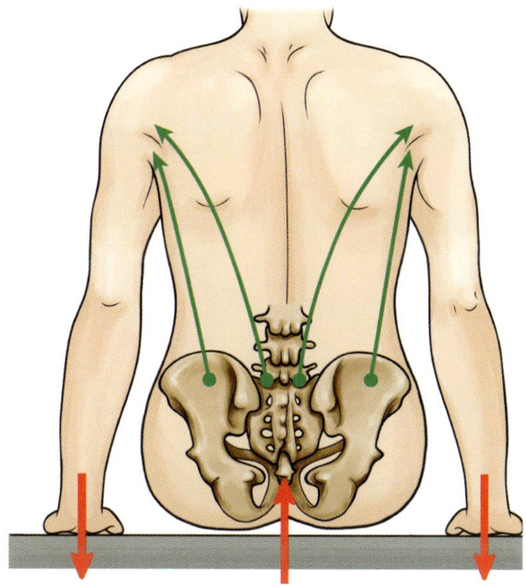

- 척수손상 환자(C_7)가 휠체어에서 몸을 들 때, 팔이 고정된 상태에서 넓은등근의 작용으로 골반, 허리, 엉치뼈가 당겨 올려진다.

MEMO

어깨올림근(견갑거근, levator scapulae)

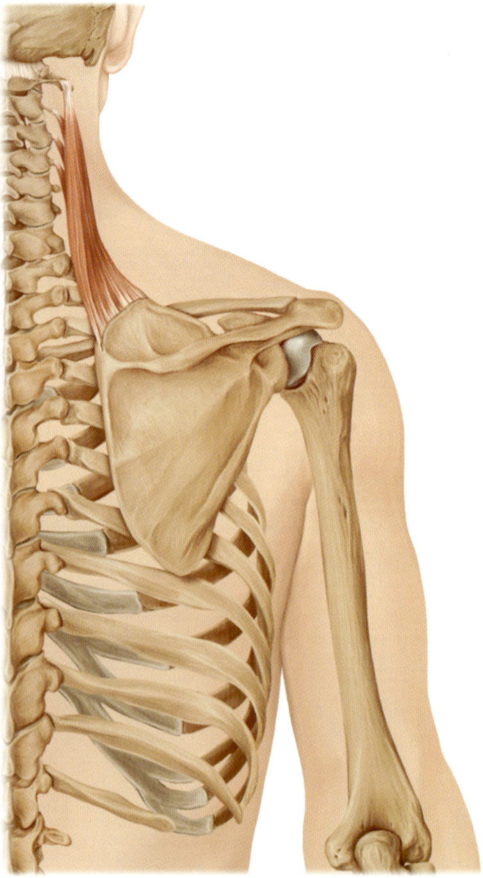

촉 진

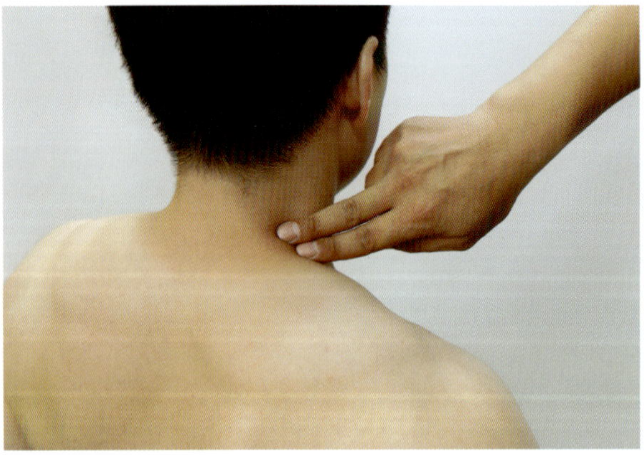

- 어깨뼈를 올림 할 때 위등 세모근의 앞쪽 부분을 촉진한다.

해부학적 특징

이는곳(origin)

- 첫째~넷째 목뼈의 가로돌기(횡돌기, transverse process)

닿는곳(insertion)

- 어깨뼈의 위각과 어깨뼈가시 사이의 안쪽모서리

작용(action)

- 어깨뼈의 올림, 아래쪽돌림

신경지배(nerve innervation)

- 등쪽어깨신경(견갑배신경, dorsal scapular nerve)

기능적 활동

- 작은가슴근, 마름근과 함께 어깨뼈 아래쪽돌림에 작용
- 등쪽어깨신경(견갑배신경)의 포착과의 관계
- 어깨올림근의 과도한 수축은 위팔오목관절의 불안정성이나 팔신경얼기 증상

TIP

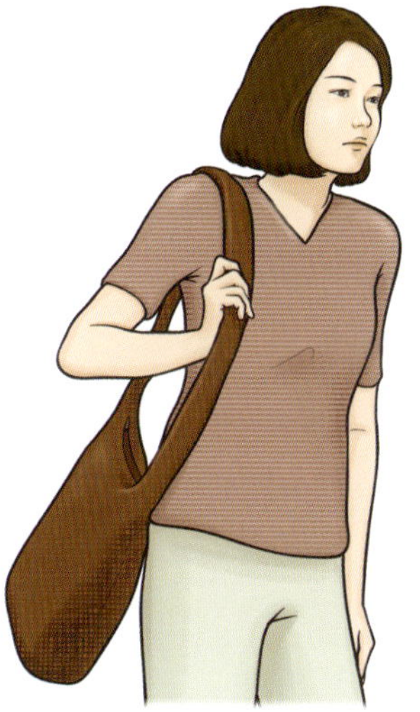

- 등척성 수축을 장시간 사용시 통증이 잘 발생하는 부위이다(핸드백이나 가방, 귀와 어깨 사이에 전화기를 끼우고 사용 등).

MEMO

작은마름근(소능형근, rhomboid minor)

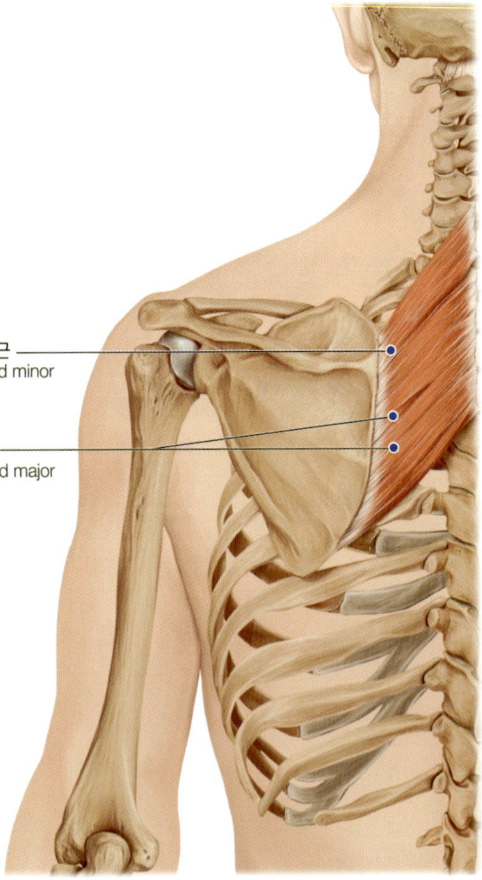

촉 진

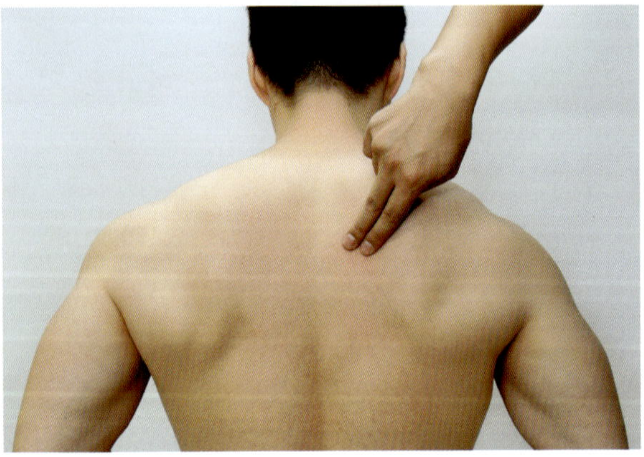

- 어깨관절 폄, 모음, 안쪽돌림을 시킨 자세에서(즉, 어깨뼈 아래쪽돌림) 어깨뼈의 뒤당김(retraction)하면서 촉진한다.

해부학적 특징

이는곳(origin)

- 일곱째 목뼈와 첫째 등뼈의 가시돌기(극돌기, spinous process)

닿는곳(insertion)

- 어깨뼈가시 안쪽 모서리

작용(action)

- 어깨뼈 모음과 아래쪽돌림

신경지배(nerve innervation)

- 등쪽어깨신경(견갑배신경, dorsal scapular nerve)

기능적 활동

- 작은가슴근, 어깨올림근과 함께 어깨뼈 아래쪽돌림에 작용
- 마름모 형태인 이 근육은 근섬유가 아래 방향으로 비스듬하기 때문에 좌우 한 쌍일 때는 크리스마스 트리와 같은 모양을 이룬다.

TIP

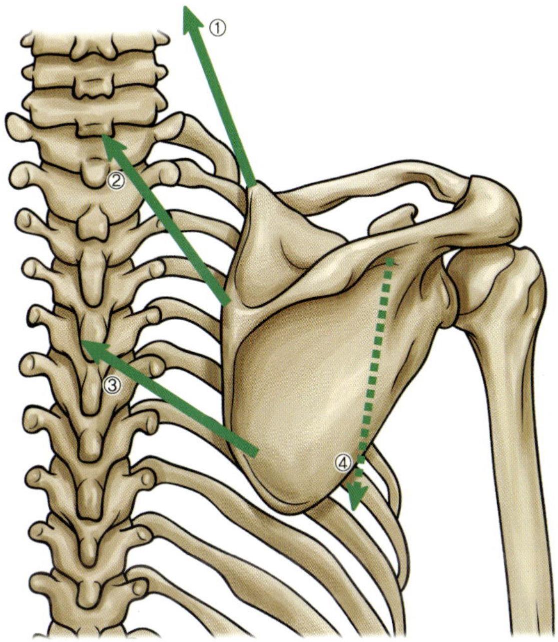

- 어깨뼈의 아래쪽돌림근 ① 어깨올림근, ② 작은마름근, ③ 큰마름근, ④ 작은가슴근의 협동작용으로 나타난다.

MEMO

큰마름근(대능형근, rhomboid major)

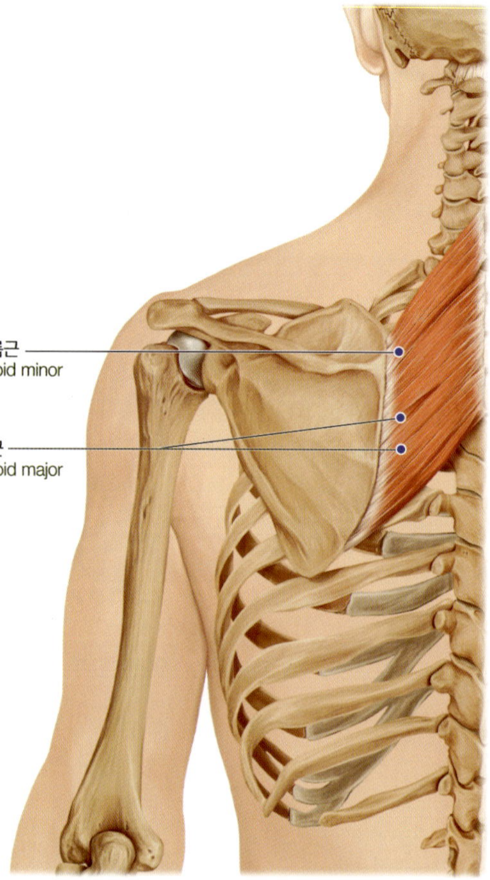

촉 진

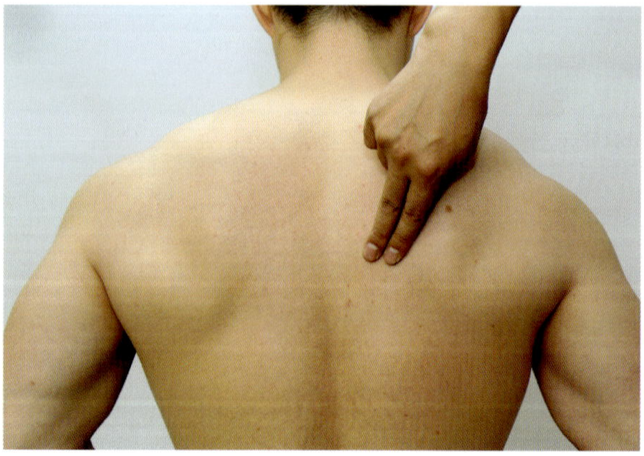

- 어깨관절 폄, 모음, 안쪽돌림을 시킨 자세에서(즉, 어깨뼈 아래쪽돌림) 어깨뼈의 뒤당김(retraction)하면서 촉진한다.

해부학적 특징

이는곳(origin)

- 둘째~다섯째 등뼈의 가시돌기

닿는곳(insertion)

- 어깨뼈가시의 안쪽모서리－어깨뼈가시와 아래각 사이

작용(action)

- 어깨뼈 모음과 아래쪽돌림

신경지배(nerve innervation)

- 등쪽어깨신경(견갑배신경, dorsal scapular nerve)

기능적 활동

- 작은가슴근, 어깨올림근과 함께 어깨뼈 아래쪽돌림에 작용
- 마름모 형태인 이 근육은 근섬유가 아래 방향으로 비스듬하기 때문에 좌우 한 쌍일 때는 크리스마스 트리와 같은 모양을 이룬다.

TIP

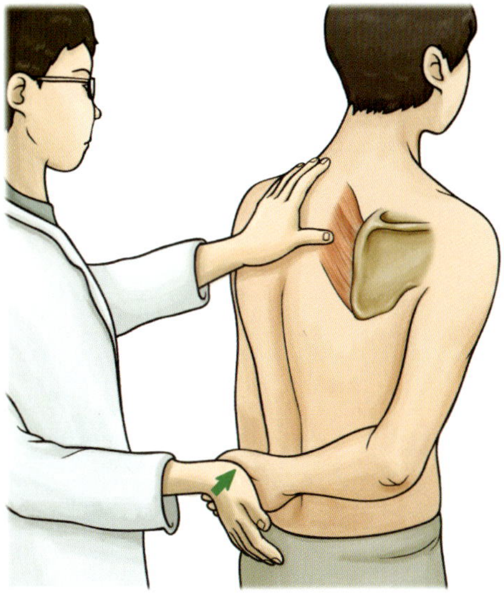

- 등세모근과 구별하여 마름근을 눈에 띄게 하기 위해 환자는 열중쉬어 자세를 취하여 손을 뒤쪽으로 밀게 하고 검사자는 저항을 주면 촉진하기가 쉽다.

주의점

- 마름근의 과도한 긴장(컴퓨터를 장시간 사용 등)은 등쪽어깨신경을 포착하여 어깨뼈 안쪽에 통증을 유발한다.

MEMO

어깨세모근(삼각근, deltoid)

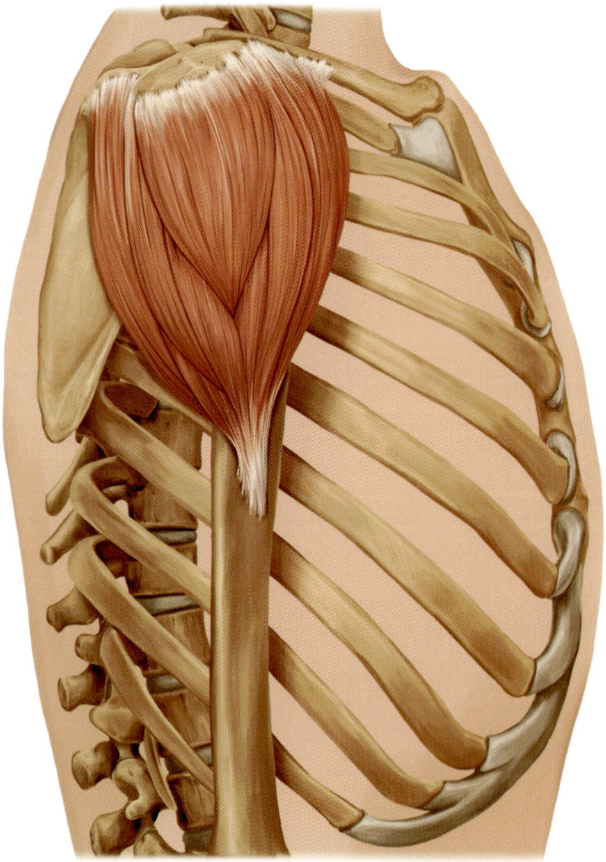

촉 진

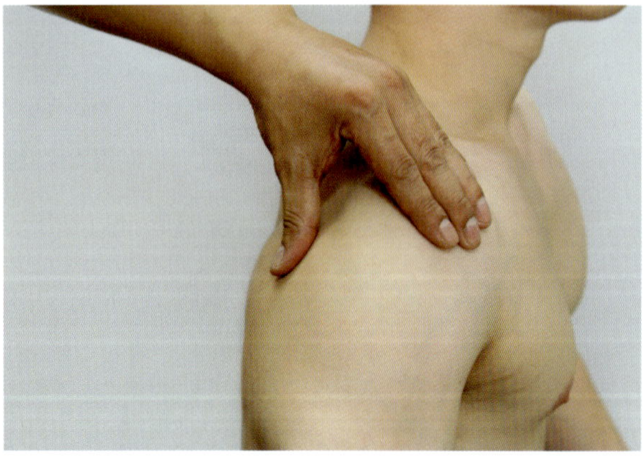

• 어깨관절을 벌림시키고, 저항을 주면서 촉진한다.

해부학적 특징

이는곳(origin)

• 앞섬유 : 빗장뼈의 가쪽 1/3
• 중간섬유 : 어깨뼈의 봉우리
• 뒤섬유 : 어깨뼈가시의 가쪽

닿는곳(insertion)

• 위팔뼈의 어깨 세모근거친면(삼각근조면, deltoid tuberosity)

작용(action)

• 앞섬유 : 어깨관절의 굽힘과 안쪽돌림 및 수평(90° 벌림) 모음
• 중간섬유 : 수평위 모음, 어깨관절의 벌림

- 뒤섬유 : 어깨관절의 폄과 가쪽돌림 및 수평(90° 벌림) 벌림

신경지배(nerve innervation)

- 겨드랑신경(액와신경, axillary nerve)

기능적 활동

- 어깨관절의 대부분을 덮고 있는 이 근육은 둥근 모양을 이룬다.
- 어깨세모근 구축(deltoid contracture)은 청소년기에 잦은 주사로 인해 위팔벌림근 약화로 시간이 지나면서 날개어깨뼈(winging scapula)가 나타난다.
- 어깨세모근은 위치에 따라 협동근으로 작용하기도 하고 길항근으로 작용되기도 한다. 즉, 앞섬유와 뒤섬유는 굽힘과 폄, 안쪽돌림과 가쪽돌림 작용에서 반대로 작용하지만 모음은 협조하는 기능으로 작용한다.
- 겨드랑신경마비가 있으면 어깨세모근 위축, 벌림 근력저하, 위팔가쪽 감각장애가 있다.

TIP

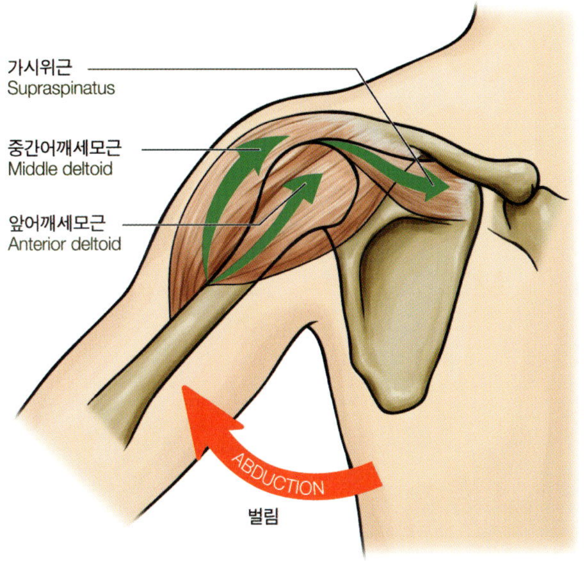

- 어깨관절의 강한 벌림근이나, 벌림을 시작할 때 팔이 몸의 옆면에 놓여 있어 당겨지는 각이 위팔뼈와 평행하기 때문에 작용하지 못한다. 그래서 초기 벌림근은 가시위근이 작용한다.

MEMO

가시위근(극상근, supraspinatus)

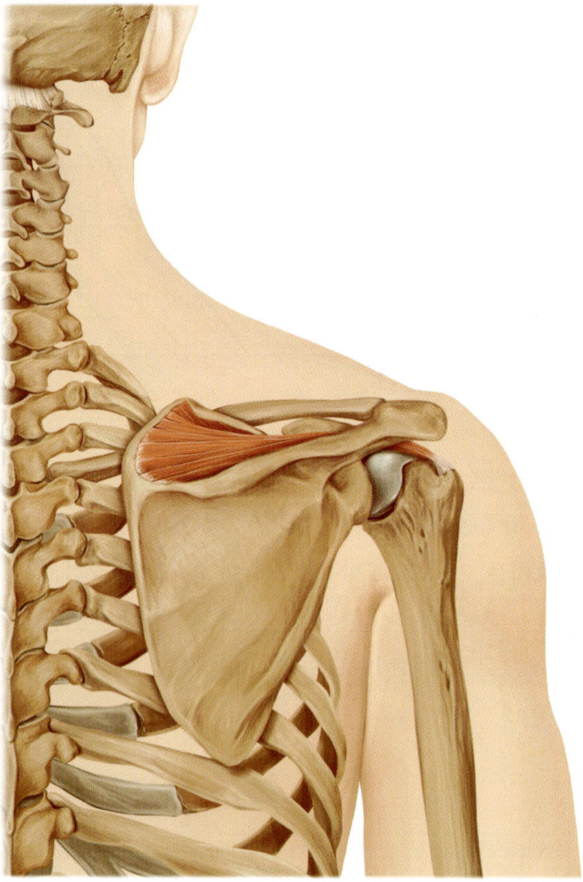

촉 진

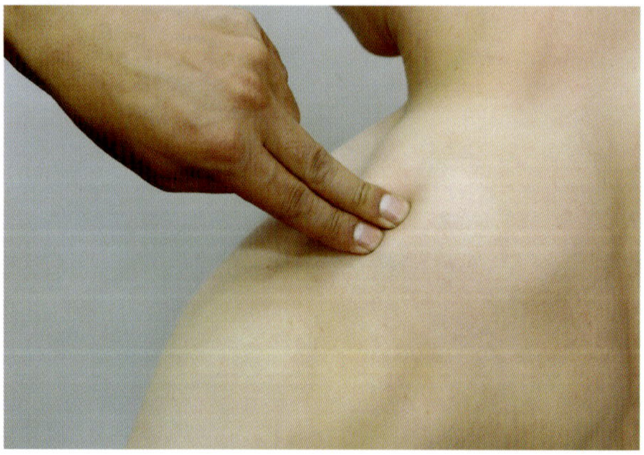

- 어깨뼈가시의 위모서리에 대고 어깨뼈 면 위에서의 약간의 벌림한(20°～30°) 상태에서 촉진한다.

해부학적 특징

이는곳(origin)

- 어깨뼈의 가시위오목(극상와, supraspinatus fossa)

닿는곳(insertion)

- 위팔뼈 큰결절의 위쪽면

작용(action)

- 어깨관절의 초기벌림

신경지배(nerve innervation)

- 어깨위신경(견갑상신경, suprascapular nerve)

기능적 활동

- 가시위근이 수축하여 벌림운동을 시작하면 위팔뼈 머리를 관절오목으로 당기게 되는데 이것은 어깨세모근이 최소의 힘으로 작용할 수 있도록, 당겨지는 각도를 제공하게 된다.
- 가시위근, 가시아래근, 작은원근은 각각 어깨뼈 큰 결절 위, 가운데, 아래 관절면(SIT 근육)에 닿아 어깨아래근과 함께 돌림띠근(회전근개, rotator cuff muscle)을 이룬다.
- 가시위근의 윗면에는 봉우리밑주머니가 있고, 가시위근의 미끄럼 기능을 원활하게 하고 있다.

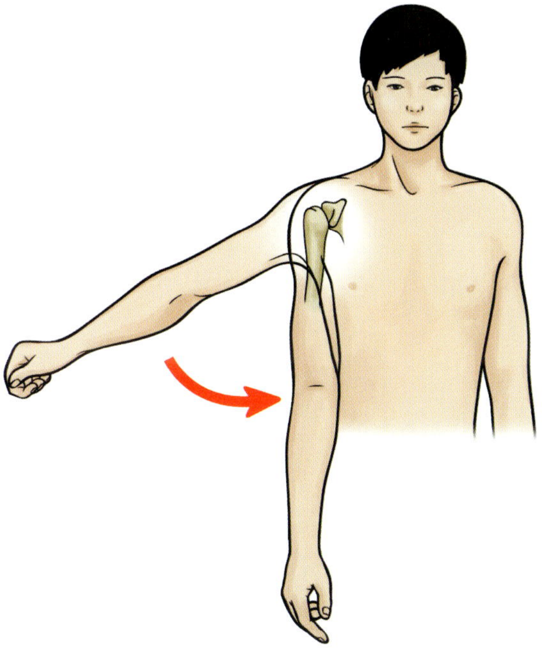

- 부리봉우리인대나 봉우리에 충돌하거나 사이에 끼인 병태를 충돌증후군이라고 부른다.
- 팔 떨어뜨리기 검사(drop arm test) : 이 검사는 돌림띠근 파열(특히, 가시위근)이 있는지 없는지를 알아보기 위한 검사이다.

TIP

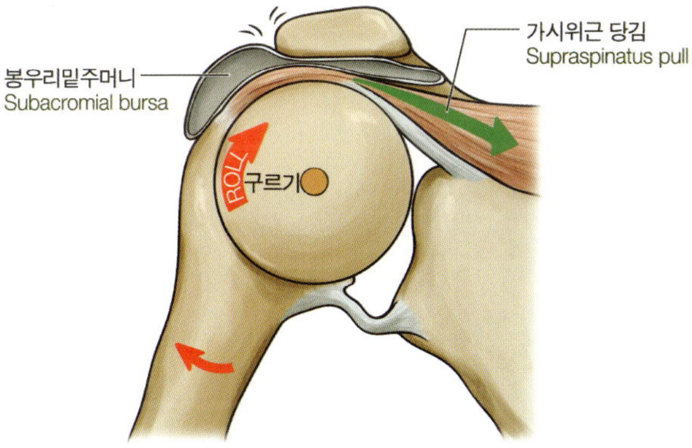

MEMO

가시아래근(극하근, infraspinatus)

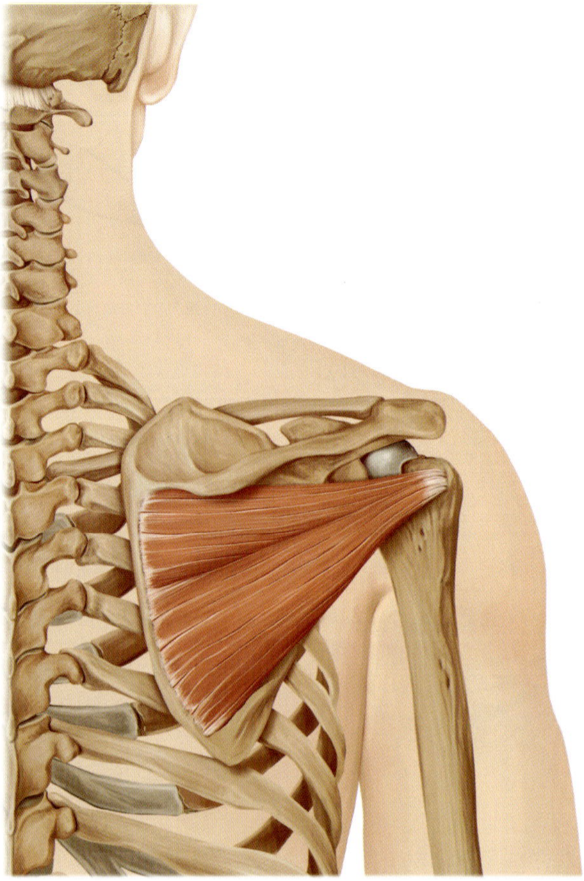

촉 진

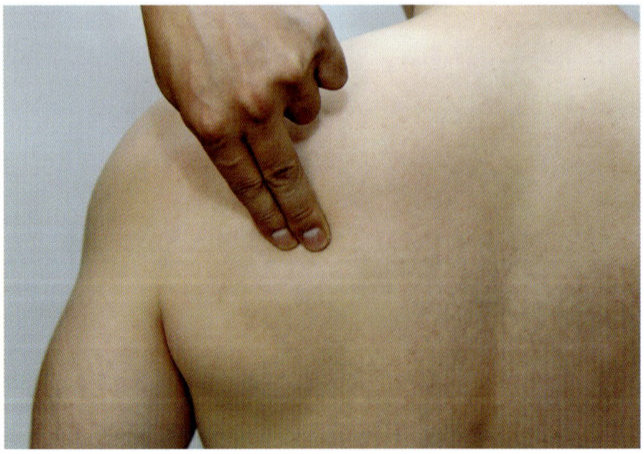

• 엎드린 자세로 어깨관절 가쪽돌림 시키면서 촉진한다.

해부학적 특징

이는곳(origin)

• 어깨뼈의 가시아래오목(극하와, infraspinatus fossa)

닿는곳(insertion)

• 위팔뼈 큰결절의 중앙부

작용(action)

• 어깨관절의 가쪽돌림

신경지배(nerve innervation)

• 어깨위신경(견갑상신경, suprascapular nerve)

기능적 활동

- 가시아래근은 어깨관절을 보강하는 돌림근띠 중 하나로 어깨관절을 벌림하는 동안 작은원근, 어깨밑근과 함께 위팔뼈 머리를 고정하는 작용을 한다.
- 어깨위신경의 포착(entrapment)으로 가시아래근이 위축되는 경우가 있다.
- 가시아래근은 엎드려 누운자세에서 팔을 아래로 늘어뜨린 자세에서 그리고 90° 벌림 위치에서 가쪽돌림이 일어난다.
- 가시아래근은 90° 굽힘 위치에서는 오히려 수평 폄근으로서 작용한다.
- 위팔 벌림 운동 시 위팔뼈 머리 고정을 돕기 위해 위팔뼈 머리를 하방으로 당기는 작용이 있는데 가시아래근, 작은원근, 어깨밑근과 같이 작용한다.

TIP

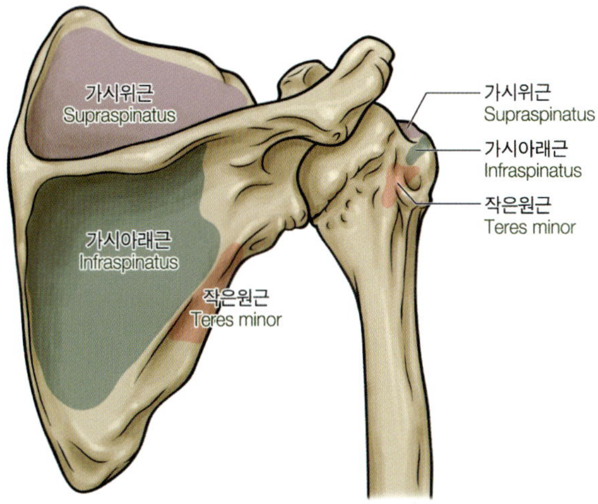

- 가시위근, 가시아래근, 작은원근은 각각 위팔뼈 큰결절에서 차례대로 정지한다. 따라서 위부터 알파벳 머리글자를 따서 SIT 근육이라고 부른다.
- 어깨밑근은 위팔뼈 작은결절에서 끝난다.

MEMO

작은원근(소원근, teres minor)

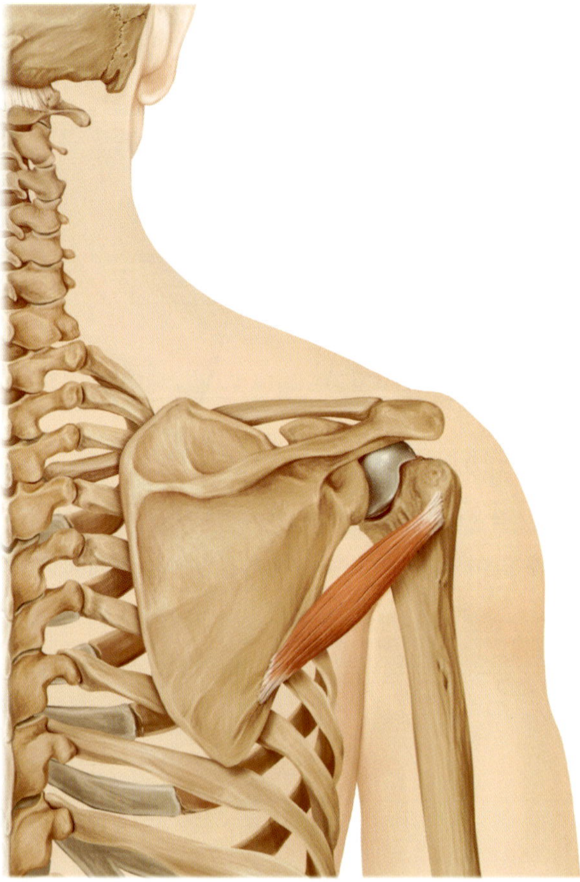

촉 진

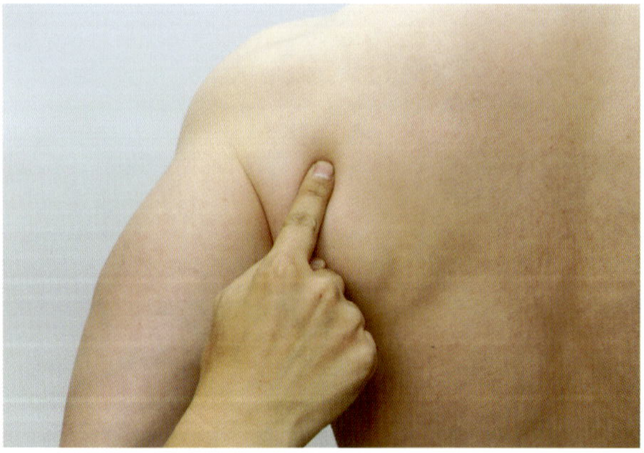

- 엎드린 자세에서 어깨관절을 90° 벌림, 팔꿉관절 90° 굽힘 자세로 한 다음 가쪽돌림 시키면서 어깨뼈의 가쪽 가장자리 위쪽에서 위팔뼈의 큰결절까지 촉진한다.

해부학적 특징

이는곳(origin)

- 어깨뼈의 가쪽모서리(외측연, lateral border)

닿는곳(insertion)

- 위팔뼈 큰결절

작용(action)

- 어깨관절의 모음과 가쪽돌림

신경지배(nerve innervation)

- 겨드랑신경(액와신경, axillary nerve)

기능적 활동

- 어깨위신경의 포착(entrapment)으로 가시아래근 위축되는 경우에는 그 기능을 보완하는 형태로 작은원근의 보상성 비대가 나타난다.
- 작은원근은 90° 굽힘 위치에서의 가쪽돌림이 강하게 일어난다.
- 위팔 어깨관절 벌림 운동 시 위팔뼈 머리 고정을 돕기 위해 위팔뼈 머리를 하방으로 당기는 작용이 있는데 가시아래근, 작은원근, 어깨밑근과 같이 작용한다.

TIP

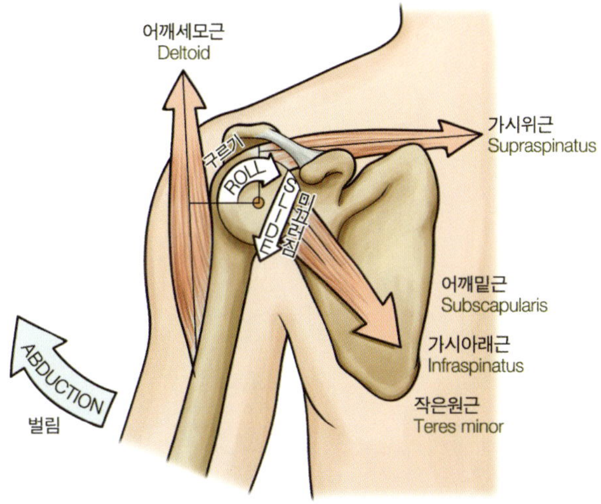

- 가시위근
  - 위팔뼈머리의 위쪽 구르기
  - 관절오목에 대해 위팔뼈머리 고정
- 가시아래근, 작은원근, 어깨밑근
  - 위팔뼈머리에 대한 아래쪽 미끄러짐 힘(slide)
- 가시아래근, 작은원근
  - 위팔뼈를 가쪽으로 돌림

MEMO

큰원근(대원근, teres major)

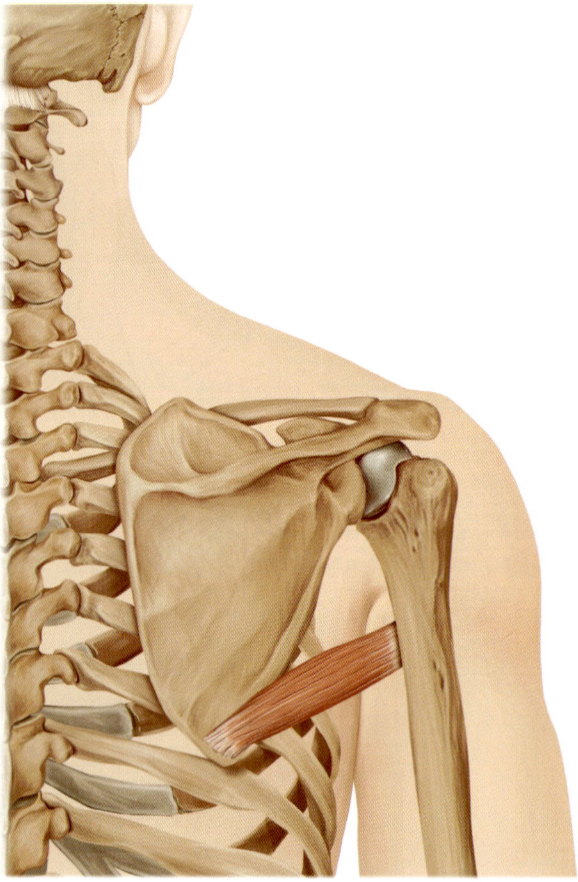

촉 진

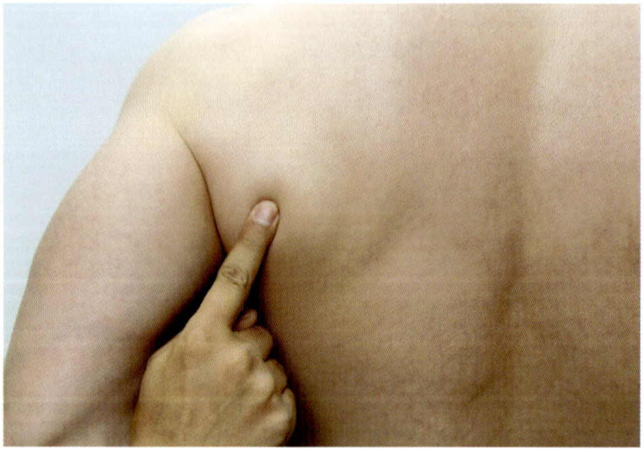

• 엎드린 자세에서 어깨관절을 90° 벌림, 팔꿉관절 90° 굽힘 자세로 한 다음 안쪽돌림 시키면서 촉진한다.

해부학적 특징

이는곳(origin)

• 어깨뼈 아래각의 모서리 뒤쪽면

닿는곳(insertion)

• 위팔뼈의 작은결절능선(소결절능, crest of lesser tubercle)
• 결절사이 고랑의 안쪽 입술

작용(action)

• 어깨관절의 모음과 안쪽돌림, 폄

신경지배(nerve innervation)

• 어깨밑신경(견갑하신경, low subscapular nerve)

기능적 활동

- 이 근육은 넓은등근에 가깝게 위치하며 작용도 동일하다.

TIP

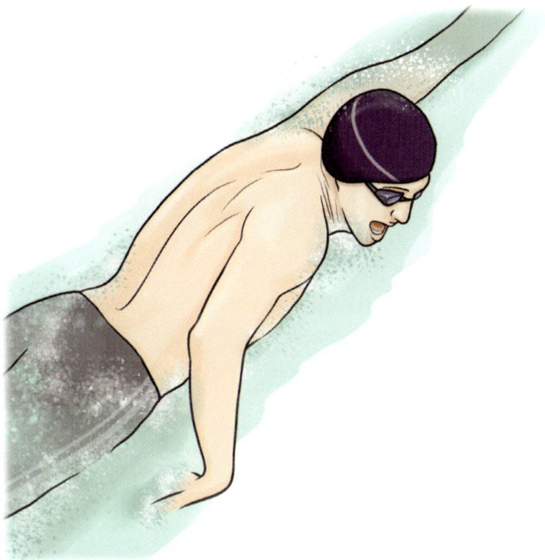

- 수영이나 투구동작, 도끼질 사용 시 어깨관절의 폄, 모음, 안쪽돌림이 작용할 때 넓은등근과 큰원근이 사용된다.

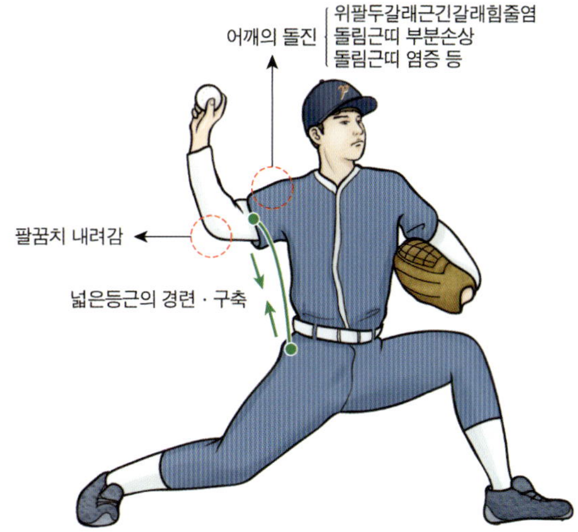

- 어깨관절 통증 : 위관절오목테두리 앞뒤쪽 병변(SLAP lesion), 충돌증후군 등
- 팔꿉관절 통증 : Golf 팔꿉증, 안쪽곁인대손상
- 넓은등근의 경련 및 구축

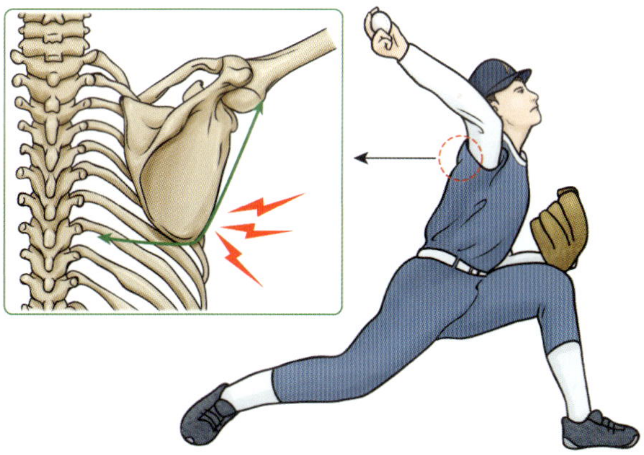

- 넓은등근 과도한 긴장(strain) : 등 부분에 통증 발생

MEMO

어깨밑근(견갑하근, subscapularis)

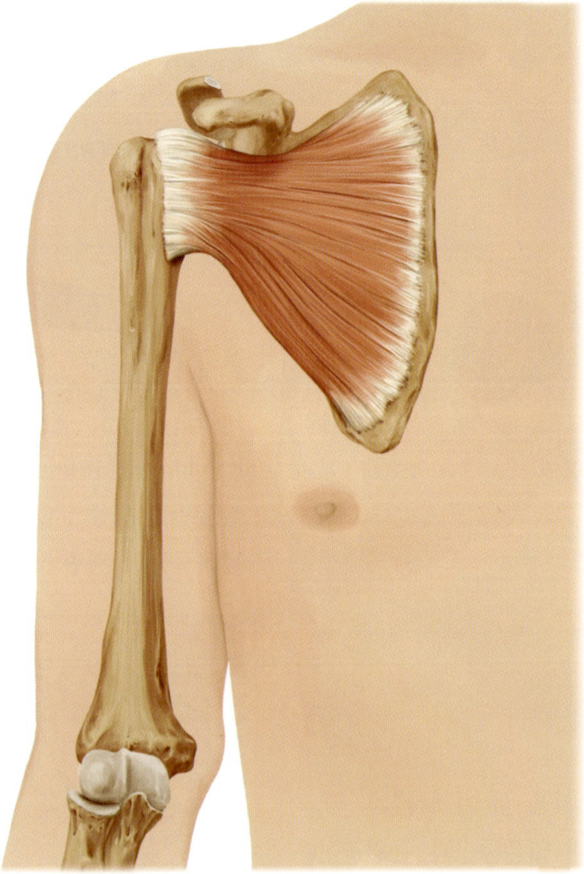

촉 진

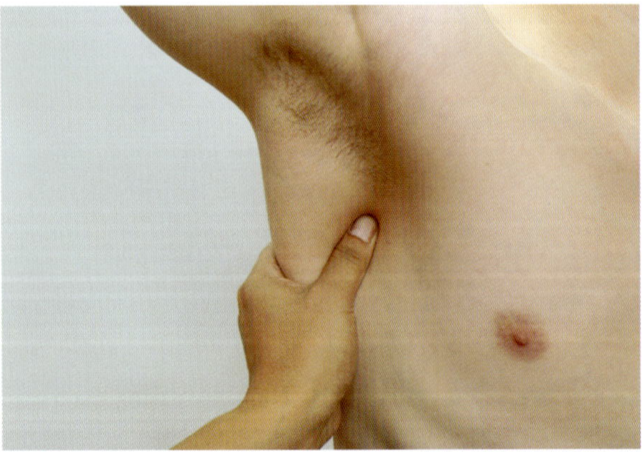

- 어깨뼈의 안쪽 가장자리를 잡기 위해 대상자의 몸 아래쪽으로 한 쪽 손을 대고 검사자가 어깨뼈를 살짝 앞으로 내민다.

해부학적 특징

이는곳(origin)

- 어깨뼈밑오목(견갑하와, subscapular fossa)

닿는곳(insertion)

- 위팔뼈의 작은결절(소결절, lesser tubercle)

작용(action)

- 어깨관절의 안쪽돌림

신경지배(nerve innervation)

- 어깨밑신경(견갑하신경, subscapular nerve)

기능적 활동

- 어깨관절을 아래로 늘어뜨린 자세에서는 전체로서 안쪽돌림에 작용하지만 위쪽 섬유군의 근육활동 쪽이 높다.
- 어깨관절 90° 벌림 위치에서의 안쪽돌림은 아래쪽 섬유군의 근육활동이 높다.
- 습관성 탈구와 관계가 있는 근육으로써 어깨관절의 벌림·가쪽돌림을 시행하면 앞·아래쪽으로 탈구가 발생한다. 치료가 불충분하게 시행될 때는 습관성탈구가 발생한다.
- 위팔 벌림 운동 시 위팔뼈 머리 고정을 돕기 위해 위팔뼈 머리를 하방으로 당기는 작용이 있는데 가시아래근, 작은원근, 어깨밑근과 같이 작용한다.

TIP

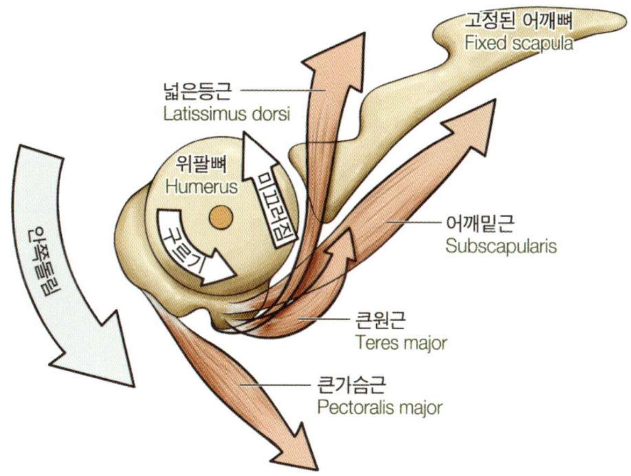

- 오목위팔관절의 수직의 돌림축에 대한 안쪽돌림근육들의 작용

MEMO

큰가슴근(대흉근, pectoralis major)

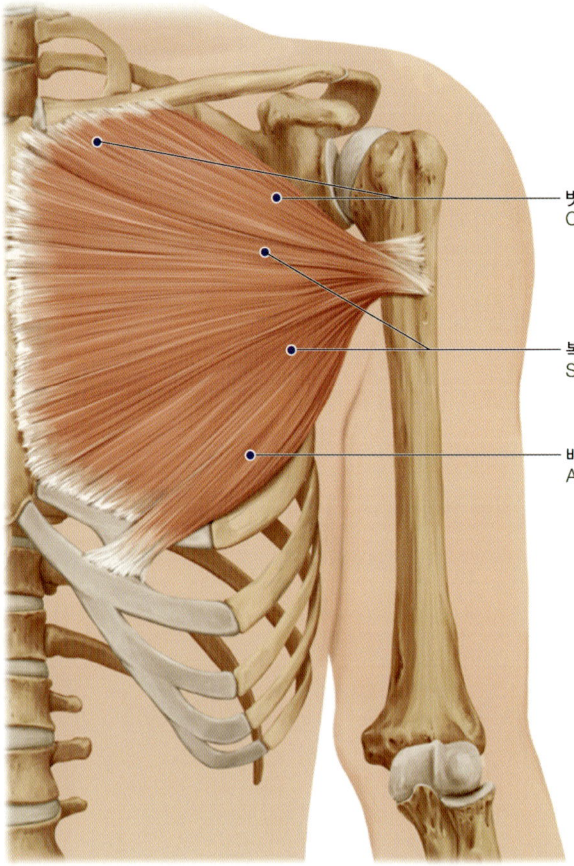

촉 진

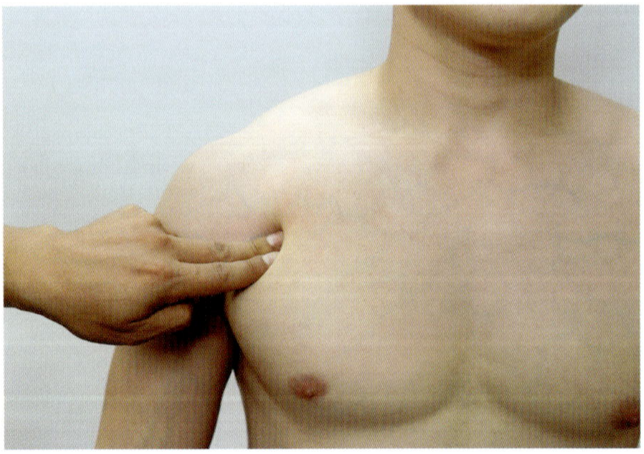

- 복장뼈 갈래는 앞쪽 겨드랑이 주름의 아래쪽 면 위에서 촉진한다. 바로누운자세에서 검사자에게 팔을 모으라고 하고 검사자는 저항을 준다.
- 빗장뼈 갈래는 안쪽빗장뼈의 바로 아래에서 촉진한다. 바로누운자세에서 검사자에게 팔을 굽히라고 하고 검사자는 저항을 준다.

해부학적 특징

이는곳(origin)

- 빗장갈래 : 빗장뼈의 안쪽끝
- 복장갈래 : 복장뼈의 가쪽면과 첫째~여섯째 갈비뼈연골(늑연골, costal cartilage)
- 복부 : 배바깥빗근의 근막

닿는곳(insertion)

- 위팔뼈의 두갈래 고랑의 가쪽입술 모서리

작용(action)

- 공통 : 위팔 모음, 수평모음과 안쪽돌림
- 빗장갈래기시부 : 위팔 굽힘
- 복장갈래기시부 : 위팔 폄(굽힘 자세에서)

신경지배(nerve innervation)

- 빗장갈래기시부 : 가쪽가슴신경
- 복장갈래기시부 : 안쪽가슴신경

기능적 활동

- 빗장갈래기시부는 어깨관절을 굽힐 때 어깨세모근을 보조하고, 복장뼈머리는 어깨관절 복합체를 내리는 작용근이다.
- 팔에서 큰 근육으로 빗장뼈기시부와 복장뼈기시부 및 두 부분이 함께 작용할 때 다양한 움직임이 일어난다.

TIP

큰가슴근 스트레칭 운동

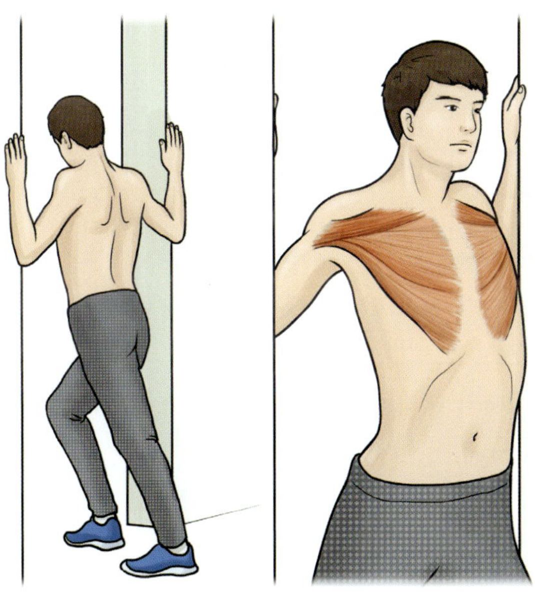

- 팔을 아래쪽에 두면, 양쪽 빗장뼈 이는부위의 근육이 스트레칭이 된다

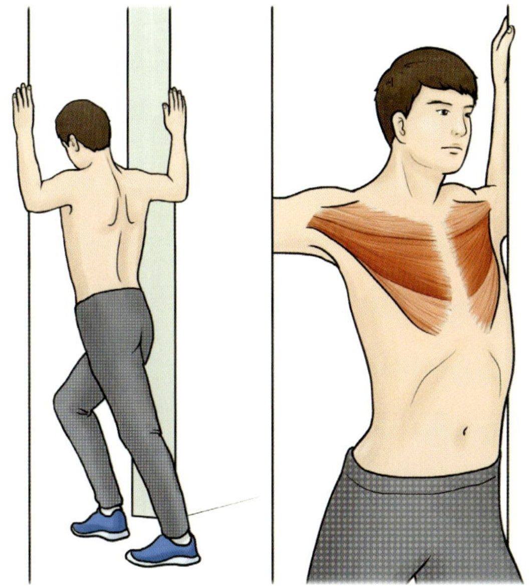

- 팔을 중간부에 두면 양쪽 복장뼈 이는쪽 근육이 스트레칭이 된다.

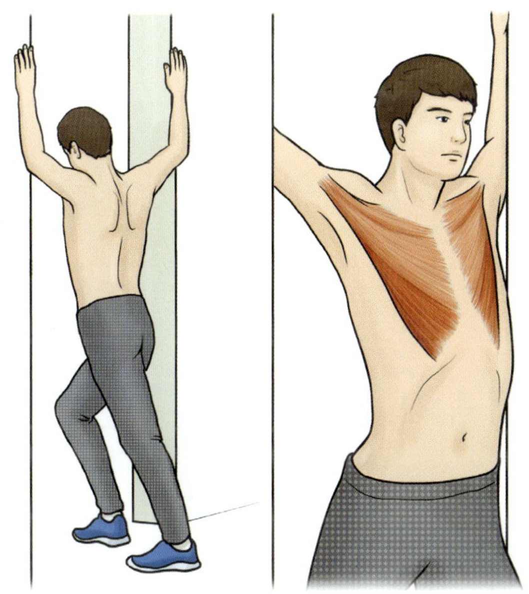

- 팔을 위쪽에 두면 갈비뼈와 복부 이는쪽 근육이 스트레칭이 된다.

작은가슴근(소흉근, pectoralis minor)

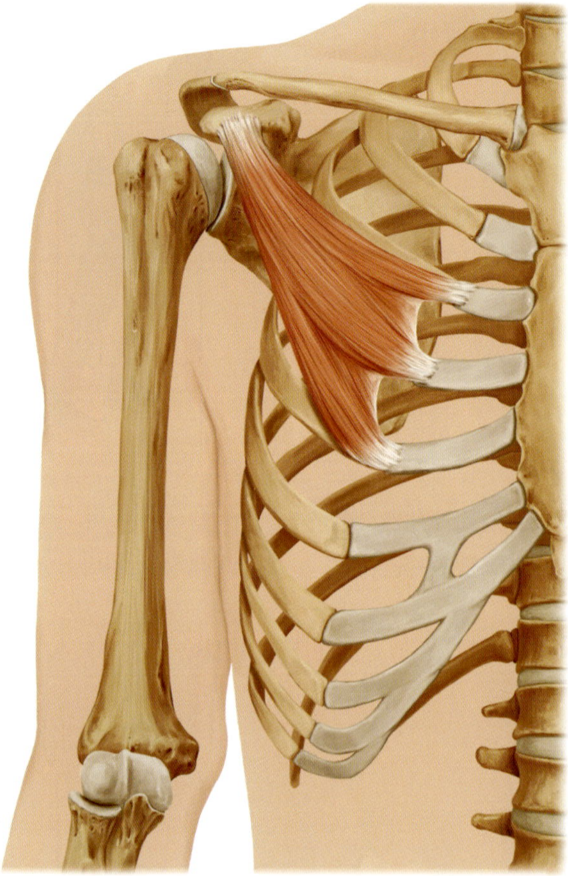

촉 진

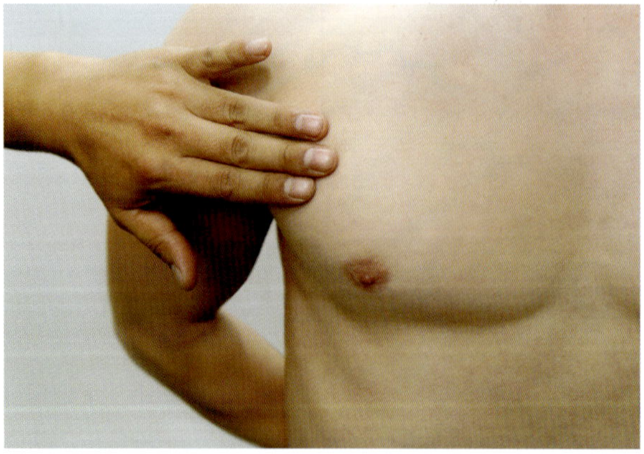

• 앉은자세에서 위팔어깨관절은 폄, 모음, 안쪽돌림 동작으로, 손은 뒤쪽으로 움직이라고 하면서 촉진한다.

해부학적 특징

이는곳(origin)

• 둘째~다섯째 또는 셋째~다섯째 갈비뼈

닿는곳(insertion)

• 어깨뼈의 부리돌기(오훼돌기, coracoid process)

작용(action)

• 어깨뼈의 내밈, 뒤당김, 아래쪽돌림

신경지배(nerve innervation)

• 안쪽가슴신경

기능적 활동

- 어깨올림근, 마름근과 함께 어깨뼈 아래쪽 돌림에 작용
- 부리돌기를 앞쪽으로 당기고, 어깨뼈 아래각이 가슴우리에서부터 떨어지는 운동
- 어깨뼈가 고정된 상태에서는 가슴우리를 당겨 올려 들숨(흡기)을 보조
- 유방암 수술 시 절제되는 경우가 있기 때문에 어깨뼈의 안정화 상실이 올 수 있음

TIP

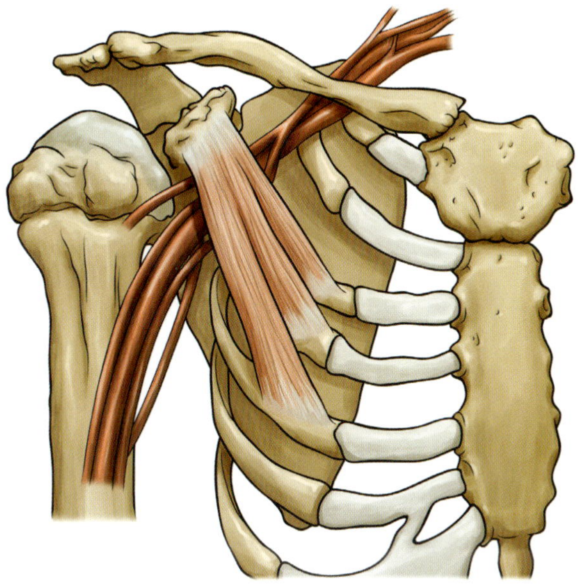

- 작은가슴근증후군은 크게 가슴문증후군에 포함되는 증후군 중 하나이다(팔의 벌림시 증상이 나타남).

※ 목갈비근육증후군과 목뼈 디스크와 감별이 중요

MEMO

앞톱니근(전거근, serratus anterior)

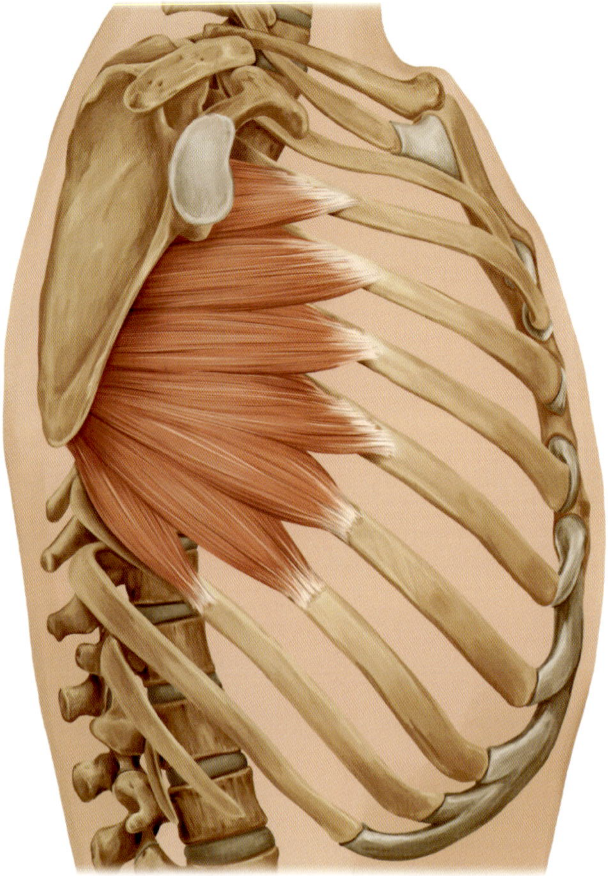

촉 진

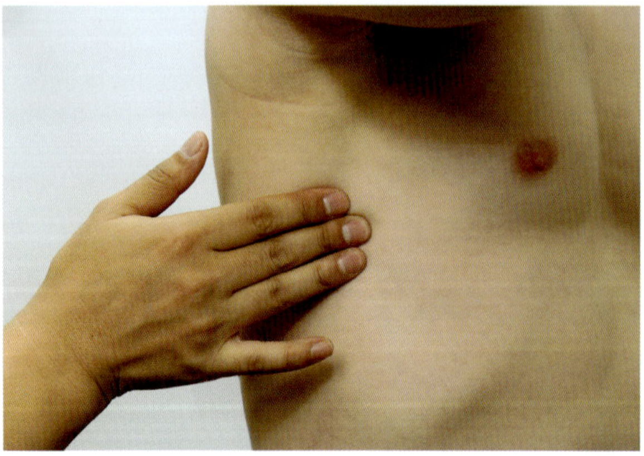

• 갈비뼈에 부착하는 앞톱니근은 검사자의 팔을 내미는 동작을 약간 위쪽으로 향해서 한 다음 촉진한다.

해부학적 특징

이는곳(origin)

• 첫째～여덟째 갈비뼈의 가쪽면

닿는곳(insertion)

• 어깨뼈의 안쪽모서리 앞면

작용(action)

• 어깨뼈의 벌림, 내밈, 위쪽돌림

신경지배(nerve innervation)

• 긴가슴신경(장흉신경, long thoracic nerve)

기능적 활동

- 팔 벌림 시 등세모근(위쪽, 중앙, 아래섬유)와 앞톱니근에 의한 어깨뼈 위쪽돌림
- 팔이음뼈(shoulder girdle) 및 갈비뼈우리(rib cage)를 안정화시킨다.

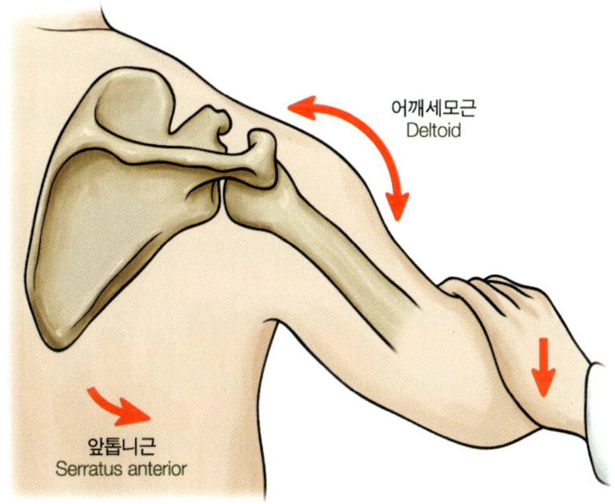

- 어깨뼈는 비정상적으로 앞기울림과 안쪽돌림을 보인다.
- 긴가슴신경마비 : 날개어깨뼈(익상견갑골) – 어깨관절 굽힘 때에 뚜렷
- 더부신경마비 : 날개어깨뼈(익상견갑골) – 어깨관절 벌림 때에 뚜렷

TIP

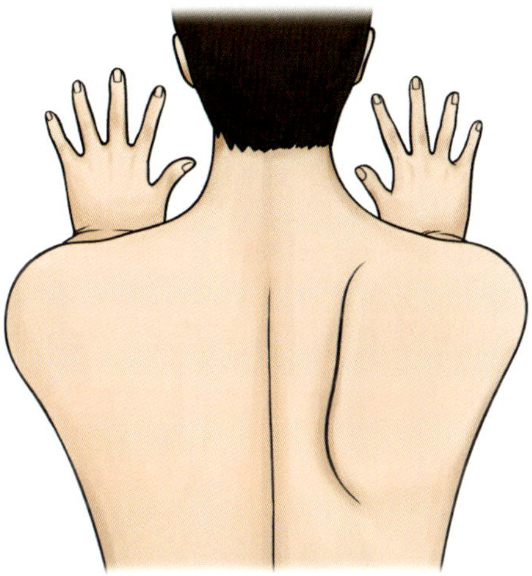

- 긴가슴신경마비 : 어깨뼈 안쪽모서리가 가슴우리로부터 떠올라 있다.

MEMO

부리위팔근(오훼완근, coracobrachialis)

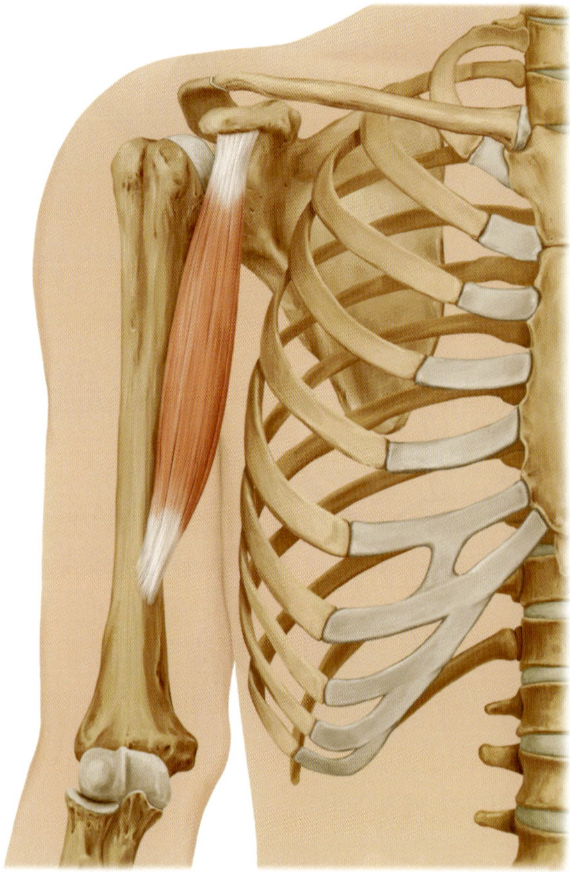

촉 진

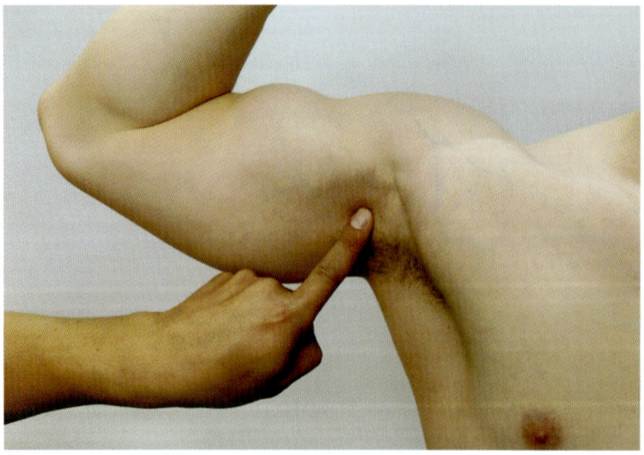

- 팔을 90° 벌리고 가쪽으로 돌려서 앉고, 아래팔은 약 90° 정도 굽힘 상태에서 촉진한다.

해부학적 특징

이는곳(origin)

- 어깨뼈의 부리돌기

닿는곳(insertion)

- 위팔뼈 몸통 안쪽면 중간부

작용(action)

- 어깨관절의 굽힘과 모음

신경지배(nerve innervation)

- 근육피부신경(근피신경, musculocutaneous nerve)

기능적 활동

• 습관성어깨탈구 수술 시에는 부리위팔근과 위팔두갈래근(짧은갈래)를 이용하여 안정화 수술을 시행하게 한다.
• 위팔동맥과 정중신경, 자신경 그리고 근육피부신경이 있으므로 부리위팔근의 촉진은 반드시 신중하게 시행되어야 한다.

TIP

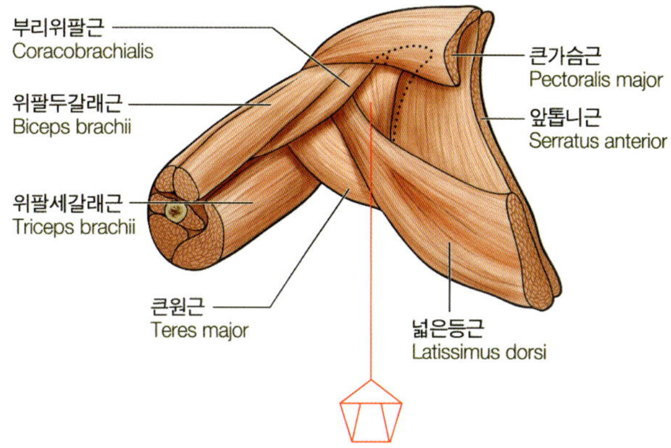

• 겨드랑이(액와) 형성
  - 가쪽벽 : 위팔두갈래근, 부리위팔근
  - 뒤쪽벽 : 어깨밑근, 넓은등근
  - 앞쪽벽 : 큰가슴근
  - 안쪽벽 : 갈비우리, 앞톱니근

MEMO

빗장밑근(쇄골하근, subclavius)

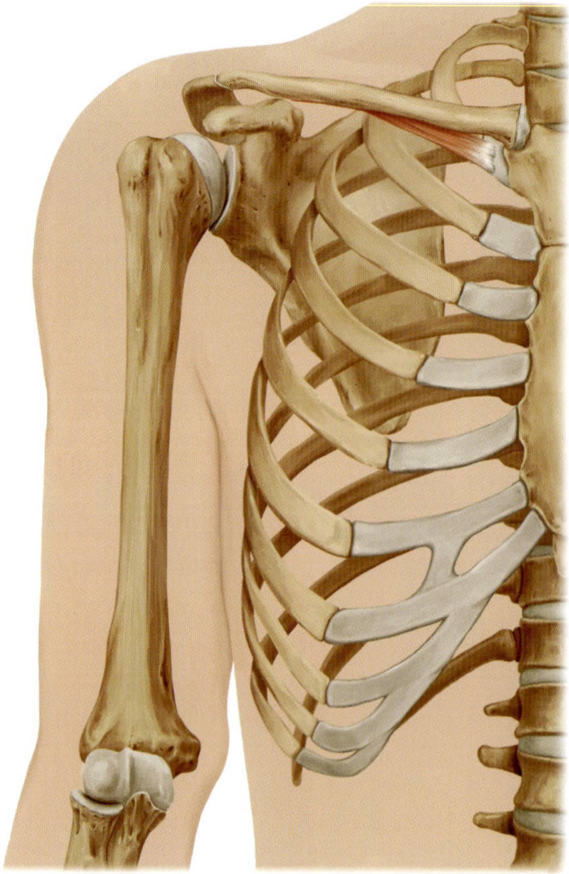

촉 진

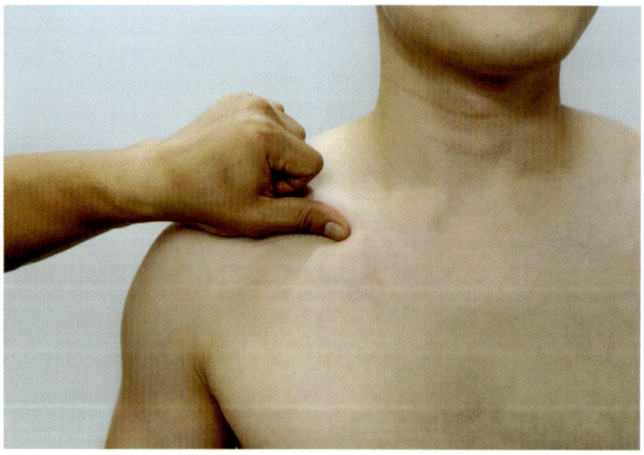

- 앉은자세에서 빗장뼈를 아래로 내리면서 빗장뼈 밑에서 촉진한다.

해부학적 특징

이는곳(origin)

- 첫째 갈비뼈의 갈비연골

닿는곳(insertion)

- 빗장뼈의 아래면

작용(action)

- 빗장뼈의 안정

신경지배(nerve innervation)

- 빗장밑신경

기능적 활동

- 빗장밑근은 빗장뼈의 올림과 내밈을 방지한다.

근육군의 작용

어깨뼈 올림근

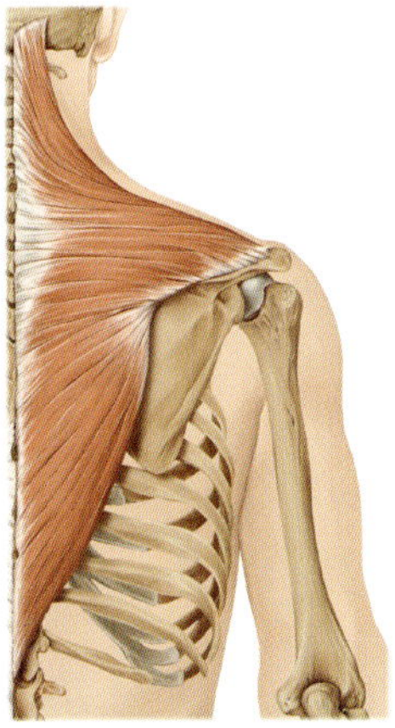

위 등세모근

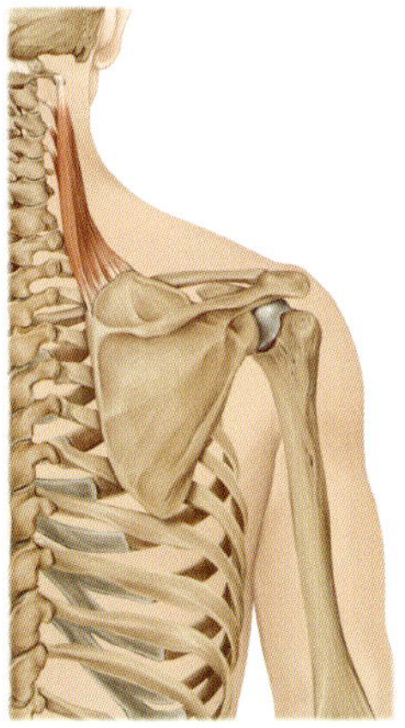

어깨올림근

어깨뼈 내림근

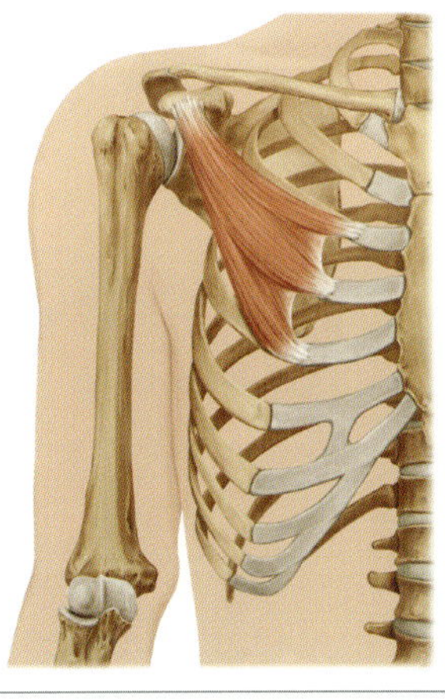

작은가슴근

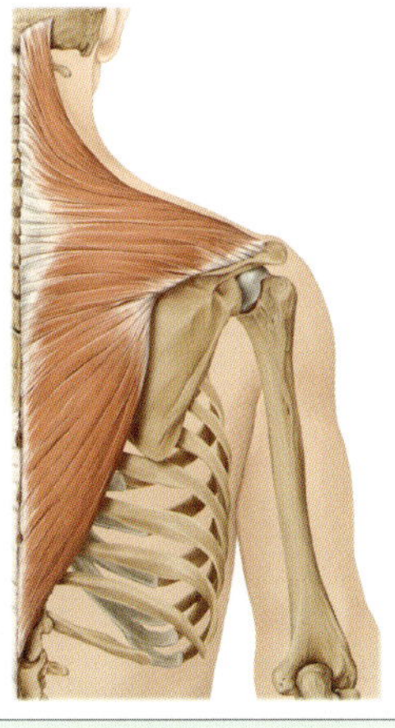

아래 등세모근

어깨뼈 내밈근

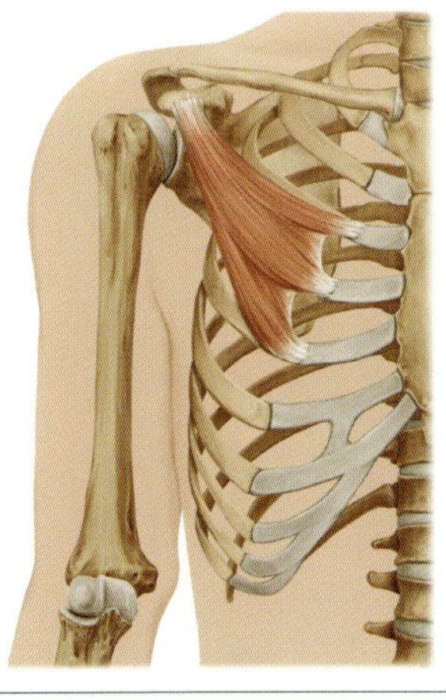

작은가슴근

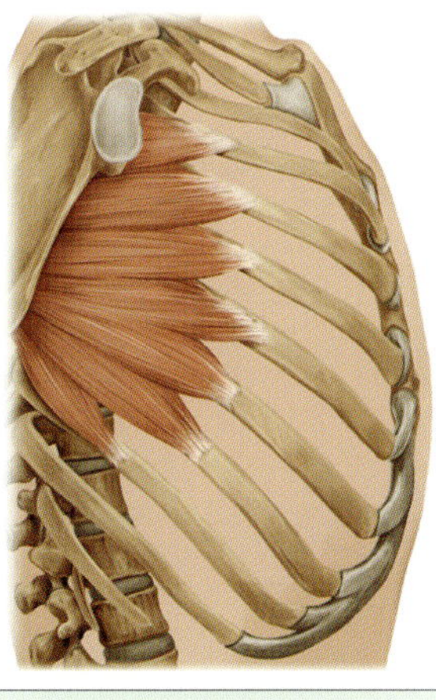

앞톱니근

어깨뼈 당김근

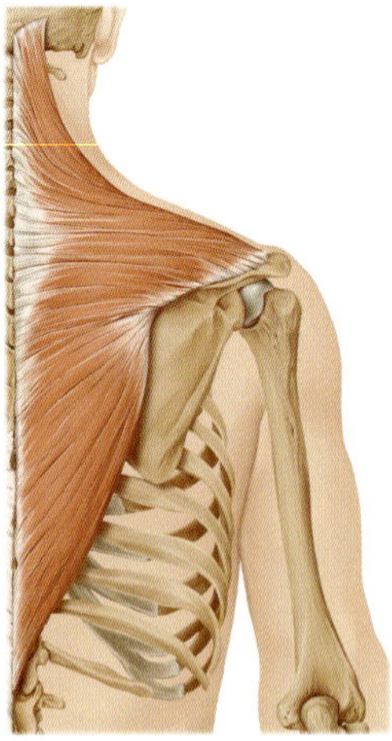	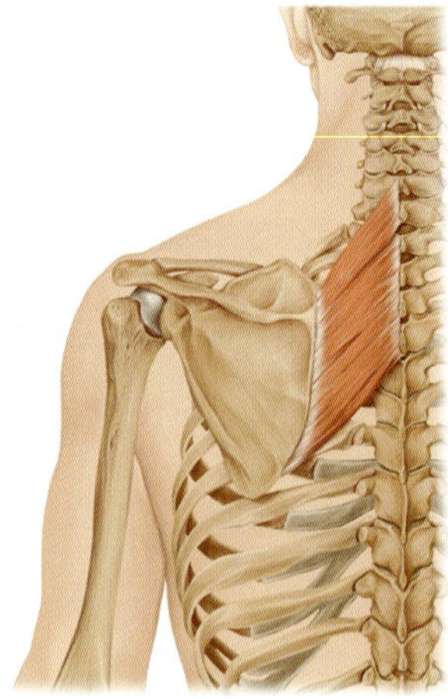
중간 등세모근	마름근

어깨뼈 위쪽돌림근

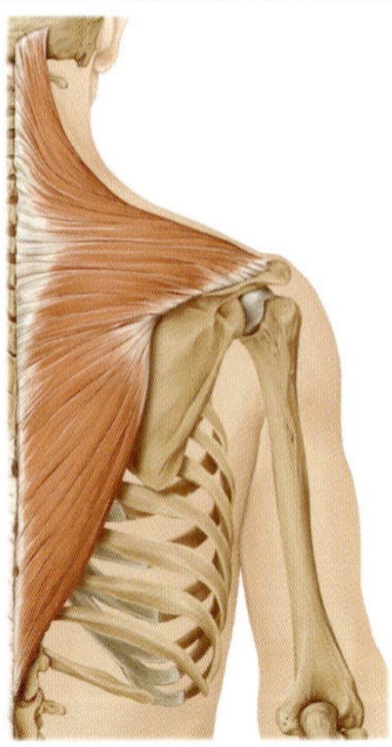	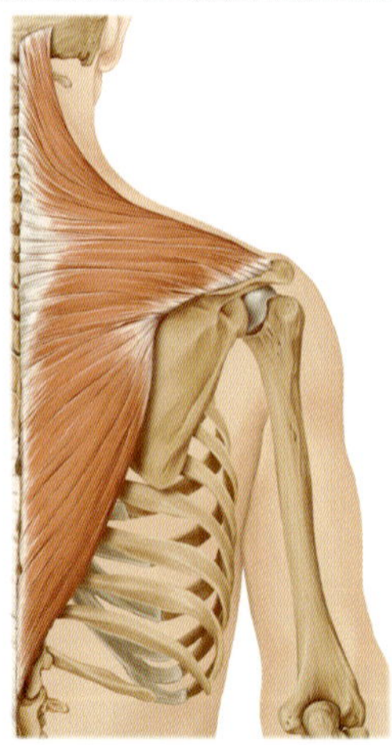	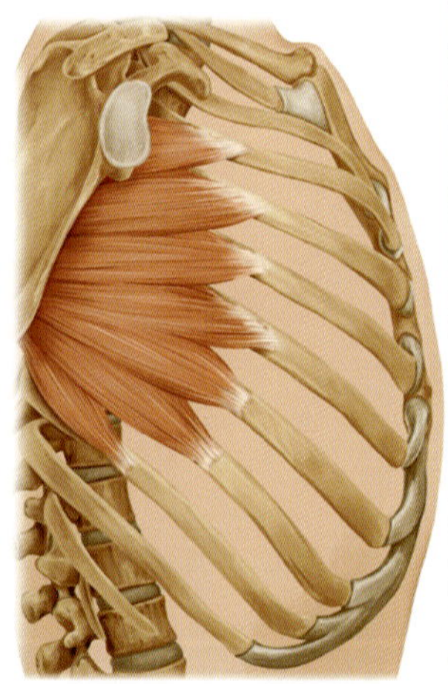
위 등세모근	아래 등세모근	앞톱니근

어깨뼈 아래쪽돌림근

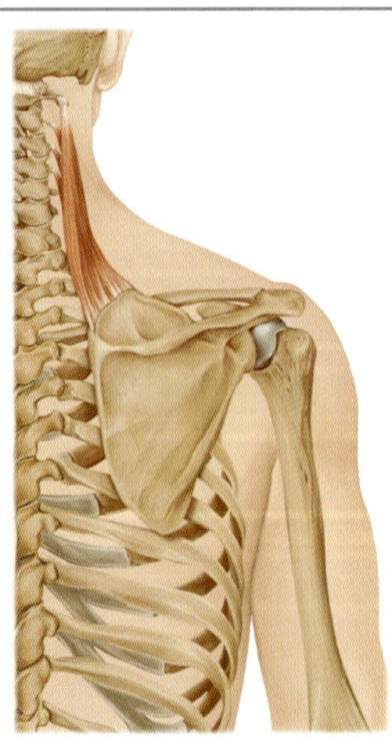	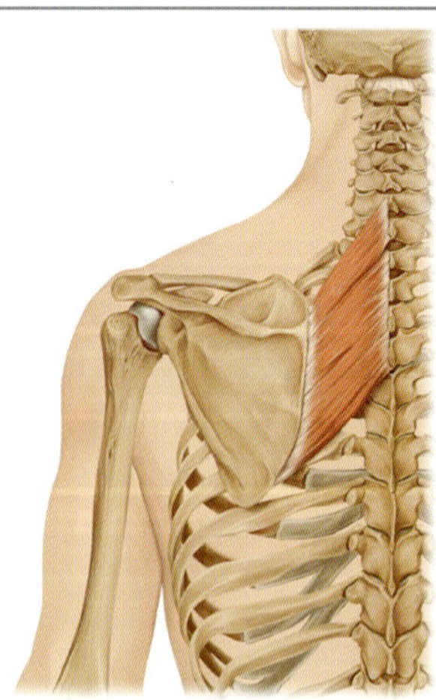	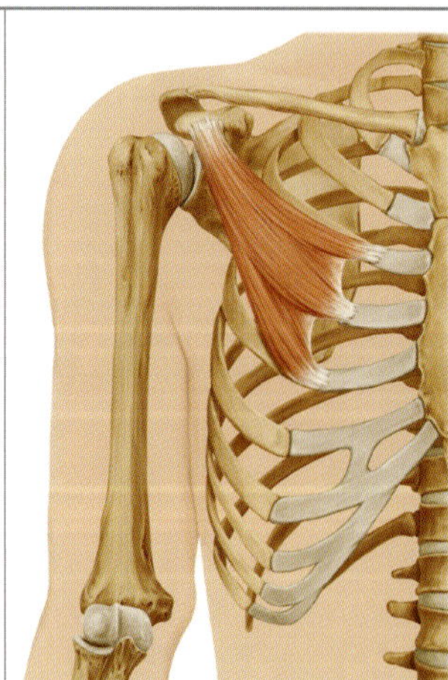
어깨올림근	마름근	작은가슴근

어깨관절 안쪽돌림근

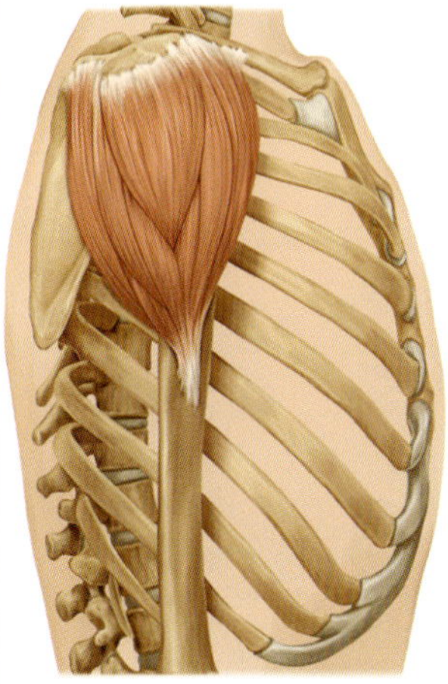

앞 어깨세모근

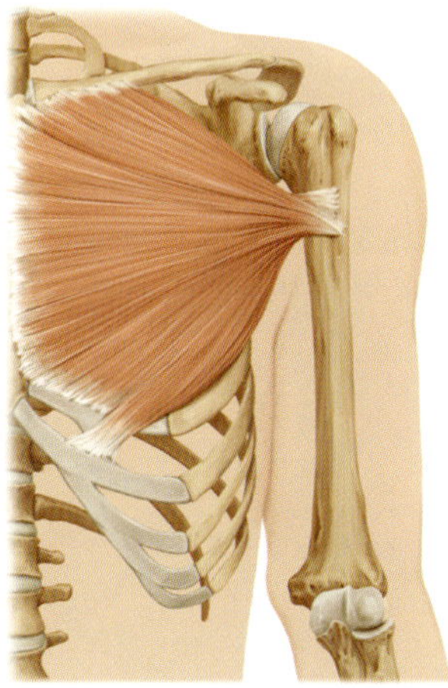

큰가슴근

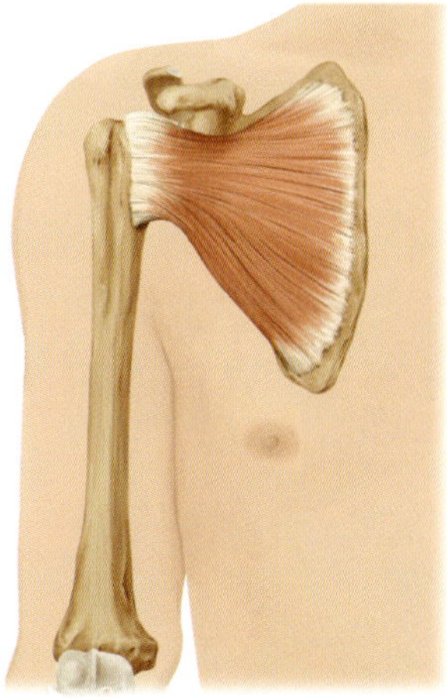

어깨밑근

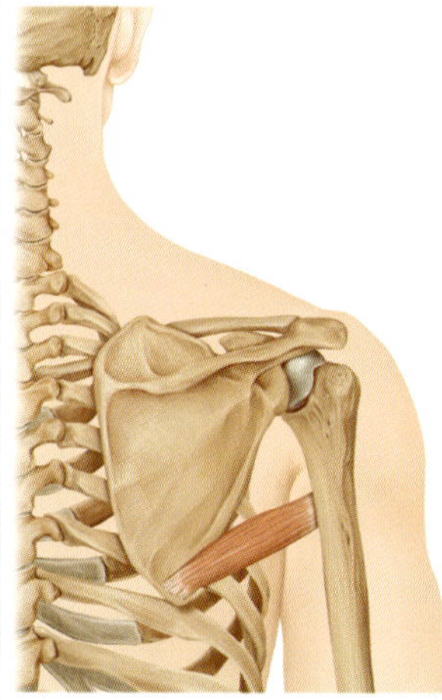

큰원근

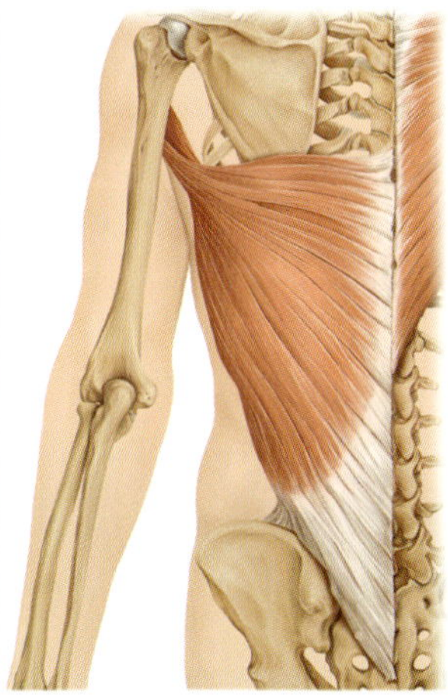

넓은등근

어깨관절 가쪽돌림근

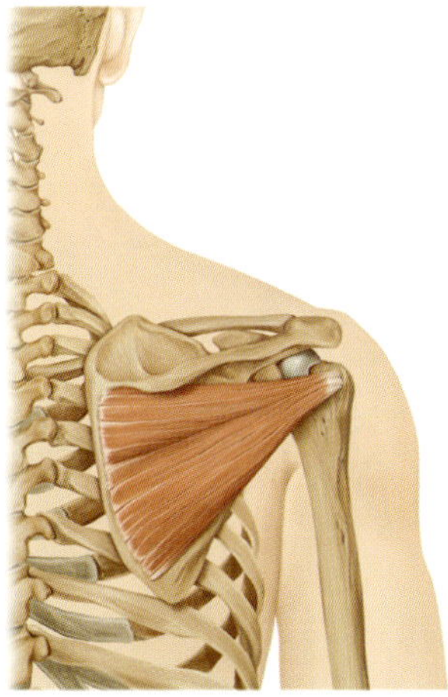

가시아래근

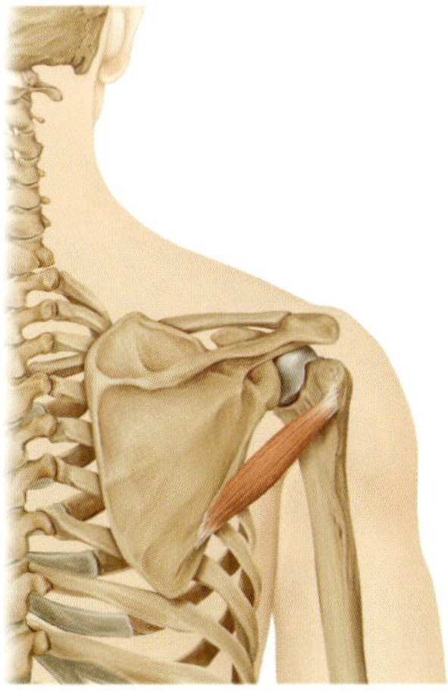

작은원근

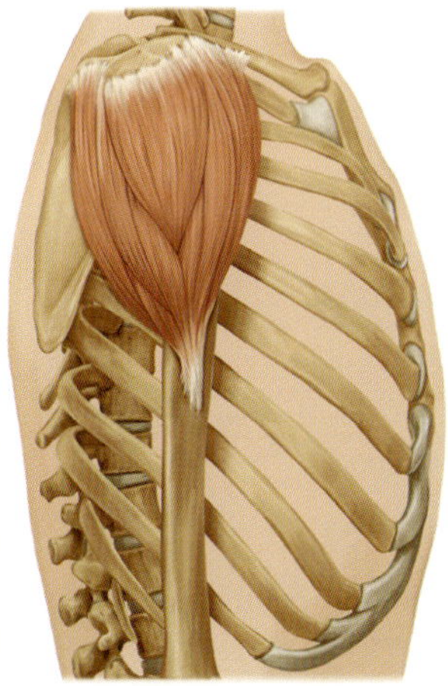

뒤 어깨세모근

어깨관절 폄근

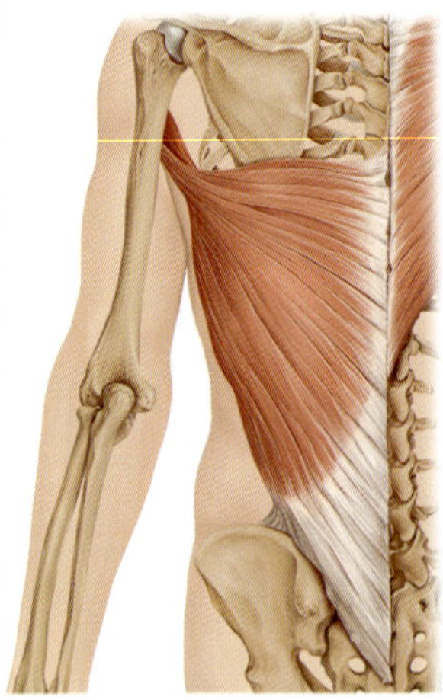
넓은등근

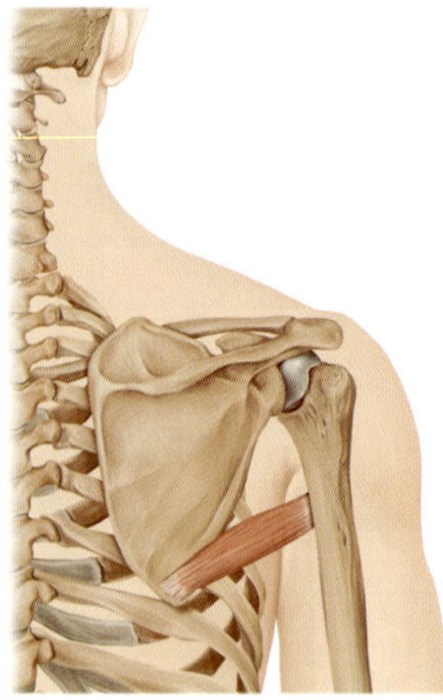
큰원근

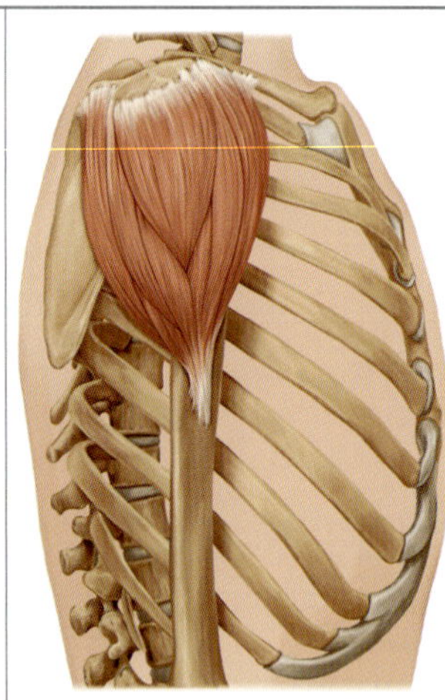
뒤 어깨세모근

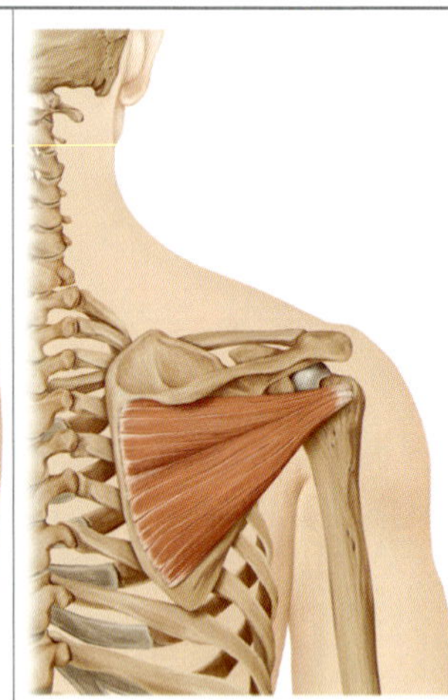
가시아래근

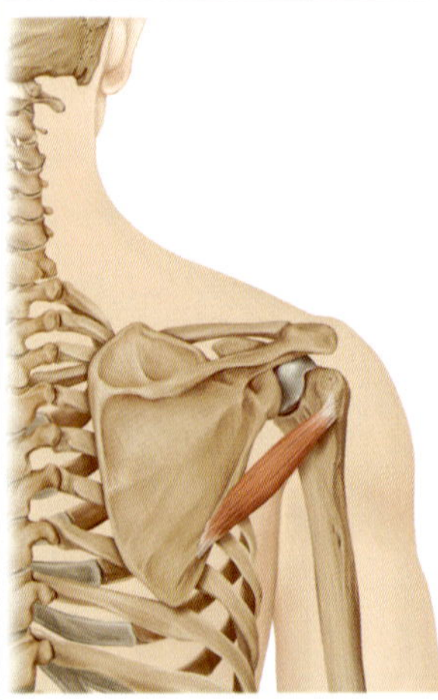
작은원근

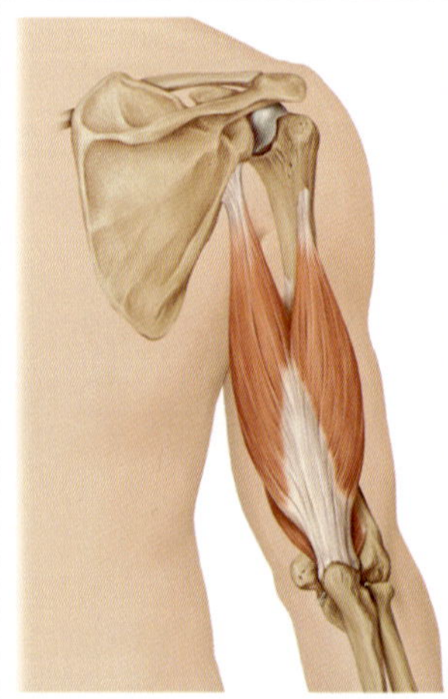
위팔세갈래근 – 긴갈래

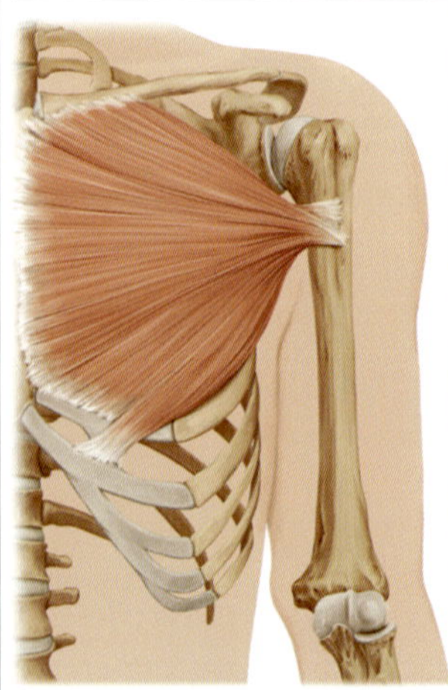
큰가슴근 – 복장뼈머리

어깨관절 굽힘근

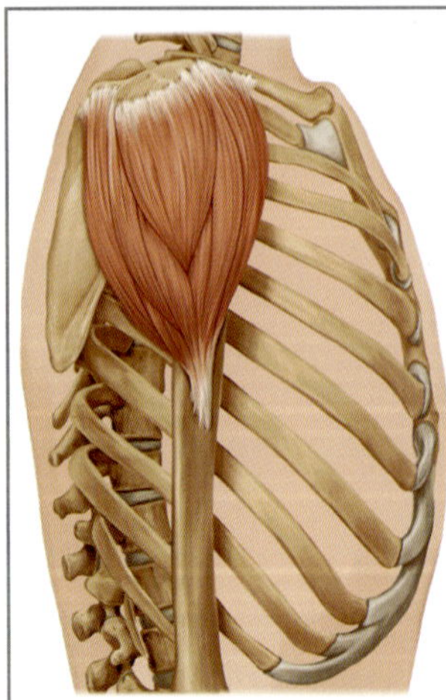
앞 어깨세모근

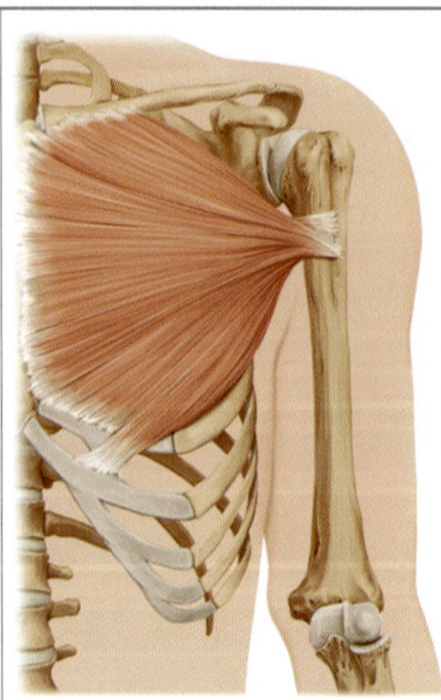
큰가슴근 – 빗장뼈머리

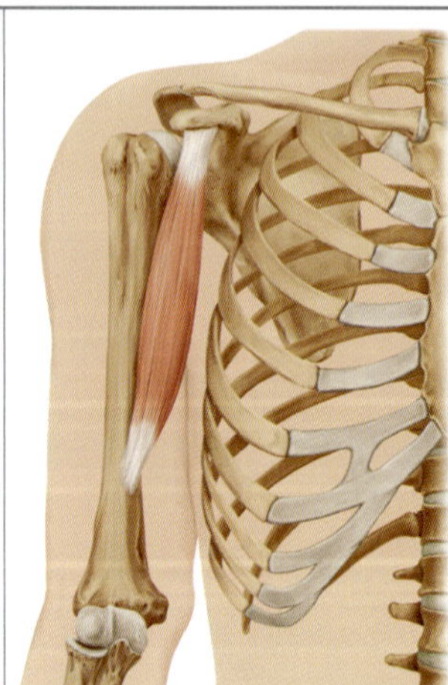
부리위팔근

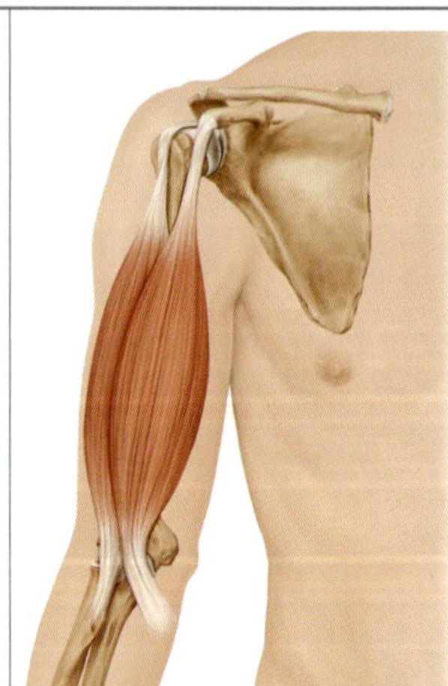
위팔두갈래근 – 긴갈래

어깨관절 벌림근

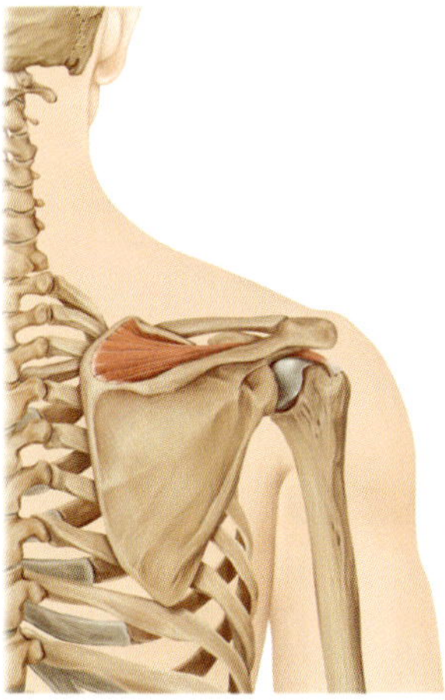
가시위근

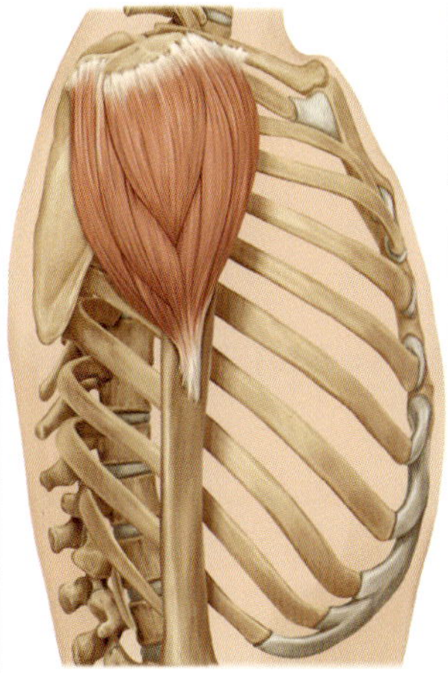
중간 어깨세모근

어깨관절 모음근

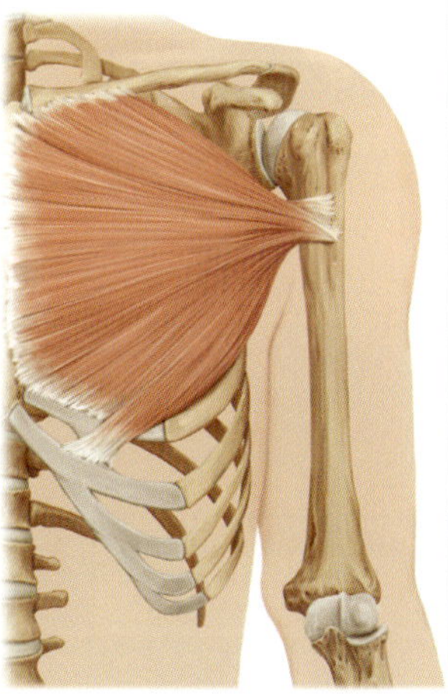
큰가슴근

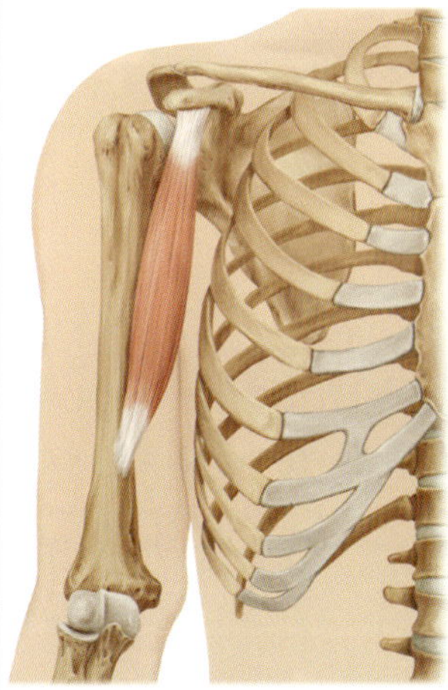
부리위팔근

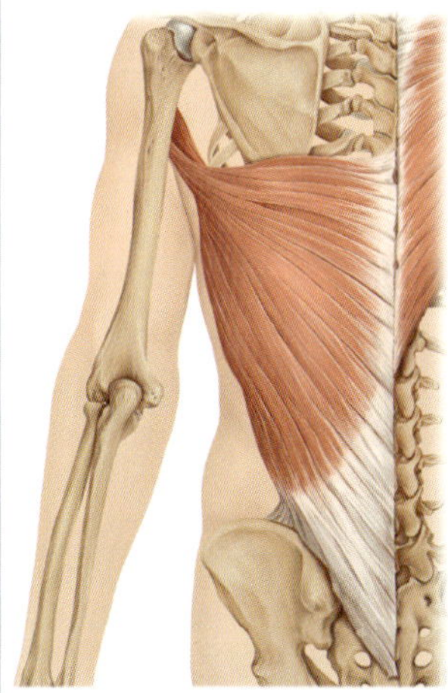
넓은등근

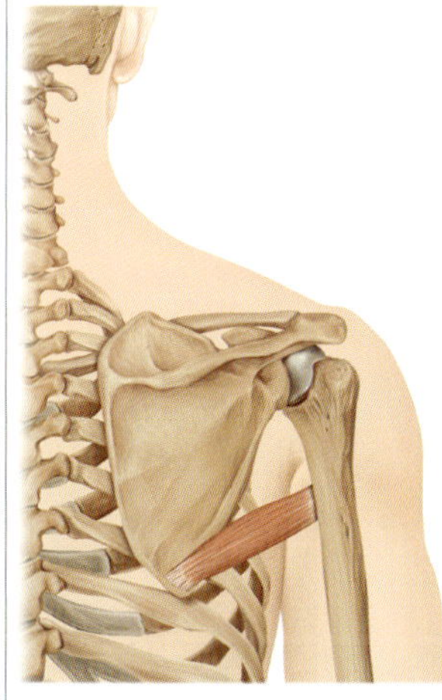
큰원근

어깨관절 수평벌림근

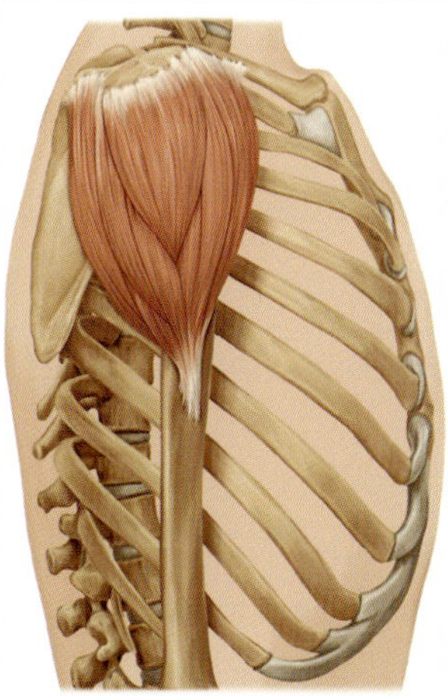
뒤 어깨세모근

어깨관절 수평모음근

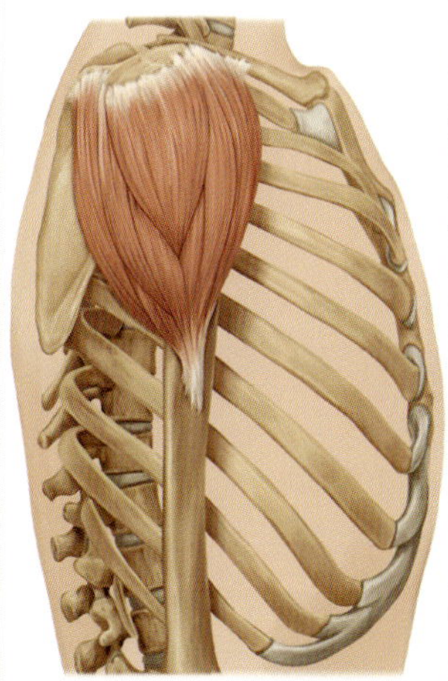
앞 어깨세모근

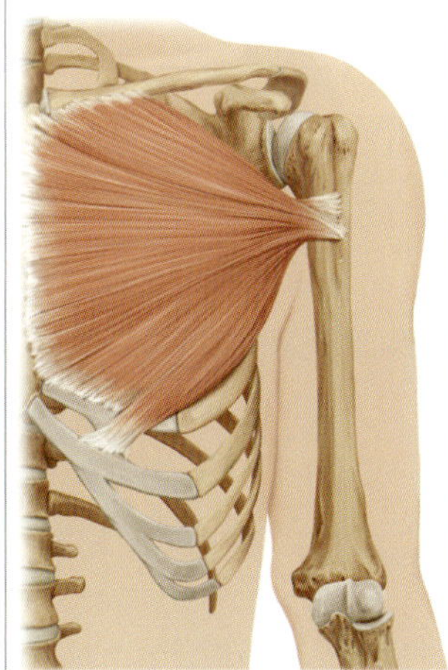
큰가슴근

풀어보기

1. 다음 중 어깨복합체 내에 있는 관절로 옳지 않은 것은?

① 위팔노관절 ② 오목위팔관절 ③ 어깨가슴관절
④ 복장빗장관절 ⑤ 봉우리빗장관절

2. 벽을 짚었을 때 어깨뼈가 뒤로 돌출되는 날개어깨뼈(winging scapular)가 나타났을 때 손상된 신경으로 옳은 것은?

① 자신경 ② 노신경 ③ 정중신경
④ 겨드랑신경 ⑤ 긴가슴신경

3. 복장빗장관절에 대한 설명으로 옳지 않은 것은?

① 안장관절이다. ② 자유도는 3이다.
③ 관절원반이 없다. ④ 보강인대가 있다.
⑤ 가슴과 팔을 연결하는 유일한 관절이다.

4. 어깨밑신경(subscapula nerve)의 신경지배를 받는 근육으로 옳은 것은?

① 큰원근 ② 넓은등근 ③ 큰가슴근
④ 앞톱니근 ⑤ 어깨올림근

5. 오목위팔관절을 강화 또는 안정화시키는 조직들로 옳지 않은 것은?

① 오목테두리 ② 부리위팔인대
③ 돌림근띠 근육 ④ 위팔두갈래근의 짧은갈래
⑤ 관절주머니 및 관절주머니인대

6. 어깨관절 탈구 시 손상 받는 신경으로 옳은 것은?

① 자신경 ② 정중신경 ③ 겨드랑신경
④ 긴가슴신경 ⑤ 근육피부신경

7. 위팔벌림 시 어깨뼈와 위팔뼈의 비율로 옳은 것은?

① 어깨뼈 : 위팔뼈 = 2 : 1 ② 어깨뼈 : 위팔뼈 = 3 : 1
③ 위팔뼈 : 어깨뼈 = 2 : 1 ④ 위팔뼈 : 어깨뼈 = 3 : 1
⑤ 위팔뼈 : 어깨뼈 = 4 : 1

8. 몸통들기 동작 시 어깨뼈의 운동으로 옳은 것은?

① 올림(elevation) ② 내림(depression) ③ 내밈(protraction)
④ 뒤당김(retraction) ⑤ 위쪽돌림(upward rotation)

Functional Anatomy

Chapter 04

팔꿉관절

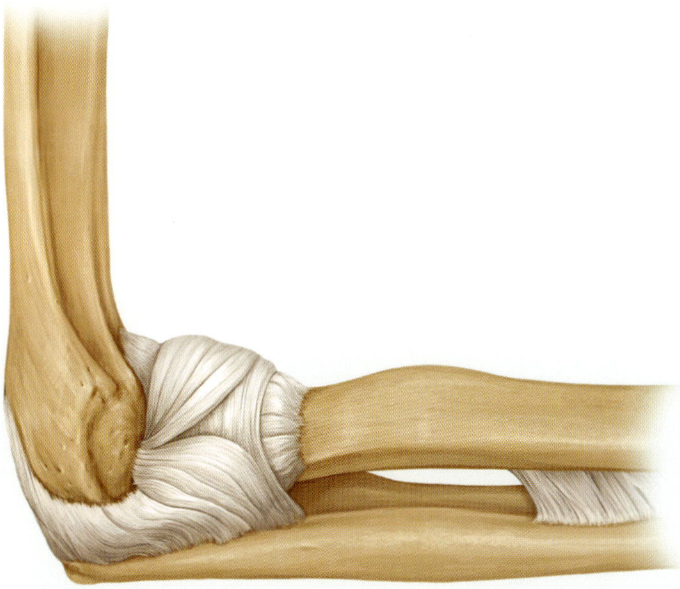

학/습/목/표

- 팔꿉관절을 이루고 있는 골격의 구조에 대하여 설명할 수 있다.
- 팔꿉관절의 움직임의 종류와 원리를 설명할 수 있다.
- 팔꿉관절을 움직이는 근육의 기시, 정지 및 작용을 설명할 수 있다.
- 각 근육을 지배하는 지배신경에 대하여 설명할 수 있다.

Functional Anatomy

팔꿉관절은 3개의 뼈(위팔뼈, 노뼈, 자뼈)와 3개의 관절(위팔자관절, 위팔노관절, 몸쪽노자관절)로 이루어져 있으며 3개의 관절은 단일 관절주머니로 싸여 있고 단일 관절공간이 존재한다.

팔꿉관절은 위팔과 아래팔을 연결하는 중간관절로 어깨관절의 방향설정 기능과 길이 조절의 기능 및 손을 이동시키는 신축의 기능을 가지고 있다. 즉, 팔꿉관절에서의 굽힘과 폄 운동은 위팔자관절 및 위팔노관절에서 일어나며 팔의 기능적 길이를 조절하기 위한 수단으로서 제공된다.

또한 노뼈와 자뼈는 아래팔 내에서 서로 관절하여 몸쪽노자관절(근위요척관절, proximal radioulnar joint)과 먼쪽노자관절(원위요척관절, distal radioulnar joint)을 형성하는데 몸쪽노자관절은 먼쪽노자관절과 결합하여 엎침(회내, pronation)과 뒤침(회외, supination)을 하도록 한다.

팔꿉관절과 아래팔 관절들 사이의 상호작용은 손의 가동범위를 크게 증가시키는데, 예를 들어 음식먹기, 손뻗기, 던지기 그리고 개인위생과 같은 중요한 많은 동작들을 위해 사용된다.

1 뼈대의 이해

1) 노뼈(요골, radius)

해부학적 자세에서 노뼈는 아래팔의 가쪽에 위치하고 몸쪽 부분은 위팔뼈의 작은머리와 관절을 이루고 있으며 노뼈머리는 자뼈의 노패임과 몸쪽노자관절을 이루고 있다(그림 4-1).

노뼈거친면은 노뼈머리 바로 밑 안쪽에 위치하며 위팔두갈래근의 닿는곳을 제공하고 있다. 노뼈의 먼쪽

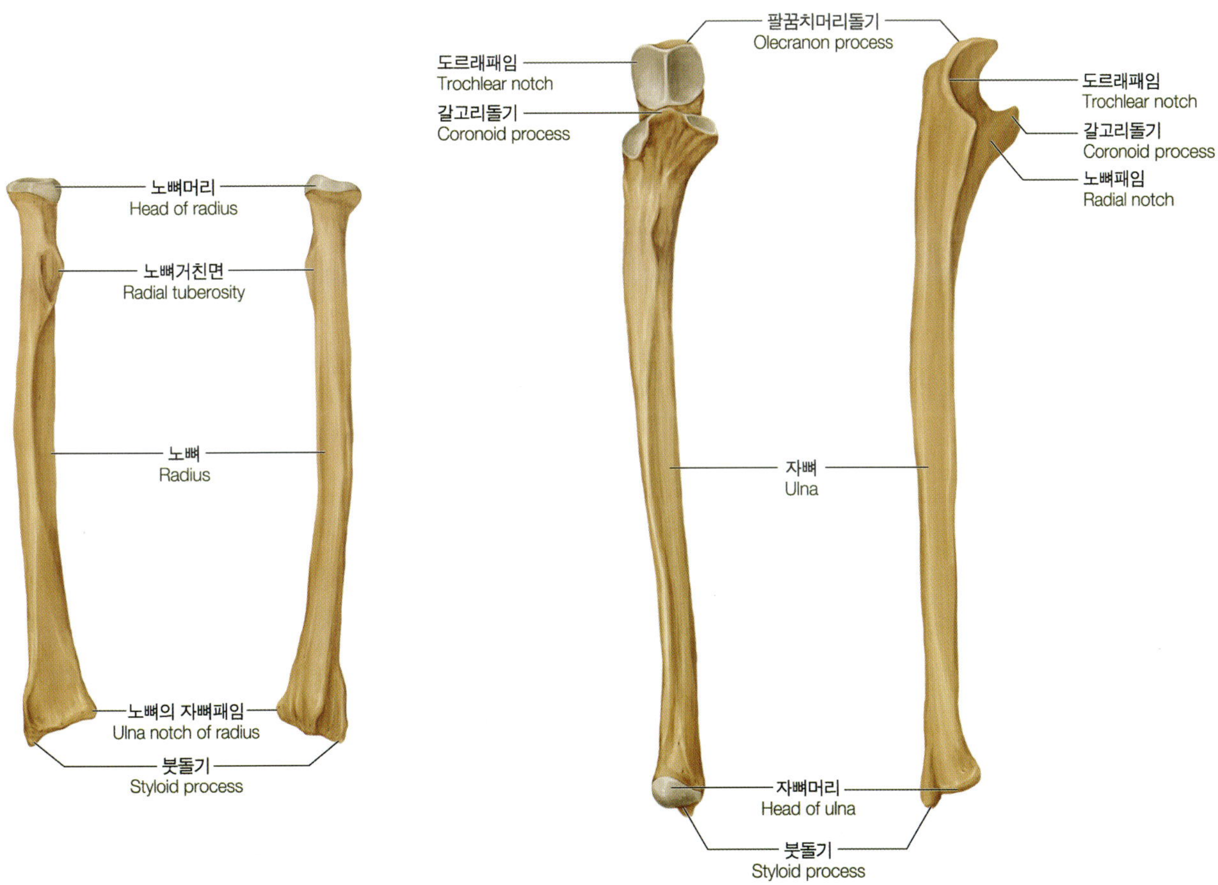

그림 4-1 노뼈와 자뼈

CHAPTER 4

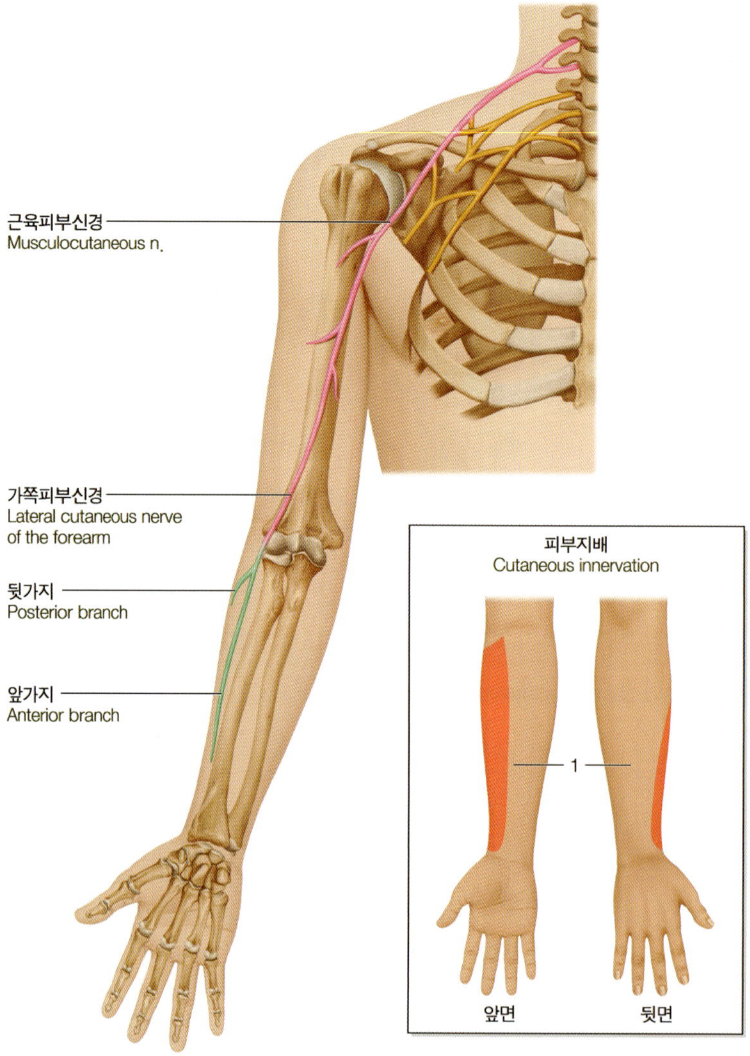

그림 4-2 근육피부신경

끝에는 손목관절에 안정성을 제공하는 붓돌기가 있는데 위팔노근이 정지하며, 노뼈먼쪽 끝의 자뼈패임은 자뼈머리와 관절하여 먼쪽노자관절을 이루고 있다.

2) 자뼈(척골, ulna)

해부학적 자세에서 자뼈는 아래팔의 안쪽에 위치하고 갈고리 모양의 몸쪽 부분인 도르래패임은 위팔뼈의 도르래와 관절하여 위팔자관절을 이루고 있다.

갈고리돌기는 도르래패임 바로 밑에 위치하며 위팔근의 닿는곳을 제공하고 있으며, 자뼈거친면 또한 위팔근의 닿는곳을 제공하고 있다. 자뼈의 먼쪽 끝에는 손목관절에 안정성을 제공하는 붓돌기가 있다.

2 신경지배의 이해

1) 근육피부신경(근피신경, musculocutaneous nerve)

C_5~C_7 신경뿌리에 의해 형성된 근육피부신경은 팔신경얼기의 가쪽신경다발에서 형성되어 연장된 신경으로 위팔의 앞면에 위치한 위팔두갈래근, 부리위팔근 및 위팔근을 지배한 후 먼쪽으로 이어져 아래팔의 가쪽 피부에 대한 감각신경의 기능을 제공한다(그림 4-2).

2) 노신경(요골신경, radial nerve)

C_5~T_1 신경뿌리에 의해 형성된 노신경은 팔신경얼기의 뒤신경다발에서 형성되어 연장된 신경으로 위

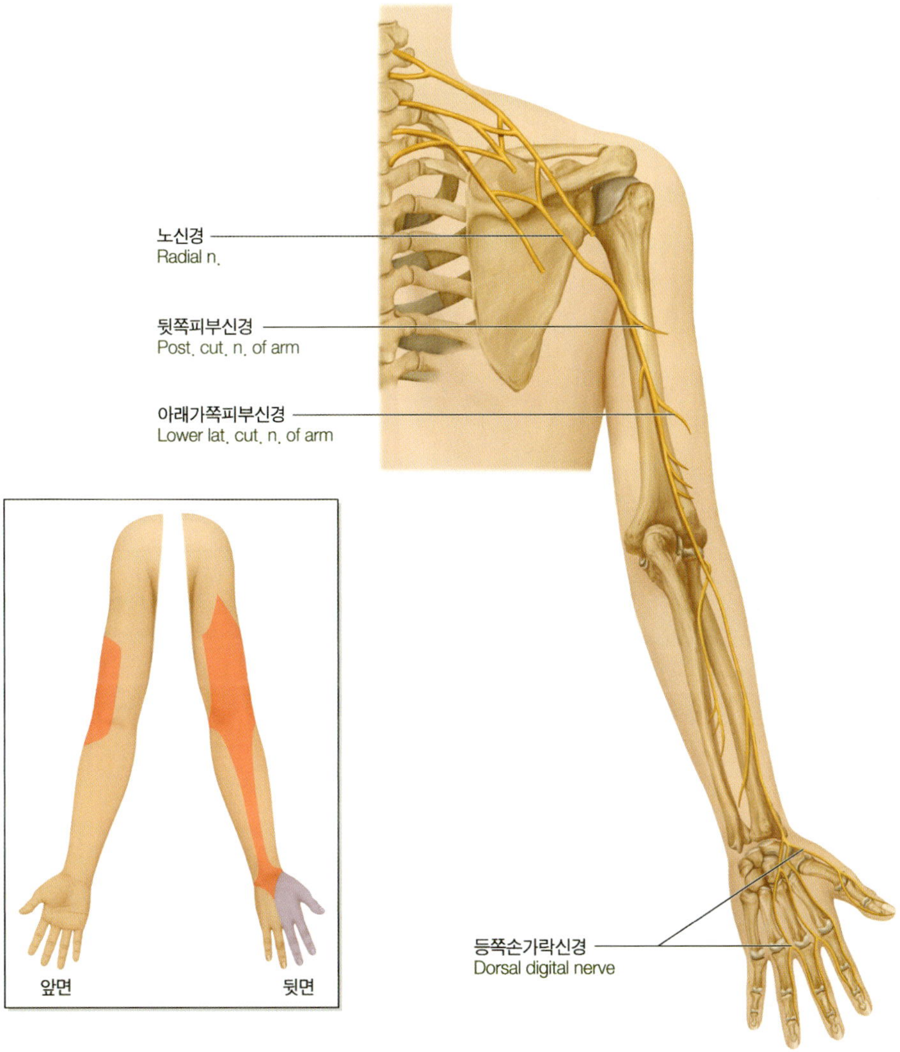

그림 4-3 노신경

팔뼈의 뒷면에 있는 노신경고랑 안을 주행하는 동안 위팔세갈래근과 팔꿈치근을 지배하고, 위팔뼈 가쪽으로 나오면서 가쪽위관절융기에 부착된 근육들을 지배한다.

팔꿉관절 먼쪽부분에서 얕은층과 깊은층가지(superficial and deep branch)로 나뉘는데 깊은층가지는 운동신경으로 손뒤침근과 짧은노쪽손목폄근을 지배한 후 뒤뼈사이신경(후골간신경, posterior interosseous nerve)으로도 불리는 종말가지로 주행하면서 손목과 손가락의 폄에 관여하는 근육을 지배하고, 얕은층가지는 감각신경으로서 아래팔끝과 손의 뒤가쪽면의 감각을 지배한다(그림 4-3).

3) 정중신경(median nerve)

$C_5 \sim T_1$ 신경뿌리에 의해 형성된 정중신경은 팔신경얼기의 안쪽가쪽신경다발이 합쳐져 형성되어 연장된 신경으로 팔꿉관절쪽으로 주행하면서 안쪽위관절융기나 그 주위에 있는 근육들을 지배하며, 아래팔에서 원엎침근 바로 밑을 주행하면서 엎침근들을 지배하며, 앞뼈사이신경(전골간신경, anterior interosseous nerve)으로도 불리는 정중신경의 깊은층가지는 아래팔의 깊은근육들을 지배한다.

아래팔을 내려온 정중신경은 손목굴(수근관, carpal tunnel)을 거쳐 먼쪽으로 주행하면서 엄지주위의 내재근(intrinsic muscle)을 지배하며, 얕은층가지는 감각신

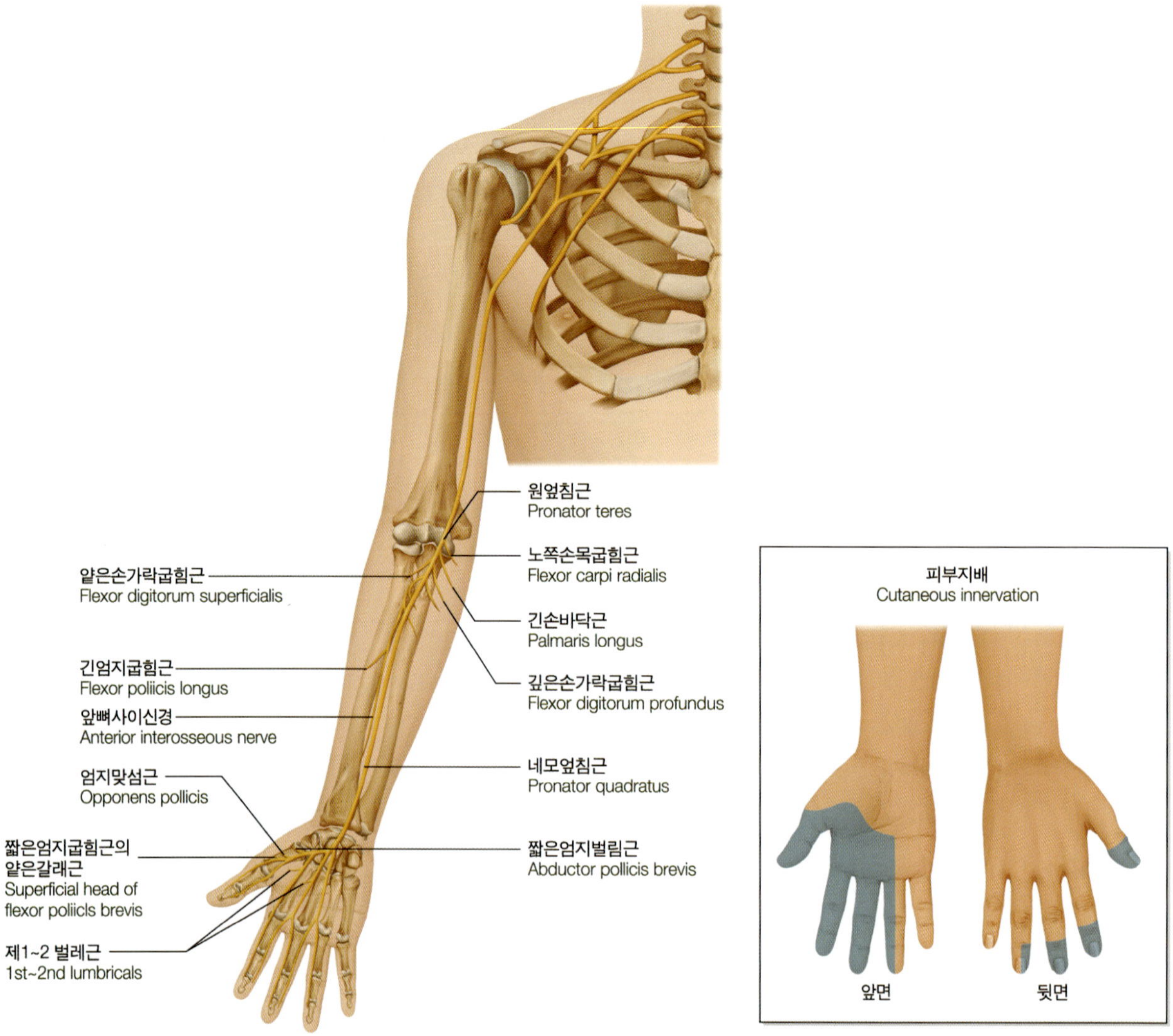

그림 4-4 정중신경

경으로서 둘째, 셋째 손가락의 안쪽 및 가쪽과 넷째 손가락의 가쪽의 감각을 지배한다(그림 4-4).

4) 자신경(척골신경, ulnar nerve)

C_8~T_1 신경뿌리에 의해 형성된 자신경은 팔신경얼기의 안쪽신경다발에서 형성되어 연장된 신경으로 위팔뼈의 안쪽위관절융기와 팔꿈치머리 사이의 자신경고랑을 지난 후 가이온 터널(Guyon' tunnel)을 통과하여 손에 있는 많은 근육들을 지배하며, 넷째손가락의 안쪽과 다섯째손가락의 안쪽 및 가쪽의 감각을 지배한다(그림 4-5).

3 관절의 이해

팔꿉관절에는 안쪽곁인대, 가쪽곁인대, 고리인대라는 세 개의 인대가 있는데 모두 팔꿉관절의 안정성에 관여한다(그림 4-6).

1) 안쪽곁인대

(내측(척측)측부인대, medial collateral ligament)

팔꿉관절의 안쪽에 위치하며 위팔뼈의 안쪽위관절융기에 부착하여 자뼈의 갈고리돌기와 팔꿈치머리의 안쪽으로 가로질러 부착되는 세모 모양의 인대로 팔꿉관절 안쪽의 안정성에 관여한다.

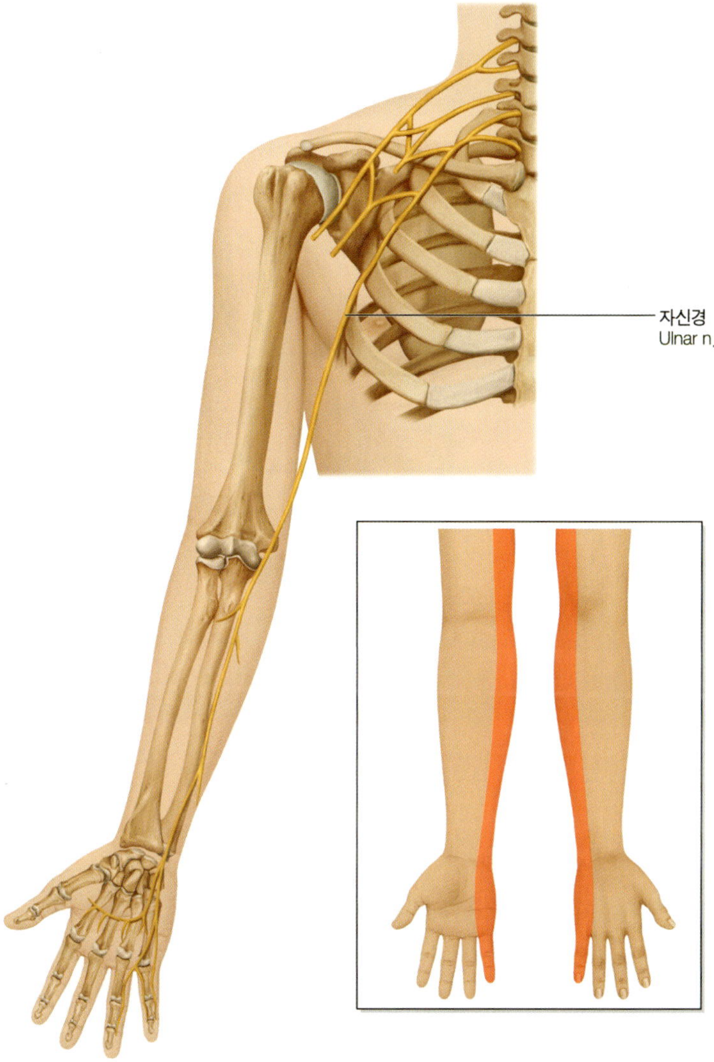

그림 4-5 자신경

2) 가쪽곁인대
(외측(요측)측부인대, lateral collateral ligament)

팔꿉관절의 가쪽에 위치하며 위팔뼈의 가쪽위관절융기에 부착하여 자뼈의 가쪽과 고리인대에 부착되는 세모 모양의 인대로 팔꿉관절 가쪽의 안정성에 관여한다.

3) 고리인대(윤상인대, annular ligament)

자뼈의 노패임의 앞쪽에서 시작하여 노뼈머리를 감싸고 뒤쪽에 부착되는 원형의 인대로 아래팔의 뒤침 및 엎침 시 몸쪽 노자관절의 안정성에 관여한다.

4) 관절주머니(관절낭, joint capsule)

얇은 층으로 이루어져 있는 팔꿉관절의 관절주머니는 서로 다른 세 개의 관절, 즉 위팔자관절, 위팔노관절, 그리고 몸쪽노자관절을 둘러싸고 있다. 팔꿉관절의 관절주머니는 안·가쪽에서 안쪽곁인대, 가쪽곁인대, 고리인대에 의해 강화되어 있으며, 앞뒷면은 근육에 의해 보호를 받는다.

4 근육의 이해

팔꿉관절 복합체와 노자관절은 당기기, 밀기, 들어

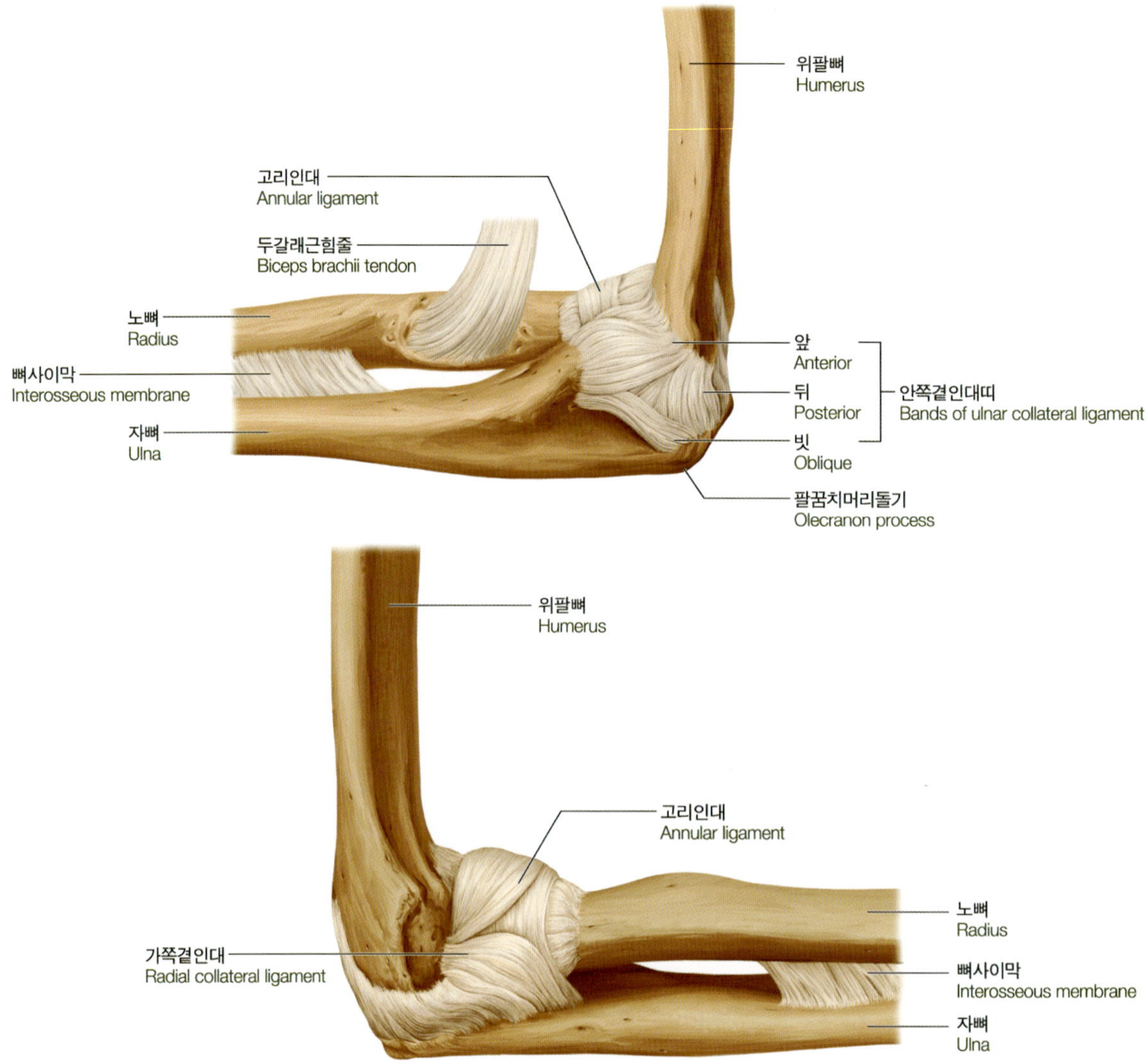

그림 4-6 팔꿉관절의 인대

올리기, 음식먹기, 그리고 손잡이를 돌리는 것과 같은 기능을 담당한다. 기능별로 구분하면 굽힘근과 폄근 그룹, 뒤침과 엎침근 그룹으로 나눌 수 있다.

팔꿉관절 굽힘근은 강력한 수축에 의해 팔꿉관절 굽힘작용뿐만 아니라 팔꿉관절의 안정성에도 관여하고 있으며 근육피부신경의 지배를 받는 위팔두갈래근, 위팔근과 노신경의 지배를 받는 위팔노근이 있다.

뒤침와 엎침은 노뼈과 자뼈가 이루는 몸쪽노자관절과 먼쪽노자관절에서 발생하며, 뒤침을 일으키는 뒤침근과 엎침을 일으키는 원엎침근과 네모엎침근에 의해 일어난다.

위팔뼈 근육들의 앞쪽면

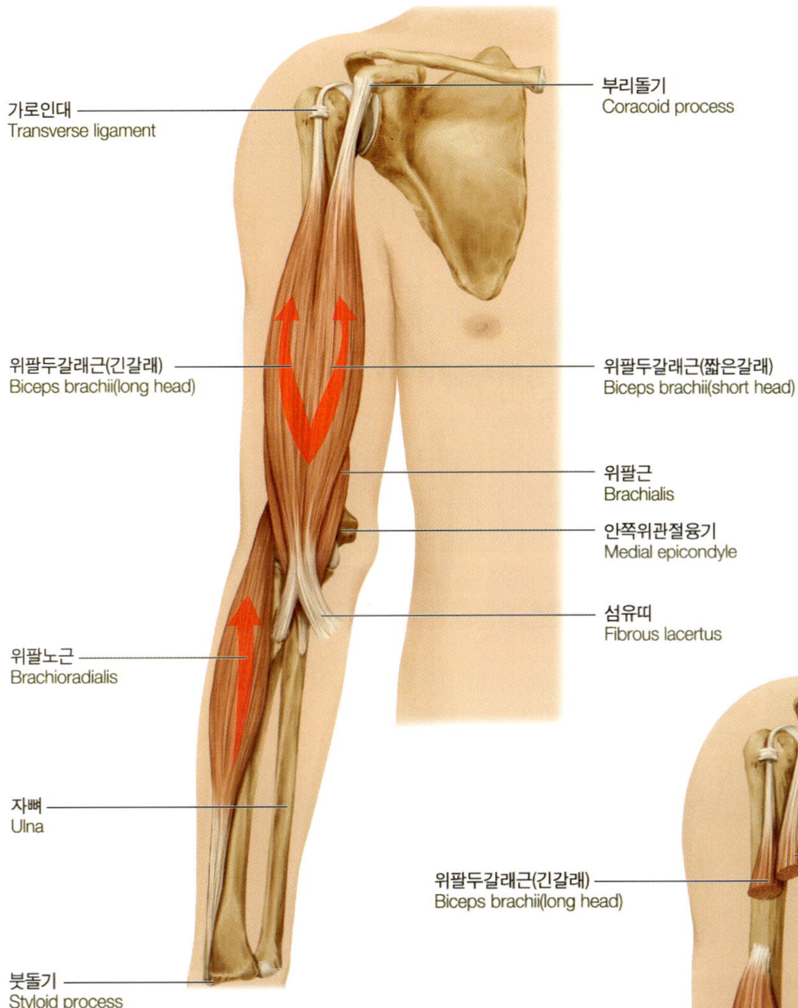

가로인대
Transverse ligament
부리돌기
Coracoid process
위팔두갈래근(긴갈래)
Biceps brachii(long head)
위팔두갈래근(짧은갈래)
Biceps brachii(short head)
위팔근
Brachialis
안쪽위관절융기
Medial epicondyle
섬유띠
Fibrous lacertus
위팔노근
Brachioradialis
자뼈
Ulna
붓돌기
Styloid process

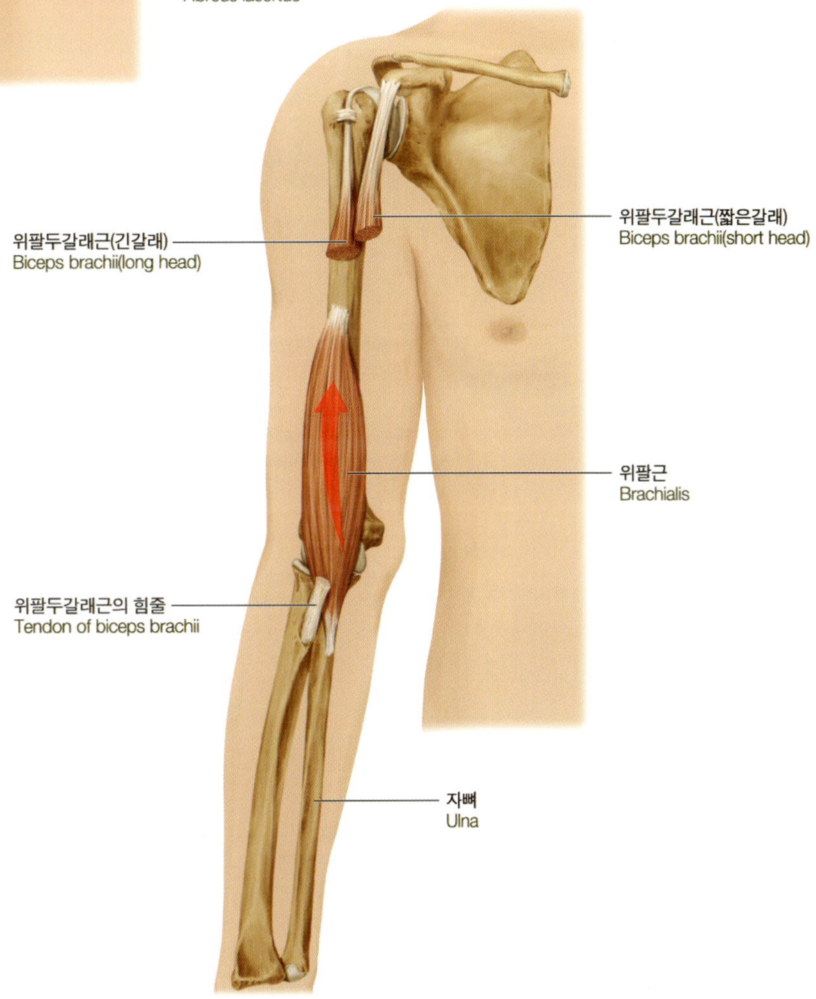

위팔두갈래근(짧은갈래)
Biceps brachii(short head)
위팔두갈래근(긴갈래)
Biceps brachii(long head)
위팔근
Brachialis
위팔두갈래근의 힘줄
Tendon of biceps brachii
자뼈
Ulna

위팔뼈 근육들의 뒤쪽면

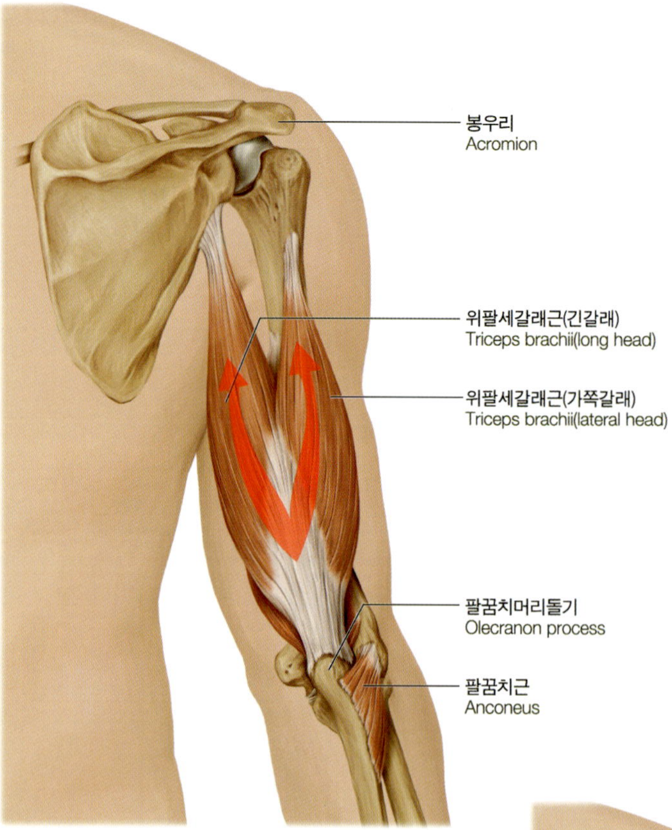
봉우리
Acromion
위팔세갈래근(긴갈래)
Triceps brachii(long head)
위팔세갈래근(가쪽갈래)
Triceps brachii(lateral head)
팔꿈치머리돌기
Olecranon process
팔꿈치근
Anconeus

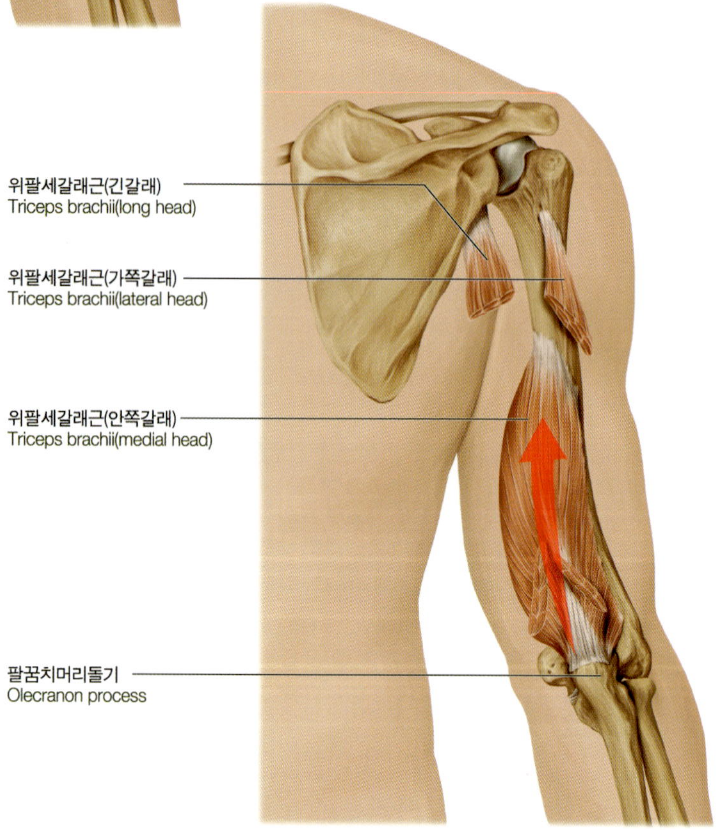
위팔세갈래근(긴갈래)
Triceps brachii(long head)
위팔세갈래근(가쪽갈래)
Triceps brachii(lateral head)
위팔세갈래근(안쪽갈래)
Triceps brachii(medial head)
팔꿈치머리돌기
Olecranon process

MEMO

위팔두갈래근(상완이두근, biceps brachii)

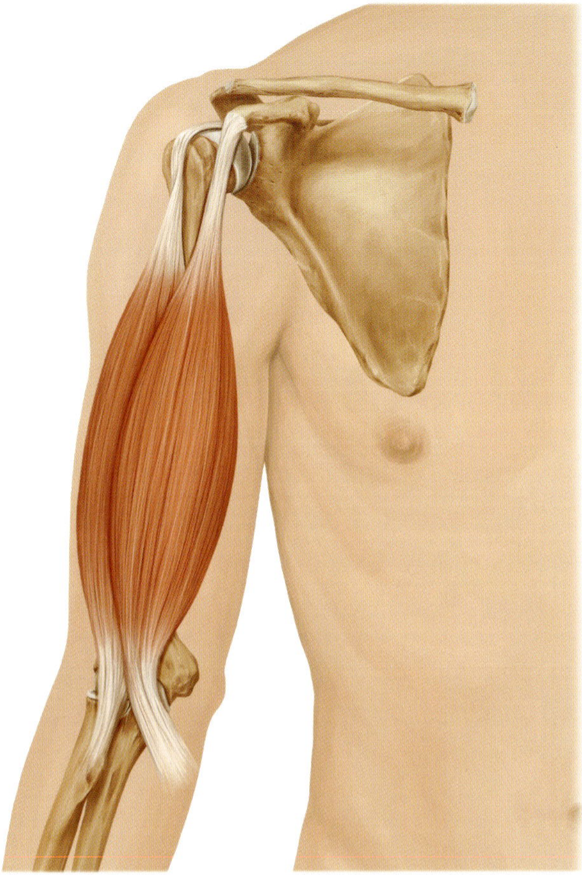

촉 진

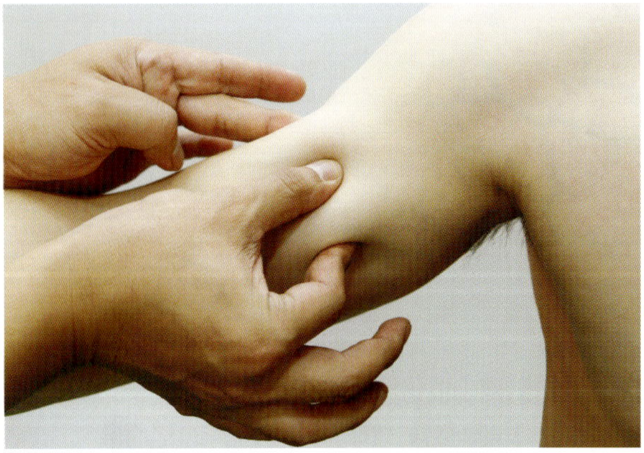

- 아래팔을 완전히 뒤침한 상태에서 결절사이고랑을 통과하는 긴갈래힘줄을 확인하고, 위팔두갈래근 긴갈래와 짧은 갈래의 근육 사이를 촉진한다.

해부학적 특징

이는곳(origin)

- 짧은갈래 : 어깨뼈의 부리돌기(오훼돌기, coracoid process)
- 긴갈래 : 어깨뼈의 관절오목위 결절

닿는곳(insertion)

- 노뼈거친면, 위팔두갈래근 널힘줄

작용(action)

- 팔꿉관절 굽힘, 아래팔의 뒤침, 어깨관절 굽힘보조

신경지배(nerve innervation)

- 근육피부신경(근피신경, musculocutaneous nerve)

기능적 활동

- 위팔두갈래근긴갈래힘줄은 큰결절과 작은결절 사이측, 결절사이고랑을 통과 한 후, 오목위팔관절을 강화 해준다.
- 강력한 팔꿉관절 굽힘근인 동시에 아래팔 뒤침 작용을 한다. 뒤침 작용 시 작은 힘(일반적)의 뒤침은 뒤침근이 사용되고 큰 힘이 필요로 할 때 뒤침근과 함께 사용된다.
- 긴갈래힘줄에 의한 견인력으로 위쪽관절테두리 병변(SLAP)이 일어날 수 있다.

TIP

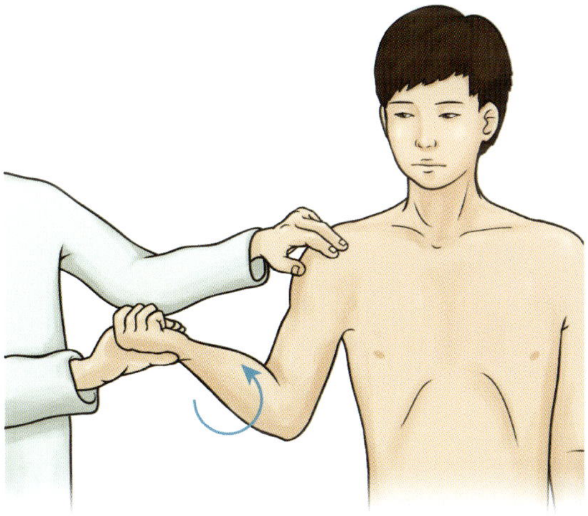

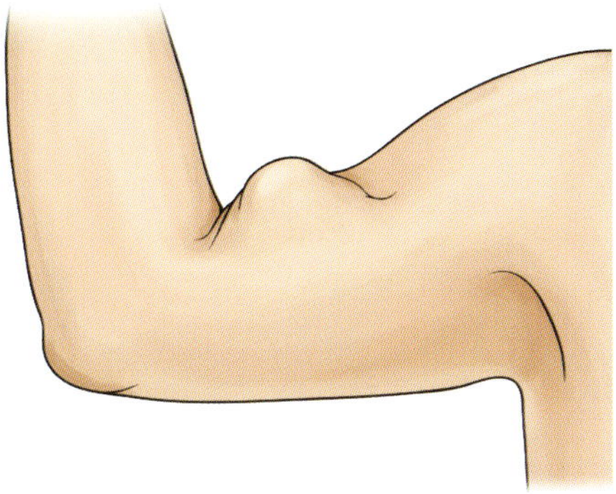

- Yergason 검사
- 긴갈래힘줄이 파열 시 팔꿉관절 굽힘 시 부풀어 오름 증상이 나타난다.

오목위팔관절을 강화 해주는 조직

- 관절주머니 및 관계된 관절주머니인대
- 부리위팔인대
- 돌림근띠 근육(어깨밑근, 가시위근, 가시아래근, 작은원근)
- 위팔두갈래근(긴갈래)
- 오목테두리

MEMO

위팔근(상완근, brachialis)

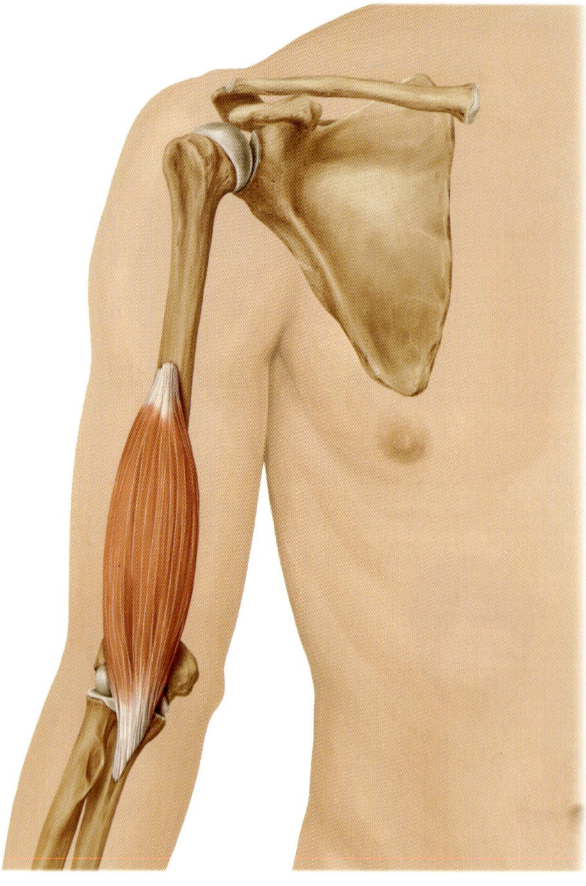

촉 진

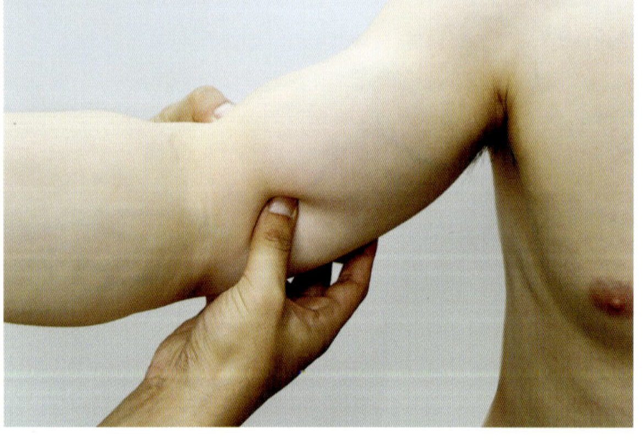

• 먼 쪽에 있는 위팔두갈래근의 힘줄을 찾는다. 더 안쪽에 있는 위팔근의 일부를 찾기 위해 힘줄의 양 가쪽면을 따라 촉지한다.

해부학적 특징

이는곳(origin)

• 위팔뼈 앞면 먼쪽 1/2

닿는곳(insertion)

• 자뼈거친면

작용(action)

• 팔꿉관절 굽힘

신경지배(nerve innervation)

• 근육피부신경(근피신경, musculocataneous nerve)

기능적 활동

- 위팔근은 가장 강한 팔꿉관절 굽힘근으로 아래팔의 모든 위치에서 팔꿉관절 굽힘작용이 가능하다.
- 위팔근은 위팔의 앞면에 있으며 위팔두갈래근의 깊은쪽에 놓여 있어서, 두갈래근이 더욱 돌출되는데 도움을 주는 근육이다.

TIP

제2형 지렛대

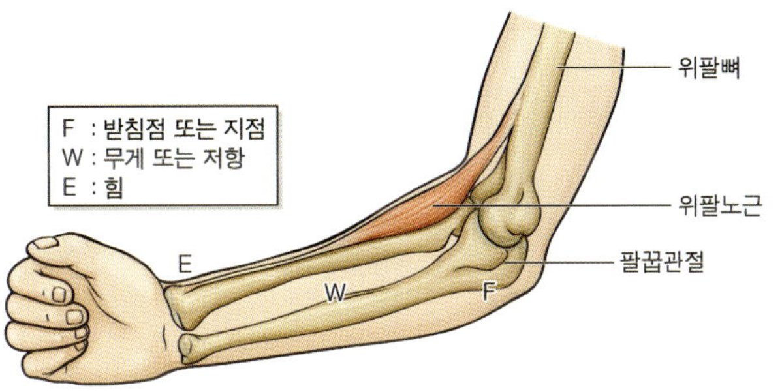

- 지점과 힘 사이에 무게가 있는 지렛대로서 힘(power)의 이점이 있으며 기계의 이득이 언제나 "1"을 넘는다.

제3형 지렛대

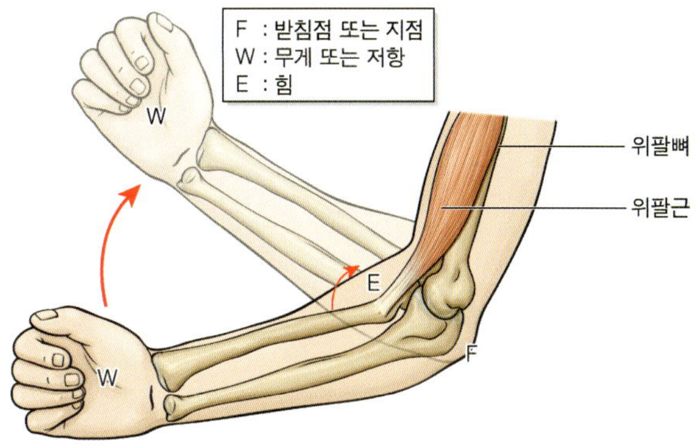

- 지점과 무게 사이에 힘이 있는 지렛대로서 속력(speed)의 이점이 있으나 기계의 이득은 1보다 낮다.

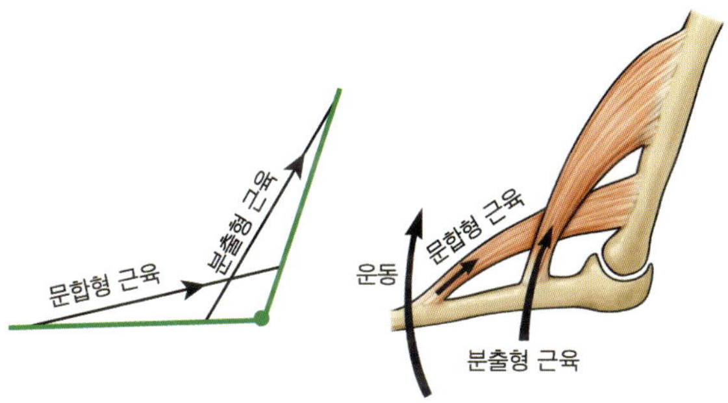

- 근육이 뼈에 붙어 있으면서 수축할 때 잡아당기는 방향이 여러 가지라고 볼 수 있다.
  - 문합형 근육(shunt muscle) : 옆으로 비키는 동작을 한다(예, 위팔노근 등).
  - 분출형 근육(spurt muscle) : 솟아오르는 동작을 한다(예, 위팔근, 위팔두갈래근 등).

MEMO

위팔노근(상완요골근, brachioradialis)

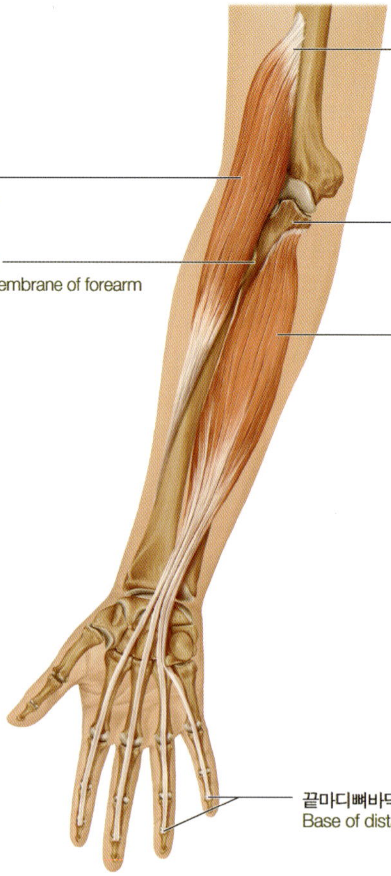

촉 진

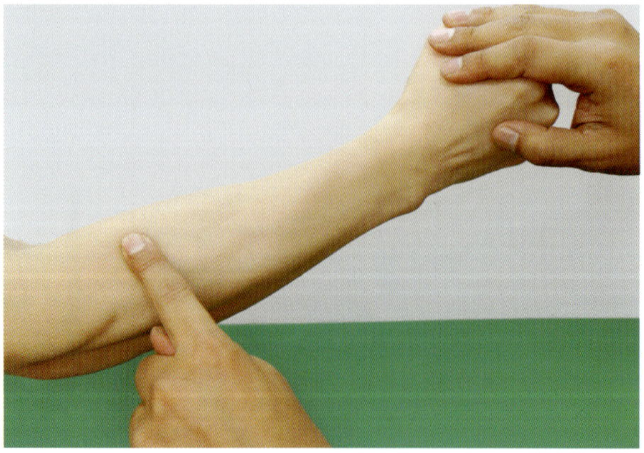

- 손목관절보다 더 아래쪽에 저항을 주면 위팔노근이 돌출되어 관찰 및 촉진하기가 쉽다.

해부학적 특징

이는곳(origin)

- 위팔뼈 가쪽관절융기위능선의 몸쪽 2/3

닿는곳(insertion)

- 노뼈 붓돌기

작용(action)

- 아래팔이 중립위치에 있을 때 팔꿉관절 굽힘

신경지배(nerve innervation)

- 노신경(요골신경, radial nerve)

기능적 활동

- 위팔두갈래근은 아래팔 뒤침자세에서, 위팔근은 모든 자세에서 팔꿉관절을 구부린다. 위팔노근의 단독 작용은 아래팔의 중립자세가 유지되어야 한다.

TIP

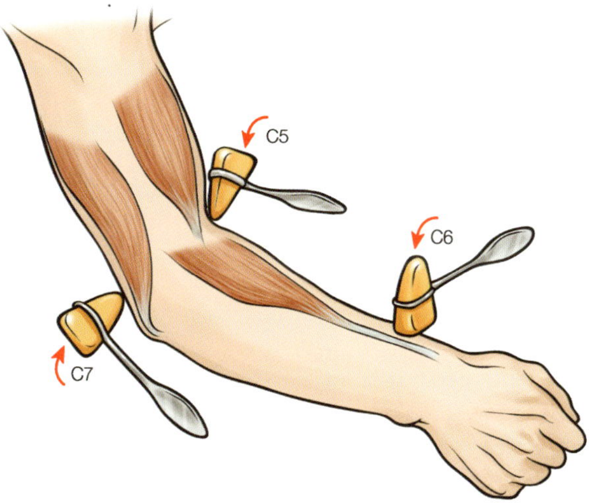

- 힘줄반사 : 위팔두갈래근 $C_{5\sim6}$, 위팔노근 $C_{5\sim6}$, 위팔세갈래근 C_7

MEMO

위팔세갈래근(상완삼두근, triceps brachii)

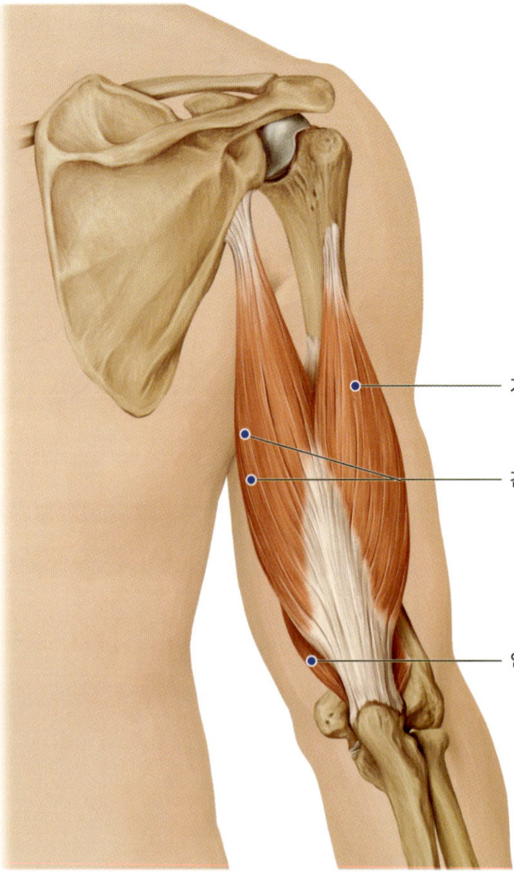

촉 진

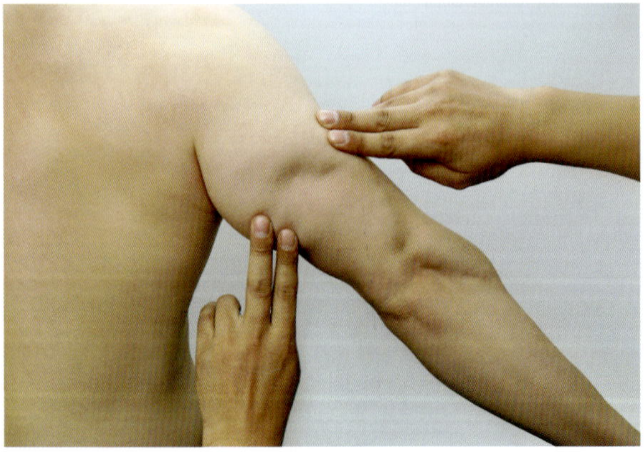

• 검사자는 팔을 편안하게 놓고 아래팔을 폄한 후 촉진한다.

해부학적 특징

이는곳(origin)

• 긴갈래 : 어깨뼈의 오목아래결절
• 가쪽갈래 : 위팔뼈 몸쪽 1/2 뒷면
• 안쪽갈래 : 위팔뼈 먼쪽 2/3 뒷면 및 안쪽면

닿는곳(insertion)

• 자뼈 팔꿈치머리돌기의 뒷면

작용(action)

• 팔꿉관절 폄, 어깨관절 모음과 폄보조(긴갈래)

신경지배(nerve innervation)

• 노신경(요골신경, radial nerve)

기능적 활동

- 긴갈래만 두관절(two joint)근으로 어깨관절 굽힘자세에서 위팔뼈를 모음과 폄할 수 있다.
- 팔을 이용해 의자에서 일어나거나 앉을 때
- 목발 또는 평행봉을 사용할 때 다리가 받는 체중을 경감하는 데 사용
- 휠체어를 사용할 때 위팔세갈래근은 휠을 강하게 밀어서 앞으로 나아가게 한다.

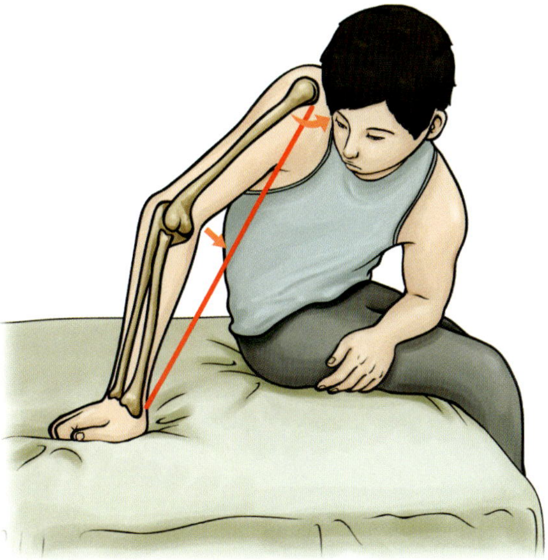

TIP

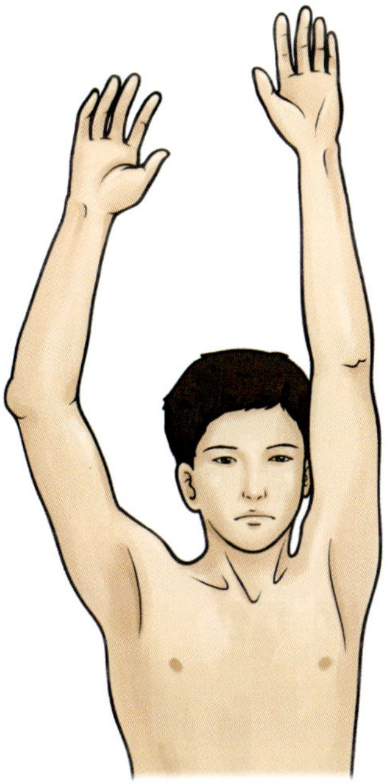

- 긴갈래에 활동성 통증유발점이 있으면, 귀에 대지를 못한다.
- C_6 팔다리마비(quadriplegia) 환자가 손목과 손이 침대에 고정되어 있는 상황에서 몸쪽어깨근육(큰가슴근의 빗장갈래와 앞어깨세모근)들이 팔꿈치를 펴시키는 동작이다.

MEMO

팔꿈치근(주근, anconeus)

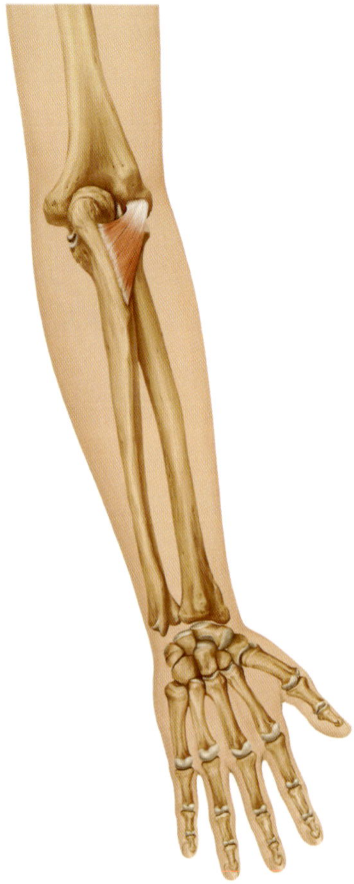

촉 진

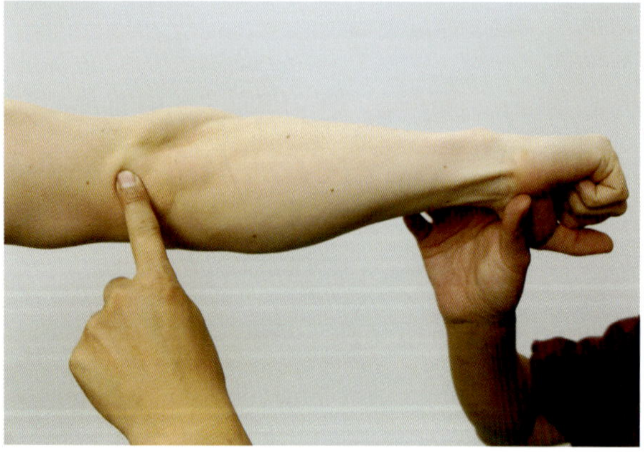

- 검사자는 팔을 편안하게 놓고 아래팔을 폄한 후 촉진한다.

해부학적 특징

이는곳(origin)

- 위팔뼈 가쪽위관절융기의 뒷면

닿는곳(insertion)

- 자뼈의 몸쪽 1/4 뒷면, 팔꿈치머리돌기

작용(action)

- 팔꿉관절 폄의 보조

신경지배(nerve innervation)

- 노신경(요골신경, radial nerve)

기능적 활동

- 팔꿉관절을 펴고 위팔세갈래근을 도와주는 역할을 한다.
- 팔꿈치머리 윤활낭염(주두 점액낭, olecranon bursitis, student's elbow) : 대개 반복적인 마찰, 과사용, 충격, 외상, 감염 등에 의해 생긴다.

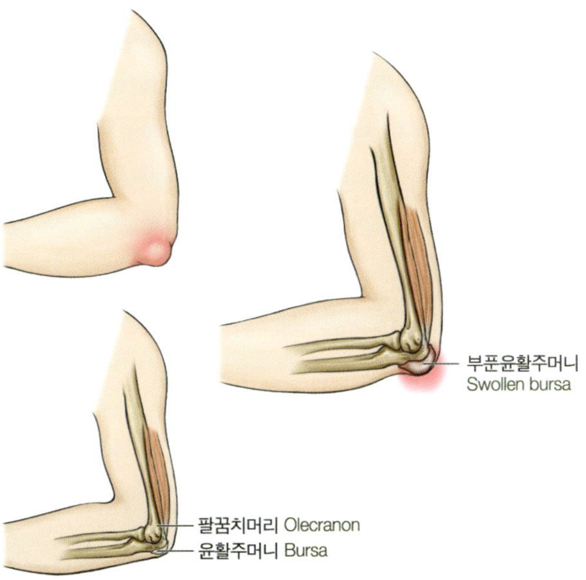

TIP

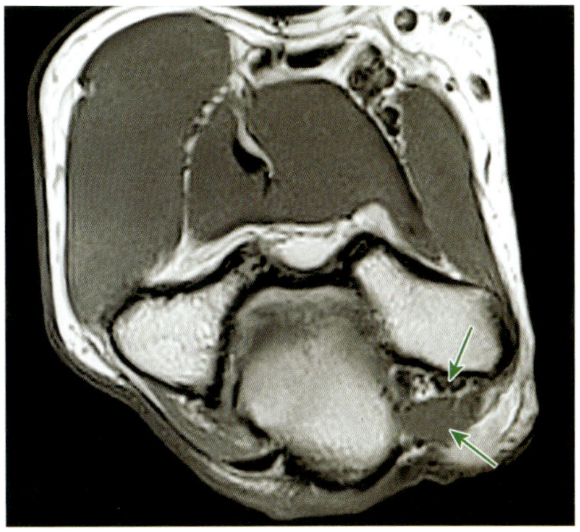

- 팔꿉굴증후군(주관절 터널증후군, cubital tunnel syndrome) – 자신경이 안쪽위관절융기(medial epicondyle)와 위쪽도르래팔꿈치근(anconeus epitrochlearis) 사이에 끼어 4, 5 손가락저린감 발생

❋ 위쪽도르래팔꿈치근(anconeus epitrochlearis) : 기형적 근육

MEMO

뒤침근(회외근, supinator muscle)

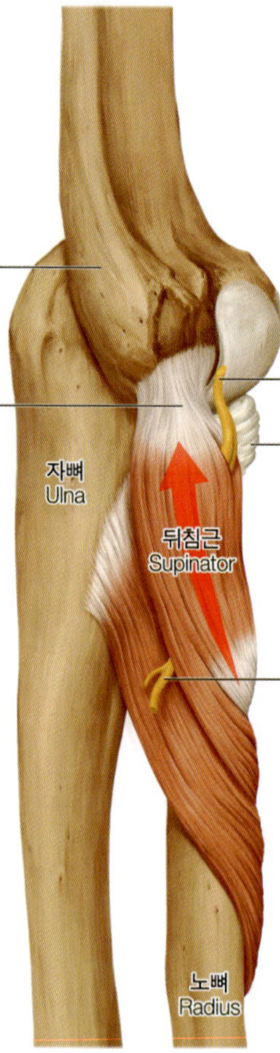

촉 진

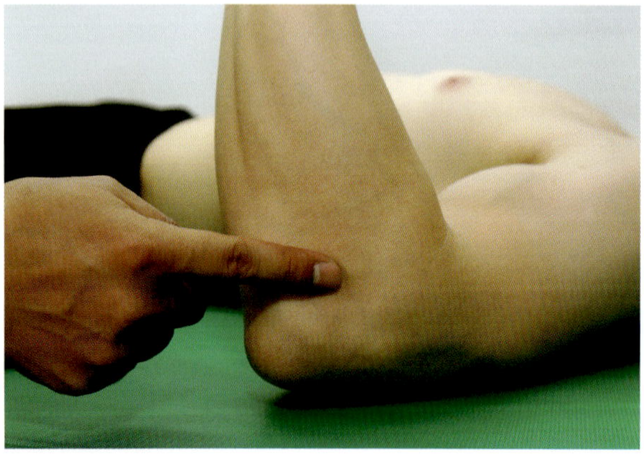

• 가쪽위관절융기에 손가락을 대고 검사자의 손목관절은 폄 상태로, 그리고 아래팔은 뒤침 시키면서 촉진한다.

해부학적 특징

이는곳(origin)

• 위팔뼈 가쪽위관절융기, 자뼈뒤침근능선

닿는곳(insertion)

• 노뼈의 뒤쪽 몸쪽 1/3, 가쪽 그리고 앞쪽

작용(action)

• 아래팔의 뒤침

신경지배(nerve innervation)

• 노신경(요골신경, radial nerve)

기능적 활동

- 뒤침근은 동작의 속도나 파워 또는 팔꿉관절의 각도에 관계없이 낮은 힘이 필요한 뒤침은 뒤침근만으로, 중간·높은 힘이 필요한 뒤침은 뒤침근과 위팔두갈래근이 함께 사용된다.
- 가쪽위관절융기 또는 공통폄근힘줄에 염증발생 시 가쪽위관절융기염(lateral epicondylosis) 또는 테니스엘보(tennis elbow)라 한다.

TIP

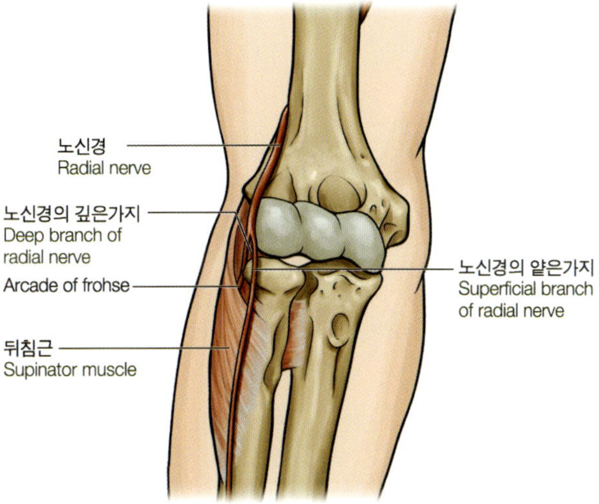

- 뒤침근은 얕은 층과 깊은 층에 있다. 노신경의 깊은가지는 이 두 개의 층 사이를 지나가며 이 부위에서 포착이 되는 것이 뒤침근증후군(supinator syndrome, radial tunnel syndrome)이다.

MEMO

원엎침근(원회내근, pronator teres muscle)
네모엎침근(방형회내근, pronator quadratus muscle)

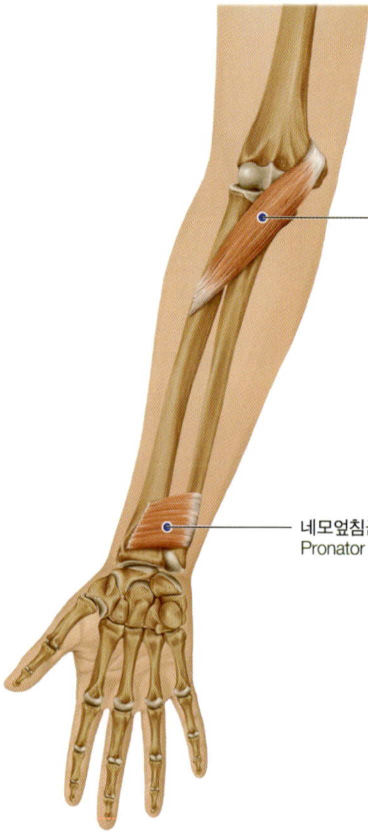

촉 진

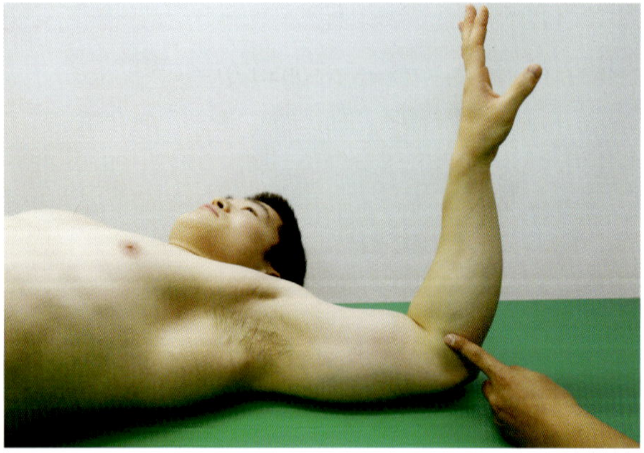

• 검사자에게 팔을 엎침하도록 한 다음 촉진한다. 필요하다면 저항을 준다.

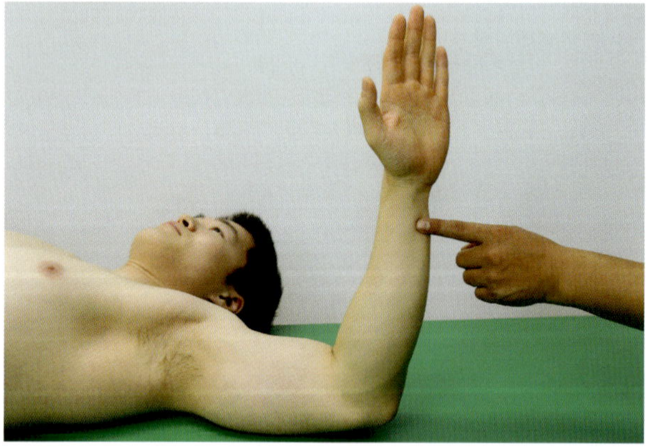

• 검사자에게 팔을 엎침하도록 한 다음 촉진한다. 필요하다면 저항을 준다.

해부학적 특징

원엎침근

이는곳(origin)

- 위팔뼈 안쪽위관절융기, 자뼈 갈고리 돌기의 안쪽면, 공통 굽힘근힘줄

닿는곳(insertion)

- 노뼈 가쪽

작용(action)

- 아래팔 엎침, 팔꿉관절 굽힘보조

신경지배(nerve innervation)

- 정중신경(median nerve)

네모엎침근

이는곳(origin)

- 먼쪽자뼈의 안쪽앞면

닿는곳(insertion)

- 먼쪽노뼈의 가쪽앞면

작용(action)

- 아래팔 엎침

신경지배(nerve innervation)

- 정중신경(median nerve)

기능적 활동

- 원엎침근은 위팔두갈래근과 뒤침근의 대항근이며, 높은 파워를 요하는 엎침 활동 시에 사용된다.
- 네모엎침근은 속도와 파워의 정도에 관계없이, 모든 엎침 움직임에 연루되는 가장 능동적이고 항상 사용되는 엎침근이다.
- 원엎침근의 과사용은 안쪽위관절융기 또는 공통굽힘근힘줄의 통증 또는 염증을 유발할 수 있다(golfer's elbow).

TIP

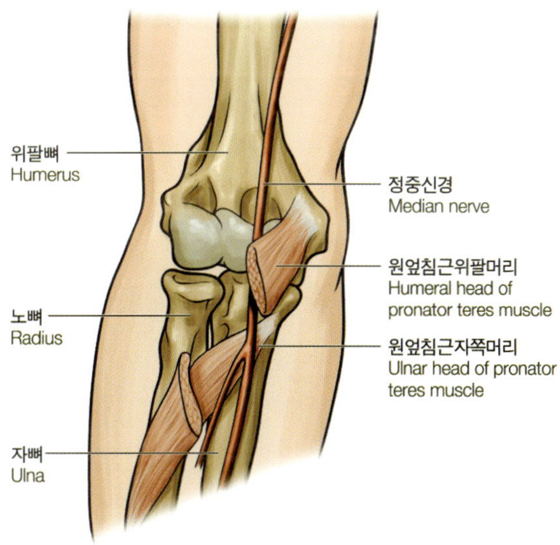

- 원엎침근은 정중신경이 포착될 때, 이를 원엎침근증후군(pronator teres syndrome)이라 한다.

MEMO

근육군의 작용

팔꿉관절 굽힘근

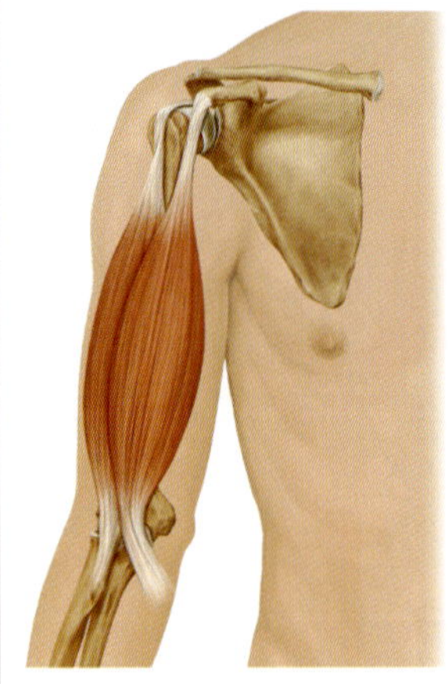	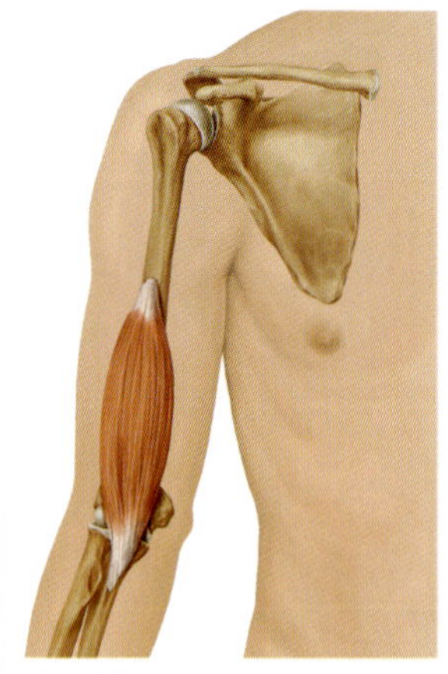	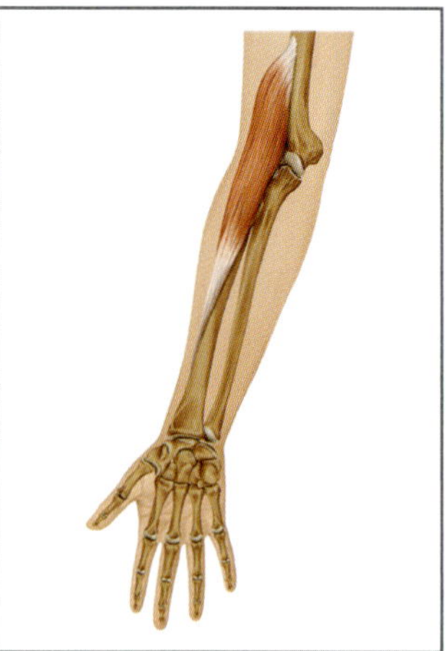
위팔두갈래근	위팔근	위팔노근

팔꿉관절 폄

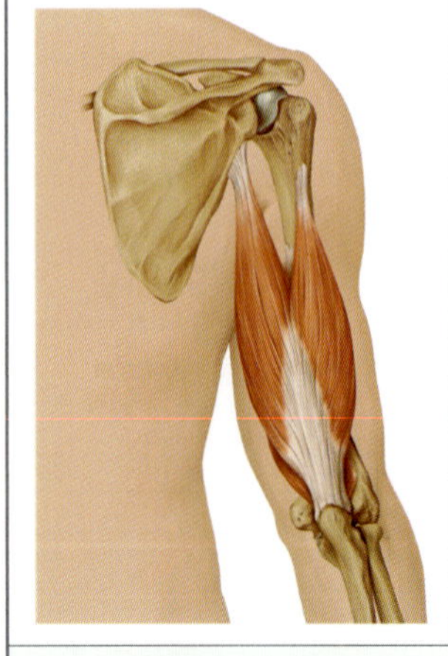	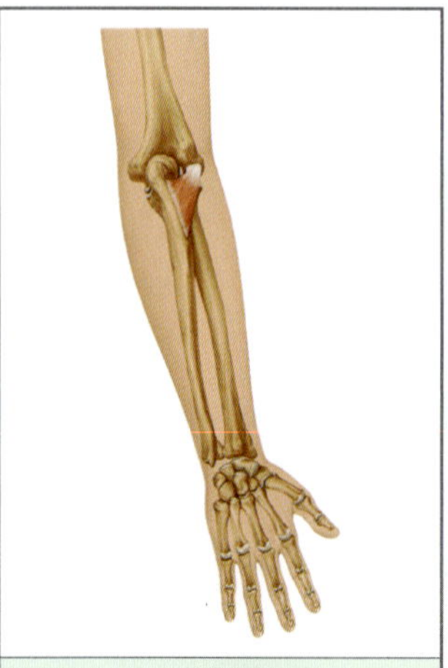
위팔세갈래근	팔꿈치근

아래팔 뒤침

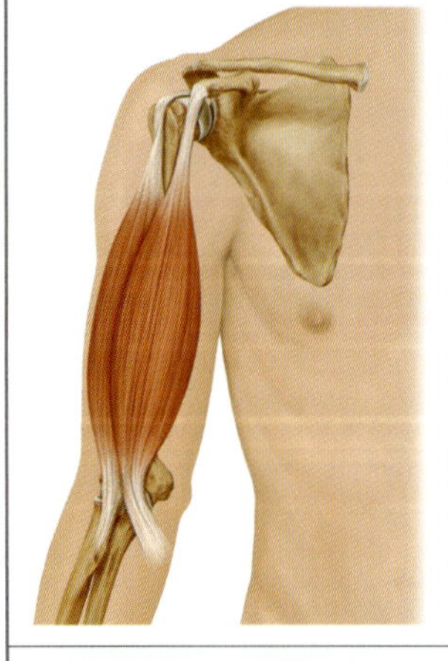	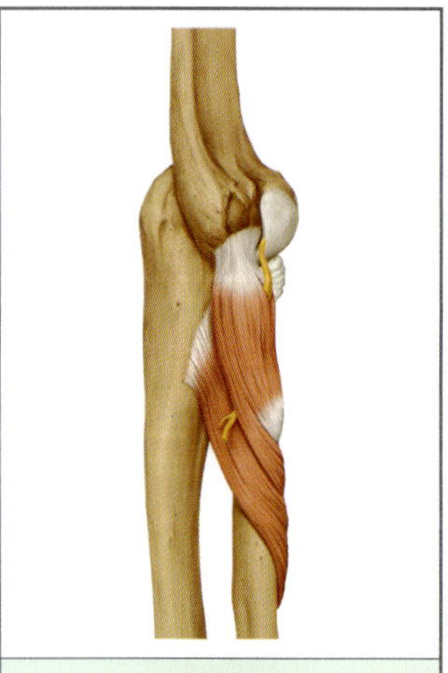
위팔두갈래근	뒤침근

아래팔 엎침

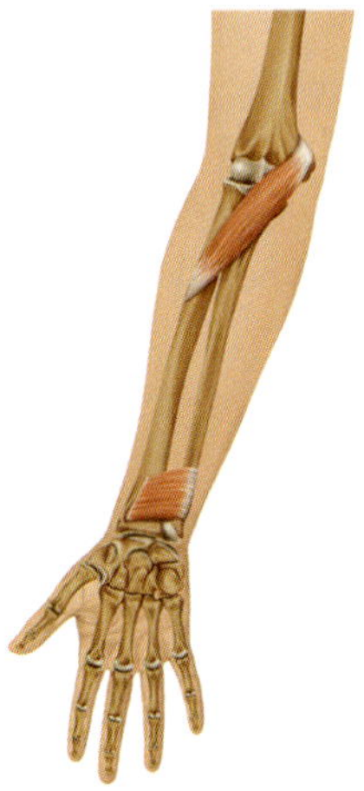

원엎침근

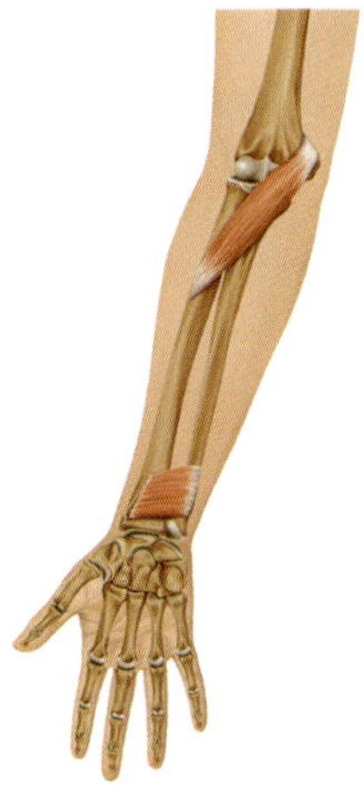

네모엎침근

풀어보기

1. 위팔뼈와 아래팔을 구성하는 관절에 대한 설명 중 옳은 것은?
① 위팔노관절은 경첩관절이다.
② 위팔자관절은 중쇠관절이다.
③ 노자관절은 2축을 가진 중쇠관절이다.
④ 노자관절은 엎침과 뒤침 운동만 일어난다.
⑤ 노뼈의 앞면에는 두 개의 도르래패임이 있다.

2. 노신경지배를 받는 근육으로 옳지 않은 것은?
① 뒤침근
② 팔꿈치근
③ 위팔노근
④ 위팔두갈래근
⑤ 위팔세갈래근

3. 팔꿉관절 굽힘과 아래팔 뒤침 운동에 작용하는 근육으로 옳은 것은?
① 뒤침근
② 위팔근
③ 위팔노근
④ 위팔세갈래근
⑤ 위팔두갈래근

4. 팔꿉관절 굽힘근 중에서 모멘트 팔의 길이가 최대인 근육으로 옳은 것은?
① 위팔근
② 원엎침근
③ 위팔노근
④ 네모엎침근
⑤ 위팔두갈래근

5. 팔꿉관절의 순수한 굽힘근으로 옳은 것은?
① 위팔근
② 부리위팔근
③ 위팔노근
④ 네모엎침근
⑤ 위팔두갈래근

6. 아래팔 뒤침에 작용하는 위팔두갈래근은 팔꿉관절 굽힘 시 최대의 힘을 발휘할 수 있는 각도로 옳은 것은?
① 30°
② 45°
③ 60°
④ 90°
⑤ 120°

7. C6 팔다리마비환자가 가벼운 물건을 밀거나 문을 닫을 때 재교육을 시켜야 하는 근육으로 옳은 것은?
① 큰가슴근
② 가시위근
③ 어깨밑근
④ 작은원근
⑤ 위팔두갈래근

Functional Anatomy

Chapter 05

아래팔과 손목

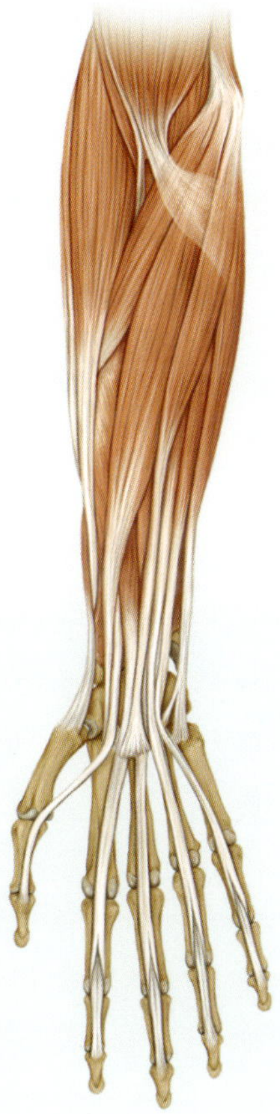

학/습/목/표

- 아래팔과 손목관절을 이루고 있는 뼈대의 구조 및 종류에 대하여 설명할 수 있다.
- 아래팔과 손목관절의 움직임의 종류와 원리를 설명할 수 있다.
- 아래팔과 손목관절을 움직이는 근육의 이는곳 및 닿는곳 작용을 설명할 수 있다.
- 아래팔과 손목관절의 근육을 지배하는 신경지배에 대하여 설명할 수 있다.

Functional Anatomy

1 개 요

뼈대계통 손목관절은 8개의 작은 손목뼈로 이루어져 있고, 아래팔과 손 사이에서 하나의 그룹을 형성하고 있으며 아래팔과 손이 움직일 수 있는 공간으로서의 역할을 제공한다. 또한 팔의 먼쪽 관절로서 효과기인 손이 기능적으로 사용될 수 있도록 최적의 위치를 취해야 한다. 즉 손목관절은 공을 던지거나 골프를 치거나 하는 등 커다란 동작을 만들기도 하는 반면, 바느질을 한다거나 피아노를 연주하는 등의 작고 섬세한 동작을 만들어준다.

2 뼈대의 이해

손목관절은 노뼈의 먼쪽부분으로 손배뼈, 반달뼈, 세모뼈가 이루는 관절로 노뼈와 자뼈가 이루는 오목한 모양과 손목뼈가 만드는 볼록한 모양이 서로 들어맞도록 이루어져 있다.

먼쪽 노뼈의 등쪽면에는 짧은노쪽손목폄근과 긴엄지폄근힘줄 사이에 있는 리스터 결절이 있으며, 노뼈

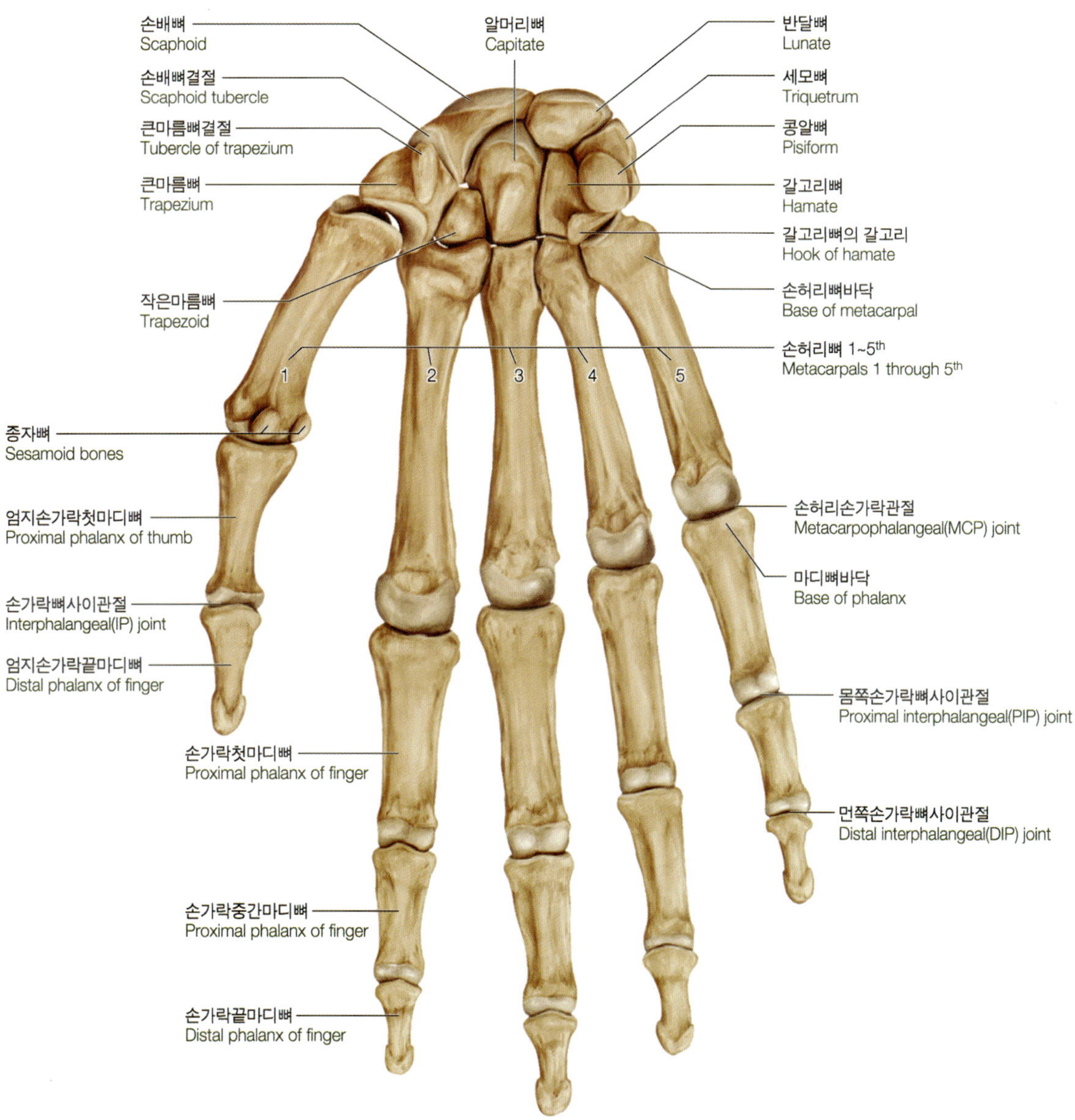

그림 5-1 손 주요부위와 뼈의 손바닥면(오른쪽)

CHAPTER 5

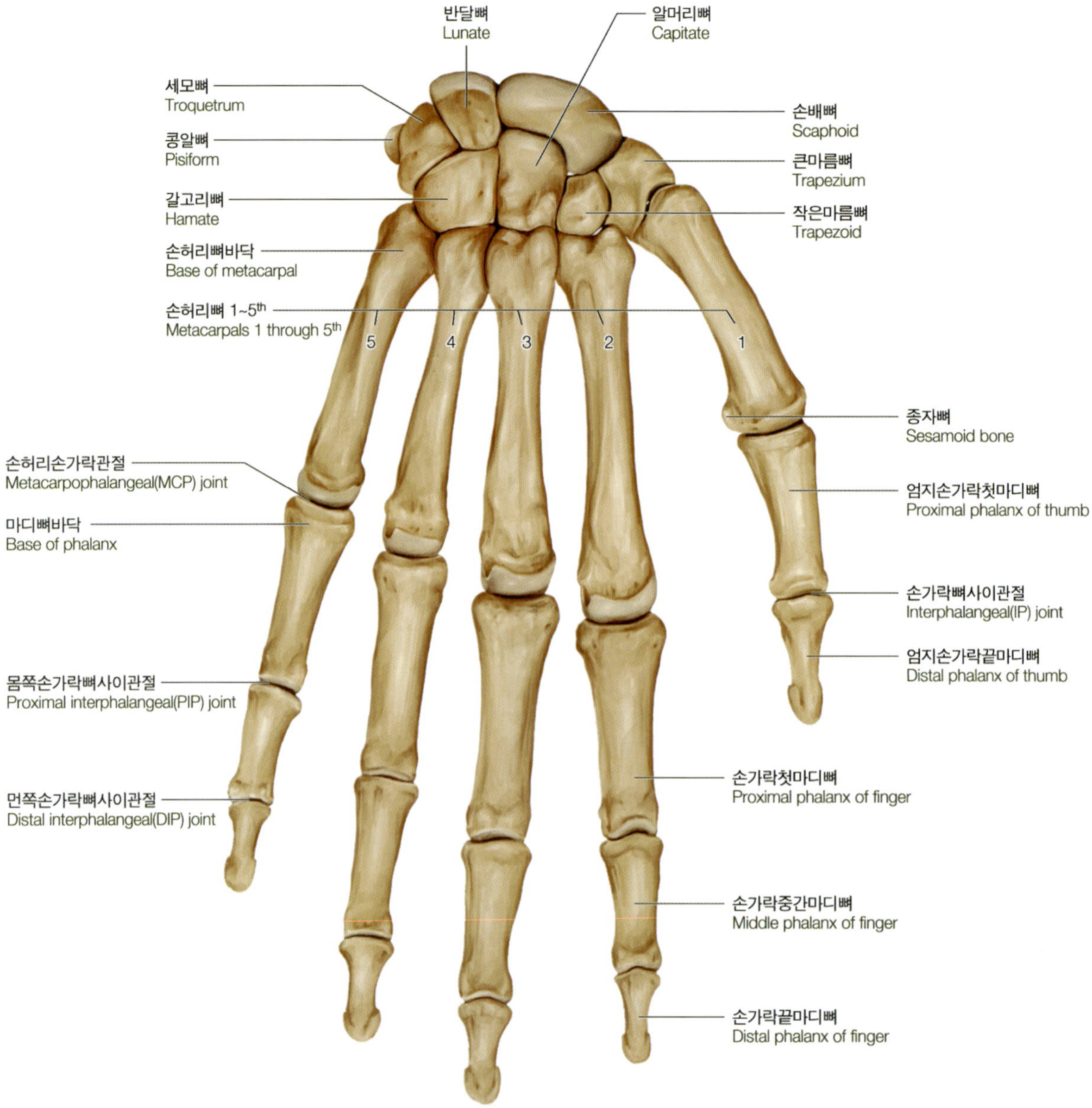

그림 5-2 손 주요부위와 뼈의 손등면(오른쪽)

의 붓돌기는 노뼈의 가쪽면에서 먼 쪽으로 돌출되어 있으며, 자뼈의 붓돌기는 자뼈의 뒤안쪽면에서 먼 쪽으로 돌출되어 있다.

손목뼈복합체에는 8개의 손목뼈가 있는데 4개씩 두 개의 열을 이루고 있으며 손목뼈 중간관절을 형성하고 있다. 몸쪽열에는 손배뼈, 반달뼈, 세모뼈 그리고 콩알뼈로 비교적 느슨한 형태로 관절되어 있다.

손배뼈는 손목뼈 중에서 골절이 잘 되는 뼈로 알려져 있으며 반달뼈는 탈구가 잘 되는 뼈로 알려져 있다. 가장 손바닥 쪽에 있는 콩알뼈는 종자뼈로 자쪽손목뼈굽힘근힘줄의 기계적 이득을 증가시키는 역할을 한다.

먼쪽열에는 큰마름뼈, 작은마름뼈, 알머리뼈 그리고 갈고리뼈로 강한 인대에 의해 단단하게 결합되어 있다.

알머리뼈는 손목뼈 중 가장 큰 뼈이며 이러한 불규칙한 손목뼈들은 서로 활주함으로써 손목의 움직임을 만들어낸다(그림 5-1, 그림 5-2).

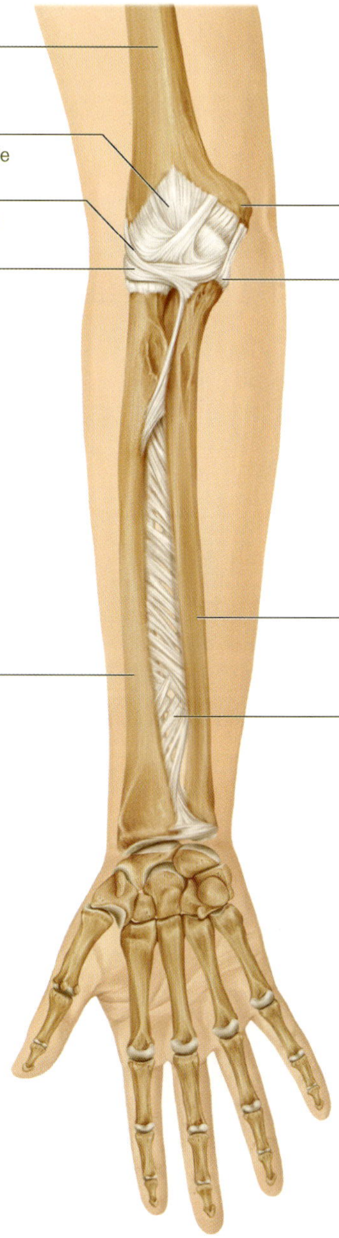

그림 5-3 아래팔 앞면

3 관절의 이해

노뼈손목관절(요골수근관절)에는 안쪽 안정성에 관여하는 자쪽곁인대(척측측부인대, ulnar collateral ligament), 가쪽 안정성에 관여하는 요쪽곁인대(요측측부인대, radial collateral ligament), 손목의 굽힘 시 작용하는 등쪽노손목인대, 손목의 폄 시 작용하는 바닥쪽 손목인대 등 4개의 인대가 안정성에 기여하고 있다.

1) 손목 노쪽곁인대(요측측부인대)와 자쪽곁인대 (radialcollateral and ulnarcollateral ligaments)

노쪽곁인대는 노뼈와 손배뼈, 큰마름뼈 그리고 첫째 손허리뼈에 부착하며 가쪽 안정성에 관여한다.

자쪽곁인대는 자뼈와 콩알뼈, 세모뼈에 부착하며 안쪽 안정성에 관여한다.

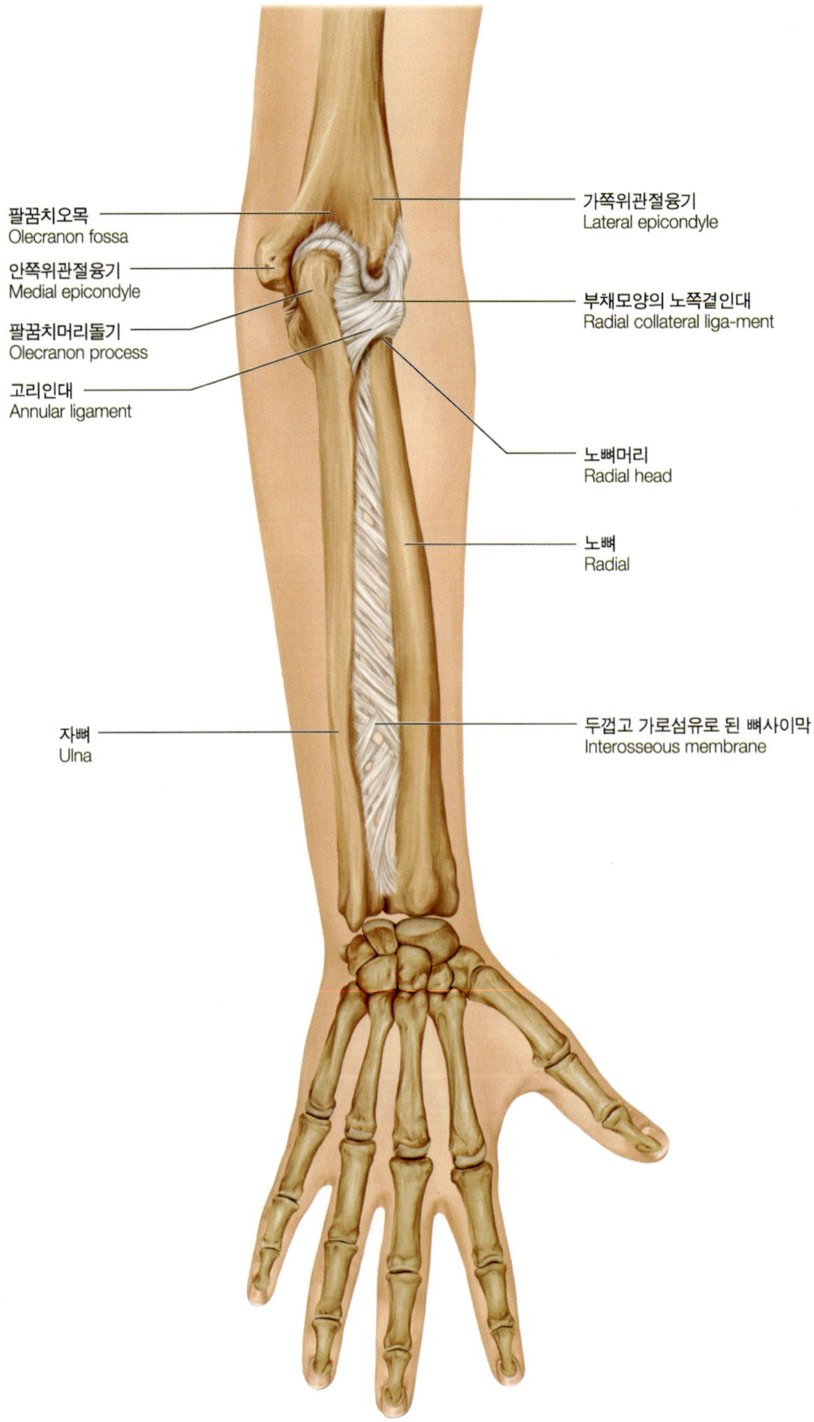

그림 5-4 아래팔 뒷면

2) 손바닥 · 등쪽노손목인대(장 · 배측요골수근인대, palmar and dorsal radiocarpal ligaments)

등쪽노손목인대는 등쪽에 있는 유일한 인대로 노뼈의 붓돌기와 반달뼈, 세모뼈에 부착하며 바닥쪽노손목인대보다는 약하거나 느슨하지만 손목관절의 굽힘 운동 시 어느 정도의 제한을 주는 인대이다.

바닥쪽노손목인대는 아마도 손목의 안정성과 기능에 있어서 가장 중요한 인대일 것이다.

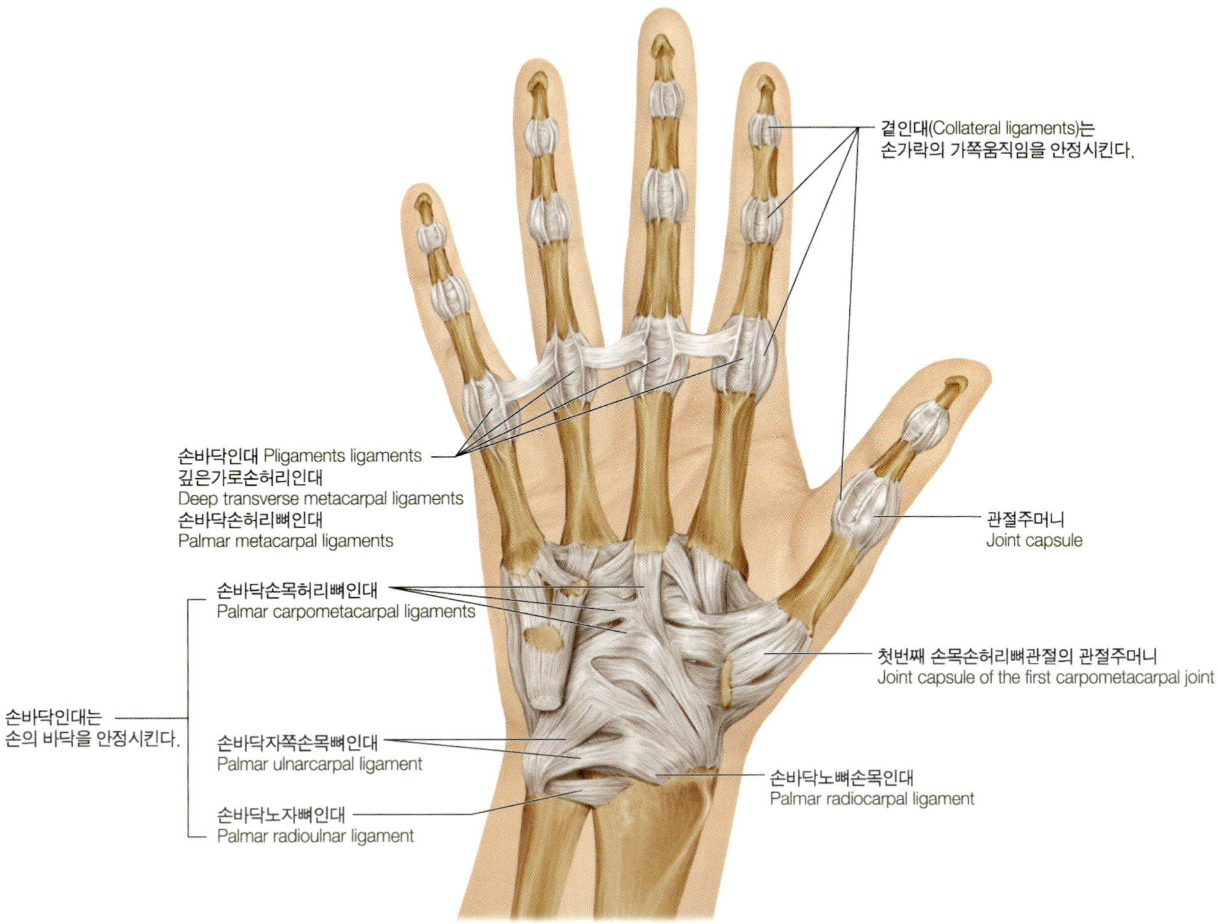

그림 5-5 손과 손목인대(앞면 보기)

먼쪽노뼈의 앞면과 손배뼈, 반달뼈 그리고 세모뼈의 앞면에 부착하며 손목관절의 폄운동시 강력한 제한을 주는 인대이다. 손의 기능적인 측면에서 볼 때 손목이 펴진 상태에서 많은 동작이 이루어지기 때문에 바닥쪽노손목인대는 다른 인대보다 손상에 노출되어 있다(그림 5-5).

3) 손바닥널힘줄(수장건막, palmar aponeurosis)

손바닥널힘줄은 손바닥근막이라 불리기도 하는데 손목관절의 기능적 측면에서 중요하다.

손바닥의 얕은층에 있으며 두껍고 긴손바닥근과 부착되어 있는데 손목운동에 관여하는 외재근(extrinsic muscle)을 덮고 있으며 특히 손의 깊은곳 구조를 보호하고 있다(그림 5-6).

4 신경지배의 이해

손목과 손의 운동을 지배하는 신경은 팔신경얼기 뒤신경다발(후신경속, posterior cord)의 가지인 노신경과 안쪽신경다발(내신경속, medial cord)의 가지인 정중신경과 자신경이다. 일반적으로 노신경은 아래팔의 뒷면에 위치한 근육을 지배하고 정중신경은 아래팔의 앞면에 위치한 근육을 지배하며 자신경은 아래팔의 앞 안쪽에 위치한 자쪽손목굽힘근을 지배한다(그림 5-7).

5 움직임의 이해

손목뼈는 노뼈의 먼쪽부분 끝과 몸쪽손목열이 이루는 손목관절(요수근관절, radiocarpal joint)과 4개의 몸

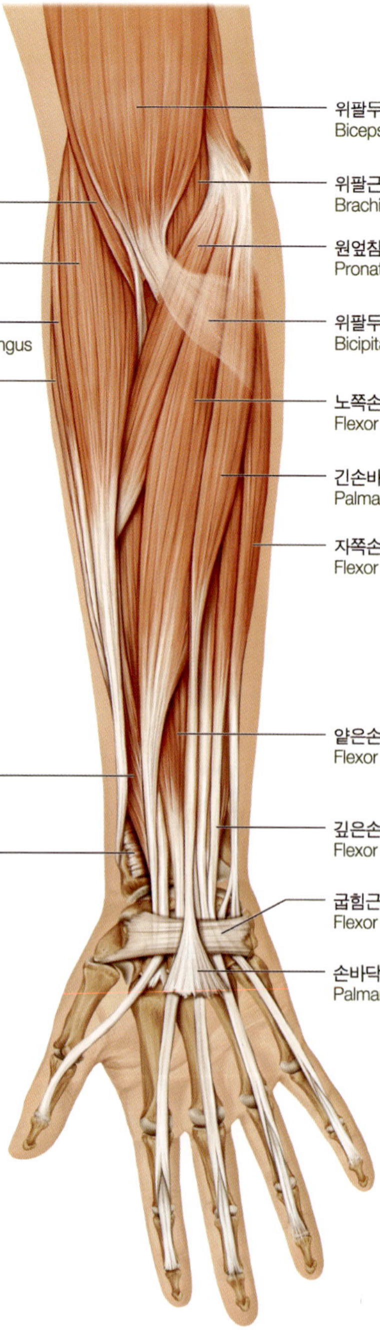

그림 5-6 아래팔과 손의 얕은 근육(앞면보기)

쪽손목열과 4개의 먼쪽손목열이 이루는 손목뼈중간관절(중수근관절, midcarpal joint), 그리고 그 중요성은 조금 떨어지지만 각각의 손목뼈들의 활주운동이 일어나는 손목뼈사이관절(수근간관절, intercarpal joint)에 의해 시상면에서 일어나는 굽힘과 폄, 이마면에서 일어나는 자쪽치우침(모음)와 노쪽치우침(벌림) 등 4가지의 움직임이 일어난다.

굽힘은 손목뼈중간관절보다 손목관절에서 더 많이 일어나며, 폄은 손목관절보다 손목뼈중간관절에서 더 많이 일어난다. 또한 자쪽치우침은 손목관절에서 주로 일어나며 노쪽치우침은 손목뼈중간관절에서 주로 일어난다.

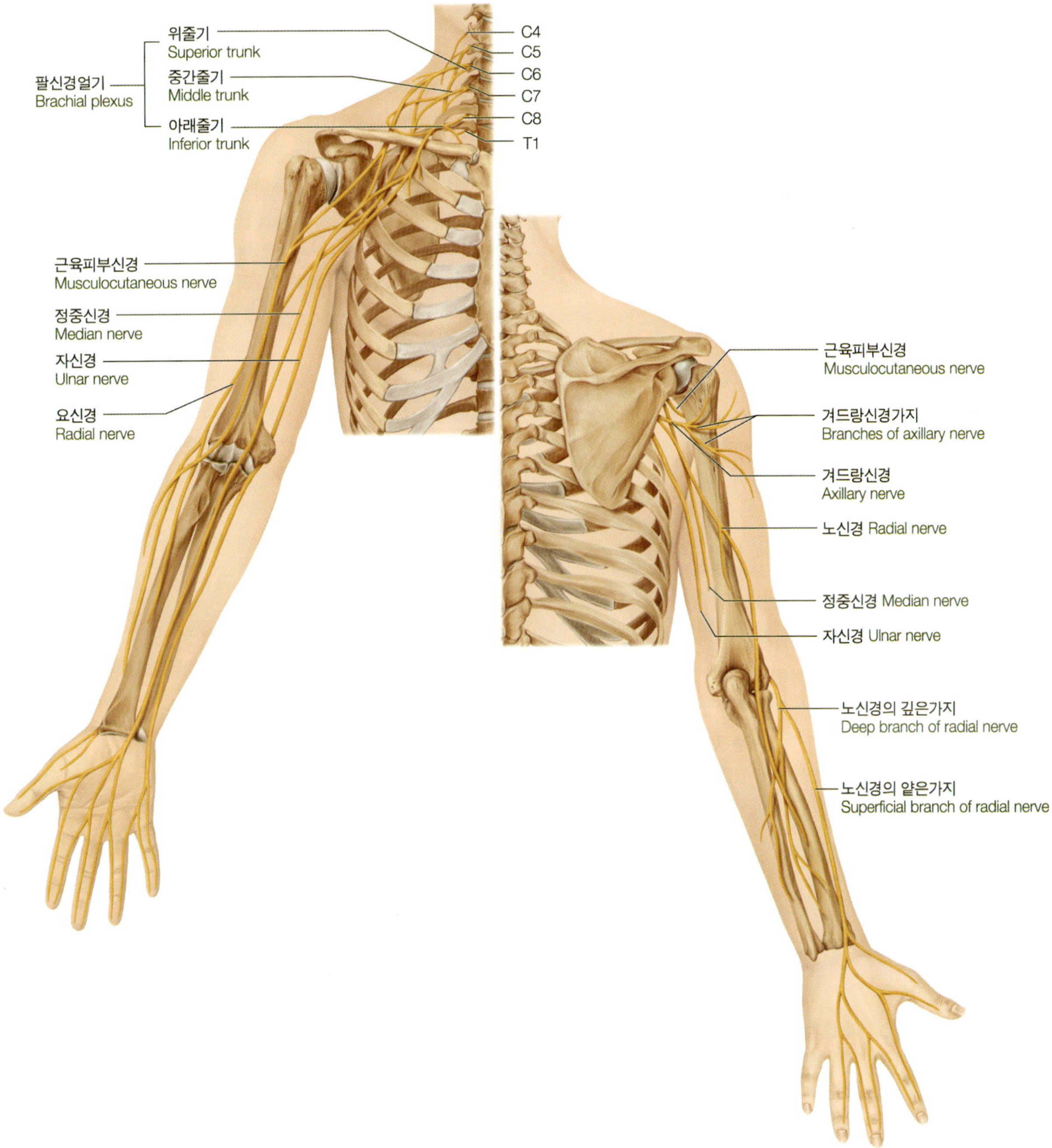

그림 5-7 팔신경얼기

6 근육의 이해

손은 컵과 같이 큰 물건을 잡거나 또는 바늘과 같이 아주 작은 물건을 잡을 수 있으며 손목을 이용하여 볼을 던질 수도 있다. 이런 다양한 기능의 수행은 근육의 작용에 의해서인데 이는곳의 위치에 따라 2가지로 나눌 수 있다. 아래팔이나 위팔의 양쪽 위관절융기에서 시작하는 근육을 외재근(extrinsic muscle)이라 하며 손목관절을 움직이는 대부분의 근육이 여기에 속하며, 손에서 시작하는 근육을 내재근(intrinsic muscle)이라 하는데 외재근과의 상호작용에 의해 섬세하고 정밀한 동작을 이룬다(그림 5-8).

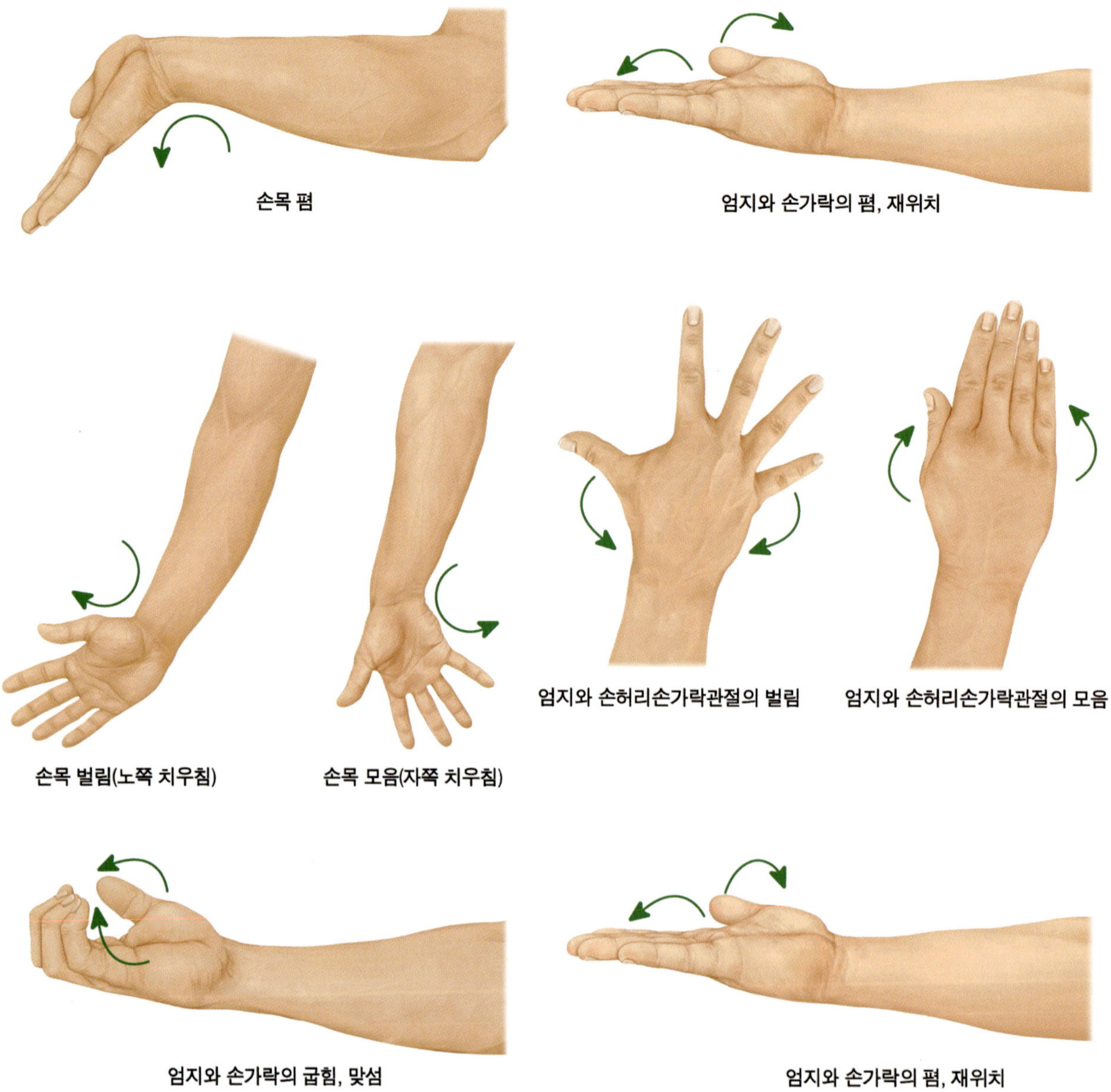

그림 5-8 손목의 움직임 이해

여기서는 손목의 운동에 관여하는 근육에 대해 알아보고자 한다. 앞서 꼭 기억해야 용어를 살펴보면 손목부위를 나타내는 "carpi", 노뼈를 나타내는 "radi", 자뼈를 나타내는 "ulnar"와 긴을 나타내는 "long", 짧음을 나타내는 "brevis" 등이다. 이러한 용어들은 손목에 작용하는 근육을 암기하고 이해하는 데 많은 도움을 줄 것이다.

손목을 굽힘시키는 아래팔의 앞면에 있는 근육은 노쪽손목굽힘근, 자쪽손목굽힘근, 긴손바닥근으로 모두 안쪽위관절융기에서 기시하며 자쪽손목굽힘근(자신경)을 제외한 나머지 2개의 근육은 정중신경의 지배를 받는다.

손목을 폄시키는 아래팔의 뒷면에 있는 근육은 긴노쪽손목폄근, 짧은노쪽손목폄근, 자쪽손목폄근으로 가쪽위관절융기에서 기시하며 3개의 근육 모두 노신경의 지배를 받는다(그림 5-9~그림 5-15).

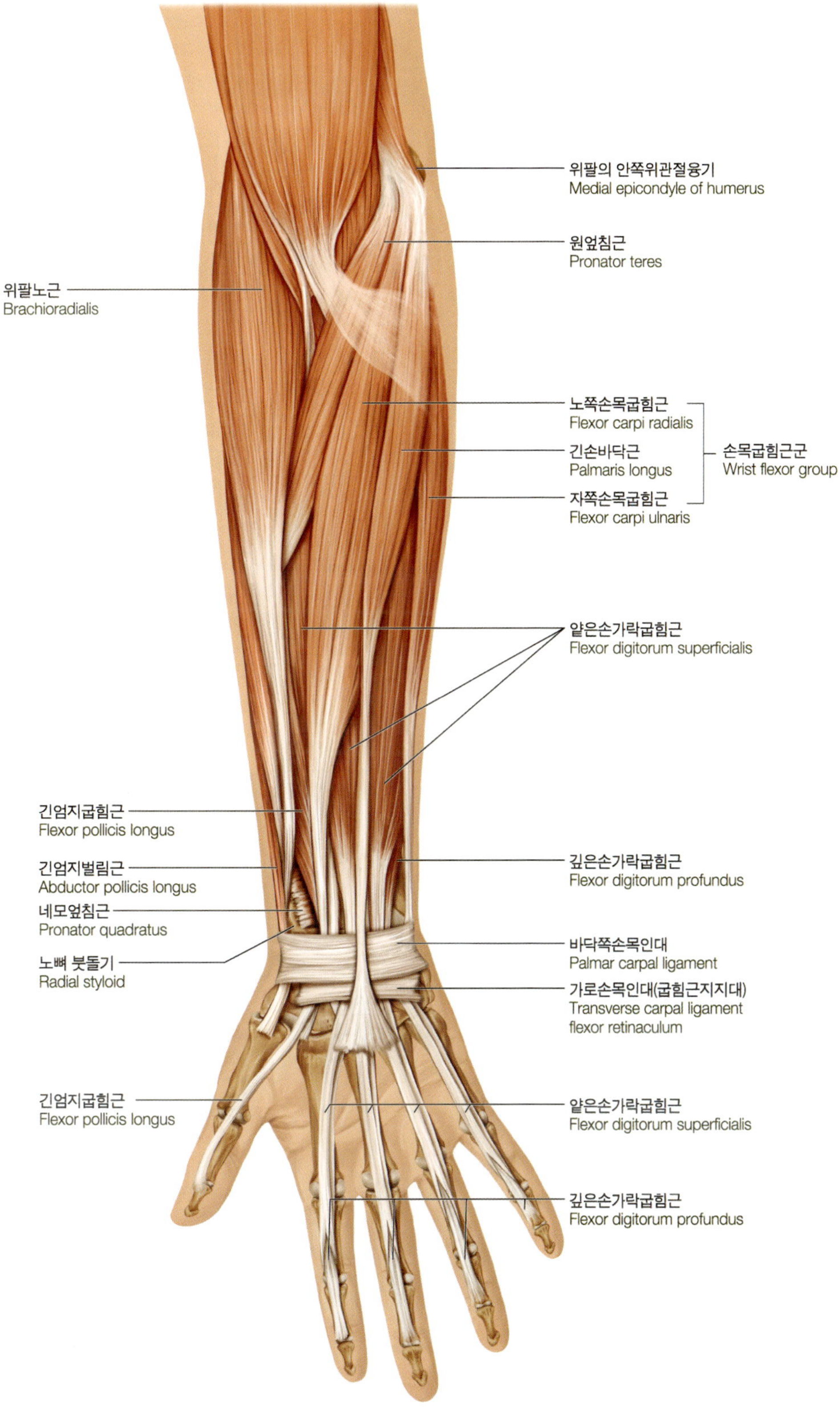

그림 5-9 손목관절(오른쪽) 근육들의 앞쪽 면(얕은 층)

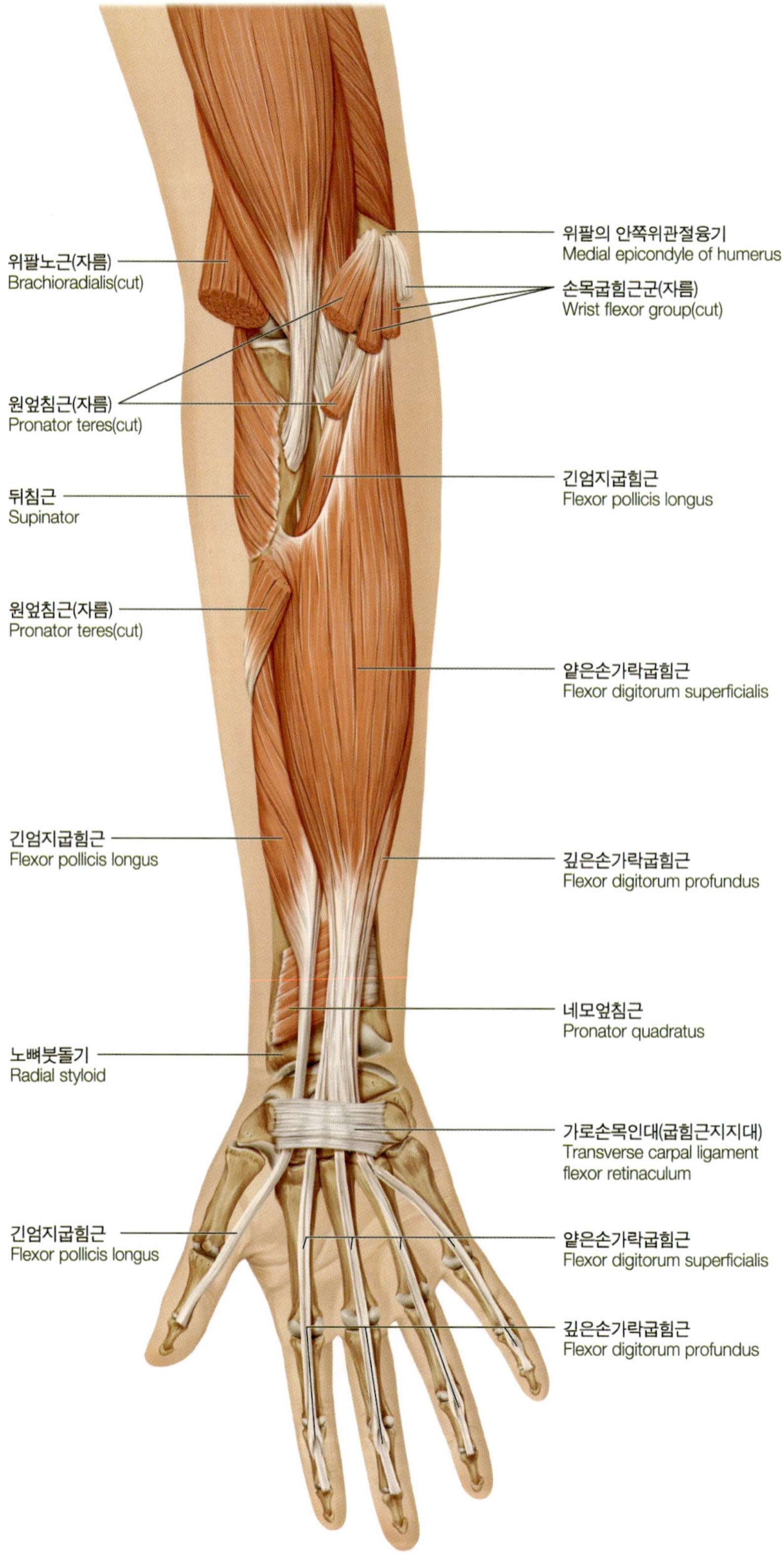

그림 5-10 손목관절(오른쪽) 근육들의 앞쪽 면(중간 층)

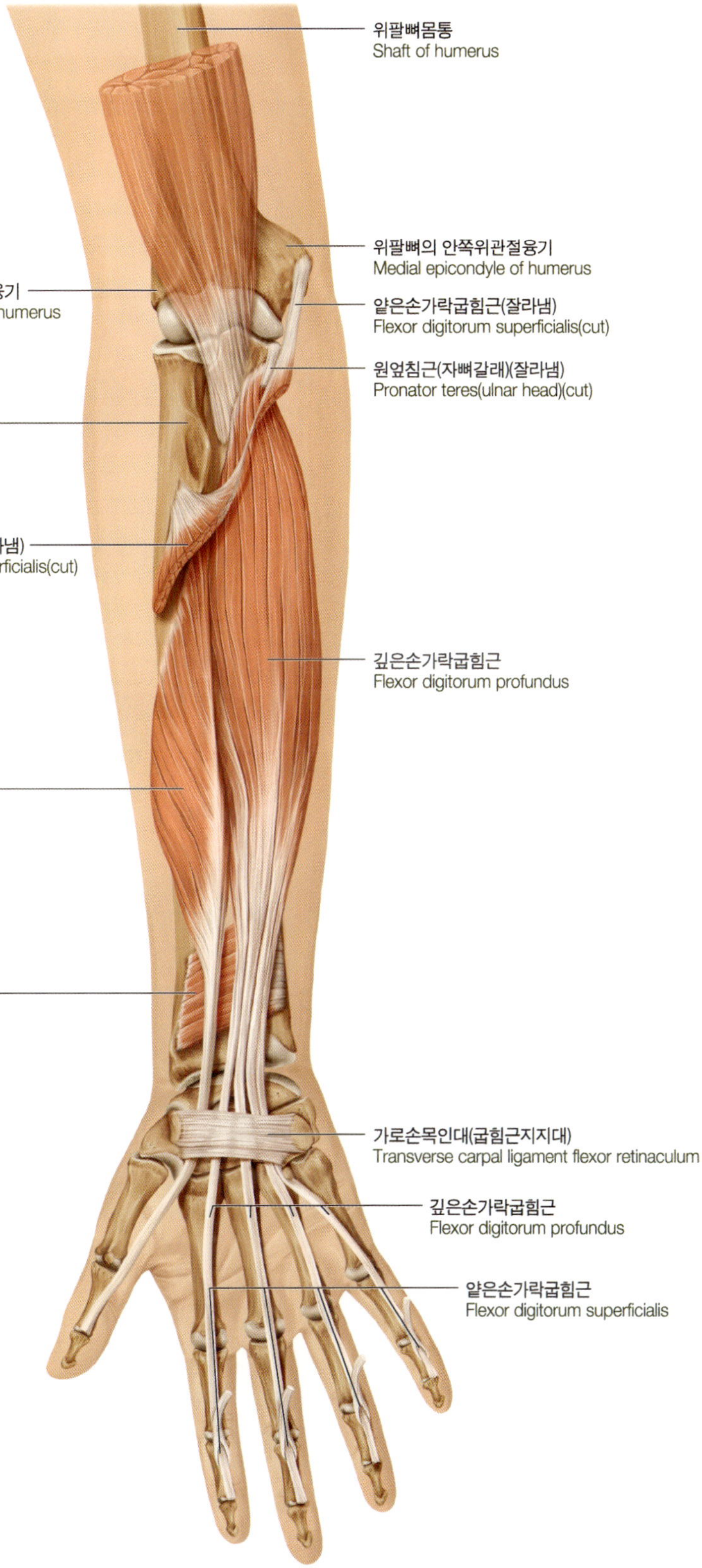

그림 5-11 손목관절(오른쪽) 근육들의 앞쪽 면(깊은 층)

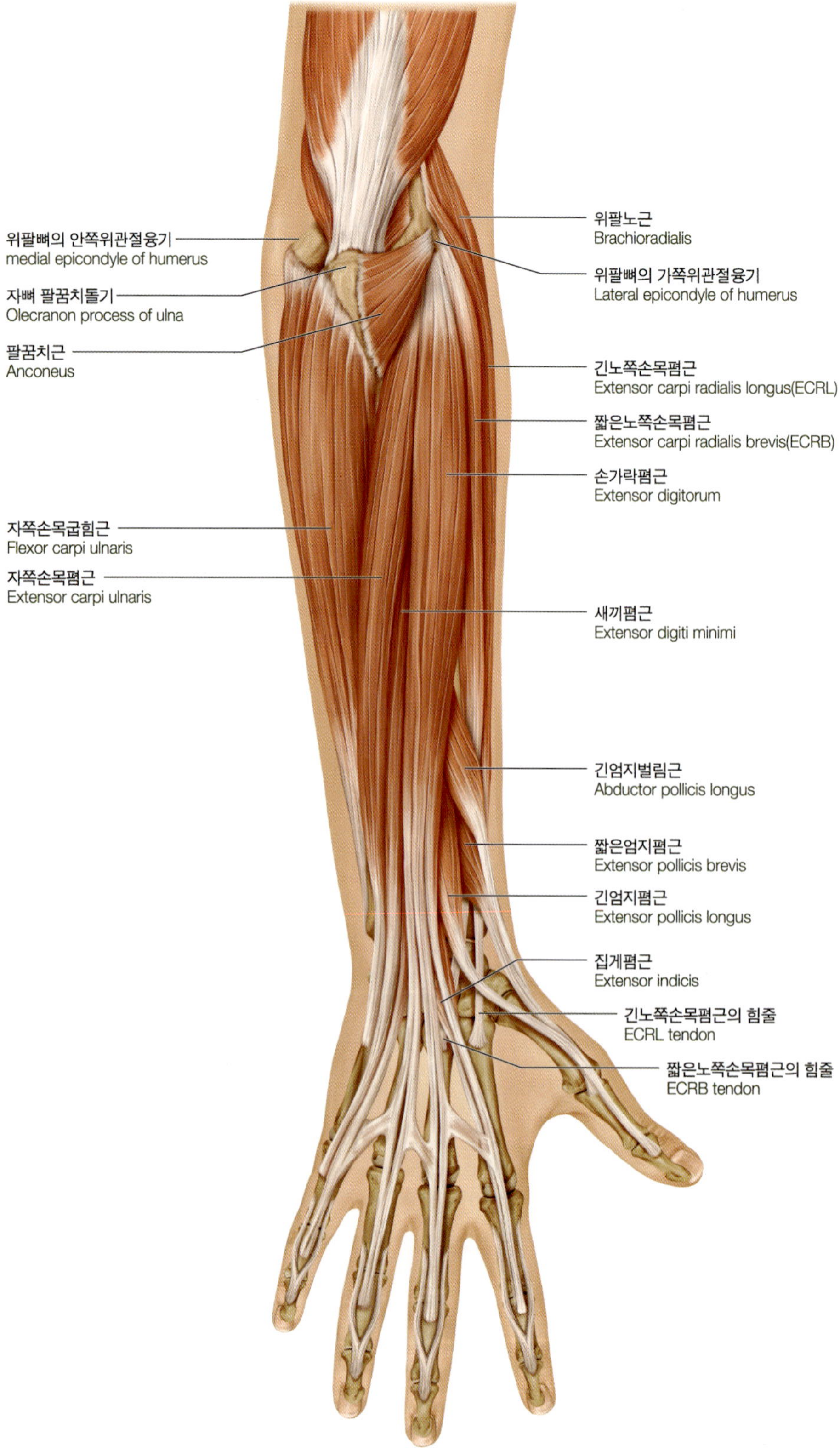

그림 5-12 손목관절(오른쪽) 근육들의 뒤쪽 면(얕은 층)

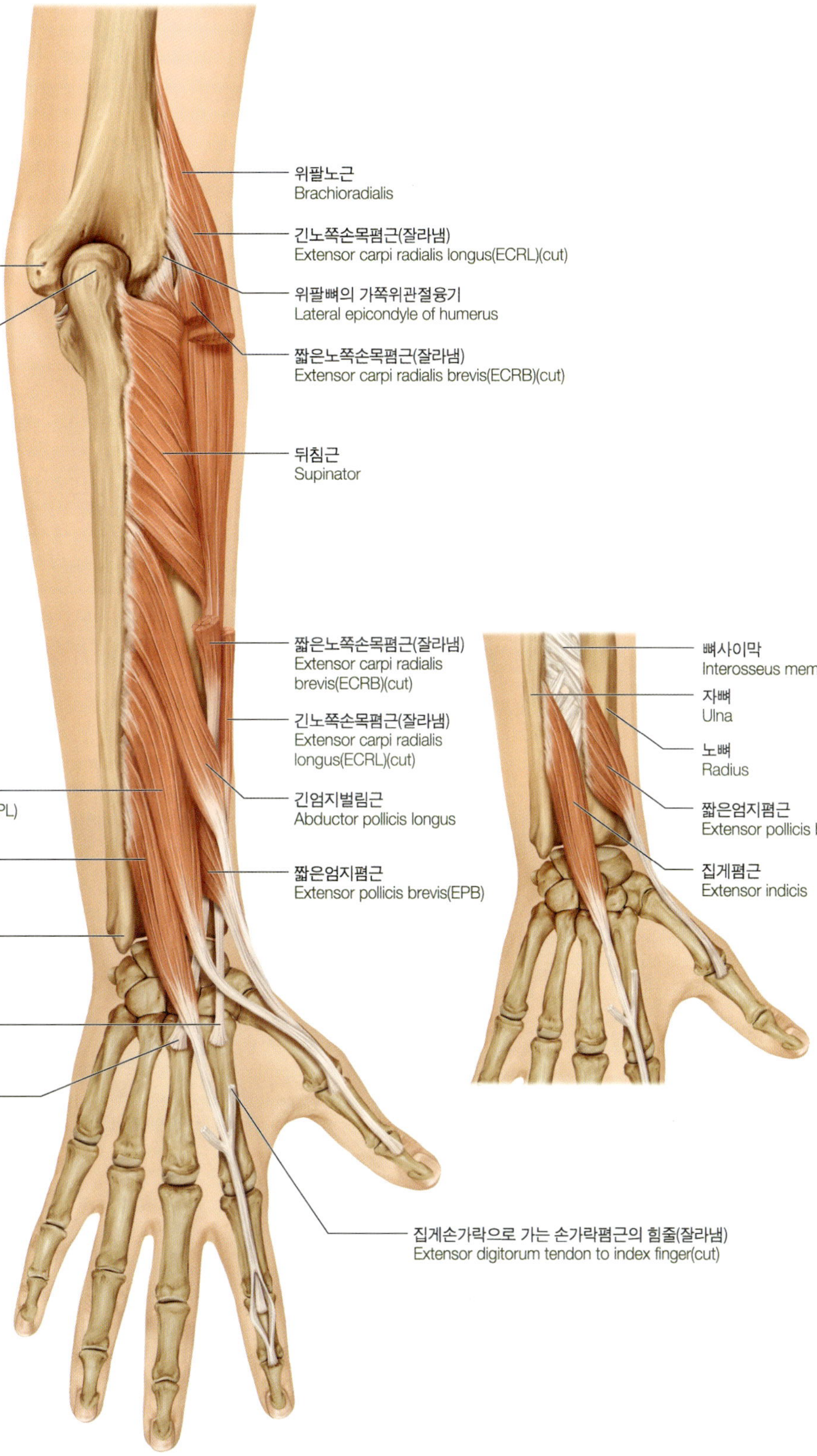

그림 5-13 손목관절(오른쪽) 근육들의 뒤쪽 면(깊은 층)

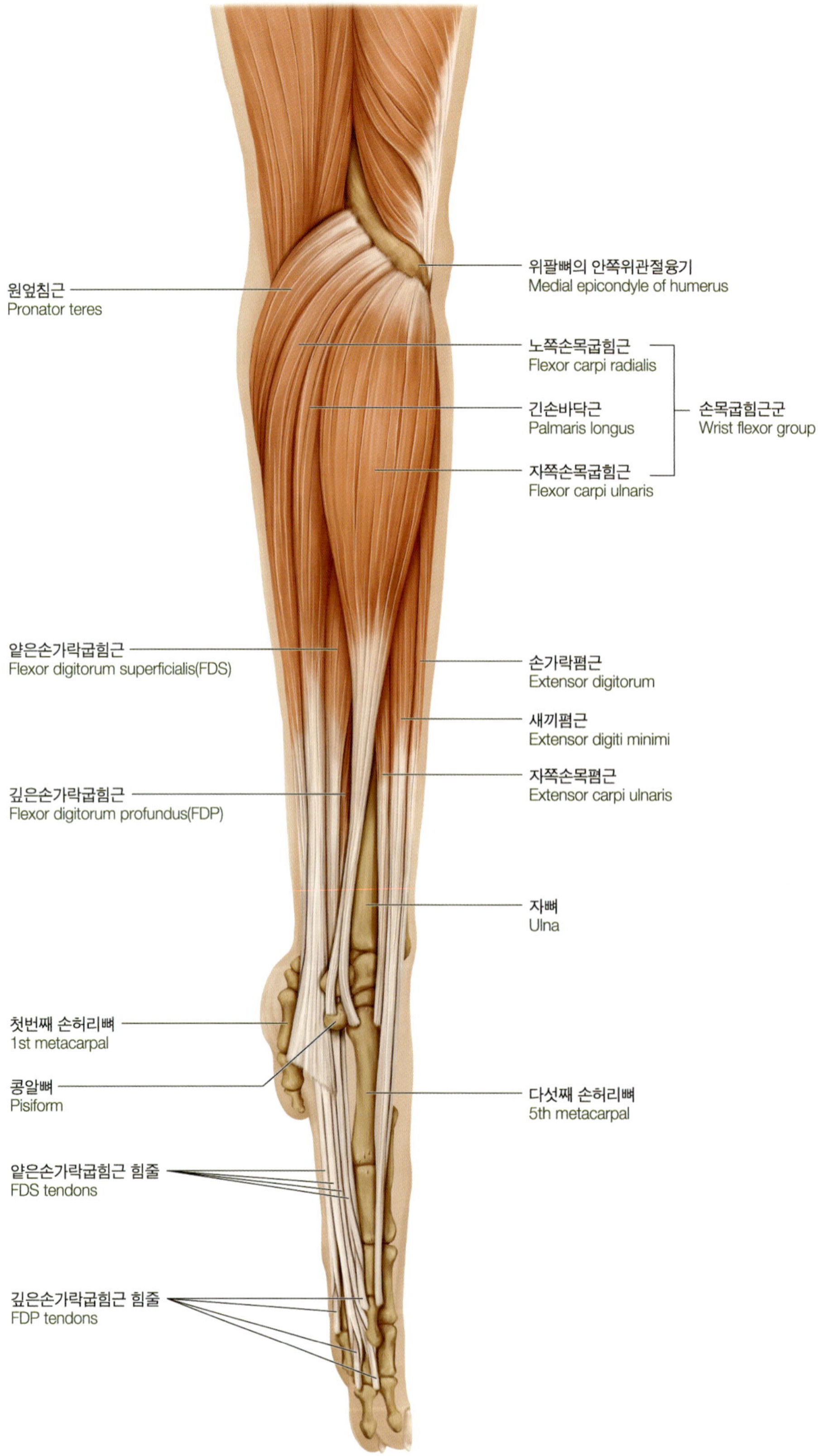

그림 5-14 손목관절(오른쪽) 근육들의 안쪽 면

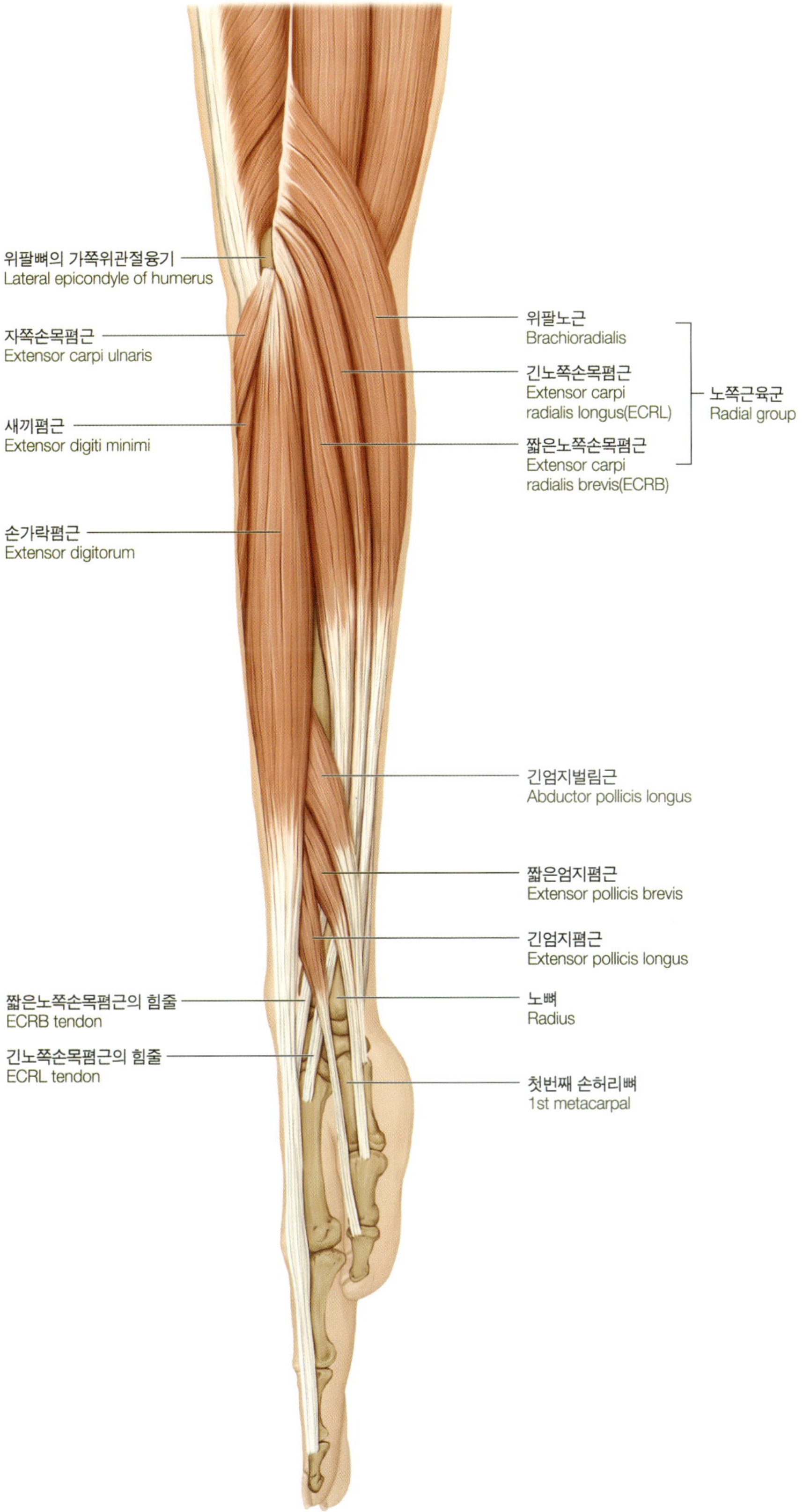

그림 5-15 손목관절(오른쪽) 근육들의 가쪽 면

노쪽손목굽힘근(flexor carpi radialis muscle)

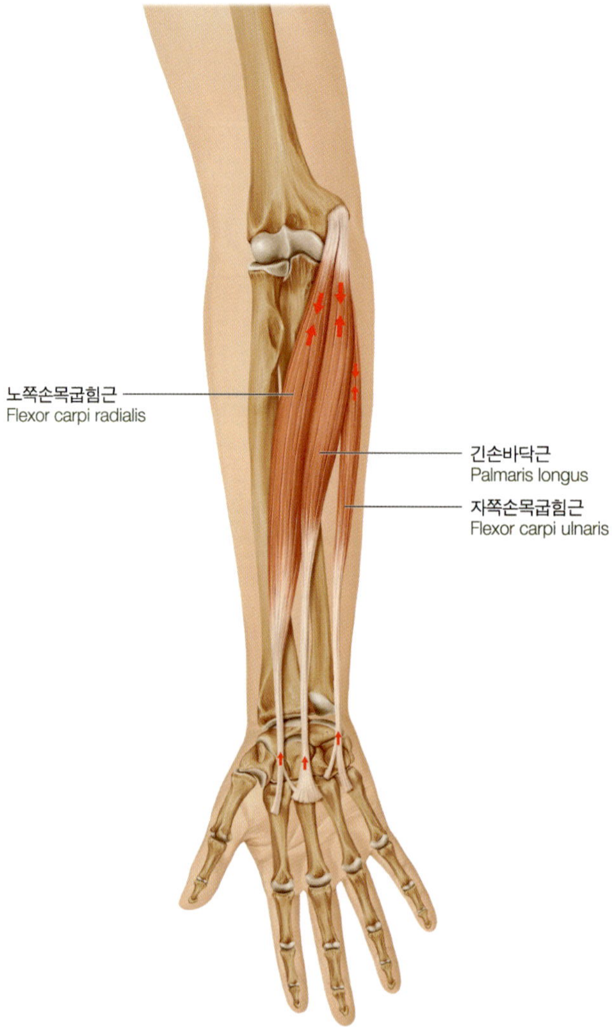

촉 진

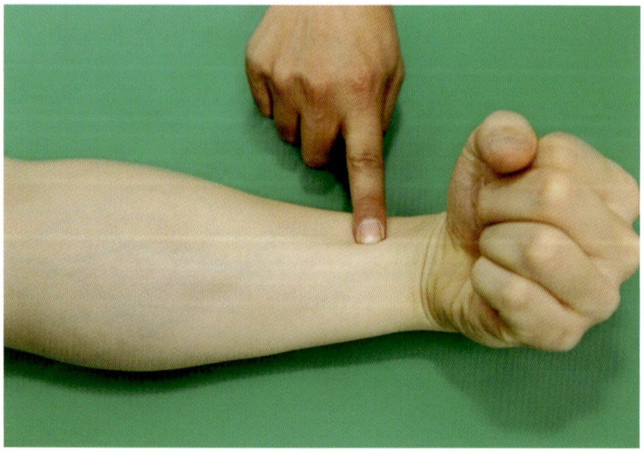

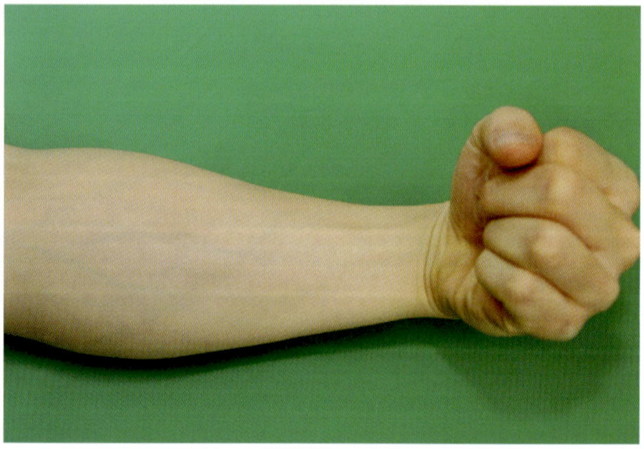

• 노쪽손목굽힘근은 손목관절의 운동에서 약간 노쪽 치우침(radial deviation) 하였을 때 촉진이 가능하다.

- 대상자의 아래팔을 뒤침(supination) 자세로 놓고 테이블위에 손등이 위로 가게 하여 올려놓는다. 손목관절의 굽힘의 약간 일어나게 하고 긴손바닥근힘줄과 그 위의 노쪽손목굽힘근힘줄을 촉진한다.
- 대상자의 손가락에 힘을 빼게 한 다음 천천히 능동운동을 시키게 하여, 노쪽손목굽힘근힘줄을 몸쪽(proximal part)으로 촉진한다.

해부학적 특징

이는곳(origin)

- 위팔뼈 안쪽위관절융기의 공통 굽힘근힘줄, 깊은 아래팔근막(전완근막, antebrachial fascia)

닿는곳(insertion)

- 둘째 손허리뼈 바닥과 셋째 손허리뼈 바닥(중수골저, base of metacarpal bones)

작용(action)

- 손목관절의 굽힘 및 노쪽치우침, 팔꿉관절의 굽힘보조

신경지배(nerve innervation)

- 정중신경(median nerve)

기능적 활동

- 노쪽손목굽힘근의 첫 번째 기능으로 손목을 굽힘하게 한다. 특히 노쪽손목굽힘근의 단독작용은 손목을 약간 노쪽 편위하면서 구부리는 것이지만 노쪽편위는 효과적이지 않다. 이 근육은 표면에 위치한 3개의 손목 굽힘근(노쪽손목굽힘근, 자쪽손목굽힘근, 긴손바닥근) 중에서 가장 중간에 위치하고 있다. 특히 아래팔이 뒤침된 상태에서 손목을 굽히게 한다. 예를 들어 작고 납작한 그릇을 손바닥 위에 올려놓고 물건을 옮기고자 할 때, 뒤침된 자세에서 실시할 수 있다. 볼링, 야구에서 언더핸드로 던지기 시에 작용한다. 두 번째 기능은 손목의 노쪽으로 치우치게 한다. 예를 들면 군인이 삽질을 하는 것이나 원반선수가 원반 던질 때 마지막 동작에서 활성화되는 것을 볼 수 있다.

TIP

아래팔 주위 통증

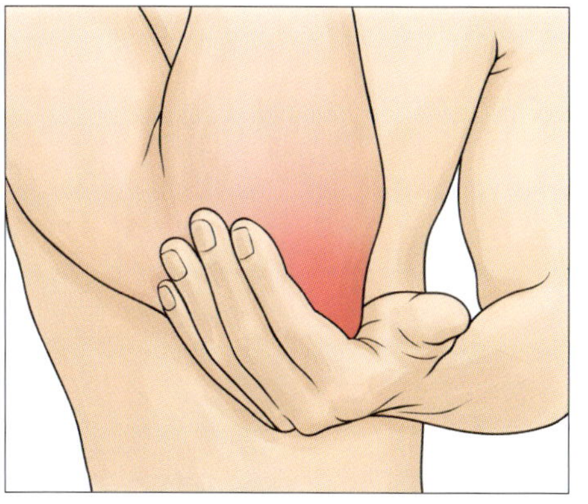

스포츠 활동에서의 과다 통증

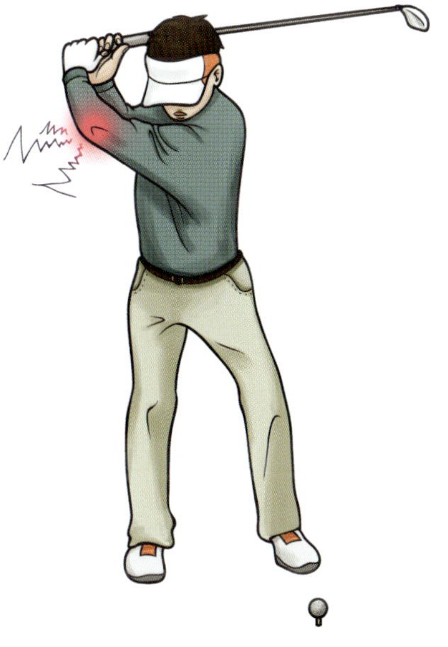

- 골프 다운 스윙, 테니스의 포핸드 스윙 시 안쪽위관절융기(medial epicondyle)의 염증을 유발하여 발생할 수 있다. 이것을 골프엘보(golfer's elbow)라고 한다.

자쪽손목굽힘근(flexor carpi ulnaris muscle)

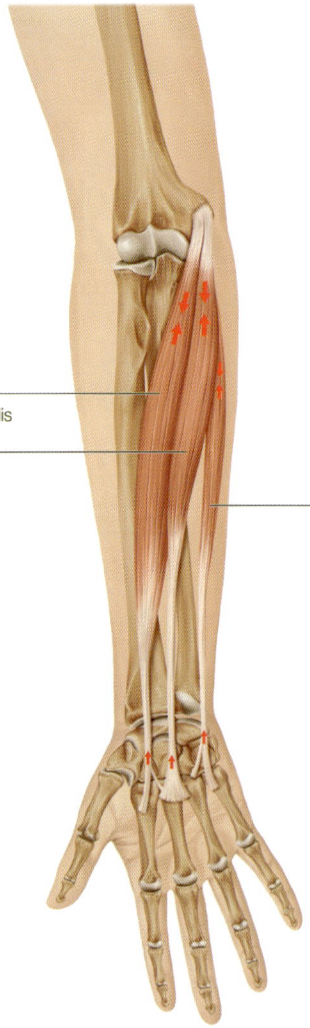

촉 진

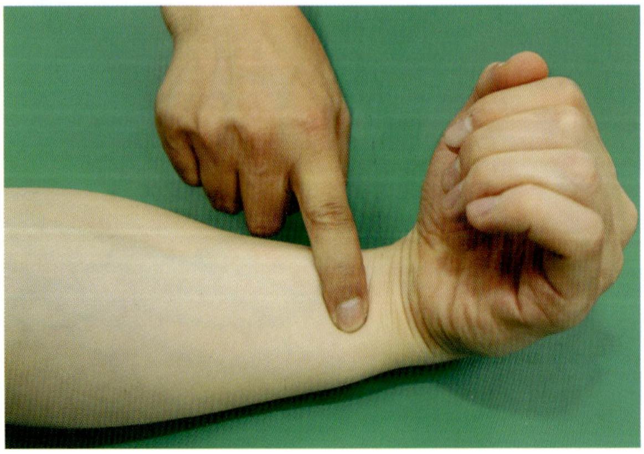

- 자쪽손목굽힘근은 손목관절의 운동에서 자쪽 편위(ulnar deviation)로 하여 저항을 주었을 때 촉진할 수 있다.
- 대상자의 아래팔을 뒤침(supination) 자세로 놓고 테이블위에 손등이 위로 가게 하여 올려놓는다.
- 콩알뼈를 확인하고 손목관절의 손바닥 굽힘한다. 자쪽 치우침을 시행하게 하고 이에 저항하면서 자쪽손목굽힘근힘줄을 촉진한다.

해부학적 특징

이는곳(origin)

- 위팔뼈 안쪽위관절융기의 공통 굽힘근힘줄

닿는곳(insertion)

- 콩알뼈, 갈고리뼈 및 다섯째 손허리뼈(중수골, metacarpal bone)

작용(action)

- 손목관절의 굽힘, 자쪽치우침, 약한 팔꿉관절굽힘

신경지배(nerve innervation)

- 자신경(척골신경, ulnar nerve)

기능적 활동

- 자쪽손목굽힘근의 단독작용으로 손목을 자쪽 방향으로 기울여서 굽히게 한다. 또한 자쪽손목굽힘근은 노쪽손목굽힘근, 긴손바닥근과 더불어 가장 안쪽에 위치한다. 크게 2가지 기능을 가지고 있는데 첫째, 노쪽손목굽힘근과 같이 강력한 손목굽힘근으로서 아래팔을 뒤침하여 손바닥 위에 물건을 올려 옮기거나 들어 올리는 작용을 할 때 크게 작용한다. 둘째, 손목운동에서 자쪽치우침이 일어나게 한다. 이러한 기능은 이 근육이 테니스의 백핸드(backhand) 스트로크, 축구할 때 머리위로 공 던지기, 장작 팰 때의 도끼로 나무내리치기 시에 작용한다. 즉, 자쪽손목굽힘근은 손목관절에서 약한 팔꿉관절 굽힘근으로 손을 자쪽치우침한다. 또한 노쪽손목굽힘근, 긴손바닥근육과 하나의 군으로서 작용하며, 손목, 팔꿈치, 노자관절을 안정화시키는 데 기여한다.

TIP

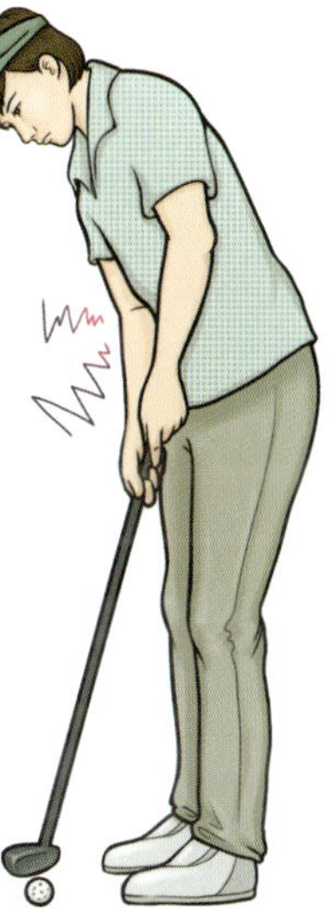

- 골프 활동 시 통증 발생
- 골프엘보 검사로 안쪽위관절융기염증(medial epicondylosis) 또는 골프엘보(golfer's elbow)가 있을 때 통증이 발생한다.

MEMO

긴손바닥근(palmaris longus muscle)

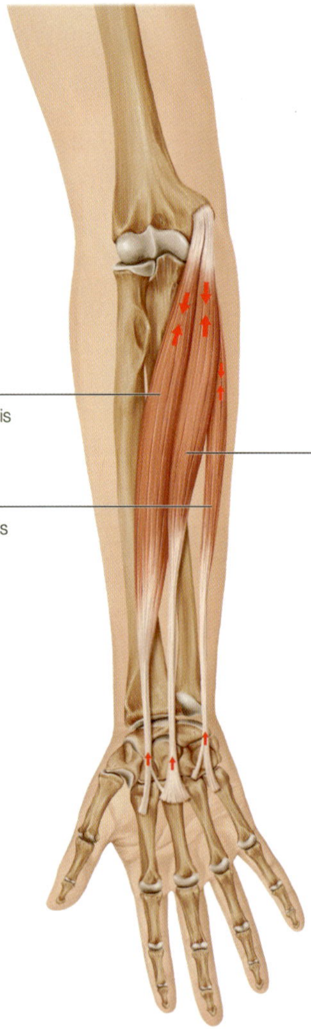

촉 진

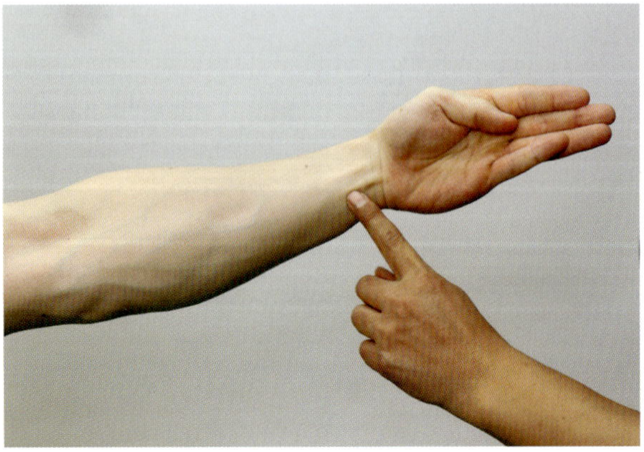

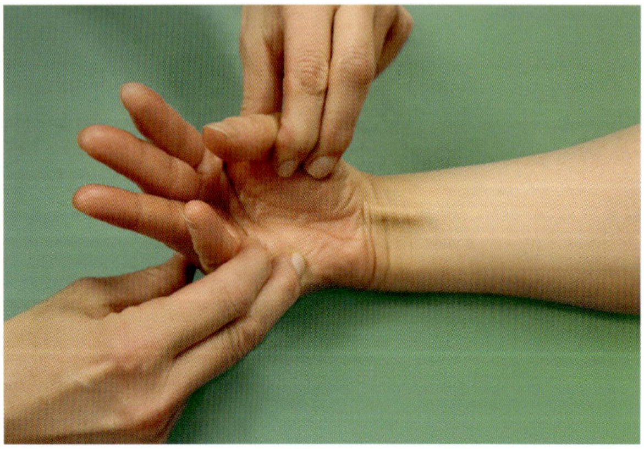

- 긴손바닥근의 촉진은 아래팔을 뒤침하여 바닥에 위치하게 한다.

- 대상자에게 모든 손가락 끝을 모으도록 힘을 주게 하면 손바닥널힘줄을 긴장하게 하여 관찰할 수 있고 몸쪽방향에서 촉진을 하여 진행한다.

해부학적 특징

이는곳(origin)

- 위팔뼈 안쪽위관절융기의 공통 굽힘근힘줄, 아래팔 근막

닿는곳(insertion)

- 셋째 손허리뼈, 굽힘근지지띠, 손바닥널힘줄

작용(action)

- 손목관절의 굽힘, 팔꿉관절의 굽힘보조, 손바닥 근막 팽팽하게 함

신경지배(nerve innervation)

- 정중신경(median nerve)

기능적 활동

- 인구의 약 7%는 긴손바닥근이 없다고 하며, 긴손바닥근이 없다고 해서 손 기능에는 크게 지장이 없다고 보고되고 있다. 이러한 연유로 해서 힘줄 이식에 사용되곤 한다. 해부학적으로 긴손바닥근은 아래팔의 노쪽손목굽힘근, 자쪽손목굽힘근 사이 앞쪽 중간에 위치한다. 따라서 손목운동의 모음과 벌림을 하기 어렵다. 이렇다보니 손을 모을 때 손바닥 근막을 팽팽하게 하는 역할을 하기도 한다. 손바닥이 긴장할 때, 이 근막은 손을 쥐게 하는 파악력을 강화하는 기능을 가질 수 있다. 긴 손바닥근은 팔꿉관절이 최대 폄을 할 때 관절의 안정성에 기여하는데 야구공을 머리 위로 던지기, 골프 클럽을 머리위로 들어 올리기, 배구선수의 머리위에서 공을 내리칠 때 등에서 이 근육이 강력한 손목의 굽힘으로 작용한다.

TIP

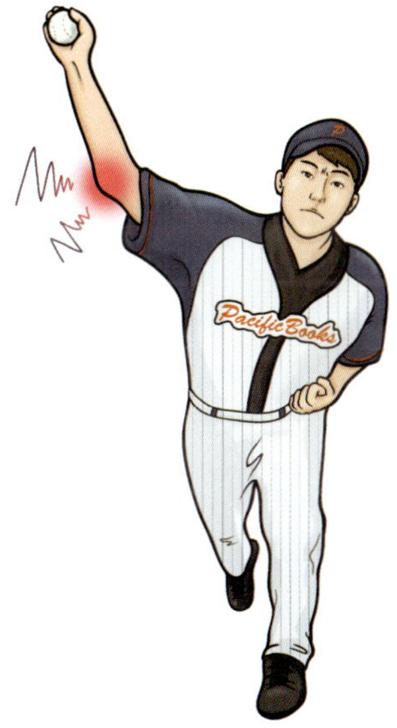

- 긴손바닥근이 강력하게 작용하는 머리 위로 공을 던질 때의 모습이다. 야구선수의 경우 굽힘근힘줄 손상, 오래된 팔꿉관절 불안정증으로 인해 투구장애 팔꿈치가 나타날 수 있다.

MEMO

얕은손가락굽힘근(flexor digitorum superficialis muscle)

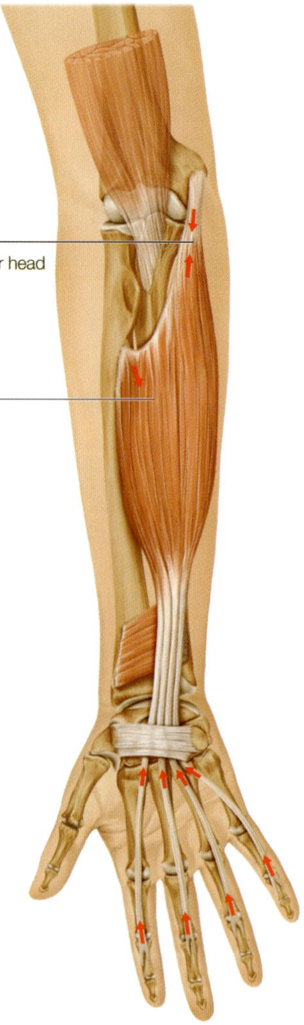

촉 진

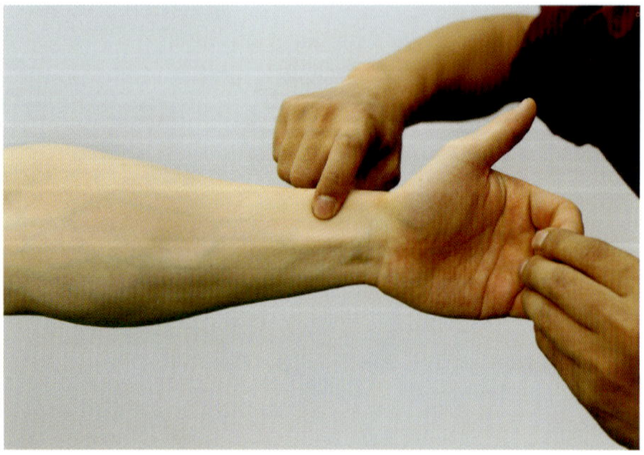

- 얕은손가락굽힘근은 대상자를 앉은 자세에서 아래팔을 수동적으로 뒤침 또는 옆으로 한 후 테이블이나 바닥 위에 올려놓는다. 이완된 자세에서 촉진한다(아래팔 앞면에 위치함).
- 테이블 위에 대상자의 팔꿉관절을 약간 굽힘, 아래팔을 뒤침(supination)한 상태로 놓고 검사자의 손가락을 대고 촉진해나간다.
- 검사자의 양 손으로 대상자의 손을 잡고 대상자로 하여금 손허리손가락관절 2~5번째 손가락의 가까운 쪽 손가락 마디를 굽히게 하여 촉진한다.

해부학적 특징

이는곳(origin)

- 위팔뼈 안쪽위관절융기의 공통 굽힘근힘줄, 갈고리돌기의 안쪽, 노뼈의 빗선

닿는곳(insertion)

- 둘째~다섯째 손가락 중간마디뼈의 양쪽면

작용(action)

- 둘째~다섯째 손가락의 몸쪽손가락관절의 굽힘, 손허리손가락관절의 굽힘과 손목 굽힘보조

신경지배(nerve innervation)

- 정중신경(median nerve)

기능적 활동

- 얕은손가락굽힘근은 주먹을 쥐고 강한 저항을 이겨낼 수 있고, 손목을 굽힘, 과도한 자쪽치우침이 일어나면 다른 형태의 힘줄을 도드라지게 보일 수 있다.

TIP

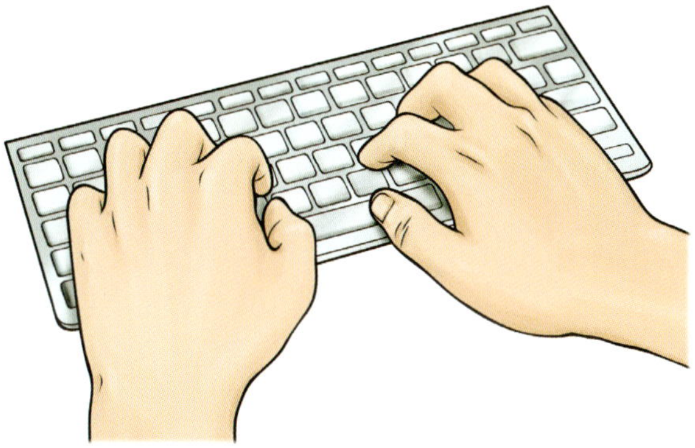

- 얕은손가락굽힘근이라는 이름은 라틴어로 손가락을 굽힌다는 뜻이다.
- 얕은손가락굽힘근은 물리치료사들과 마사지사 그리고 컴퓨터 자판을 많이 사용하는 사무직의 타자치기(typing)때 많이 사용되고 있고, 이 근육 손상이 빈번하게 발생한다.

MEMO

깊은손가락굽힘근(flexor digitorum profundus muscle)

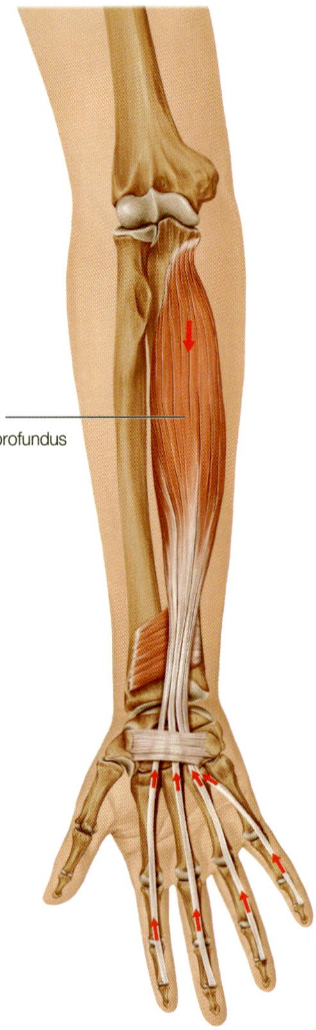

촉 진

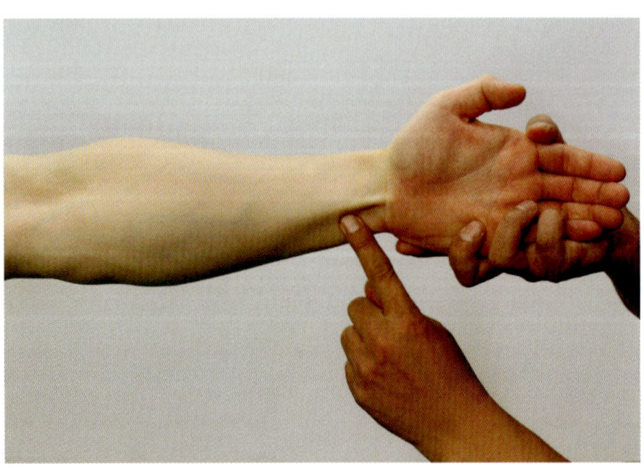

- 깊은손가락굽힘근은 대상자를 앉은 자세에서 아래팔을 수동적으로 뒤침 또는 옆으로 한 후 테이블이나 바닥 위에 올려놓는다. 이완된 자세에서 촉진한다(아래팔 앞면에 위치함).
- 테이블 위에 대상자의 팔꿉관절을 약간 굽힘, 아래팔을 뒤침(supination)한 상태로 놓고 검사자의 손가락을 대고 촉진해 나간다.
- 검사자의 양 손으로 대상자의 손을 잡고 대상자로 하여금 몸쪽, 먼쪽의 손가락뼈사이관절에서 2~5번째 손가락의 중간 및 먼쪽 마비를 굽히게 하여 촉진한다.

해부학적 특징

이는곳(origin)

- 자뼈 몸쪽 3/4지점의 앞면, 뼈사이막, 깊은아래팔 근막

닿는곳(insertion)

- 둘째~다섯째 손가락 끝마디뼈의 바닥

작용(action)

- 둘째~다섯째 손가락의 먼쪽손가락관절의 굽힘, 몸쪽손가락관절과 손허리손가락관절의 굽힘보조, 손목관절 굽힘보조

신경지배(nerve innervation)

- 2~3번 손가락 : 정중신경
- 4~5번 손가락 : 자신경

기능적 활동

- 깊은손가락굽힘근은 손가락의 긴 외재성 굽힘 근육들이다. 앞쪽 아래팔 깊은쪽에 위치하고, 얕은손가락굽힘근 아래쪽으로 지나간다. 깊은손가락굽힘근은 얕은손가락굽힘근처럼 2번째~5번째 손허리손가락 그리고 몸쪽 및 먼쪽 손가락뼈사이관절을 구부리게 되며, 이를 안정화시키는 역할도 수행한다. 깊은손가락굽힘근과 얕은손가락굽힘근은 힘줄들의 위치가 중심부에 위치해 있기 때문에 손목이 자, 노쪽으로 편위되어 있는 상태에서도 다양한 활동을 할 수 가 있다.

TIP

- 깊은손가락굽힘근은 얕은손가락깊은근보다 더 깊은 곳에 위치하고 깊은 곳에 있는 엄지손가락을 굽힌다는 의미를 담고 있다.

MEMO

긴엄지굽힘근(flexor pollicis longus muscle)

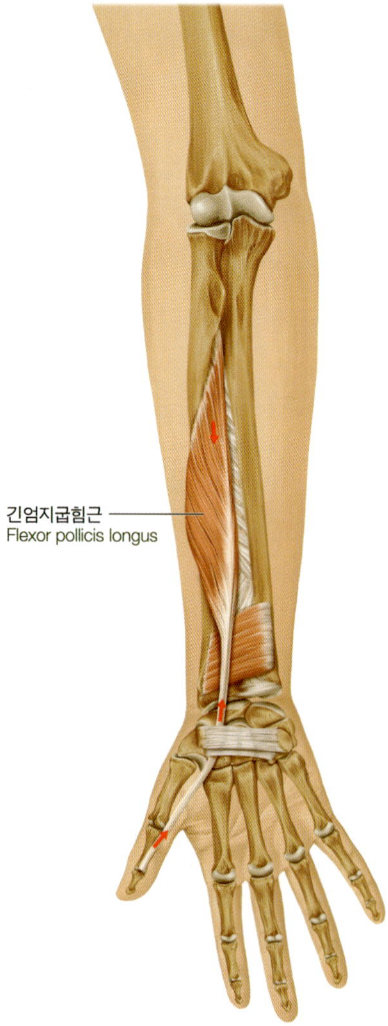

촉 진

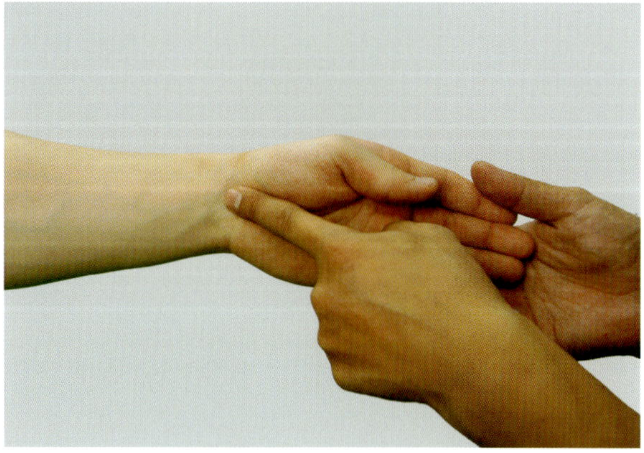

- 긴엄지굽힘근은 대상자의 위팔을 이완시키고 앉은 자세에서 아래팔을 수동적으로 엎침한 후 테이블이나 바닥 위에 올려놓는다. 이완된 자세에서 촉진한다.
- 테이블 위에 대상자의 팔꿉관절을 약간 굽힘, 아래팔을 뒤침(supination)한 상태로 놓고 검사자의 손가락을 대고 촉진해 나간다.
- 검사자의 양 손으로 대상자의 손을 잡고 대상자로 하여금 손가락뼈사이관절로부터 엄지손가락의 끝쪽 마디부분을 굽히도록 시킨다. 대상자에게 엄지손가락의 굽힘과 이완을 반복하게 하여 촉진한다.

해부학적 특징

이는곳(origin)

- 노뼈 앞면에서 거친면 이하, 뼈사이막

닿는곳(insertion)

- 엄지 끝마디뼈의 바닥

작용(action)

- 엄지의 손가락뼈사이관절의 굽힘, 손허리손가락관절과 손목손허리관절의 굽힘보조, 손목관절의 굽힘보조

신경지배(nerve innervation)

- 정중신경(median nerve)

기능적 활동

- 긴엄지굽힘근은 손가락의 긴 외재성 굽힘 근육들로서 앞쪽 아래팔의 매우 깊은쪽에 위치한다. 깊은손가락굽힘근처럼 긴엄지굽힘근은 얕은손가락굽힘근 아래쪽으로 지나간다. 긴엄지굽힘근은 손목손허리관절(CMC joint), 손허리손가락관절(MCP joint) 그리고 손가락뼈사이관절(IP joint)에서 엄지손가락을 굽히게 하고 안정화시킨다.

TIP

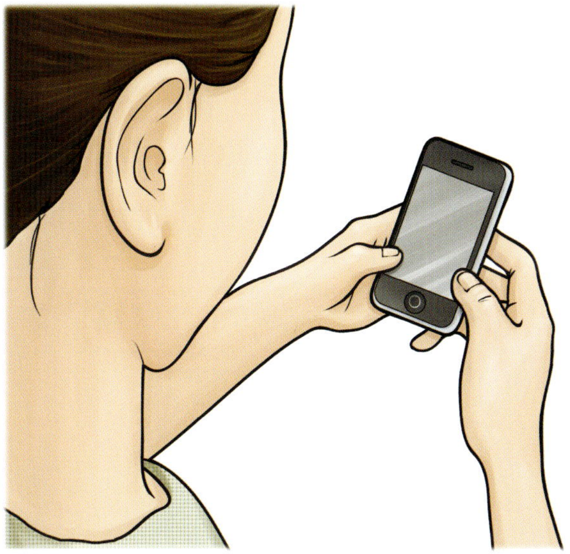

- 긴엄지굽힘근(flexor pollicis longus)은 엄지손가락을 구부린다는 라틴어이며, 일상생활에서 손이나 손가락으로 자판이나 스마트폰을 일정한 자세로 많이 사용하면서 자주 손상되는 근육이다.

MEMO

네모엎침근(pronator quadratus muscle)

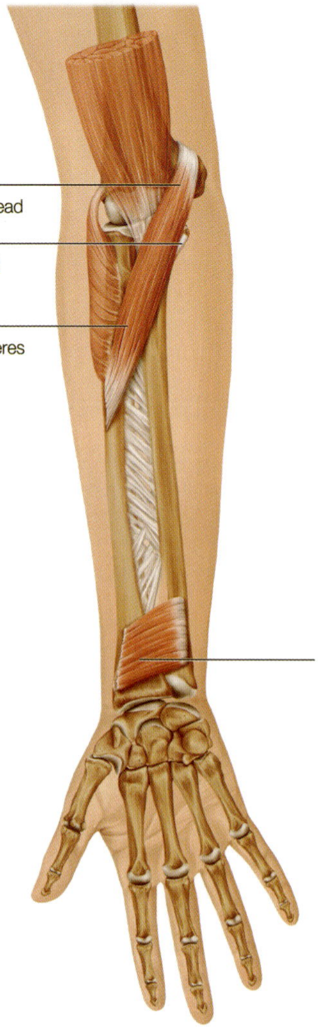

촉 진

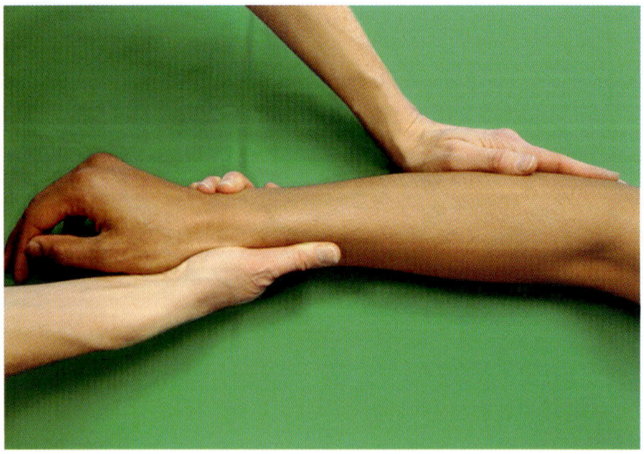

- 네모엎침근은 대상자를 앉거나 바로누운자세에서 아래팔을 수동적으로 뒤침시킨다. 대상자에게 아래팔을 반복적으로 엎침하게 한다. 검사자는 이완된 자세에서 촉진한다(노동맥의 압박은 피한다).
- 팔꿉관절을 90° 굽히고 대상자의 아래팔을 뒤침(supination)시킨다.
- 대상자에게 아래팔을 엎침시키고 검사자의 손가락을 대어 촉진해나간다.

해부학적 특징

이는곳(origin)

• 몸쪽 부착점 – 먼쪽 자뼈의 앞쪽

닿는곳(insertion)

• 먼쪽 부착점 – 먼쪽 노뼈의 앞쪽

작용(action)

• 노자관절에서의 아래팔 엎침(pronation)

신경지배(nerve innervation)

• 정중신경(median nerve)

기능적 활동

• 네모엎침근은 원엎침근과 함께 아패팔의 앞쪽에 위치하며 순수한 아래팔의 엎침근이다. 원엎침근이 아래팔 몸쪽 얇은 층에 분포하면 네모엎침근은 아래팔 깊은 곳에 위치한다. 아래팔의 엎침을 위해 두 엎침근이 함께 작용하고 몸쪽 및 먼쪽 노자관절이 함께 일어난다. 또한 네모 엎침근은 먼쪽 노뼈와 자뼈가 분리되는 것을 방지하는 역할도 한다.

TIP

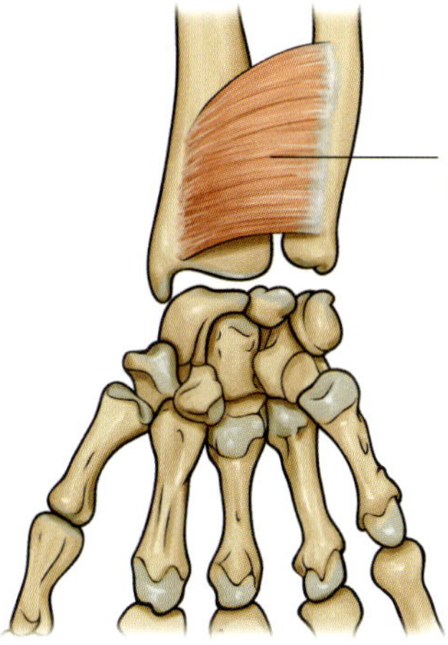

• 네모엎침근은 근력 평가할 때 팔꿉관절을 완전히 굽히고 손목을 손바닥 완전 굽힘하면 쉽게 단독으로 근력을 평가할 수 있다. 이름의 의미는 라틴어로 사각형의 신체를 엎치는 근육이라는 의미를 담고 있다. 네모엎침근은 원엎침근에서처럼 손목굴 증후군이 발생할 수 있다.

MEMO

긴노쪽손목폄근(extensor carpi radialis longus muscle)

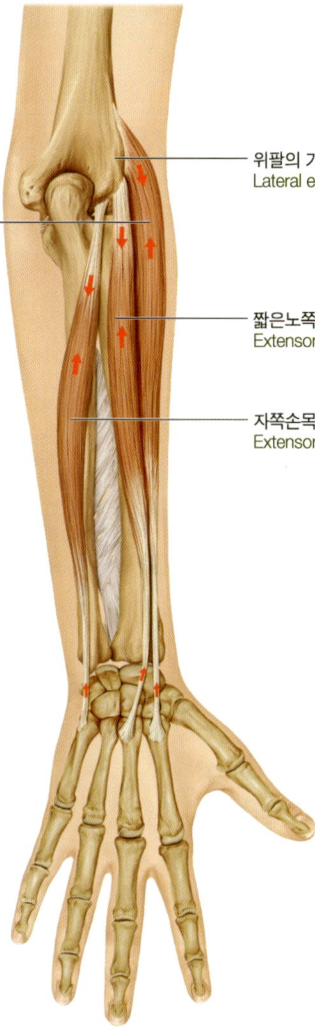

촉 진

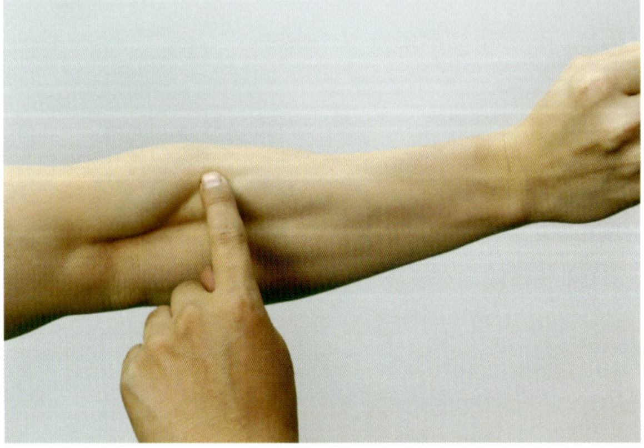

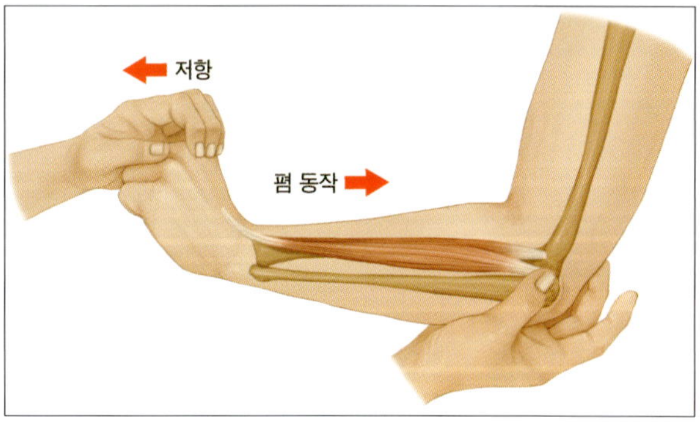

• 긴노쪽손목폄근은 아래팔을 수동적으로 약간 굽히고 뒤침과 엎침 중간 자세를 취하게 하여 이완된 자세에서 촉진할 수 있다. 긴노쪽손목폄근은 노쪽 방

향 위로 지나가므로 확인가능하다.

- 대상자의 아래팔을 테이블 위에 엎침(pronation) 자세로 놓고 가쪽관절융기위능선에 손을 접촉하여 촉진해 나간다.
- 검사자는 대상자의 집게손가락 손허리뼈 바닥에 가벼운 저항을 가하여 긴노쪽손목폄근힘줄을 촉진한다.

해부학적 특징

이는곳(origin)

- 위팔뼈 가쪽위관절융기

닿는곳(insertion)

- 둘째 손허리뼈 바닥 등쪽

작용(action)

- 손목관절의 폄 및 노쪽치우침, 팔꿉 폄보조

신경지배(nerve innervation)

- 노신경(요골신경, radial nerve)

기능적 활동

- 긴노쪽손목폄근은 아래팔 폄근의 가장 가쪽에 위치하고, 위팔노근의 안쪽과 뒤쪽에 분포한다. 강력한 손목 폄근으로 손목과 팔꿉관절을 안정화시키는 작용을 한다. 손목을 구부려 주먹을 쥘 때 긴노쪽손목폄근은 손목관절에서 손이 굽힘되는 것을 방지하기 위해 수축작용이 일어난다.
- 위팔뼈 가쪽위관절융기염증(테니스엘보 통증 발생)으로 초래하며, 특히 짧은노쪽손목폄근이 더 많은 영향을 주고 있다. 긴노쪽손목폄근은 가쪽위관절융기에 부착하지 않기에 직접적으로 통증유발은 되지 않는다. 관련되는 질환으로 위팔뼈 가쪽위관절융기염(테니스엘보), 긴노쪽손목폄근힘줄 단열 등이 있다.

TIP

- 테니스활동의 백스토크시 손상유발 : 테니스라켓의 올바른 이용

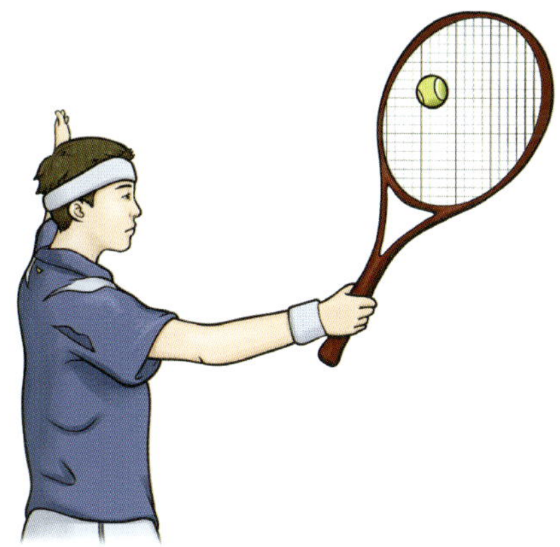

- 테니스활동의 백스토크시 손상유발 : 테니스라켓의 잘못된 사용

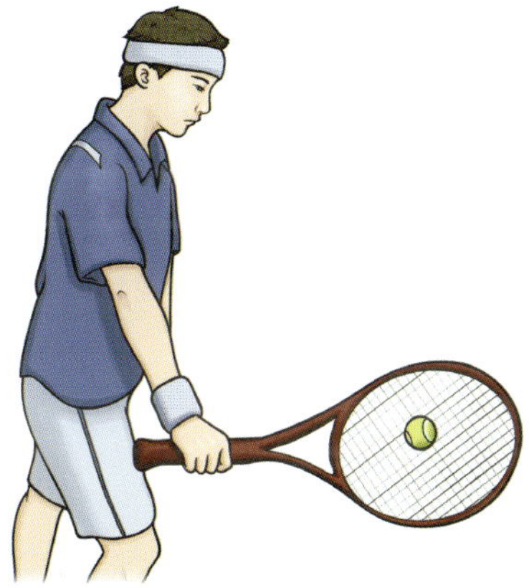

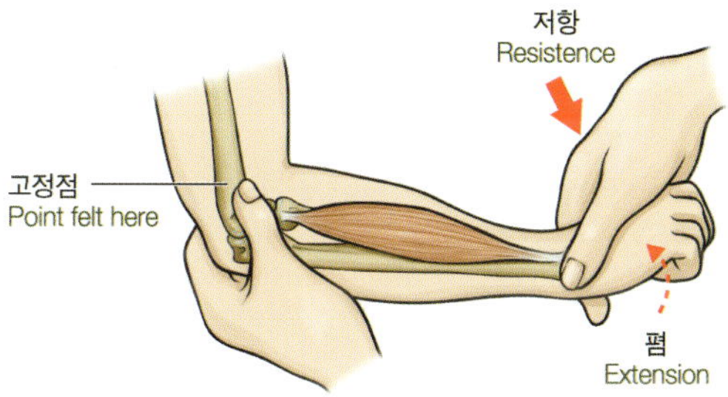

- 대상자의 팔꿉을 약하게 굽힘하고 손목관절을 펴하게 한다. 그 다음에 검사자가 손등에 반대 저항을 주어 팔꿉의 가쪽위관절융기부위에 통증이 발생하는 지 확인할 수 있다.
- 팔꿈치를 약간 굽힌 상태에서 노뼈쪽 위를 굽힘시켜, 라켓의 끝을 약간 들게 한다.
- 테니스엘보 손상을 유발하는 자세로서, 팔꿉관절을 편한 상태에서 테니스공을 치게 되면 뒤침근에 부담을 주어, 라켓을 잡는 힘이 약하게 된다.

짧은노쪽손목폄근(extensor carpi radialis brevis muscle)

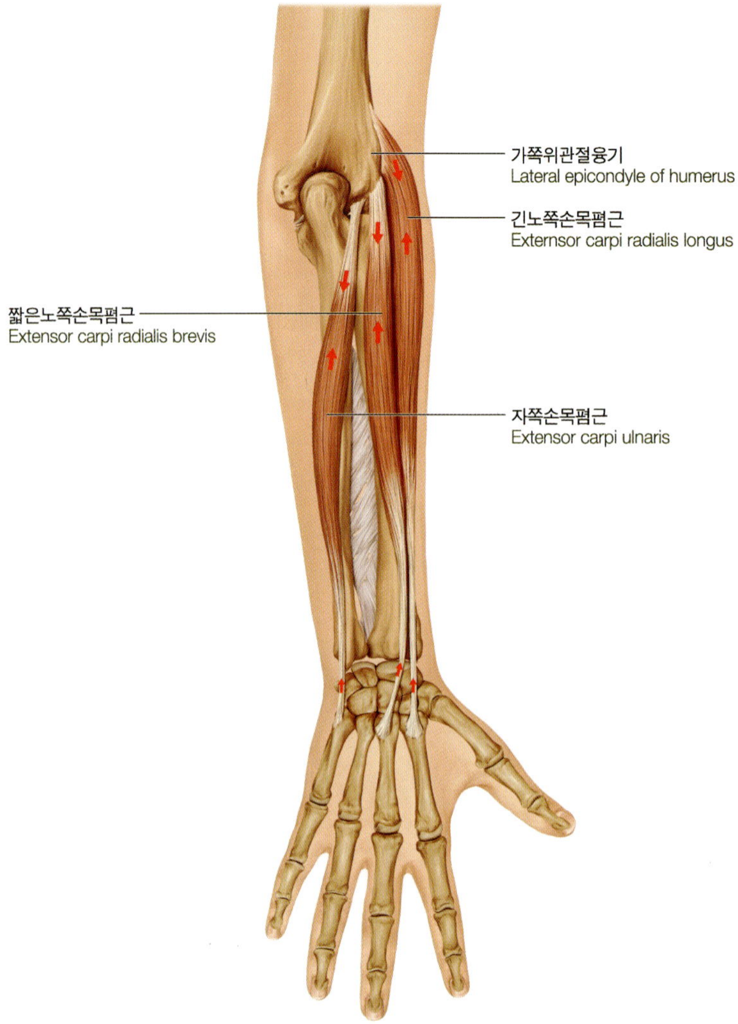

촉 진

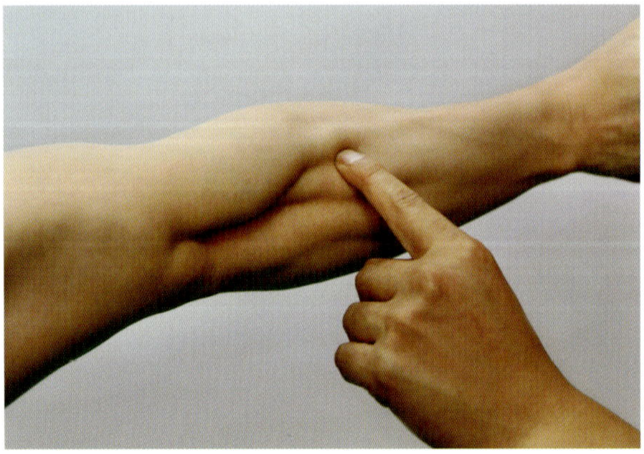

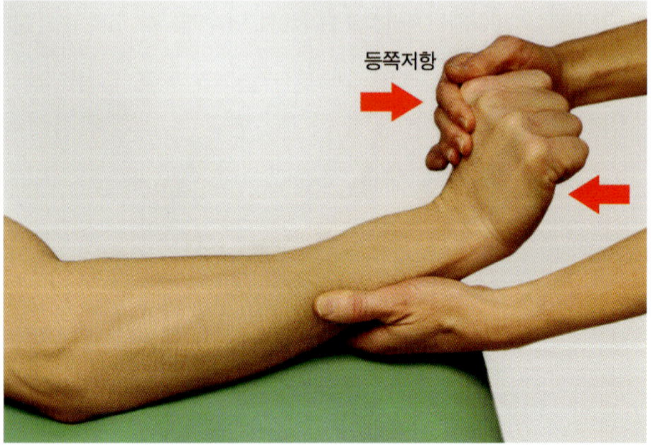

- 대상자를 앉게 하고 테이블 위에 팔을 걸친 자세에서 아래팔을 엎침한다. 짧은노쪽손목폄근힘줄은 리

스터결절의 바로 노쪽을 통과하기에 리스터결절을 먼저 촉지하고 그 다음 노쪽 방향으로 촉진을 진행해나간다. 가운데 손가락 손허리뼈 부분에 약간의 저항을 주게 하여 짧은노쪽손목폄근힘의 수축을 유도하여 촉진한다.

해부학적 특징

이는곳(origin)

- 팔뼈 가쪽위관절융기의 공통 폄근힘줄, 아래팔근막

닿는곳(insertion)

- 셋째 손허리뼈 바닥 등쪽

작용(action)

- 손목관절의 폄, 노쪽치우침, 벌림보조, 팔꿉 폄 보조

신경지배(nerve innervation)

- 노신경(요골신경, radial nerve)

기능적 활동

- 짧은노쪽손목폄근은 손목관절의 폄, 노쪽치우침으로 작용한다. 하지만 노쪽치우침은 긴노쪽손목굽힘근에 비하여 작용이 덜하다. 특히 긴노쪽손목폄근의 안쪽에 위치하고, 손목 폄근으로서 함께 작용한다. 일상생활에서의 작용은 원반 날리기와 공 던지기, 특히 테니스에서의 강력한 백핸드를 일으킨다. 짧은노쪽손목폄근은 위팔뼈의 가쪽위관절융기에 붙는 몇 안되는 근육 중 하나이다. 이 근육의 과다사용으로 유발되는 질환으로 위팔뼈가쪽위관절융기염(테니스엘보), 긴노쪽손목폄근힘줄 단열 등이 있다.

TIP

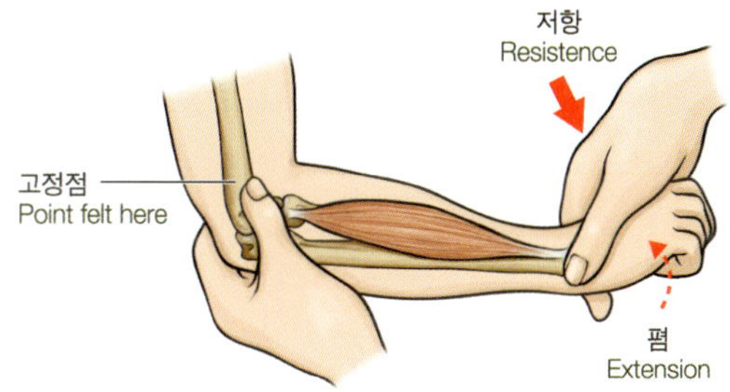

- 대상자의 팔꿉을 약하게 굽힘하고 손목관절을 펌하게 한다. 그 다음에 검사자가 손등에 반대 저항을 주어 팔꿈치의 가쪽위관절융기부위에 통증이 발생하는지 확인할 수 있다.

MEMO

CHAPTER 5

자쪽손목폄근(extensor carpi ulnaris muscle)

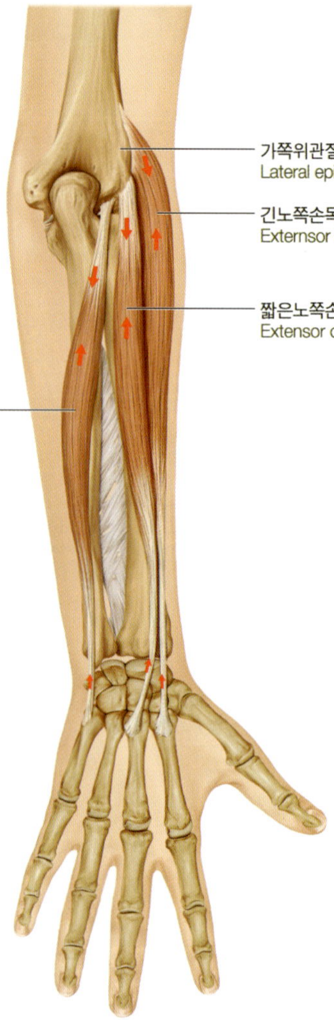

촉 진

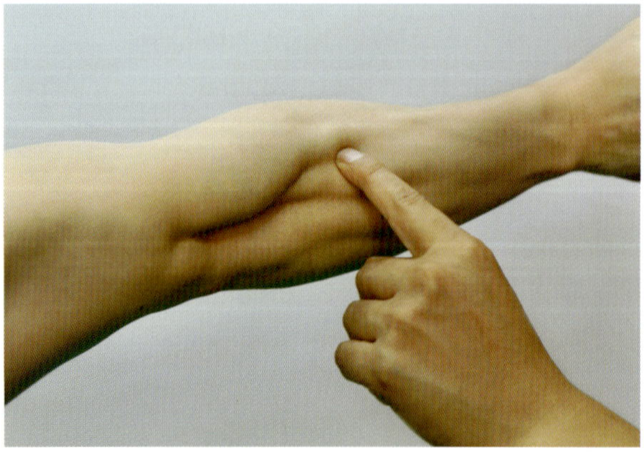

- 자쪽손목폄근은 대상자의 아래팔을 수동적으로 엎침, 손목의 자쪽 치우침하게 하고 이완된 자세에서 촉진한다(자쪽손목폄근은 자쪽면 위로 지나감).
- 대상자의 아래팔을 테이블 위에 엎침(pronation) 자세로 놓고 자쪽손목폄근힘줄고랑 주변에 손가락을 접촉하여 촉진해나간다.
- 검사자는 대상자의 자쪽손목폄근힘줄을 따라 천천히 힘살로 촉진하여 나아가고, 자쪽치우침과 새끼손가락의 손허리손가락(MP) 관절을 교대로 폄하게 하여 촉진한다(반복적으로).

해부학적 특징

이는곳(origin)

- 위팔뼈 가쪽위관절융기의 공통 폄근힘줄, 아래팔 근막

닿는곳(insertion)

- 다섯째 손허리뼈 바닥

작용(action)

- 손목관절 폄 및 자쪽치우침(편위), 팔꿉관절 약간 폄 보조

신경지배(nerve innervation)

- 노신경(요골신경, radial nerve)

기능적 활동

- 자쪽손목폄근은 위팔의 부착점 외에도 자뼈의 부착점도 가지고 있는데, 손목 및 팔꿉관절의 폄을 일으키고 안정화시키는 기능을 한다. 자쪽손목폄근 및 노쪽손목폄근군의 과다한 사용은 폄근 힘줄 및 가쪽위관절융기에 염증을 발생시킬 수 있다. 이렇게 유발된 염증을 가쪽위관절융기염증 및 테니스엘보라고 한다. 또한 자쪽손목폄근힘줄집의 염증은 사무직에 종사하는 사람들 특히 전표를 반복적으로 넘기는 작업에서 많이 볼 수 있다. 즉, 아래팔을 엎침, 뒤침을 자주함으로써 손목폄근 힘줄이 스트레스를 받기 때문에 일어난다.

TIP

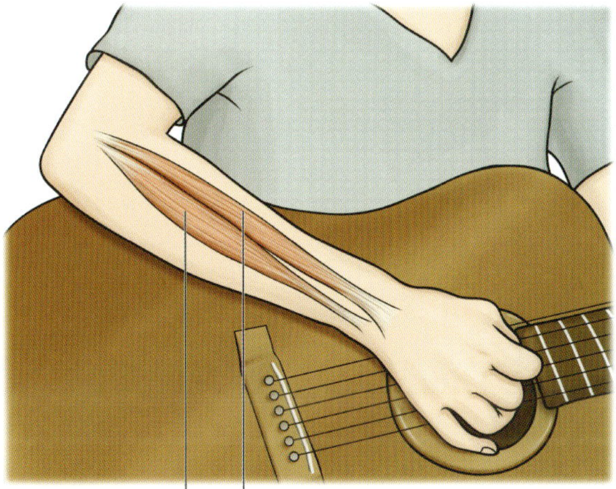

- 자쪽손목폄근(extensor carpi ulnaris)의 이름은 라틴어로 손목관절의 폄과 자쪽치우침(모음)을 시키는 것을 의미한다.
- 기타칠 때 사용되는 근육으로 자쪽손목폄근과 손가락폄근이 이용된다.

MEMO

CHAPTER 5

근육군의 작용

손목관절 굽힘근육

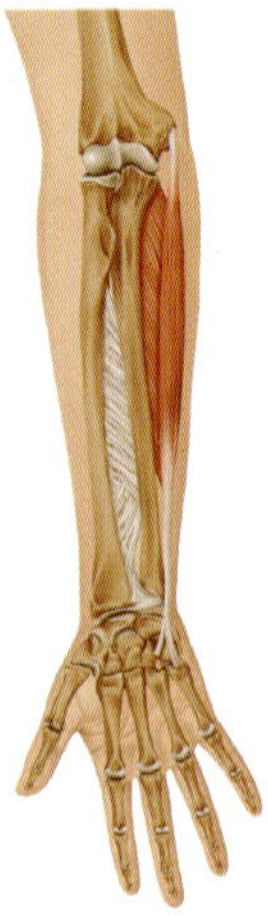	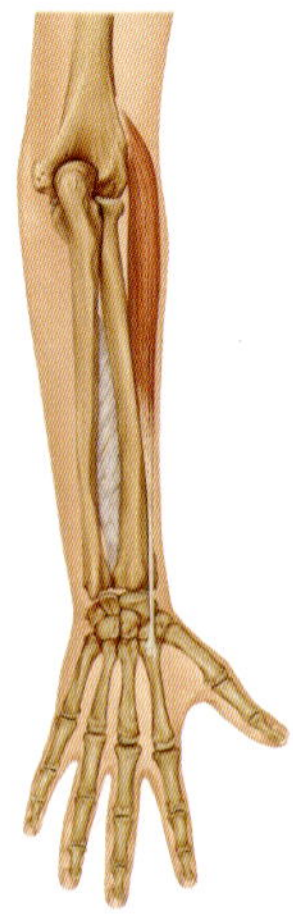	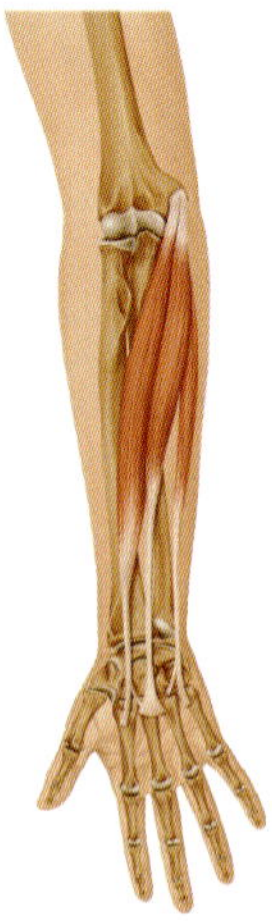
노쪽손목굽힘근	자쪽손목굽힘근	긴손바닥근

손목관절 폄근육

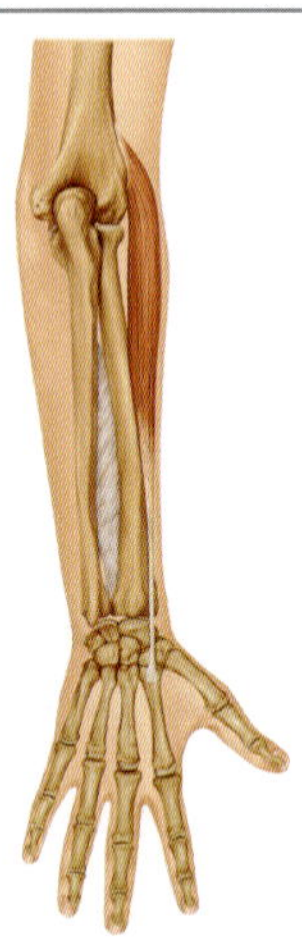	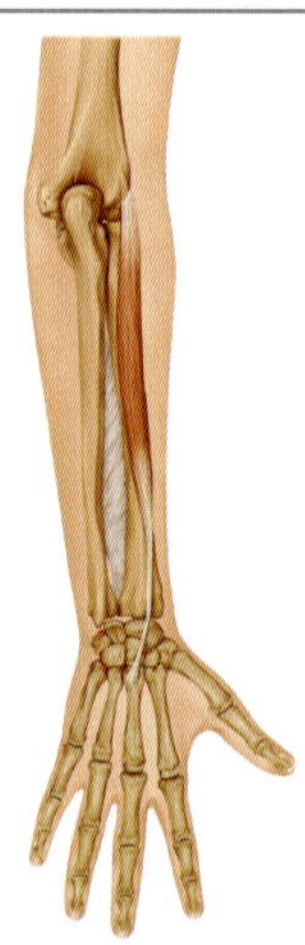	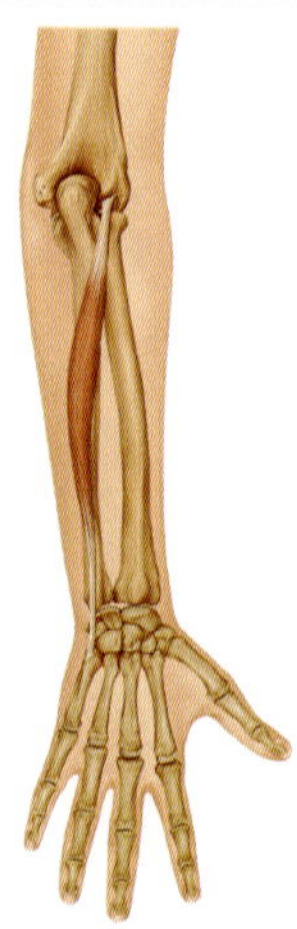
긴노쪽손목폄근	짧은노쪽손목폄근	자쪽손목폄근

풀어보기

1. 다음 중 위팔뼈(humerus)의 안쪽위관절융기에서 기시하는 근육으로 옳은 것은?

가. 원엎침근	나. 노쪽손목굽힘근
다. 긴손바닥근	라. 위팔노근

① 가, 나, 다　② 가, 다　③ 나, 라
④ 라　⑤ 가, 나, 다, 라

2. 다음 중 손목과 손의 폄근 힘줄이 부착하는 뼈의 표시점의 위치로 옳은 것은?

① 긴손바닥근　② 안쪽위관절융기　③ 가쪽위관절융기
④ 노쪽손목굽힘근　⑤ 위팔자뼈관절

3. 손의 콩알뼈에 부착하는(insertion) 근육으로 옳은 것은?

① 자쪽손목굽힘근　② 노쪽손목굽힘근　③ 가쪽위관절융기
④ 긴엄지굽힘근　⑤ 위팔노근

4. 다음 중 해부학코담배갑(anatomical snuffbox)의 바닥을 이루는 손목뼈로 옳은 것은?

① 작은마름뼈　② 손배뼈　③ 반달뼈
④ 알머리뼈　⑤ 콩알뼈

5. 아래팔의 뒤침(supination of forearm)으로 작용하는 근육으로 옳은 것은?

가. 위팔두갈래근(biceps brachii)	나. 위팔노근(brachioradialis)
다. 뒤침근(supinator)	라. 네모엎침근(pronator quadratus)

① 가, 나, 다　② 가, 다　③ 나, 라
④ 라　⑤ 가, 나, 다, 라

Functional Anatomy

Functional Anatomy Chapter 06

손

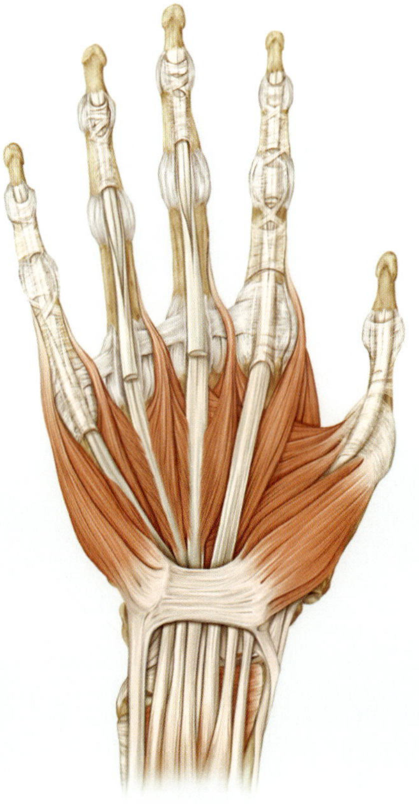

학/습/목/표

- 손을 이루고 있는 뼈대의 구조에 대하여 설명할 수 있다.
- 손의 움직임의 종류와 원리를 설명할 수 있다.
- 손을 움직이는 근육의 이는곳, 닿는곳 및 작용을 설명할 수 있다.
- 손의 근육을 지배하는 지배신경에 대하여 설명할 수 있다.

Functional Anatomy

1 개 요

어깨관절, 팔꿉관절, 노자관절 및 손목관절 등의 팔 관절들은 기능적 측면에서 상호간에 연결 작용을 한다. 손은 어깨에서 시작하는 지렛대의 역학적 사슬 중 마지막 고리부분이며 아주 복잡하고 정밀한 운동 행동을 위한 일차적인 기관이기도 하다. 손의 기능을 담당하는 뇌의 겉질 부분이 다른 부분에 비해 상당히 넓은 것을 보면 손이 얼마나 정밀을 요하는 구조인지를 알 수 있다.

손은 손목뼈를 제외한 19개의 뼈와 19개의 관절과 29개의 근육에 의해 움직이게 되는데 섬세하고 정밀

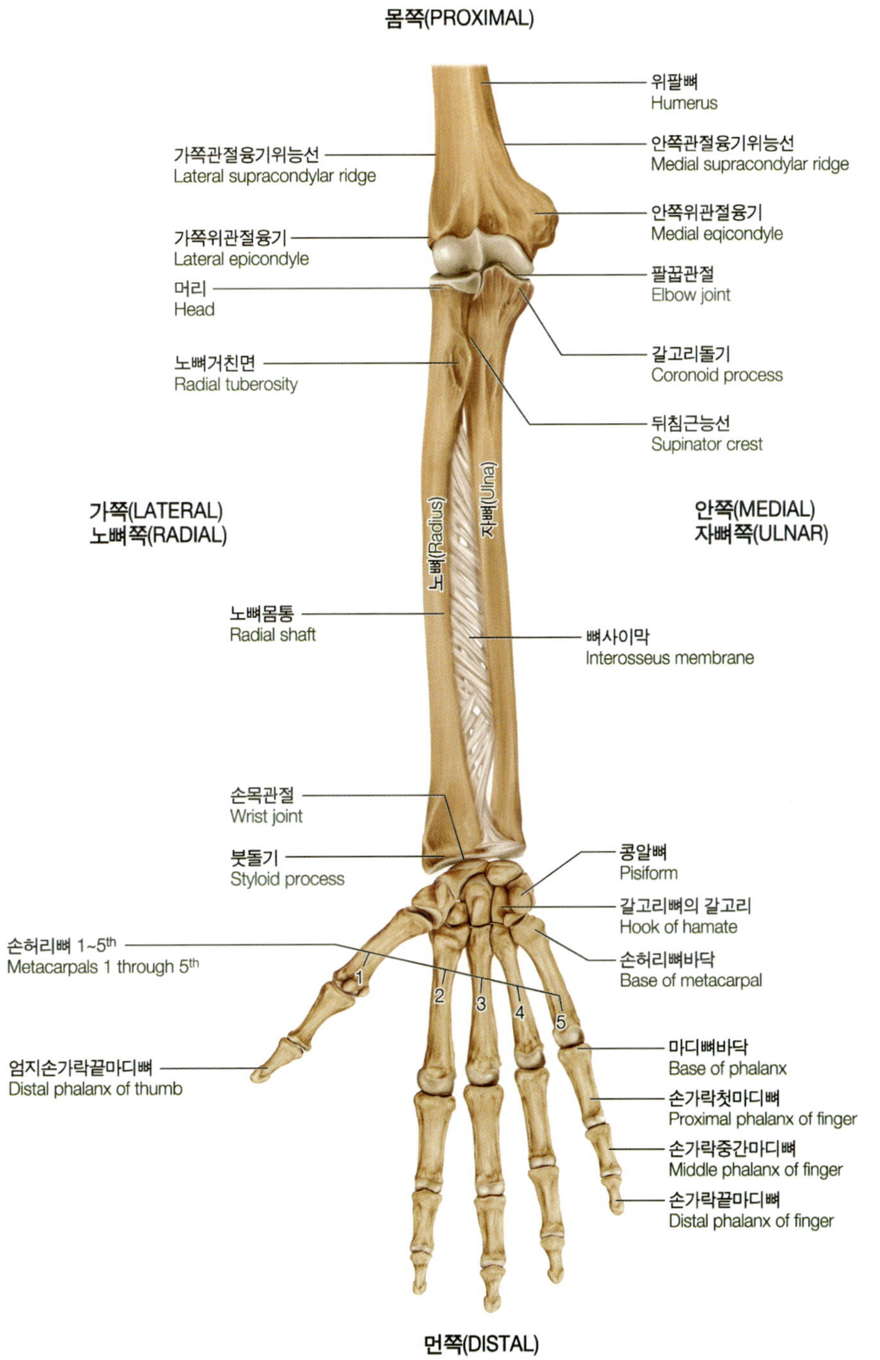

그림 6-1 아래팔(오른쪽) 주요부위와 뼈의 앞면

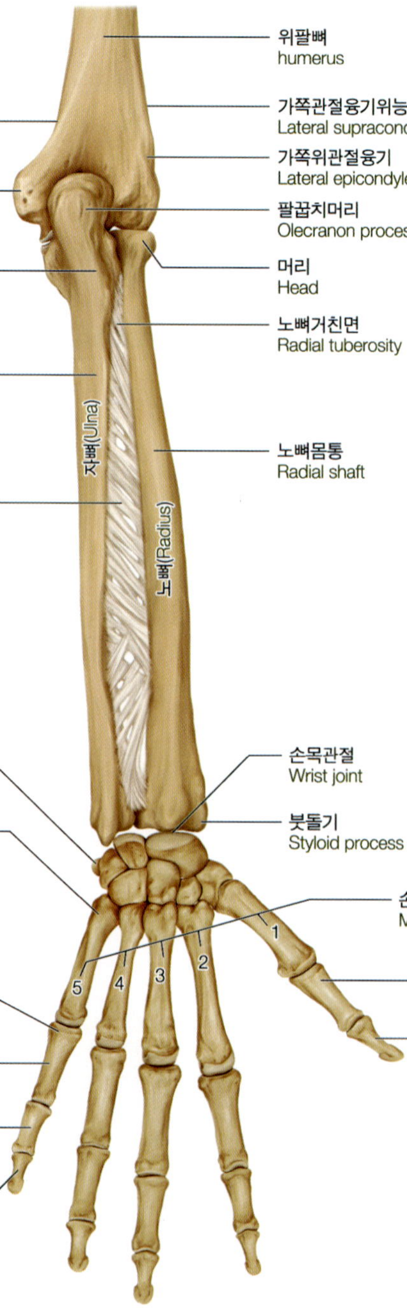

그림 6-2 아래팔(오른쪽) 주요부위와 뼈의 뒷면

을 요하는 동작뿐 아니라 무거운 물건을 쥘 정도의 큰 힘을 발휘할 수도 있다. 또한 손은 360° 회전이 가능하기 때문에 동측의 아래팔과 위팔을 제외한 몸의 모든 부위에 닿을 수 있으며 손짓, 접촉, 기교 등을 통해 감정을 표현하기도 한다.

2 뼈대의 이해

손에는 8개의 손목뼈, 5개의 손허리뼈와 14개의 손가락뼈를 모두 포함한다. 손목뼈에는 손목뼈중간관절을 중심으로 보트 모양을 닮은 손배뼈, 초승달처럼

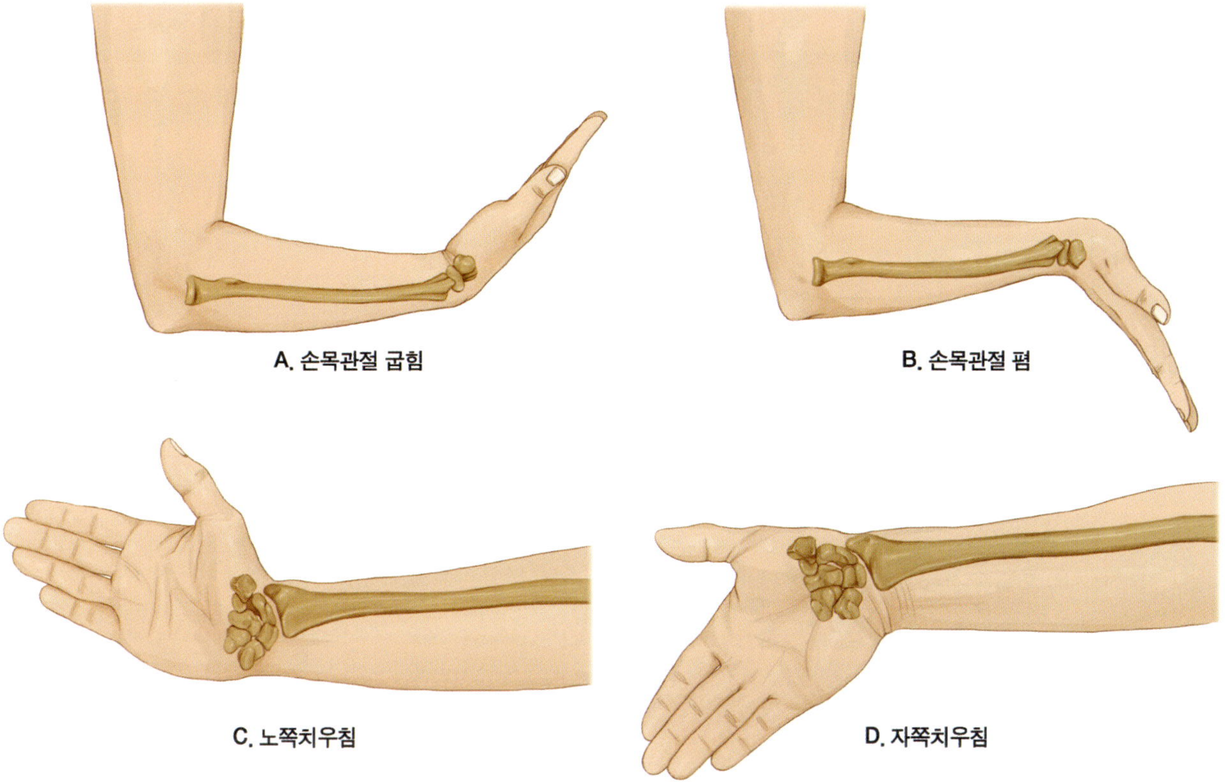

그림 6-3 손목관절(오른손)에서 손목뼈 중간관절의 움직임

보이는 반달뼈, 삼각형 모양의 세모뼈, 완두콩 모양의 콩알뼈로 이루어진 몸쪽열과 안장형 관절면의 큰마름뼈, 작은마름뼈, 손목뼈 중 가장 크며 머리를 의미하는 알머리뼈, 뻗어나온 돌기가 갈고리 모양의 갈고리뼈로 이루어진 먼쪽열이 있다.

손목뼈 바로 먼쪽부분에는 먼쪽끝부분인 둥근 손허리뼈가 있으며, 손허리뼈 바로 먼쪽부분에는 첫마디뼈, 중간마디뼈(엄지 제외), 끝마디뼈 손가락뼈를 포함하는 손가락뼈가 있다(그림 6-1, 그림 6-2).

3 관절의 이해

손의 움직임은 복잡하고 여러 가지 이유로 인하여 이해하기가 어렵다. 여기서는 이해를 도모하고자 손의 움직임을 엄지와 둘째~다섯째손가락을 따로 구분하였다.

1) 손목손허리관절(수근중수관절, carpometacarpal joint)

손목손허리관절은 손목뼈 먼쪽열(큰마름뼈, 작은마름뼈, 갈고리뼈, 알머리뼈)과 둘째~다섯째 손허리뼈가 이루는 관절로 둘째, 셋째 손허리뼈는 먼쪽손목뼈와 단단하게 결합함으로써 손에 대한 안정된 기둥역할을 한다. 손가락의 굽힘과 폄, 노쪽과 자쪽 치우침을 하는 동안 제한을 주며 축이 없는 관절로 손에 안정성을 제공하는 관절이다(그림 6-3).

2) 손허리손가락관절
(중수지절관절, metacarpophalangeal joint)

손허리손가락관절은 둘째~다섯째 손허리뼈와 둘째~다섯째 첫마디뼈가 이루는 관절로 2축성 관절이다. 굽힘과 폄, 모음과 벌림을 일으키는데 굽힘과 폄의 경우 둘째손가락에서 다섯째손가락으로 갈수록 점차적으로 증가하며(둘째 90°, 다섯째 110~115°), 모음과 벌림은 셋째손가락이 중심이 되어 일어나는데

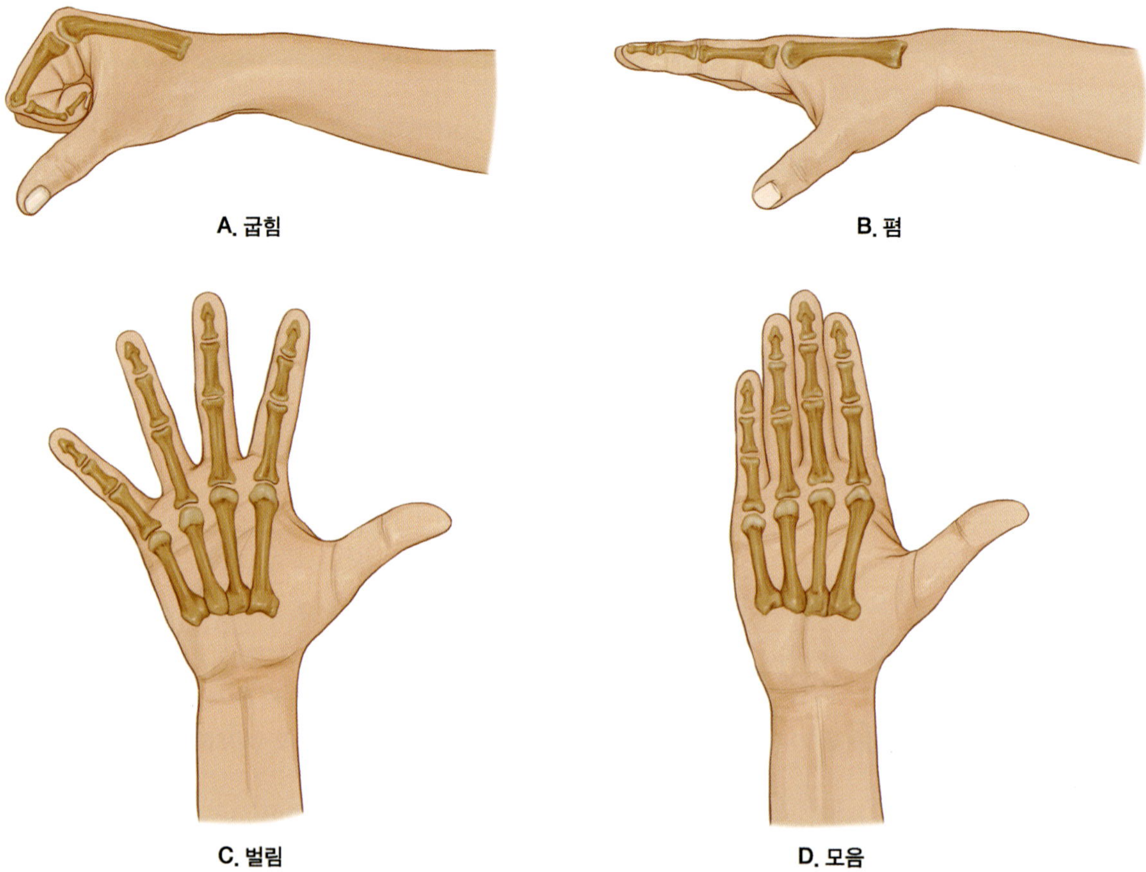

그림 6-4 손의 손허리손가락관절에서 손가락 움직임

모음은 셋째손가락 쪽으로 둘째, 넷째, 다섯째손가락이 가까워지며, 벌림은 셋째손가락으로부터 각각 멀어진다(그림 6-4).

3) 몸쪽손가락뼈사이관절
(근위지절간관절, proximal interphalangeal joint)

몸쪽손가락뼈사이관절은 첫마디뼈의 머리와 중간마디뼈의 바닥 사이에서 형성된 1축성 경첩관절로 노쪽 및 자쪽 곁인대에 의해 벌림 및 모음이 제한되며, 100~120°의 굽힘이 일어난다.

4) 먼쪽손가락뼈사이관절
(원위지절간관절, distal interphalangeal joint)

먼쪽손가락뼈사이관절은 중간마디뼈의 머리와 먼쪽손가락뼈의 바닥 사이에서 형성된 1축성 경첩관절로 70~90°의 굽힘이 일어나며 몸쪽손가락뼈사이관절과는 다르게 약 30° 정도의 젖힘이 일어날 수 있다.

5) 엄지(무지, thumb)

엄지는 다른 손가락과 비슷한 점도 있지만 엄지의 움직임은 다른 손가락의 움직임과는 다르다. 다른 손가락들은 4개의 관절, 즉 손목손허리관절, 손허리손가락관절, 몸쪽손가락관절 및 먼쪽손가락관절로 이루어져 있으나 엄지는 3개의 관절, 즉 손목손허리관절, 손허리손가락관절 및 손가락뼈사이관절로 이루어져 있으며 외재근과 내재근의 상호작용에 의해 굽힘, 폄, 벌림, 모음 및 맞섬이라는 운동을 일으킨다.

6) 엄지손목손허리관절(무지수근중수관절, carpometacarpal joint of the thumb)

엄지의 손목손허리관절은 큰마름뼈와 엄지의 손허리뼈 바닥 사이에서 형성된 관절로 전형적인 2축

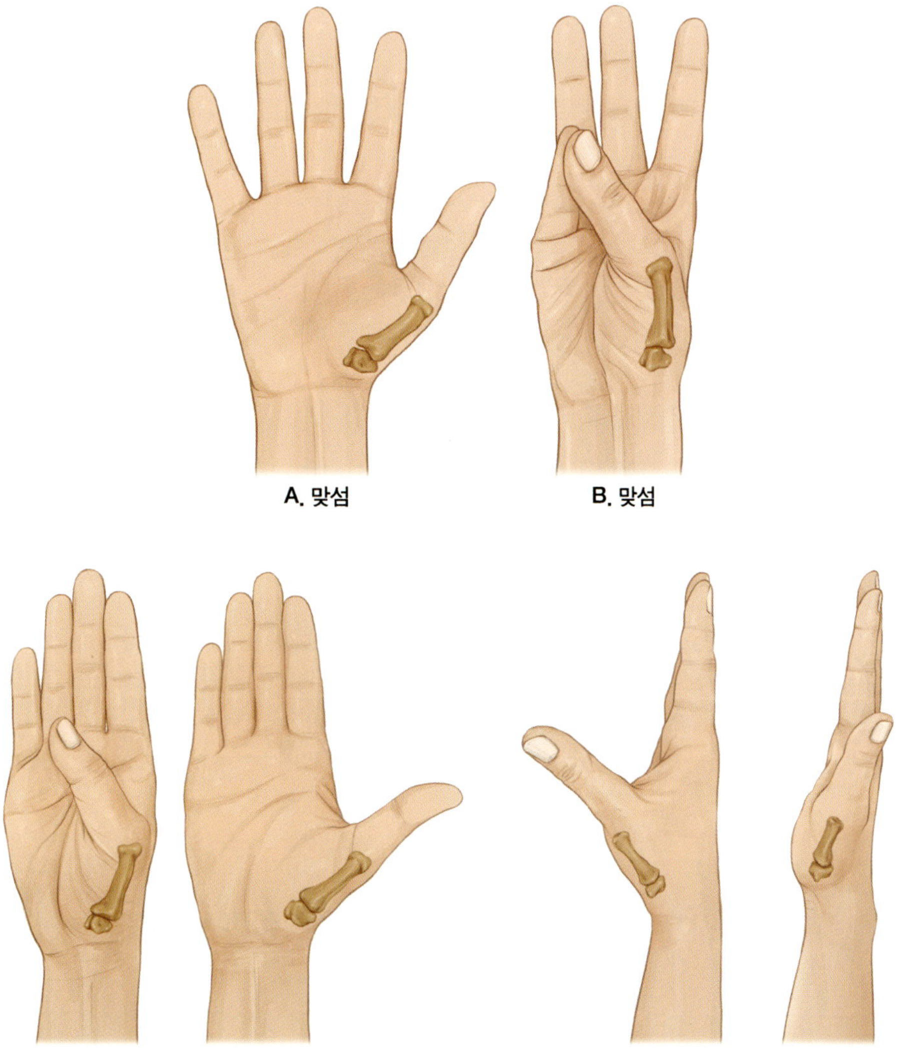

그림 6-5 첫번째 엄지 손가락 움직임

성 관절인 안장관절이다. 굽힘과 폄은 이마면 내에서 일어나며 고정된 큰마름뼈의 볼록한 면에 대해 오목한 엄지의 손허리뼈가 움직이고, 모음과 벌림은 시상면 내에서 일어나며 고정된 큰마름뼈의 오목한 직경에 대해 볼록한 엄지의 손허리뼈가 움직인다. 또한 대립은 벌림, 굽힘 및 안쪽돌림의 연합운동으로 일어난다.

7) 엄지손허리손가락관절(무지중수지절관절, metacarpophalangeal joint of the thumb)

엄지의 손허리손가락관절은 볼록한 첫번째 손허리뼈머리와 오목한 몸쪽손가락뼈 사이에서 형성된 관절로 엄지가 완전히 폄된 상태에서 60°의 굽힘이 일어나며, 곁인대의 영향으로 능동적인 모음과 벌림은 제한되어 있지만, 맞섬작용시 어느 정도의 도움을 주며 또한 물체를 잡을 때 도움을 주기도 한다.

8) 엄지손가락뼈사이관절(무지지절간관절, interphalangeal joint of the thumb)

엄지의 손가락뼈사이관절은 첫마디뼈머리와 끝마디뼈의 바닥부 사이에서 형성된 관절로 다른 손가락의 손가락뼈사이관절과 구조의 기능이 유사하다. 약 70°의 능동굽힘이 허용되며, 약 20° 정도의 수동적인 폄이 일어난다(그림 6-5).

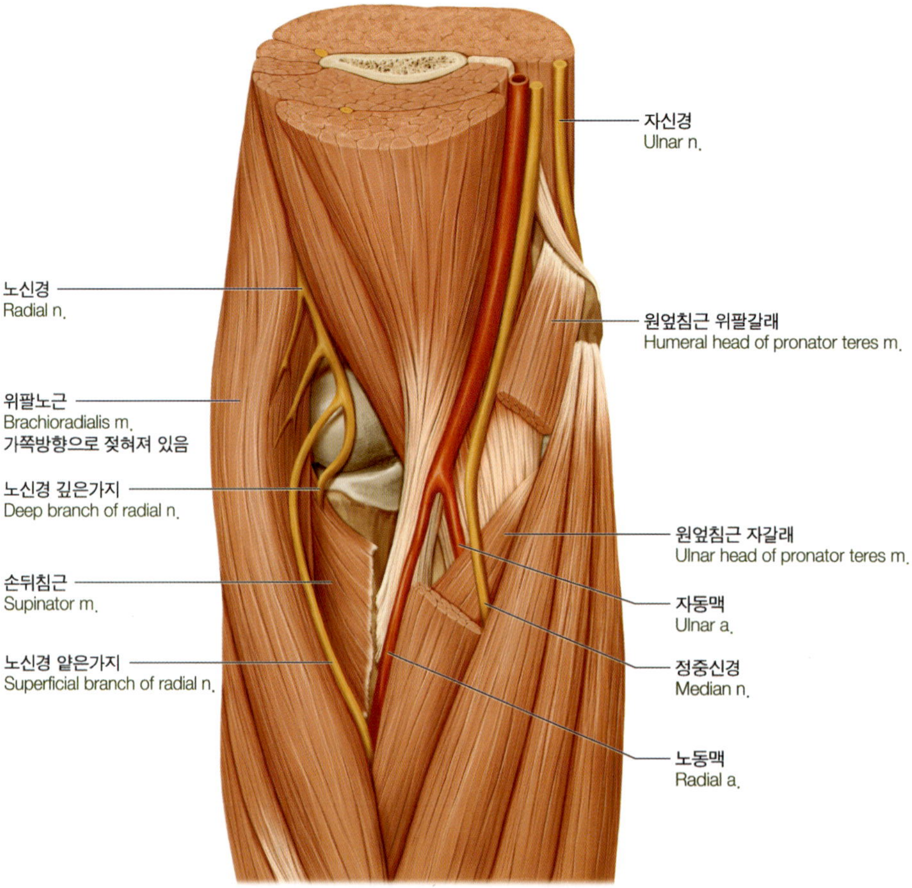

그림 6-6 노신경 및 자신경의 위치(팔 오금부위)

4 신경지배의 이해

손의 움직임에 관여하는 근육을 지배하는 신경은 팔신경얼기로부터 나온 말초신경으로 뒤신경다발(후신경속, posterior cord)에서 기원해 손의 뒷면을 지배하는 노신경과 가쪽신경다발(외신경속, lateral cord)과 안쪽신경다발(내신경속, medial cord)에서 기원해 손의 앞면 일부를 지배하는 정중신경, 안쪽신경다발에서 기원해 손의 앞면 나머지를 지배하는 자신경이 있다(그림 6-6~그림 6-8).

5 손의 안정성

효과기로서 손의 완벽한 기능을 수행하기 위해서는 우선적으로 안정화가 이루어져야 한다.

손의 안정성은 많은 인대와 뼈의 구조에 의해서 이루어진다. 이 장에서는 굽힘근지지띠와 폄근지지띠에 대해 알아보도록 하자.

1) 굽힘근지지띠(굴근지대, flexor retinaculum)

굽힘근지지띠는 손의 앞쪽에서 손목과 손을 연결하는 결합조직의 띠다. 굽힘근지지띠는 손바닥손목인대와 가로손목인대로 이루어져 있으며, 손바닥손목인대는 손가락굽힘근의 힘줄 위로 지나가기 때문에 손목이 굽힘을 하는 동안 손가락굽힘근의 힘줄을 손쪽으로 밀착시키는 작용을 한다.

가로손목인대는 손목뼈 위에서 궁을 형성하는데 형성된 손목굴(수근터널, carpal tunnel)로 정중신경과 얕은손가락굽힘근 및 깊은손가락굽힘근의 힘줄이 지나간다. 어떤 원인에 의해 손목굴이 좁아지면 정중신경을

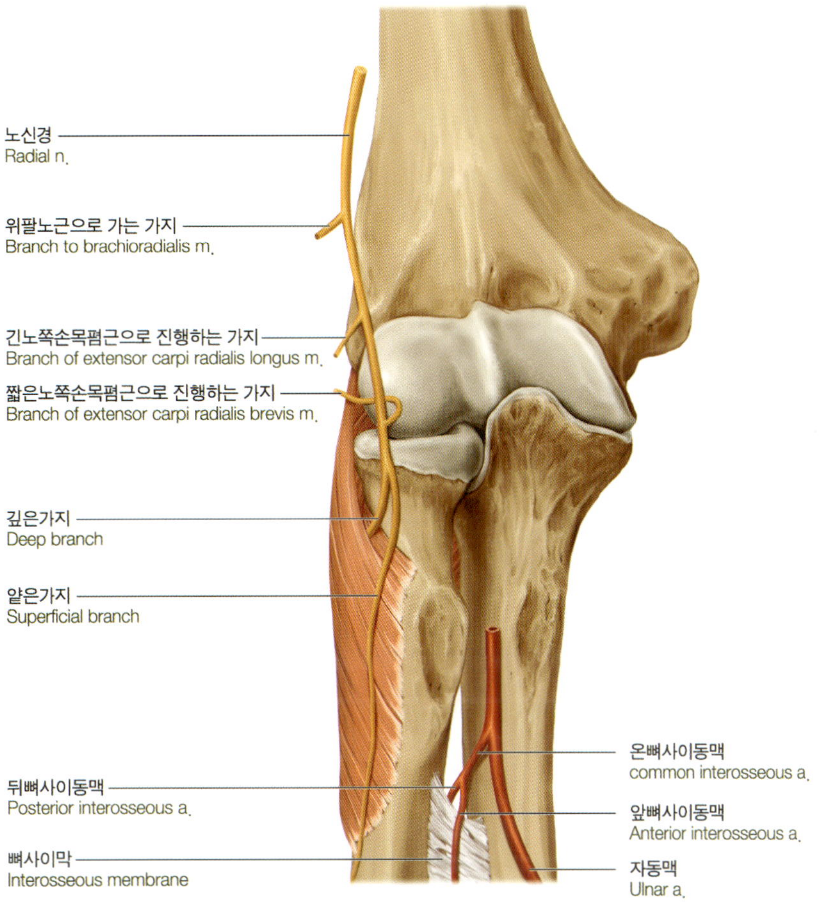

그림 6-7 노신경의 위치(팔 오금부위)

자극하게 되는데 이러한 현상을 손목굴증후군(carpal tunnel syndrome)이라 하며 때때로 증상의 완화를 위해 가로손목인대를 잘라내기도 한다(그림 6-8, 그림 6-9).

2) 폄근지지띠(신근지대, extensor retinaculum)

폄근지지띠는 손목의 뒤쪽에서 지나가는 결합조직의 띠로 손목이 폄을 하는 동안 손목폄근힘줄을 손에 밀착시키는 작용을 한다.

6 근육의 이해

손가락을 움직이는 근육들은 외재성과 내재성으로 구분된다. 외재성 근육들(extrinsic muscles)은 아래팔이나 또는 위팔뼈의 양쪽 위관절융기에서 시작하며 긴 힘줄을 가지고 있어 손목관절의 움직임을 보조하는 반면, 내재성 근육들(intrinsic muscles)은 이는곳과 닿는곳이 손안에 있어 크기가 작고 맞섬과 같은 움직임을 일으킨다.

손가락을 오므렸다가 펴는 것과 같은 손의 능동적인 움직임과, 잡거나 쥐는 것과 같은 복잡한 움직임은 손의 외재성과 내재성 근육들 그리고 손목관절의 근육들 사이의 정밀하고 정확한 상호작용을 필요로 한다.

1) 외재성 근육군(extrinsic muscle group)

손가락을 움직이는 외재성 근육은 아래팔에서 시작하는데 어떤 경우에는 위팔뼈의 양쪽 위관절융기에서도 기시한다. 정확성과 세밀함을 요하는 손가락의 움직임은 내재성 근육과 외재성 근육의 상호작용에 의해 이루어진다.

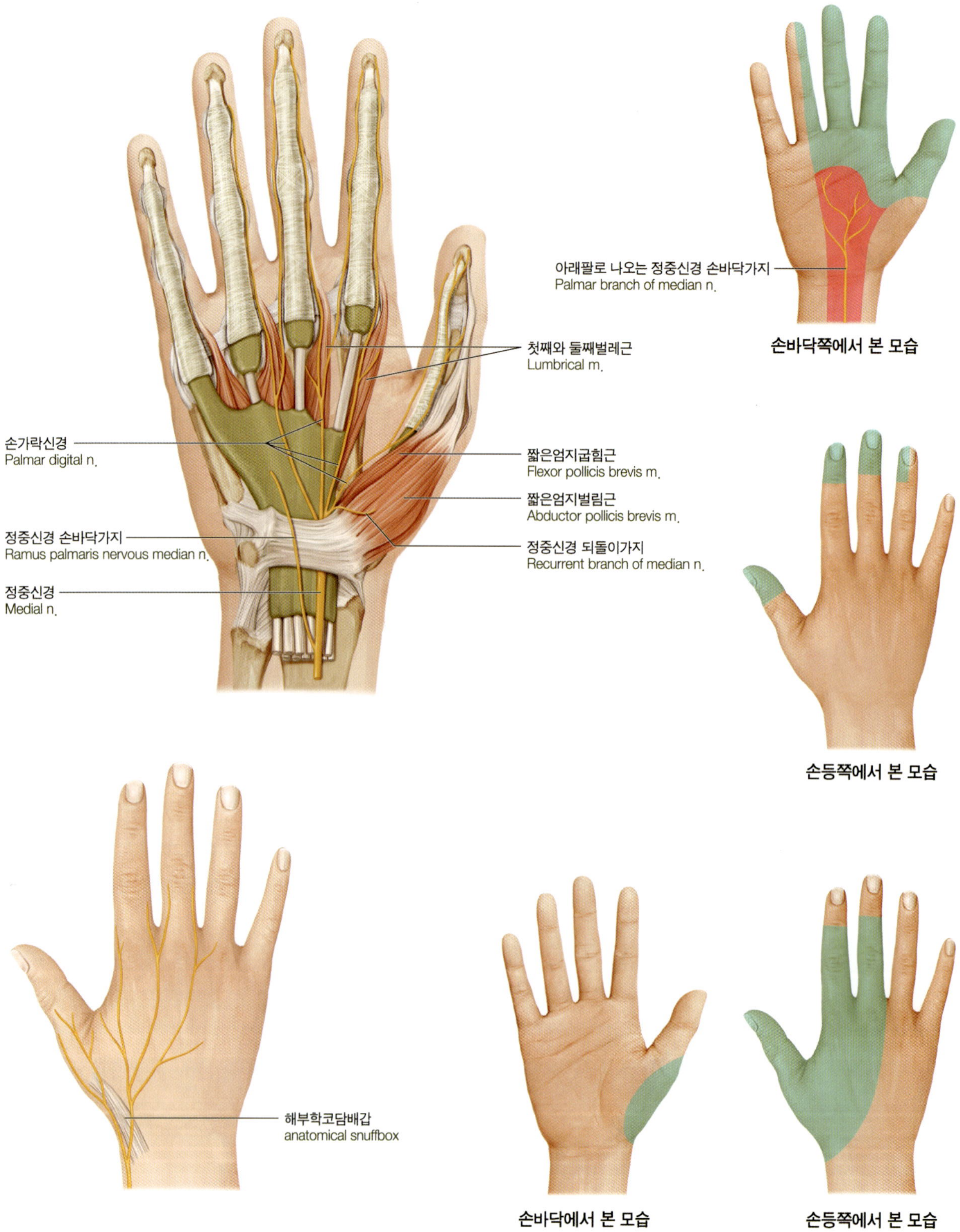

그림 6-8 손의 정중신경과 분포

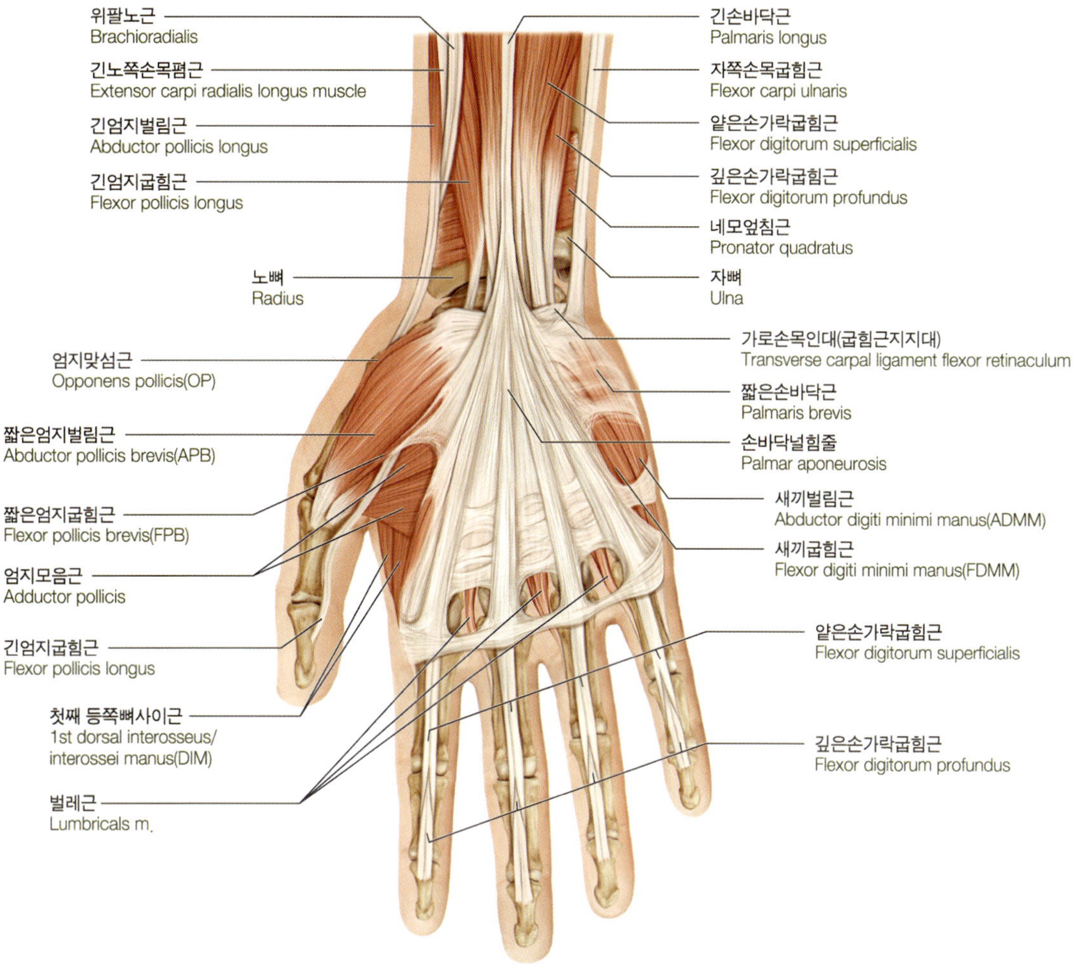

그림 6-9 손바닥널힘줄과 손의 얕은 층

(1) 앞면 손근육(anterior hand muscle)

손의 앞면에 위치하며 주작용은 손가락의 굽힘이며, 손목의 굽힘에도 보조근으로 작용한다. 자쪽손목굽힘근(자신경) 지배을 제외한 나머지 근육은 정중신경의 지배를 받는다.

(2) 뒤 손근육(posterior hand muscle)

아래팔과 손에서 손가락과 엄지의 폄작용을 하는 근육으로 노신경의 지배를 받으며 보통 아래팔의 뒷면에서 기시한다.

2) 내재성 근육군(intrinsic muscle group)

손에 있는 내재근은 20개로 비교적 작은 크기에도 불구하고 섬세하고 정확한 움직임을 수행하며 복잡한 손의 움직임을 통합하는 기능이 있다. 국소해부학적으로 분류하면 엄지두덩을 이루는 그룹, 새끼두덩을 이루는 그룹, 손의 중간과 심부를 이루는 그룹이 있다.

(1) 엄지두덩근육(무지구근, thenar muscle group)

엄지에 작용하는 내재근은 짧은엄지굽힘근, 짧은엄지벌림근, 엄지맞섬근, 엄지모음근 등 4개의 근육으로 엄지모음근(자신경)을 제외한 나머지 3개의 근육이 엄지두덩을 형성하는데 손목과 엄지의 바닥 사이에 돌출된 부분으로 정중신경의 지배를 받으며 정중신경 마비 시 원숭이손 기형(Ape hand)을 만든다(그림 6-10).

아래팔과 손에서 엄지두덩근육 군에 해당하며 짧

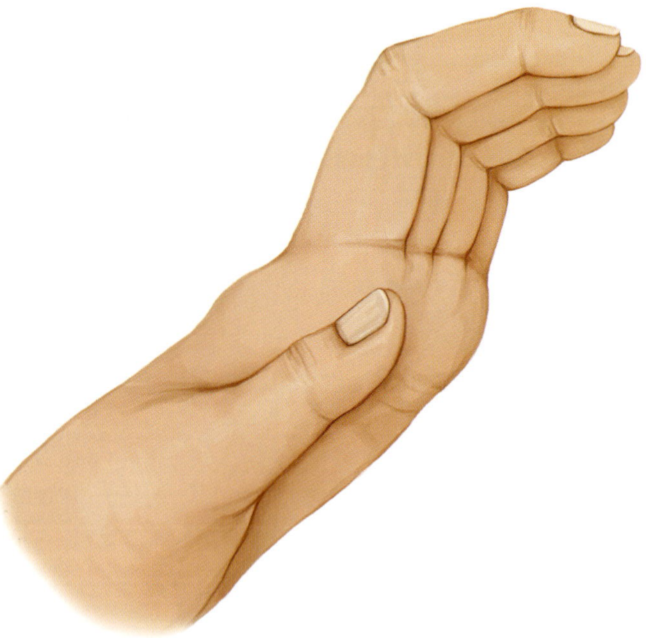

그림 6-10 정중신경 손상에 따른 원숭이손 기형

은엄지굽힘근, 짧은엄지벌림근, 엄지맞섬근으로 이루어진다.

(2) 새끼두덩근육군(소지구근군, hypothenar muscle group)

손목과 새끼의 기저부 사이에 있는 부분으로 엄지두덩보다는 작다. 새끼굽힘근, 새끼벌림근 및 새끼맞섬근에 의해 이루어져 있으며 자신경의 지배를 받는다.

(3) 중간 또는 깊은 손바닥근군 (mid palm or deep palm muscle group)

이 그룹에는 엄지모음근, 뼈사이근 및 벌레근으로 이루어진 엄지두덩과 새끼두덩 사이에 있는 그룹이다. 좀 더 정확하고 세밀한 동작에 관여하며 정중신경 및 자신경의 지배를 받고 있다. 아래팔과 손에서 중앙부에 위치하는 근육군이다. 엄지모음근, 벌레근, 바닥쪽뼈사이근, 등쪽뼈사이근으로 이루어진다.

MEMO

손가락폄근(extensor digitorum muscle)

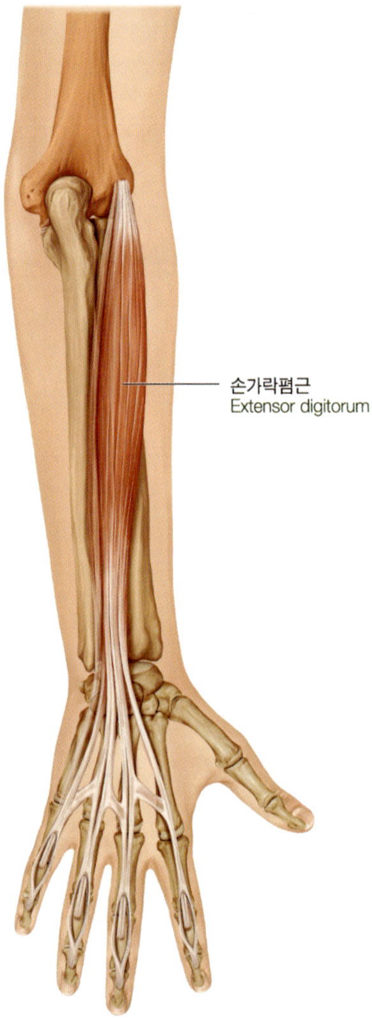

촉 진

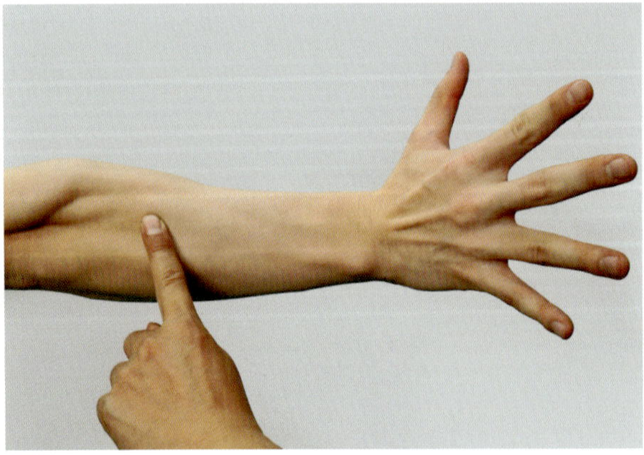

- 손가락폄근은 대상자의 위팔을 이완시키고 앉은 자세에서 아래팔을 테이블이나 바닥 위에 올려놓는다. 이완된 자세에서 촉진한다.
- 테이블 위에 대상자의 팔꿉관절을 약간 굽히고 아래팔을 완전히 엎침(pronation)한 상태로 놓고 검사자의 손가락을 대고 촉진한다.
- 검사자는 대상자로 하여금 손허리손가락관절과 손가락뼈사이관절 2번째에서 5번째 손가락을 천천히 다 펴도록 지시한다. 이때 대상자가 손목관절에서 손을 펴지 않도록 주의해야하고 천천히 손가락 폄근의 수축을 확인한다.

해부학적 특징

이는곳(origin)

- 위팔뼈 가쪽위관절융기의 공통 폄근힘줄, 깊은아래팔근막

닿는곳(insertion)

- 둘째~다섯째 손가락의 등쪽확장막(각 손가락의 첫마디뼈에서 세 부분으로 갈라짐)

작용(action)

- 손허리손가락관절의 폄, 손목관절의 폄

신경지배(nerve innervation)

- 노신경(요골신경, radial nerve)

기능적 활동

- 손가락폄근은 손허리손가락관절, 몸쪽 및 먼쪽 손가락뼈사이관절의 손가락을 움직이게 한다. 손가락폄근은 아래팔 뒤쪽의 얇은 근육으로 손가락 2번째에서 5번째 손가락을 펴게 한다. 특히 손가락폄근은 위팔의 가쪽 위관절융기에 있는 공통폄근힘줄에 부착해있고 이 부위에 자극이 주어지거나 염증이 발생하면 가쪽위관절융기염(lateral epicondylitis) 그리고 테니스엘보(tennis elbow)로 나타날 수 있다.
- 특히 손가락 폄근은 손가락을 펴는 근육이지만, 손목을 노쪽 또는 자쪽 편위하지 않더라도 손목폄근으로서 작용할 수 있다.

TIP

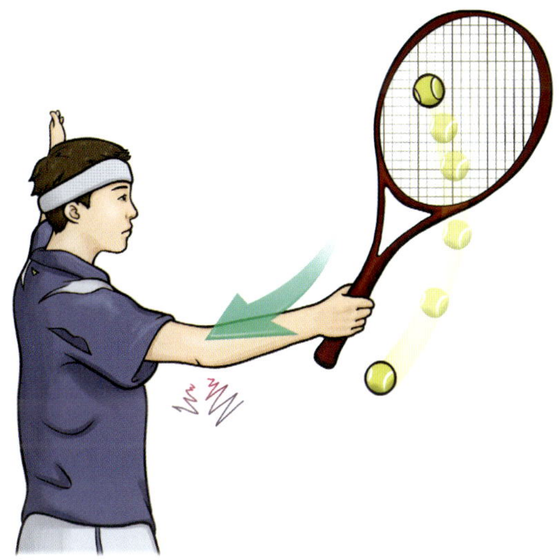

- 손가락폄근은 손목, 손등 쪽에 가서 두드러지게 나타나는 4개의 힘줄로 갈라진다. 각 힘줄들이 납작해진 중간마디뼈 바닥 쪽에 부착하여 각 손가락의 확장된 폄근으로 작용하며 넓게 펴지게 한다.
- 손가락 폄근의 유래는 손가락을 펴게 하는 근육이라는 라틴어이다.

MEMO

새끼손가락폄근(extensor digiti minimi muscle)

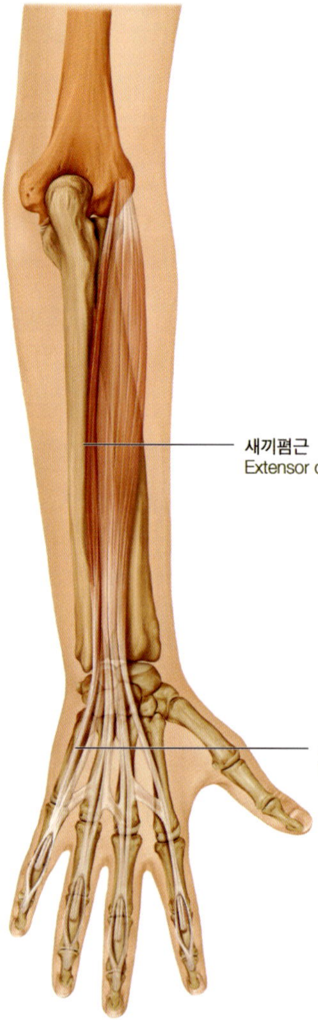

촉 진

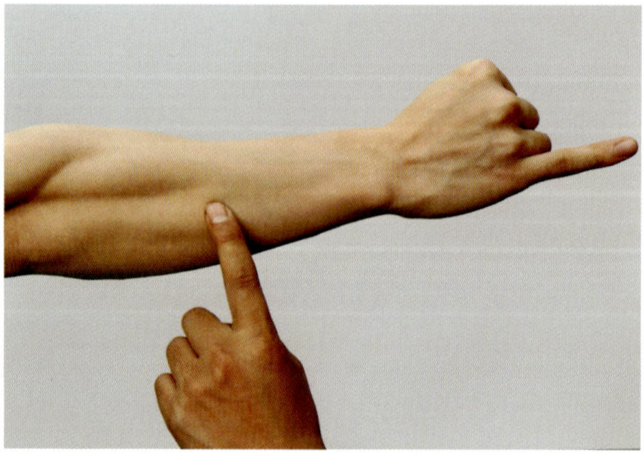

- 새끼손가락폄근은 대상자의 위팔을 이완시키고 앉은 자세에서 아래팔을 테이블이나 바닥 위에 올려놓는다. 이후 이완된 자세에서 촉진한다(아래팔 뒤쪽에 위치).
- 테이블 위에 대상자의 팔꿉관절을 약간 굽히고 아래팔을 완전히 엎침(pronation)한 상태로 놓고 검사자의 손가락을 대고 촉진한다.
- 검사자는 대상자로 하여금 손허리손가락관절과 손가락뼈사이관절 2번째에서 5번째 손가락을 천천히 다 펴도록 지시한다. 이때 대상자는 손가락폄근과 마찬가지로 손목관절에서 손을 펴지 않도록 주의해

야하고 천천히 손가락 폄근의 수축을 확인한다.

해부학적 특징

이는곳(origin)

- 위팔뼈 가쪽위관절융기의 공통 폄근힘줄, 깊은아래팔근막

닿는곳(insertion)

- 새끼 끝마디뼈 확장폄근

작용(action)

- 손허리손가락관절, 손가락관절의 폄, 새끼의 모음 보조

신경지배(nerve innervation)

- 노신경(요골신경, radial nerve)

기능적 활동

- 새끼손가락폄근은 손허리손가락관절, 몸쪽 및 먼쪽 손가락뼈사이관절에서 새끼손가락을 펴게 한다. 새끼손가락폄근은 아래팔 뒤쪽의 얇은 근육으로 손가락 2번째에서 5번째 손가락을 움직이게 한다. 손가락폄근처럼 새끼손가락폄근은 무리하게 되면 위팔의 가쪽 위관절융기에 있는 공통폄근힘줄에 영향을 주어 이 부위에 자극이 주어지거나 염증이 발생하면 가쪽위관절융기염(lateral epicondylitis) 그리고 테니스엘보(tennis elbow)로 나타날 수 있다.

TIP

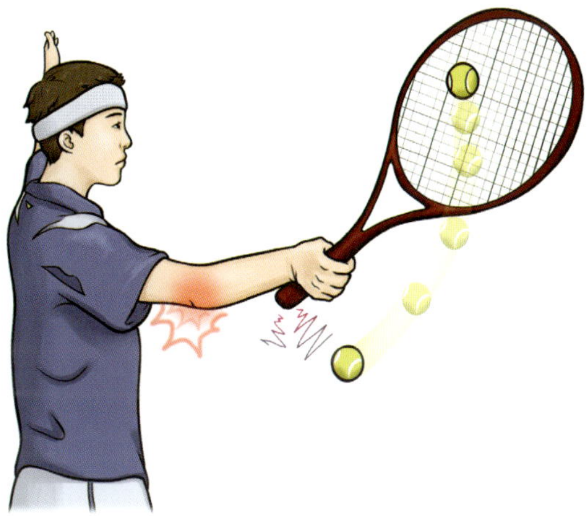

- 새끼손가락폄근은 손의 뒷면에서 관찰할 수 있고, 라틴어에서 유래되었으며 새끼손가락을 편다는 의미를 가진다.
- 손목통증 또한 유발된다.

MEMO

집게손가락폄근(extensor indicis muscle)

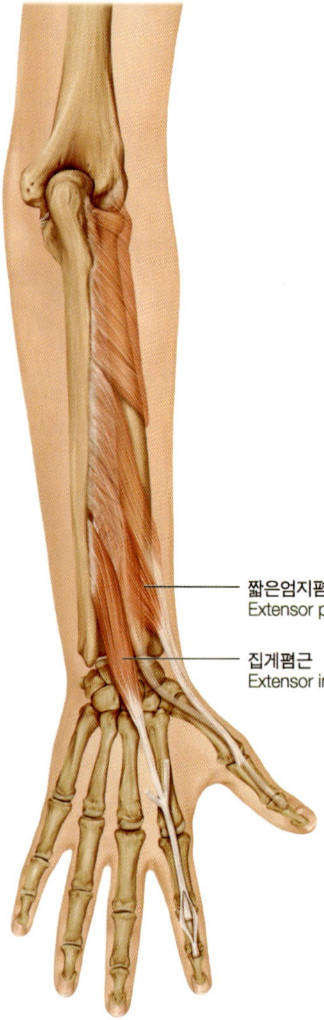

촉 진

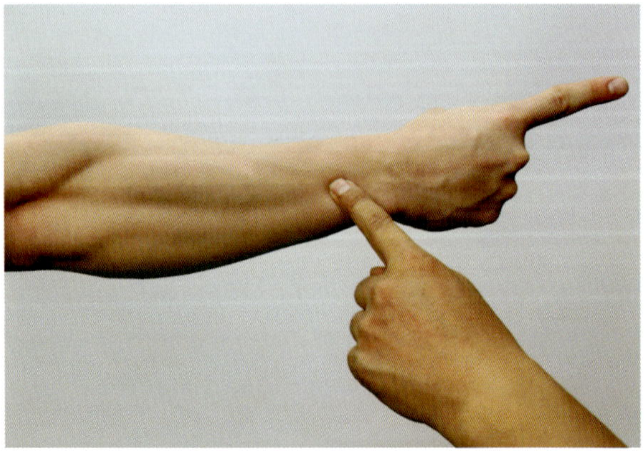

- 집게손가락폄근은 대상자를 이완시키고 앉은 자세에서 아래팔을 수동적으로 완전히 엎침한 후 테이블이나 바닥에 놓는다(아래팔 뒷면에 위치함).
- 테이블위에 대상자의 팔꿉관절을 굽히고 아래팔을 엎침(pronation)한 후 검사자는 손가락을 대고 촉진해나간다.
- 검사자는 대상자의 손허리손가락관절과 손가락뼈사이관절에서 집게손가락을 펴게 하고 근육의 먼쪽 힘줄을 찾아 수축하게 하여 촉진한다.

해부학적 특징

이는곳(origin)

- 자뼈 뒷면 먼쪽부분 1/3, 뼈사이막

닿는곳(insertion)

- 집게손가락의 끝마디뼈 바닥

작용(action)

- 손허리손가락관절, 손가락뼈사이관절의 폄, 집게손가락의 모음보조

신경지배(nerve innervation)

- 노신경(요골신경, radial nerve)

기능적 활동

- 집게손가락폄근은 깊고 먼쪽에 있는 4개의 근육군(긴엄지벌림근, 짧은엄지폄근, 긴엄지폄근, 집게폄근) 중 하나로서 나머지는 엄지를 펴게 하고, 집게손가락폄근은 집게손가락을 펴게 한다. 특히 손허리손가락관절, 몸쪽 및 먼쪽손가락뼈사이관절에서 집게손가락을 움직이게 하여 펴는 작용을 한다.

TIP

- 집게손가락폄근(extensor indicis)은 깊고, 먼쪽에 놓인 4개의 근육군 중 하나로서 검사자는 대상자가 집게손가락을 펴는 동안 집게손가락폄근을 확인할 수 있다.

MEMO

긴엄지폄근(extensor pollicis longus muscle)

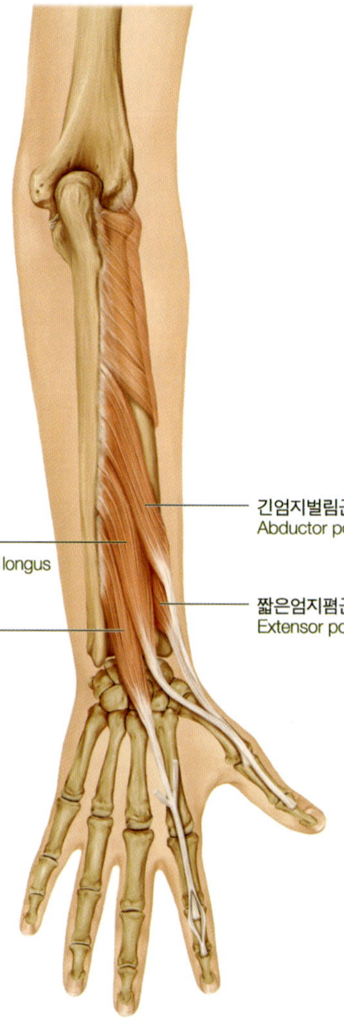

촉 진

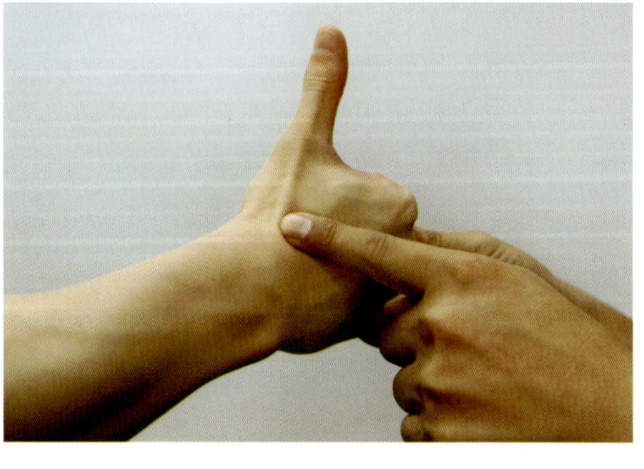

- 긴엄지폄근은 대상자를 이완시키고 앉은 자세에서 아래팔을 수동적으로 완전히 엎침한 후 테이블이나 바닥에 놓는다(아래팔 뒷면에 위치함).
- 테이블 위에 대상자의 팔꿉관절을 굽히고 아래팔을 엎침(pronation)한 후 검사자는 손가락을 대고 촉진해나간다.
- 검사자는 대상자에게 능동적으로 엄지손가락을 반복적으로 펴게 하고 근육에 부착한 힘줄을 수축하게 하여 촉진한다.

해부학적 특징

이는곳(origin)

- 자뼈의 뒤가쪽면, 뼈사이막

닿는곳(insertion)

- 엄지 끝마디뼈의 바닥 등쪽

작용(action)

- 손가락관절의 폄, 손허리손가락과 손목손허리관절의 폄보조, 손목관절의 폄

신경지배(nerve innervation)

- 노신경(요골신경, radial nerve)

기능적 활동

- 긴엄지폄근은 오른쪽 그림과 같이 엄지손가락을 높이 들어 올릴 때 작용하는 근육이다. 긴엄지폄근은 아래팔 뒤쪽, 깊고 면쪽에 있는 4개의 근육군(긴엄지벌림근, 짧은엄지폄근, 긴엄지폄근, 집게폄근) 중 하나로써 나머지는 엄지손가락을 펴게 한다.

TIP

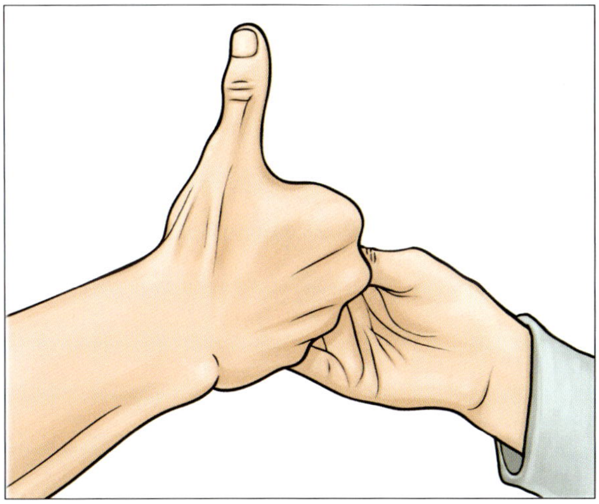

- 긴엄지폄근은 긴엄지벌림근, 짧은엄지폄근과 함께 깊고 면쪽에 놓인 3개의 근육군으로 엄지손가락 근육의 먼쪽 힘줄이 해부학적 코담배갑(anatomic snuff-box)의 안쪽 가장자리를 만든다.

MEMO

짧은엄지폄근(extensor pollicis brevis muscle)

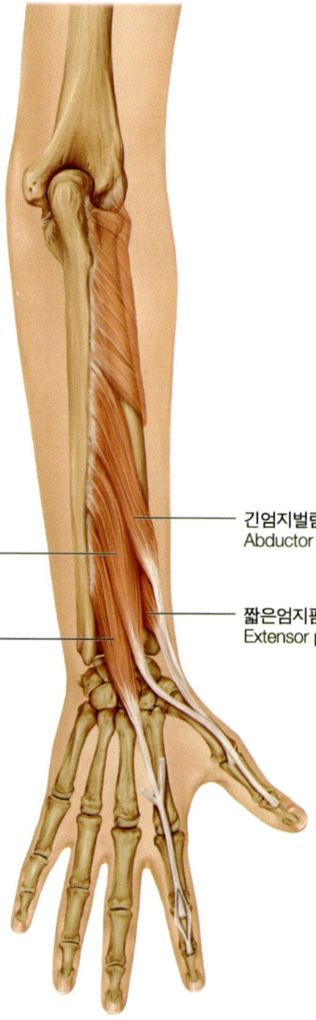

촉 진

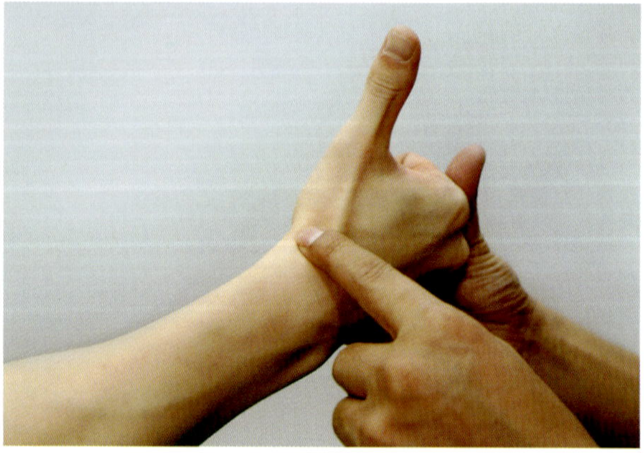

- 짧은엄지폄근은 대상자를 이완시키고 앉은 자세에서 아래팔을 수동적으로 완전히 엎침한 후 테이블이나 바닥에 놓는다(아래팔 뒷면에 위치함).
- 테이블 위에 대상자의 팔꿉관절을 굽히고 아래팔을 엎침(pronation)한 후 검사자는 손가락을 대고 촉진해나간다.
- 검사자는 대상자에게 능동적으로 엄지손가락을 반복적으로 펴게 하고 근육의 먼쪽 힘줄을 수축하게 하여 촉진한다.

해부학적 특징

이는곳(origin)

- 노뼈의 먼쪽 뒷면, 뼈사이막

닿는곳(insertion)

- 엄지 첫마디뼈의 바닥 등쪽

작용(action)

- 손허리손가락관절의 폄, 손목손허리관절의 폄 및 벌림, 손목관절의 벌림보조

신경지배(nerve innervation)

- 노신경(요골신경, radial nerve)

기능적 활동

- 짧은엄지폄근은 아래팔 뒤쪽, 깊고 먼쪽에 있는 4개의 근육 군(긴엄지벌림근, 짧은엄지폄근, 긴엄지폄근, 집게폄근) 중 하나로써 나머지는 엄지손가락을 펴게 한다. 특히 짧은엄지폄근은 손목손허리관절과 손허리손가락관절에서 3개의 근육처럼 엄지손가락을 움직이게 한다. 첫 번째 손허리뼈 뒷면의 움푹 들어간 곳을 나타내며, 옛날 사람들이 담배냄새를 맡기 위해 코담배 그릇으로 사용하였다 하여 유래되었다.

TIP

- 짧은엄지폄근은 긴엄지벌림근, 긴엄지폄근과 함께 깊고 먼쪽에 놓인 3개의 근육군으로 엄지손가락 근육의 먼쪽 힘줄이 해부학적 코담배갑(anatomic snuffbox)의 안쪽 가장자리를 만든다.
- 짧은엄지폄근은 긴엄지벌림근과 함께 가쪽가장자리를 형성하지만 가까이에서 부착되어 서로 촉진하여 구별하기 어려운 부분이 있다.

MEMO

CHAPTER 6

긴엄지벌림근(abductor pollicis longus muscle)

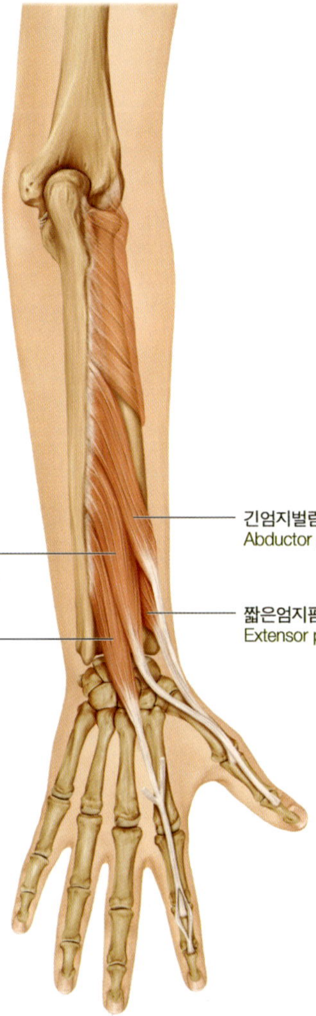

촉 진

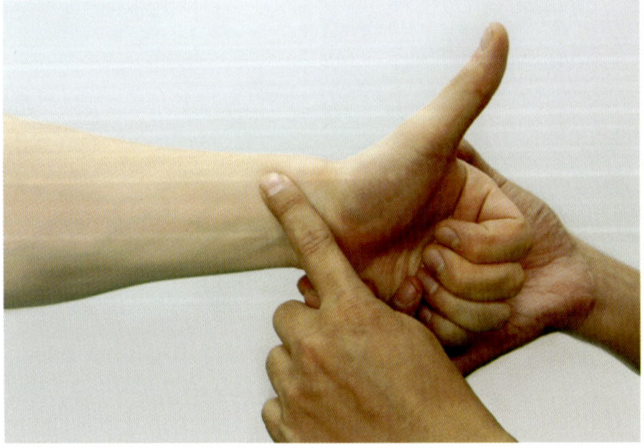

- 긴엄지벌림근은 대상자를 이완시키고 앉은 자세에서 아래팔을 수동적으로 완전히 엎침한 후 테이블이나 바닥에 놓는다(아래팔 뒷면에 위치함).
- 테이블위에 대상자의 팔꿉관절을 굽히고 아래팔을 엎침(pronation)한 후 검사자는 손가락을 대고 촉진해나간다.
- 검사자는 대상자에게 능동적으로 엄지손가락을 반복적으로 펴게하고 근육의 먼쪽 힘줄을 수축하게 하여 촉진한다.

해부학적 특징

이는곳(origin)

- 노뼈와 자뼈의 뒷면, 뼈사이막

닿는곳(insertion)

- 첫째 손허리뼈의 바닥 노쪽

작용(action)

- 손목손허리관절의 벌림, 손목관절의 노쪽치우침과 폄보조

신경지배(nerve innervation)

- 노신경(요골신경, radial nerve)

기능적 활동

- 긴엄지벌림근은 아래팔 뒤쪽, 깊고 먼쪽에 있는 4개의 근육군(긴엄지폄근, 짧은엄지폄근, 집게폄근, 긴엄지벌림근) 중 하나로써 나머지는 엄지손가락을 펴게한다. 특히 긴엄지벌림근은 손목손허리관절과 손허리손가락관절에서 3개의 근육처럼 엄지손가락을 움직이게 한다. 긴엄지벌림근이 단독으로 작용할 때는 엄지손가락을 노뼈 방향으로 벌리게 되며, 이 작용이 계속되면 손목을 벌리고 굽힐 수 있다.

TIP

- 긴엄지벌림근은 긴엄지폄근, 짧은엄지폄근과 함께 깊고 먼쪽에 놓인 3개의 근육군으로 엄지손가락 근육의 먼쪽 힘줄이 해부학코담배갑(anatomical snuffbox)의 안쪽 가장자리를 만든다. 유래는 긴 엄지손가락을 벌린다는 의미가 내포되어 있다.
- 긴엄지벌림근이 단독으로 작용할 때는 엄지손가락을 노쪽 방향으로 벌리며, 이 작용이 지속되면 손목을 벌리고 굽힐 수 있다.

MEMO

CHAPTER 6

짧은엄지굽힘근(flexor pollicis brevis muscle)
짧은엄지벌림근(abductor pollicis brevis muscle)
엄지맞섬근(opponence pollicis muscle)

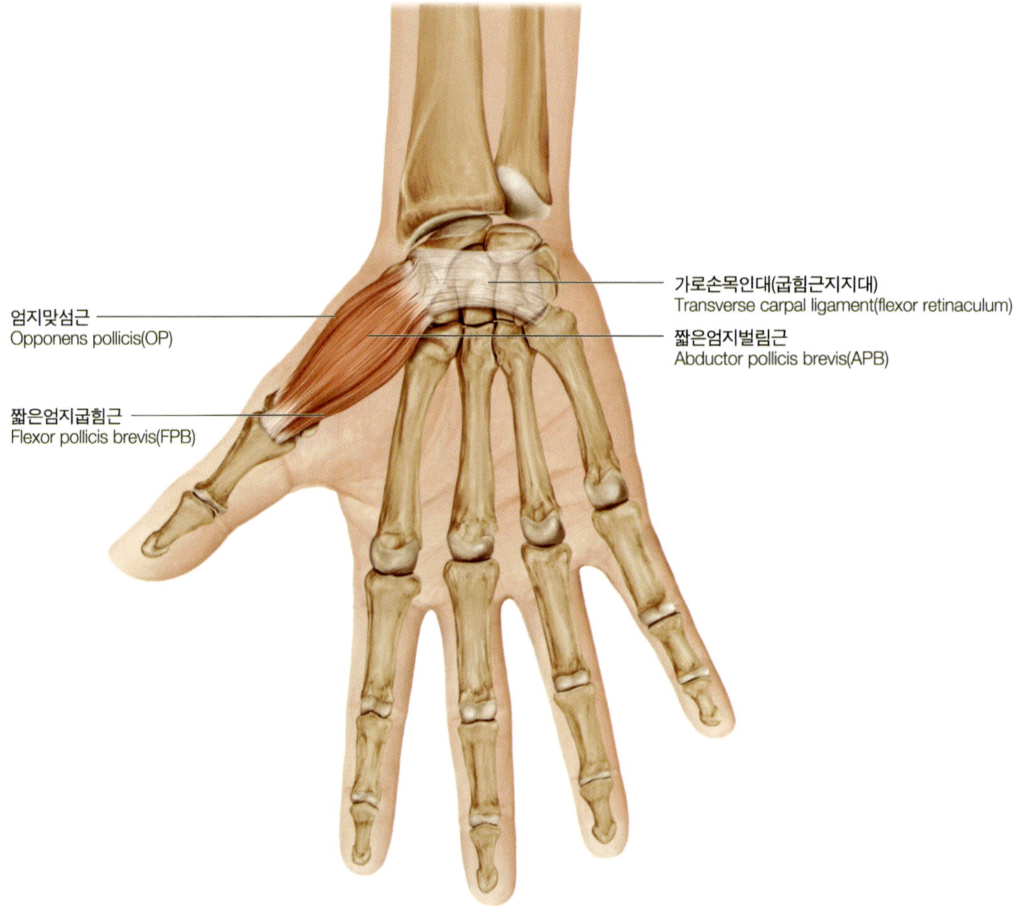

촉 진

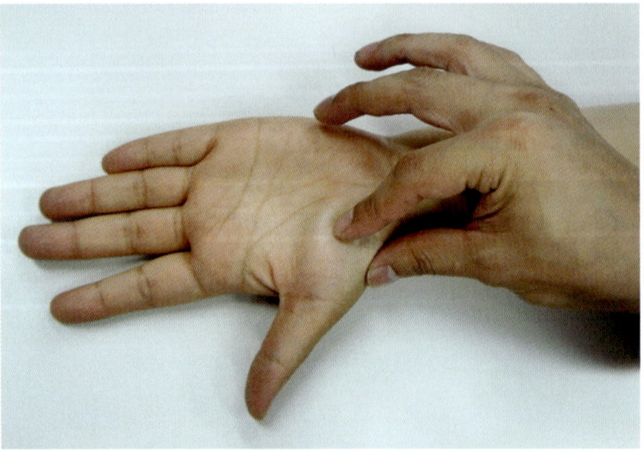

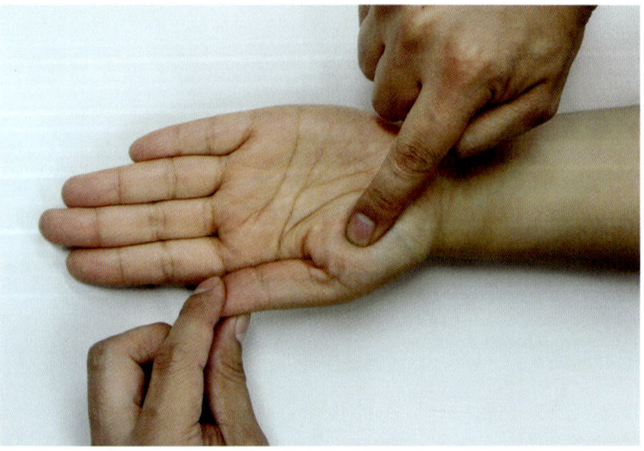

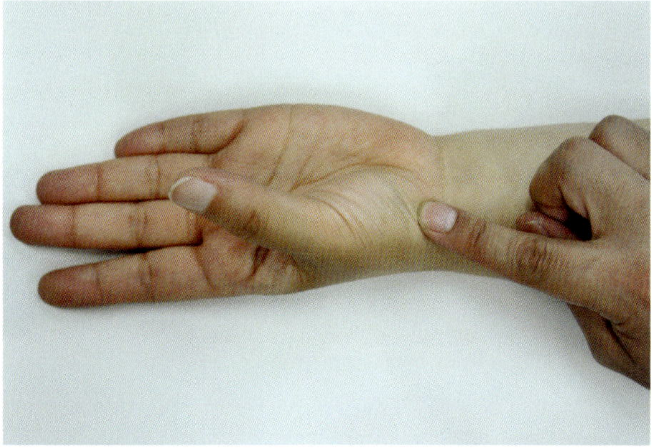

• 짧은엄지굽힘근, 짧은엄지벌림근, 엄지맞섬근은 대상자를 이완시키고 앉은 자세에서 아래팔을 편안하게 테이블이나 바닥에 놓는다(아래팔 뒷면에 위치함).
• 테이블위에 대상자의 아래팔을 쭉 펴게 하고 엄지두덩(thenar eminence)의 가쪽면에 검사자의 손가락을 대고 촉진해나간다.
• 검사자는 대상자에게 능동적으로 엄지손가락을 벌리게 하고 약한 저항을 주어 근육을 수축하게 하여 촉진한다.

해부학적 특징

짧은엄지굽힘근

이는곳(origin)
• 굽힘근지지띠, 알머리뼈, 큰마름뼈

닿는곳(insertion)
• 엄지 첫마디뼈의 바닥, 확장폄근

작용(action)
• 엄지의 손허리손가락관절 및 손목손허리관절의 굽힘

신경지배(nerve innervation)
• 정중신경(median nerve)

짧은엄지벌림근

이는곳(origin)
• 굽힘근지지띠, 손배뼈 결절, 큰마름뼈 결절

닿는곳(insertion)
• 엄지의 첫마디뼈 바닥 노쪽면, 확장폄근

작용(action)
• 엄지의 손목손허리관절 및 손허리손가락관절의 벌림

신경지배(nerve innervation)
• 정중신경(median nerve)

엄지맞섬근

이는곳(origin)
• 굽힘근지지띠, 큰마름뼈 결절

닿는곳(insertion)
• 엄지의 손허리뼈 전체 노쪽면

작용(action)
• 엄지의 손목손허리관절의 맞섬

신경지배(nerve innervation)
• 정중신경(median nerve)

기능적 활동

• 짧은엄지굽힘근, 짧은엄지벌림근, 엄지맞섬근은 엄지두덩근육으로 이 세 근육은 손의 내지근으로 엄지손가락에 부착하고 있고 엄지를 움직이게 한다. 특히 엄지손가락의 손목손허리관절과 손허리손가락관절을 안정화시키는 작용을 하고 짧은엄지벌림근은 엄지손가락을 벌리고, 짧은엄지굽힘근은 엄지손가락을 굽히며, 엄지맞섬근은 엄지손가락을 서로 맞대게 한다.
• 짧은엄지벌림근은 엄지손가락을 손바닥 쪽에서 수직 상태로 올리는 작용을 하며 엄지손가락을 맞잡을 때 엄지맞섬근을 도와준다.

TIP

• 엄지두덩근육인 세 근육은 유난히 현대인들이 많이 사용하는 근육으로 과사용되고 손가락 부상이 호발한다. 특히 엄지손가락에서 반복사용증후군을 유발하기도 한다. 이 부분에서 '그물띠(reticular band)'는 짧은 엄지벌림근과 엄지모음근의 부착부로서 주행하며, 손 수술에 매우 중요한 부위에 해당한다.

새끼굽힘근(flexor digiti minimi muscle)
새끼벌림근(abductor digiti minimi muscle)
새끼맞섬근(opponence digiti minimi muscle)

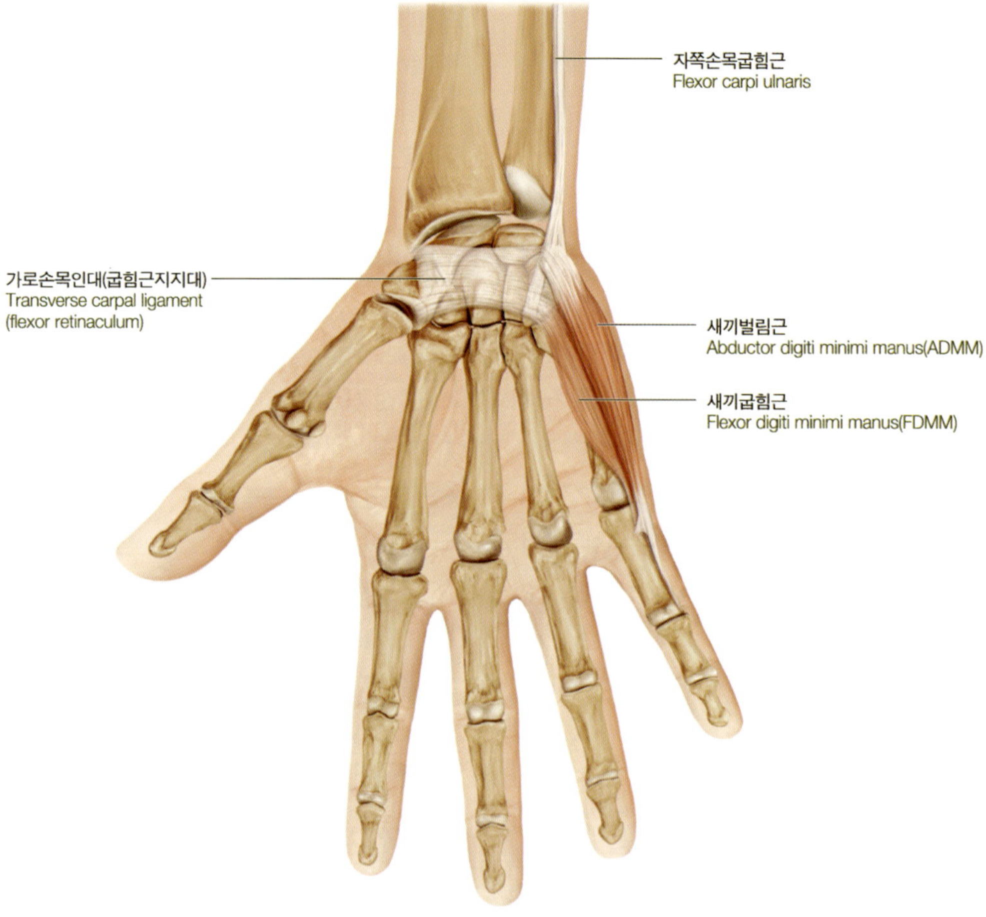

촉 진

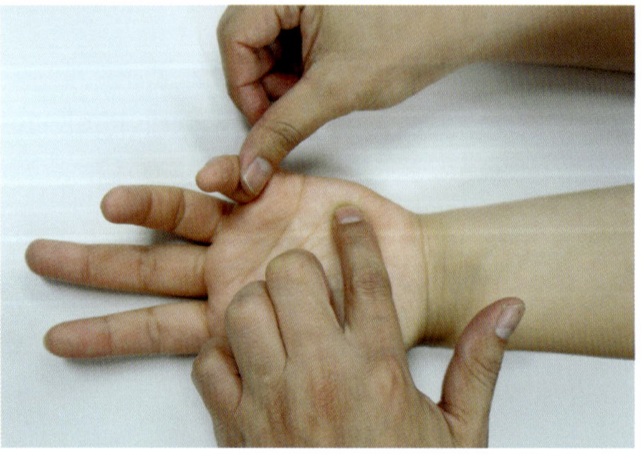

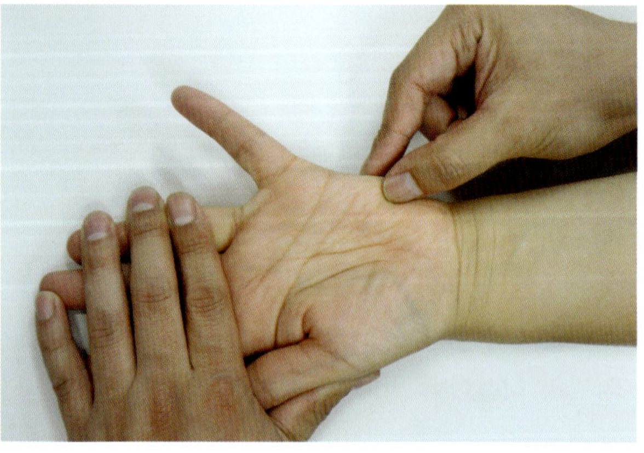

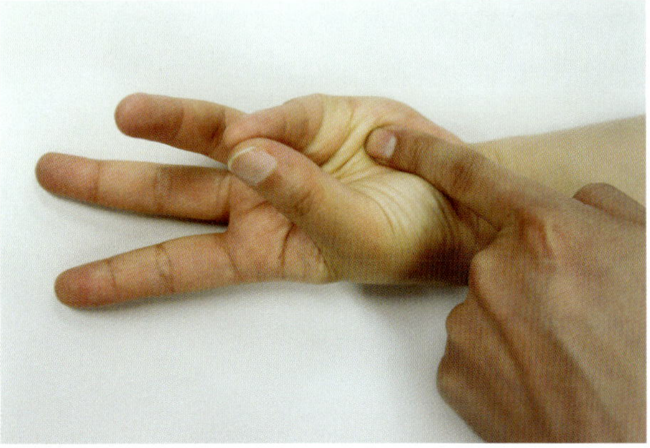

- 새끼벌림근, 새끼굽힘근, 새끼맞섬근은 대상자를 이완시키고 앉은 자세에서 아래팔을 편안하게 테이블이나 바닥에 놓는다.
- 검사자는 대상자의 손을 잡고 그 중에서도 새끼두덩(hypothenar eminence)에 놓고 저항을 새끼손가락 첫마디뼈에 준다. 검사자는 천천히 이 근육의 수축을 느끼고 촉진해나간다.

해부학적 특징

새끼굽힘근

이는곳(origin)

- 굽힘근지지띠, 갈고리뼈

닿는곳(insertion)

- 새끼 첫마디뼈의 바닥

작용(action)

- 새끼 손허리손가락관절의 굽힘

신경지배(nerve innervation)

- 자신경(척골신경, ulnar nerve)

새끼벌림근

이는곳(origin)

- 콩알뼈, 자쪽손목굽힘근의 힘줄

닿는곳(insertion)

- 새끼 첫마디뼈의 손바닥쪽 바닥

작용(action)

- 새끼 손허리손가락관절의 벌림

신경지배(nerve innervation)

- 자신경(척골신경, ulnar nerve)

새끼맞섬근

이는곳(origin)

- 굽힘근지지띠, 갈고리뼈

닿는곳(insertion)

- 새끼 손허리뼈머리의 자쪽모서리

작용(action)

- 새끼의 손목손허리관절의 맞섬

신경지배(nerve innervation)

- 자신경(척골신경, ulnar nerve)

기능적 활동

- 새끼벌림근, 새끼굽힘근, 새끼맞섬근은 새끼두덩근육으로 손의 내재근으로 새끼손가락에 부착하고 이를 움직이게 한다. 특히 새끼손가락의 손목손허리관절과 손허리손가락관절을 안정화시키는 작용을 하고 새끼벌림근은 새끼손가락을 벌리고, 새끼굽힘근은 새끼손가락을 굽히며, 새끼맞섬근은 엄지손가락을 서로 맞대게 한다.

TIP

- 물리치료사와 작업치료사는 다른 직업군에 비해 유난히 손과 손가락을 많이 사용한다. 특히 마사지와 운동치료에서 새끼두덩근육들에 많은 스트레스를 가해 손가락 통증을 유발하거나 염증성 반응을 보일 수 있다.

엄지모음근(adductor pollicis muscle)

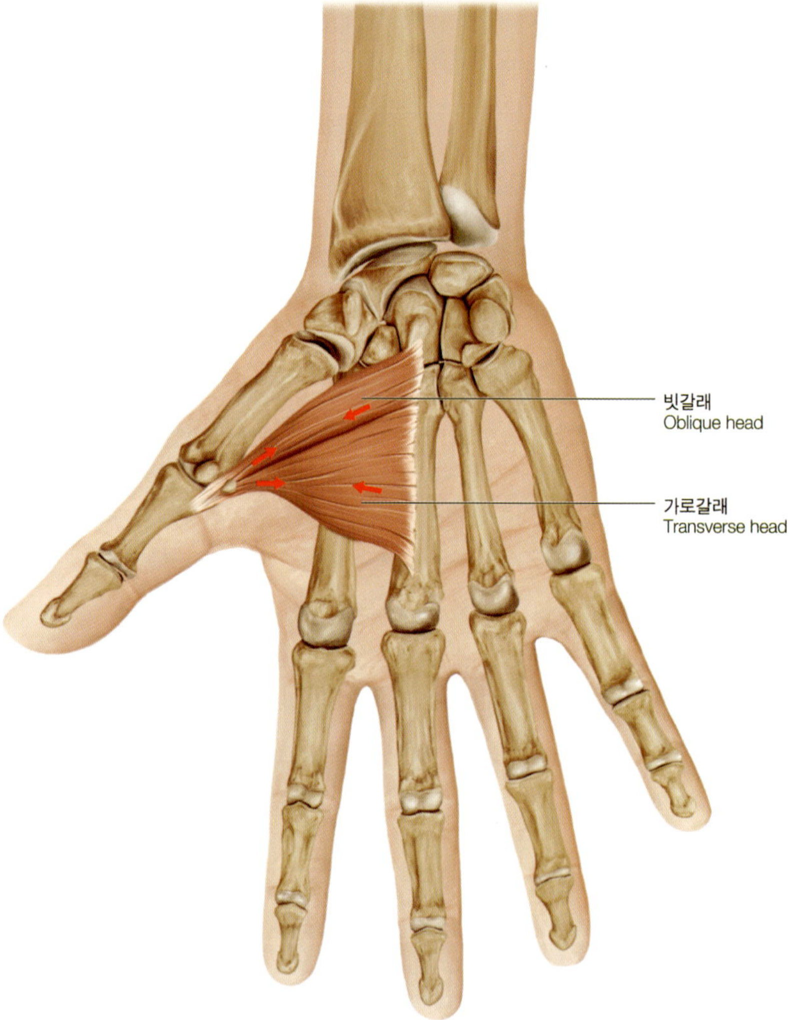

촉 진

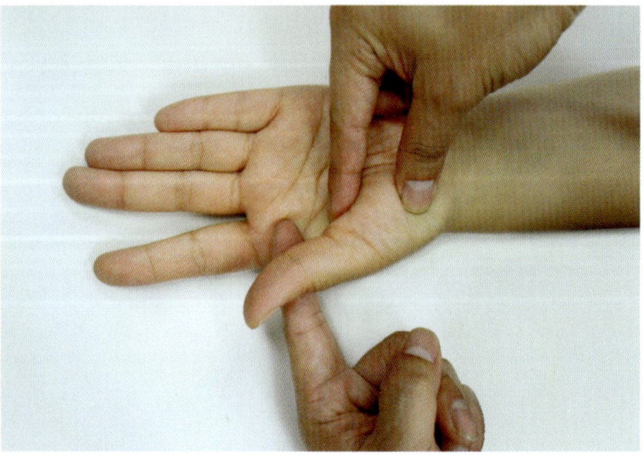

- 엄지모음근 검사의 시작은 앉은 자세에서 아래팔을 편안하게 하고 손을 테이블이나 바닥에 놓는다.
- 검사자는 대상자의 손허리뼈 바닥 부분에 대고 있고, 피검자에게 손바닥 쪽 벌림하게 하여 놓고 다시 모음 운동을 반복시키면서 검사자는 천천히 이 근육의 수축을 느끼고 촉진한다(엄지모음근 빗갈래/가로갈래의 촉진).
- 위와 같은 방식으로 검사자는 대상자의 손허리뼈 몸통 손바닥 부분에 대고, 피검자에게 손바닥쪽으로 벌림한 후 다시 모음 운동을 반복시켜 근육을 촉진한다(엄지모음근 가로갈래의 촉진).

해부학적 특징

이는곳(origin)

- 알머리뼈와 둘째, 셋째 손허리손가락의 바닥, 셋째 손허리뼈의 손바닥면

닿는곳(insertion)

- 확장폄근 및 엄지 첫마디뼈 바닥의 손바닥쪽

작용(action)

- 엄지의 손목손허리관절의 모음, 손가락뼈사이관절의 폄보조

신경지배(nerve innervation)

- 자신경(척골신경, ulnar nerve)

기능적 활동

- 엄지모음근은 손목손허리관절에서 엄지손가락 모음과 바닥쪽뼈사이근을 안정화시키는 작용을 한다. 특히 엄지에서 비교적 넓게 뻗어 있기에 부위에 따라 엄지손가락의 맞섬 또는 굽힘에 보조적으로 관여하기도 한다.

TIP

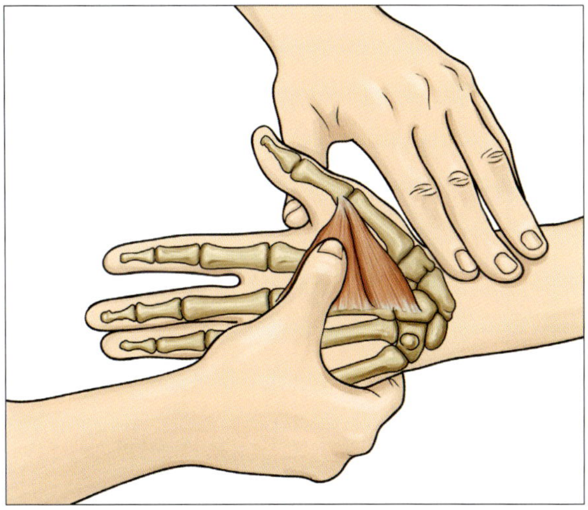

- 엄지모음근은 손바닥 가쪽에서부터 엄지손가락을 모으고, 나머지 다른 손가락과 맞섬과 엄지 및 집게 손가락 끝에서 맞작용하여 쥐는 힘을 부여하기도 한다. 협력근으로 첫째 등쪽뼈사이근, 엄지맞섬근, 긴엄지폄근, 짧은엄지굽힘근(깊은갈래)을 통해 모음 작용을 한다. 맞섬은 엄지맞섬근, 긴엄지굽힘근, 짧은엄지굽힘근의 보조를 받는다.
- 엄지모음근은 엄지두덩 안쪽에 위치해 깊게 박혀있는 근육으로 자쪽 종자뼈를 축으로 하여 부채 모양으로 넓게 펼쳐지는 특징이 있다. 엄지모음근의 유래는 라틴어의 신체 부분을 모으게 하는 근육으로서, 의미는 엄지손가락을 모으게 하는 근육이라는 뜻이다.

MEMO

바닥쪽뼈사이근(palmar interossei muscle)

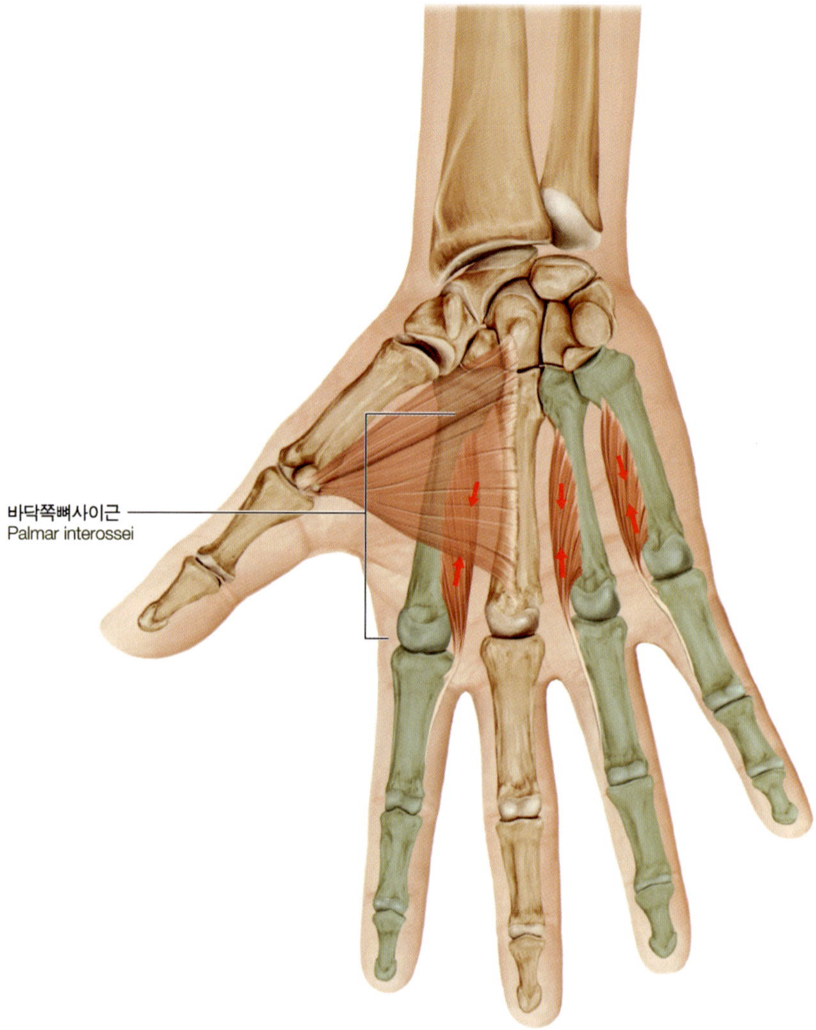

촉 진

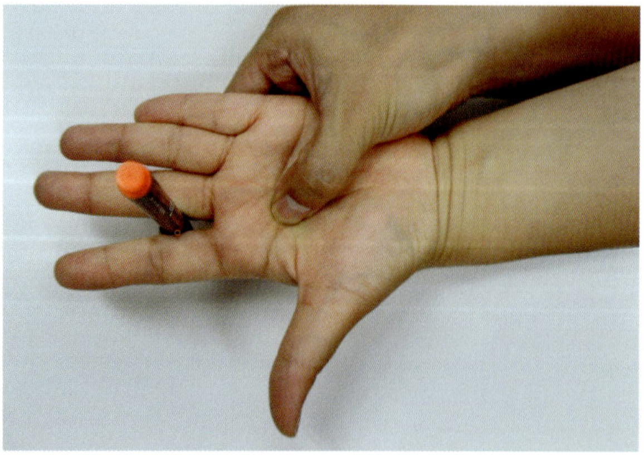

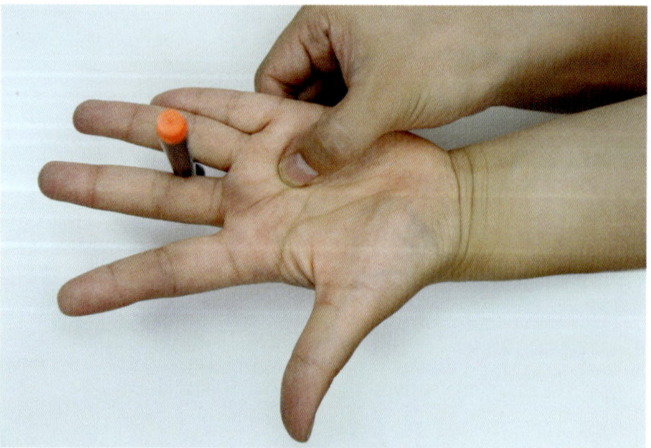

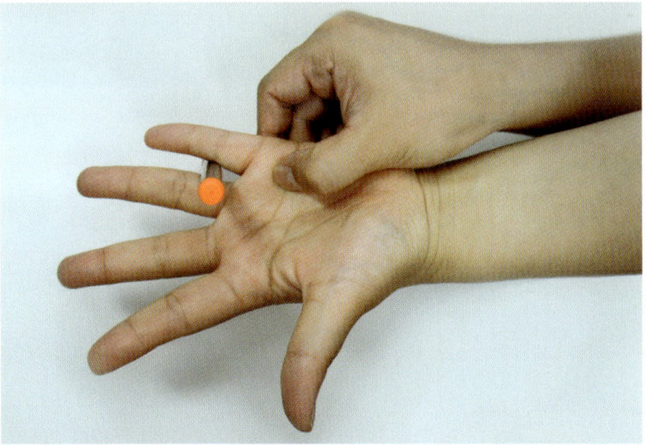

- 바닥쪽뼈사이근의 촉진 시작은 앉은 자세에서 아래팔을 편안하게 하고 손을 테이블이나 바닥에 놓는다.
- 검사자는 대상자의 집게손가락의 첫마디뼈 자쪽에서 제1바닥쪽뼈사이근힘줄에 가져다 놓고 몸쪽손가락뼈사이관절(proximal interphalangeal joint) 관절의 폄 운동을 반복시켜(첫번째) 바닥쪽뼈사이근육을 촉진한다.

해부학적 특징

이는곳(origin)

- 2, 4, 5번 손허리뼈

닿는곳(insertion)

- 2, 4, 5번 손가락 첫마디뼈에서 가운데쪽

작용(action)

- 셋째손가락을 향하는 모음 및 둘째, 넷째, 다섯째 손허리손가락관절의 굽힘과 손가락뼈사이관절의 폄 보조

신경지배(nerve innervation)

- 자신경(척골신경, ulnar nerve)

기능적 활동

- 손바닥 안쪽 중앙부위에 위치하는 3개의 근육으로 손내재근육으로 구분한다. 기능으로 손목손허리관절에서 엄지손가락과 손허리손가락관절의 두 번째(2th)에서 다섯 번째(5th) 손가락을 움직이게 할 수 있다. 특히, 바닥쪽뼈사이근은 손허리손가락관절의 굽힘, 몸쪽손가락뼈사이관절, 먼쪽손가락뼈사이관절의 폄에 작용하며, 손가락의 모음에도 보조작용을 한다.

TIP

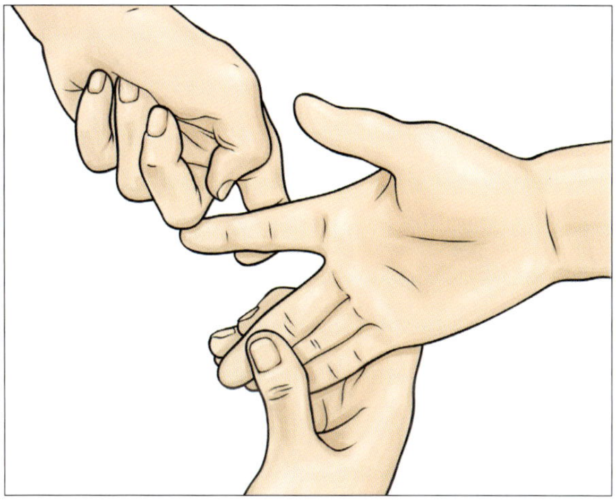

- 검사 이전에 바닥쪽뼈사이근은 2번째, 4번째, 5번째 손허리손가락관절(MCP joint)을 굽히고 손가락을 가운데 손가락 방향으로 모으게 하며, 손가락뼈사이관절(IP joint)에서 펴게 한다.
- 바닥쪽뼈사이근은 등쪽뼈사이근(dorsal interosseus muscle)과 벌레근(lumbricals muscle)과 함께 수행하여 검사하면 좋은 결과를 얻을 수 있다. 특히 바닥쪽뼈사이근은 손바닥쪽뼈사이인 손허리뼈에 위치함을 알려준다.

등쪽뼈사이근(dorsal interossei muscle)

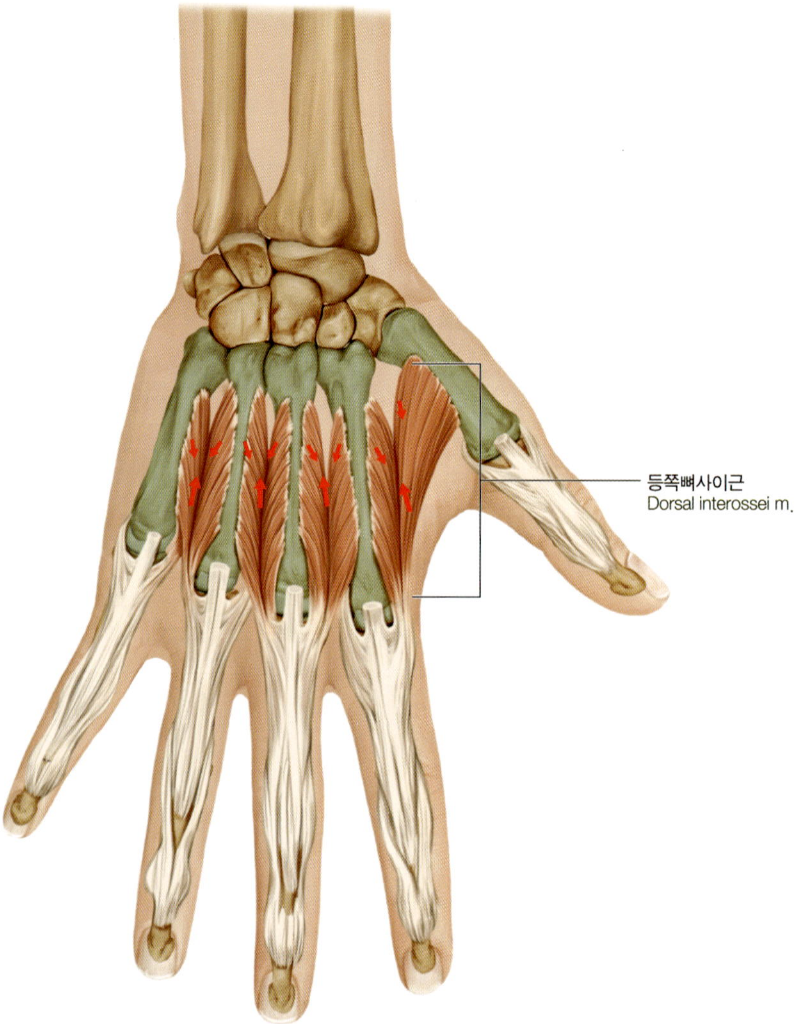

촉 진

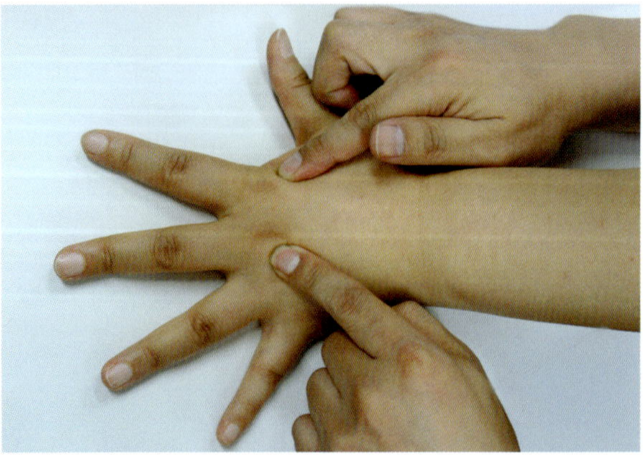

- 등쪽뼈사이근도 바닥쪽뼈사이근처럼 촉진의 시작은 앉은 자세에서 아래팔을 편안하게 하고 손을 테이블이나 바닥에 놓는 것부터 시작한다.
- 검사자는 대상자의 집게손가락과 가운데손가락의 손허리뼈 사이에 가져다 대고 대상자의 가운데 손가락을 반복적으로 벌림 운동시켜 첫 번째 등쪽뼈사이근의 수축을 촉진한다.

해부학적 특징

이는곳(origin)

- 1~5번 손가락의 손허리뼈

닿는곳(insertion)

- 2, 3, 4번 손가락의 첫마디뼈에서 가운데

작용(action)

- 첫째 등쪽뼈사이근은 엄지의 모음을 보조하고 둘째, 셋째, 넷째 손가락은 셋째 손가락을 중심으로 벌림하게 하며, 둘째, 셋째, 넷째 손허리손가락관절의 굽힘과 손가락뼈사이관절의 폄 보조

신경지배(nerve innervation)

- 자신경(척골신경, ulnar nerve)

기능적 활동

- 등쪽뼈사이근은 손허리손가락관절의 굽힘, 몸쪽손가락뼈사이관절, 먼쪽손가락뼈사이관절의 폄에 작용하며, 이와 함께 손가락의 벌림에 작용하게 한다. 바닥쪽뼈사이근과 다르게 손등쪽에 위치한다. 등쪽뼈사이근은 2번째에서 4번째 손가락을 벌림한다.

TIP

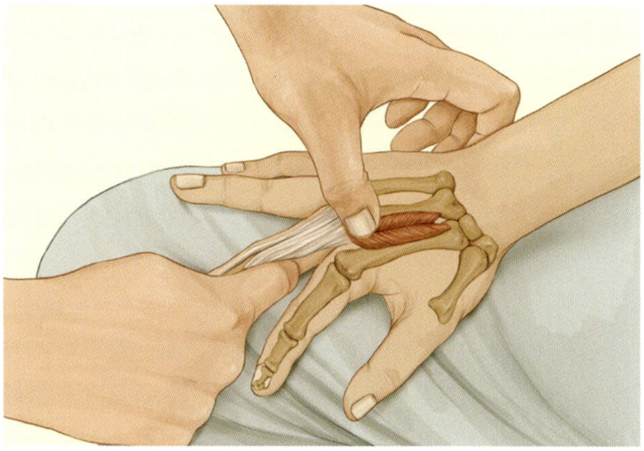

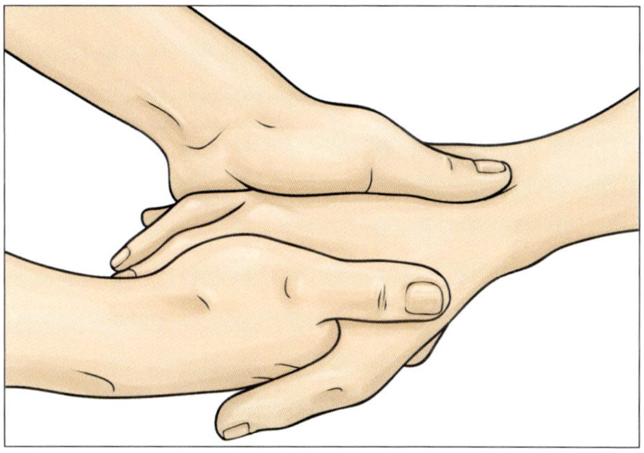

- 등쪽뼈사이근은 손가락사용에 의한 타이핑(typing)과 같이 장시간 지속적으로 손을 과다하게 사용하여 피로(fatigue)가 나타날 때는 주로 손상받는다.
- 특히 등쪽뼈사이근은 벌레근과 함께 손허리손가락관절을 굽히고 손가락뼈사이관절을 펴는 데 작용하며, 같은 동작을 통해 검사할 수 있다.
- 등쪽뼈사이근의 검사에서 주의할 점은 3번째와 4번째 손가락사이와 3번째~5번째 손가락 사이에 저항을 주어 검사할 수 있다. 등쪽뼈사이근의 명칭은 등쪽에서부터 뼈 사이에 위치한다는 것으로 즉, 손에 위치함을 뜻하는 것이다.

벌레근(lumbricals muscle)

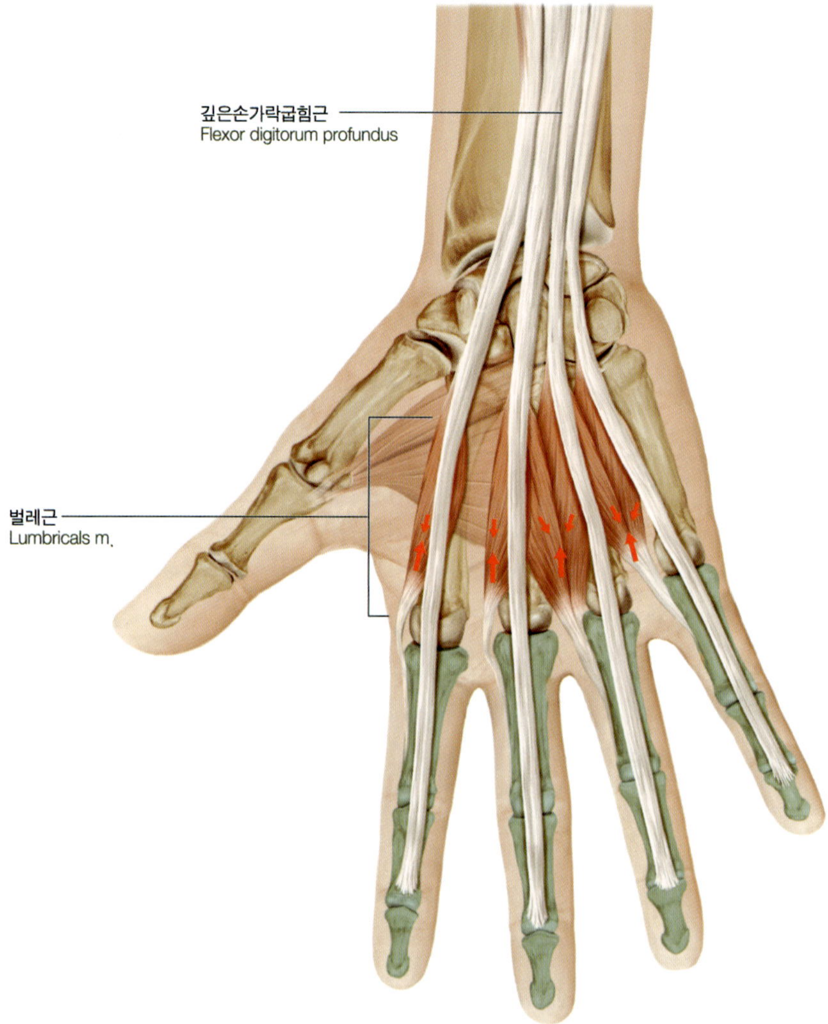

촉 진

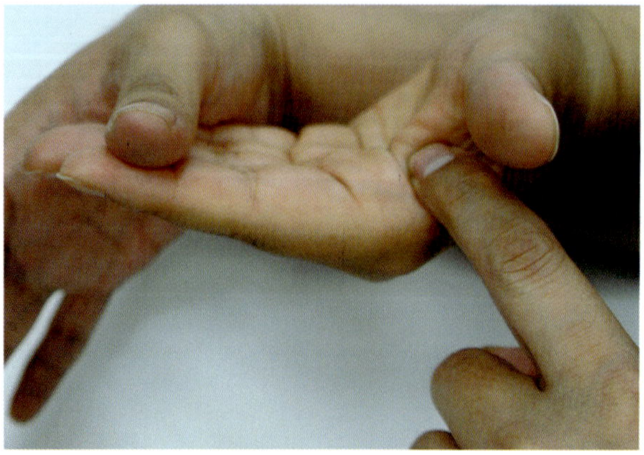

- 벌레근의 촉진은 앉은 자세에서 아래팔을 편안하게 하고 손을 테이블이나 바닥 또는 검사자의 다리에 놓는다.
- 우선 대상자의 손허리손가락관절을 젖힘시키고 몸쪽손가락뼈사이관절의 폄 운동을 통해 촉진한다. 특히 대상자의 손가락뼈사이관절을 폄하게 하고 집게손가락을 구부리게 한 다음 (1번째) 벌레근의 수축을 느낀다. 차례대로 2, 3, 4번째 손가락의 벌레근을 촉진할 수 있다.
- 경우에 따라 대상자의 손목관절을 손등굽힘 위치로 하여 깊은손가락굽힘근힘줄의 긴장을 높여서 벌레근육을 촉진하기도 한다.

해부학적 특징

이는곳(origin)

- 깊은굽힘근힘줄의 면쪽부분

닿는곳(insertion)

- 둘째~다섯째 첫마디뼈의 바닥 노쪽, 확장폄근

작용(action)

- 둘째~다섯째 손허리손가락관절의 굽힘과 손가락뼈 사이관절의 폄

신경지배(nerve innervation)

- 정중신경(2~3th, median nerve), 자신경(4~5th, ulnar nerve)

기능적 활동

- 벌레근육은 손가락의 손허리손가락 관절의 굽힘, 몸쪽손가락사이 관절 및 먼쪽손가락뼈사이관절의 폄에 작용한다. 더불어 손가락의 엇갈림이나 굽힘에 작용한다. 특히 연필이나 긴 유리컵, 찻잔을 들고 있는 것과 같이 손허리손가락관절을 구부릴 때와 함께 몸쪽, 먼쪽 손가락관절을 펴게 한다. 벌레근은 이는곳과 닿는곳이 뼈에 있지 않고 힘줄에 붙어 있는 것이 특징이다.

TIP

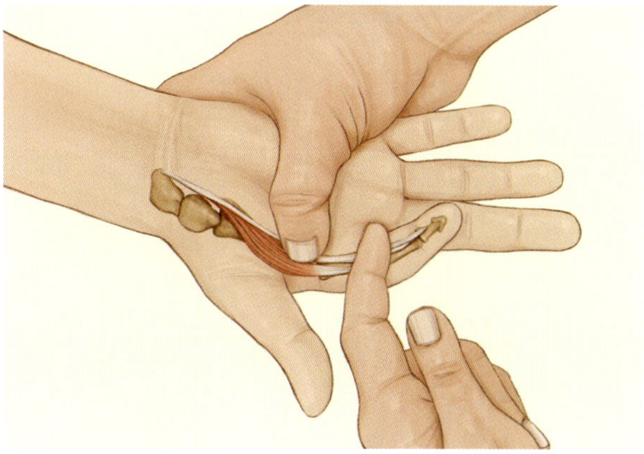

- 벌레근의 검사는 세 번째 벌레근을 예를 들면 대상자의 손가락뼈사이관절을 완전히 펴게 하고 손허리손가락관절의 세 번째 손가락을 구부리게 하여 검사자는 이에 저항하여 검사할 수 있다.
- 벌레근은 라틴어의 지렁이를 뜻하는 것과 같이 지렁이 모양을 하고 있다고 하여 이름이 붙여졌고 손바닥 안쪽에 위치한다.

MEMO

근육군의 작용

손허리손가락관절의 굽힘 근육

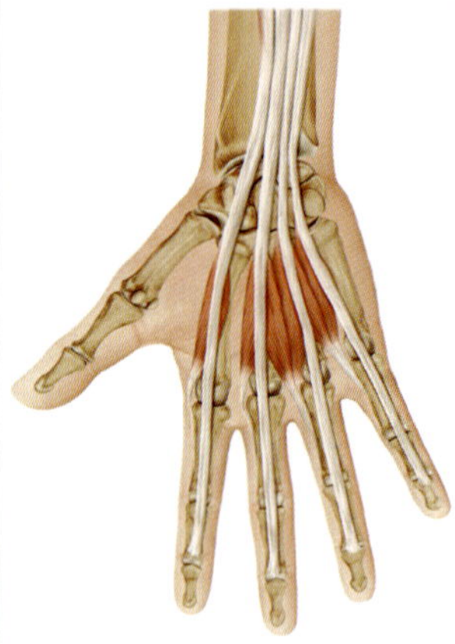

벌레근

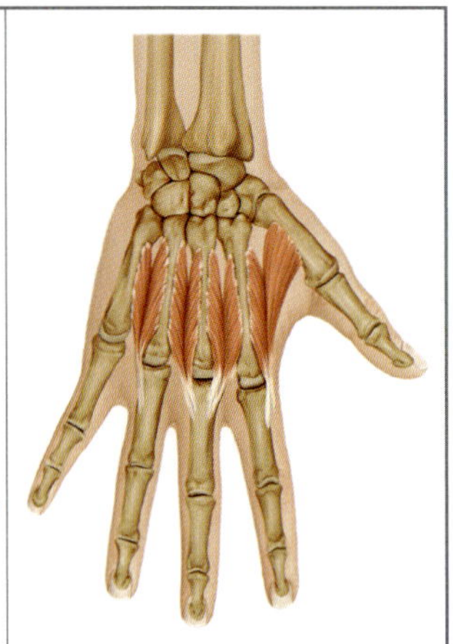

등쪽뼈사이근

손허리손가락관절의 폄근육

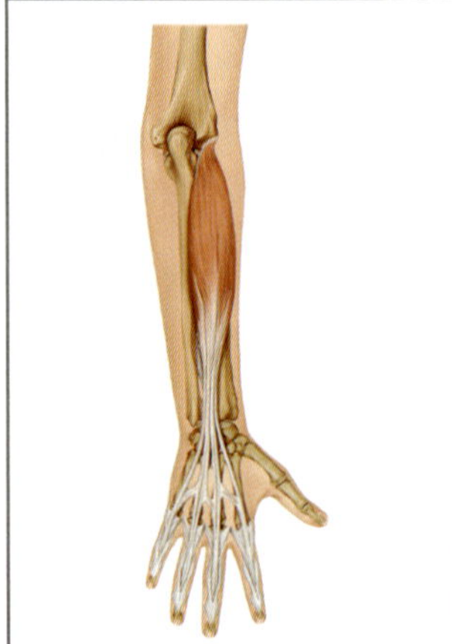

손가락폄근

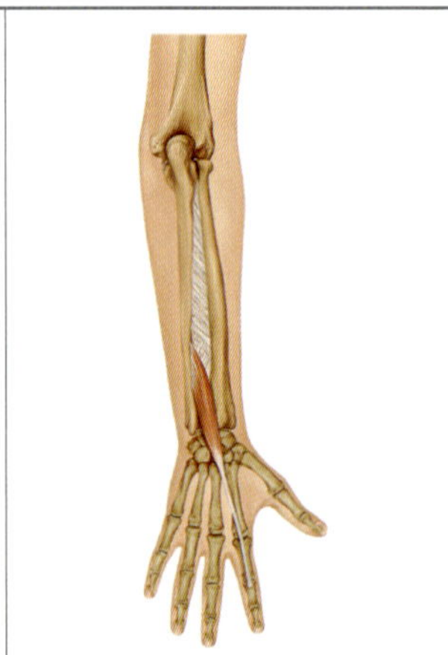

집게폄근

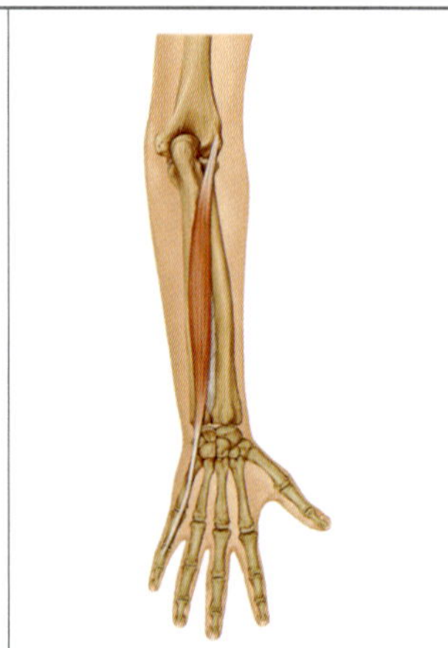

새끼폄근

손가락뼈 사이관절의 굽힘근육

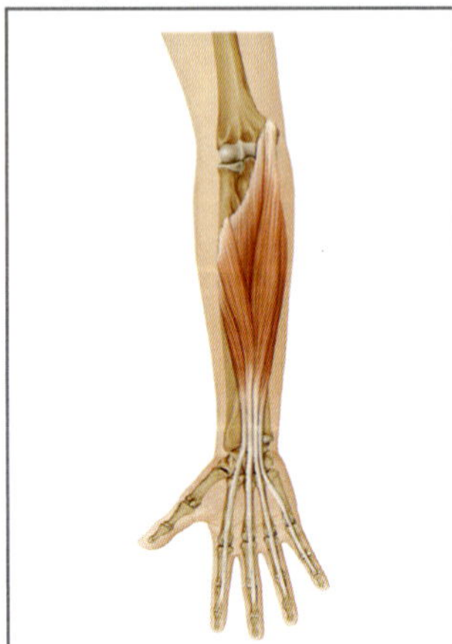

얕은손가락굽힘근

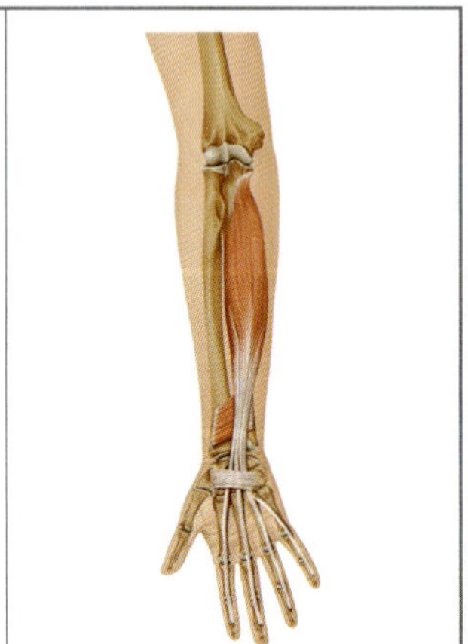

깊은손가락굽힘근

손가락 관절의 모음근육

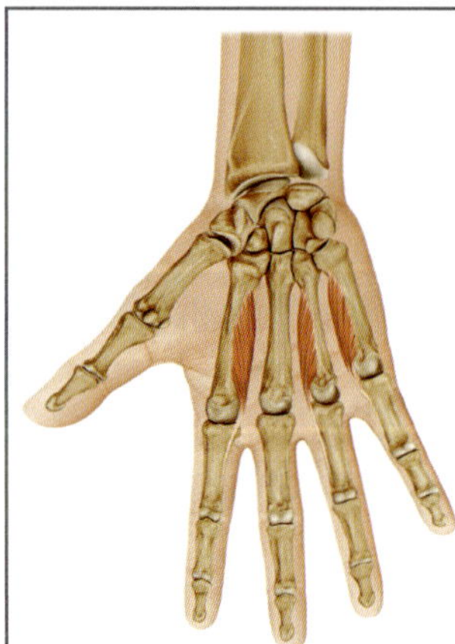

바닥쪽뼈사이근

손가락 관절의 벌림근육

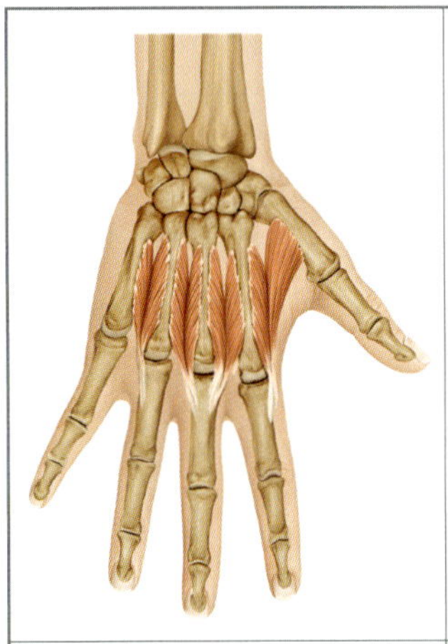

등쪽뼈사이근

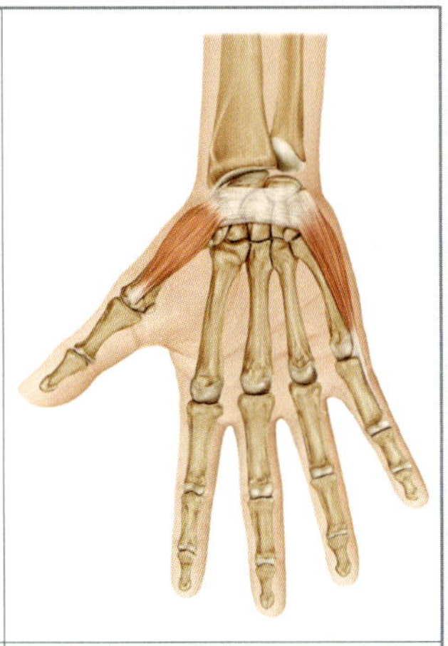

새끼벌림근

엄지손허리손가락관절의 굽힘근육

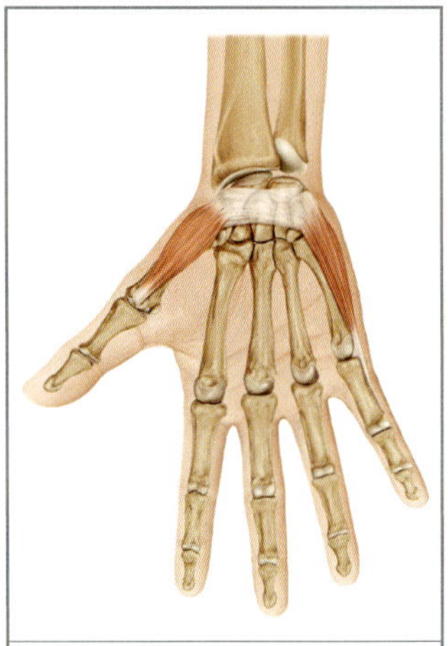

짧은엄지굽힘근

엄지손허리손가락관절의 폄근육

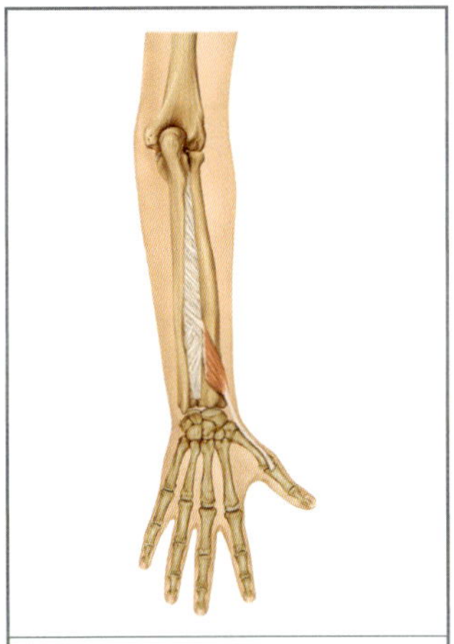

짧은엄지폄근

손가락뼈사이관절의 굽힘근육

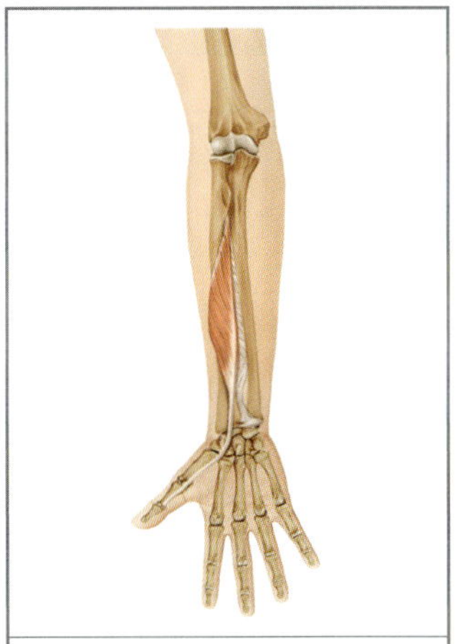

긴엄지굽힘근

손가락뼈사이관절의 폄근육

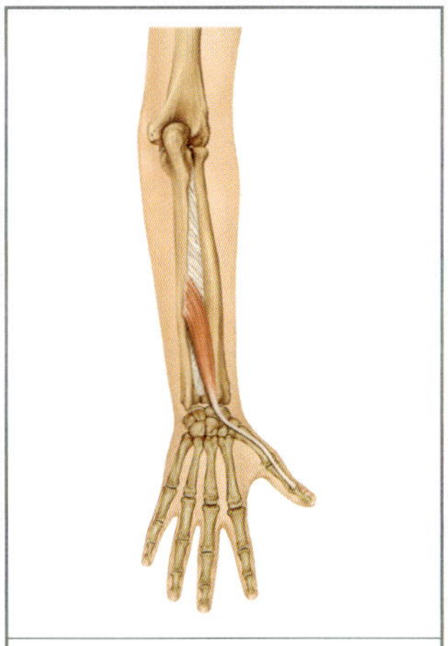

긴엄지폄근

엄지손가락 관절의 모음근육

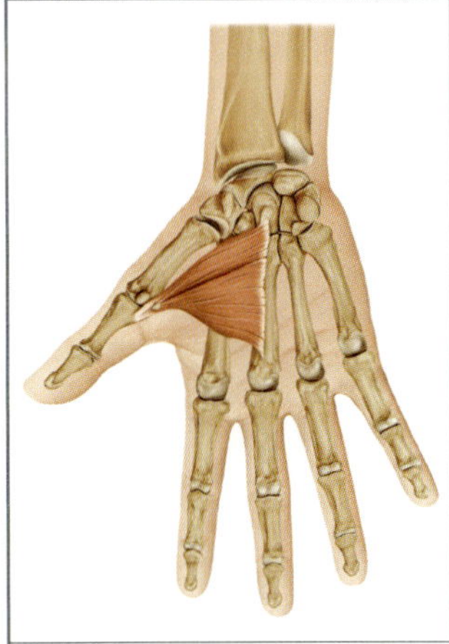

엄지모음근

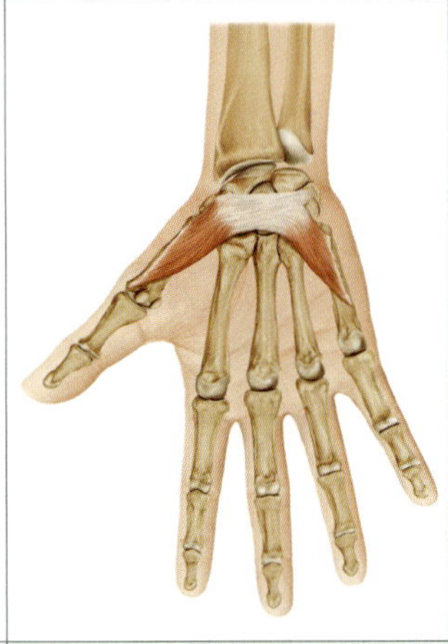

짧은엄지굽힘근

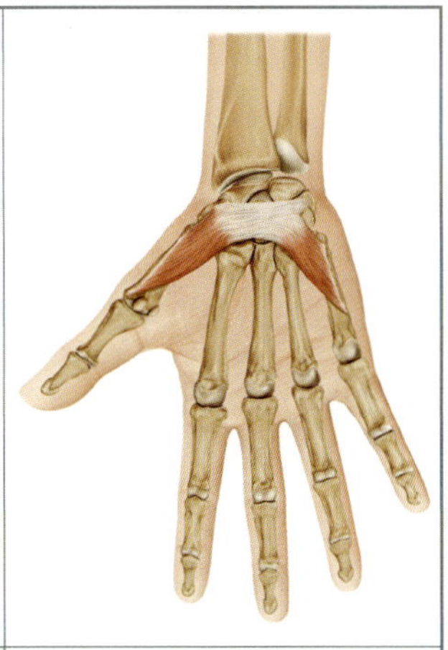

엄지맞섬근

손가락 관절의 벌림근육

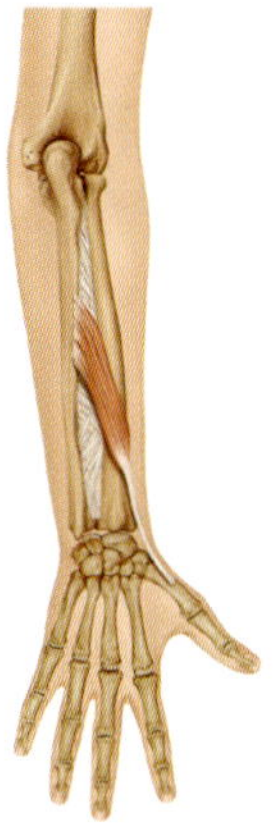	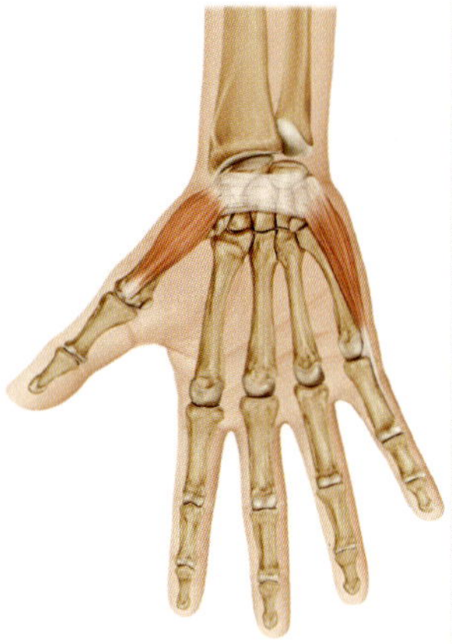
긴엄지벌림근	짧은엄지벌림근

풀어보기

1. 다음 그림의 운동은 어느 신경의 부분적 마비로 인하여 해당 근육을 강화시켜 주고 있다. (가)와 (나)의 근육으로 옳은 것은?

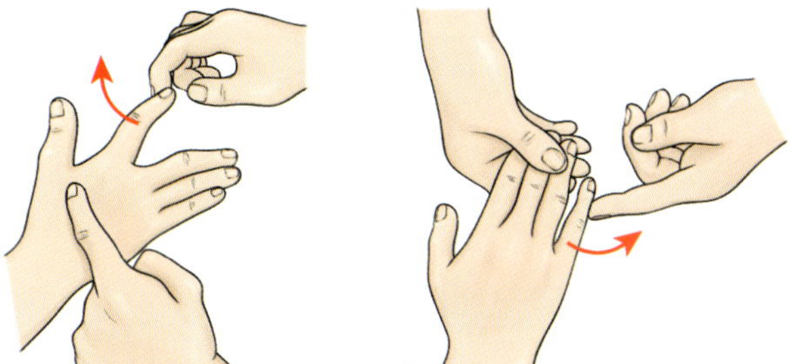

(가) (나)

① (가) – 등쪽뼈사이근, (나) – 새끼손가락모음근
② (가) – 바닥쪽뼈사이근, (나) – 새끼손가락모음근
③ (가) – 벌레근, (나) – 새끼손가락대립근
④ (가) – 집게손가락폄근, (나) – 새끼손가락벌림근
⑤ (가) – 등쪽뼈사이근, (나) – 새끼손가락벌림근

2. 다음은 손목을 위로 폄하고 검사자는 굽힘하고 있다. 다음 설명 중 옳은 것은?

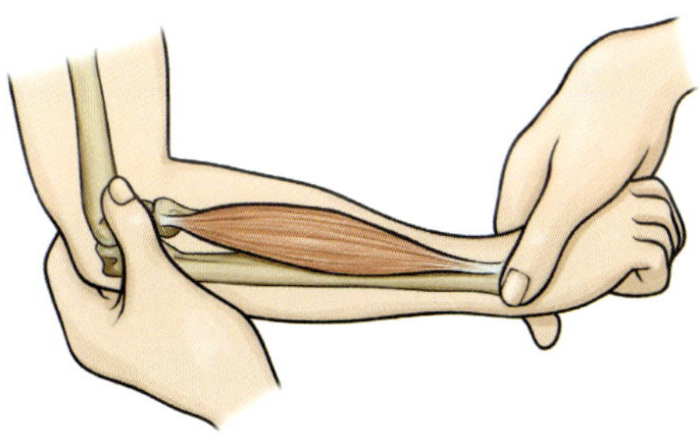

① 짧은노쪽손목폄근 힘줄염 테스트이다.
② 골퍼엘보에 대한 테스트이다.
③ 팔꿉관절 안쪽위관절융기와 관련이 있다.
④ 팔꿉관절 굽힘에 대한 저항을 준다.
⑤ 엎침 굽힘근과 관련이 있다.

3. 4개의 근육 군인 긴엄지폄근, 짧은엄지폄근, 집게폄근과 함께 엄지손가락을 펴게 한다. 특히 긴엄지벌림근은 손목손허리관절과 손허리손가락관절에서 3개의 근육처럼 엄지손가락을 움직이게 하며 엄지손가락 근육의 먼쪽 힘줄이 해부학적 코담배갑(anatomic snuffbox)의 가쪽 가장자리를 만든다. 다음과 같은 촉진이 이루어지는 근육으로 옳은 것은?

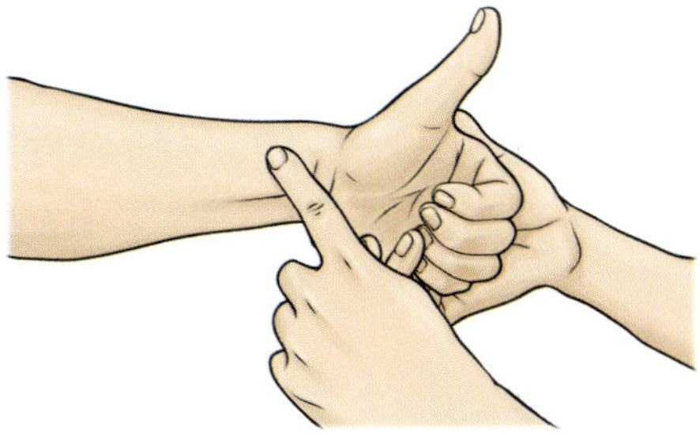

① 긴엄지폄근
② 짧은엄지폄근
③ 긴엄지벌림근
④ 자쪽벌레근
⑤ 엄지모음근

풀어보기

4. 위팔뼈 가쪽위관절융기에서 이는곳의 근육으로 옳은 것은?

① 긴손바닥근　② 짧은엄지폄근　③ 긴엄지폄근
④ 집게폄근　⑤ 손가락폄근

5. 다음의 손에 대한 근육 설명으로 옳은 것은?

• 1번째 손허리뼈에 닿는곳 • 엄지손가락을 새끼손가락 방향으로 당겨서 맞섬 • 큰마름뼈에 이는곳

① 긴손바닥근　② 짧은엄지폄근　③ 긴엄지폄근
④ 엄지맞섬근　⑤ 손가락폄근

6. 손목부분 중간부분에서 손바닥으로 향하고 피부밑 손바닥널힘줄로 손목을 굽힘과 동시에 손바닥을 긴장시키는 근육으로 옳은 것은?

① 긴손바닥근　② 짧은엄지폄근　③ 원엎침근
④ 손가락폄근　⑤ 얕은손가락굽힘근

7. 주먹을 쥐었을 때 손가락 끝마디를 굽히게 하는 근육으로 옳은 것은?

① 긴손바닥근　② 깊은손가락굽힘근　③ 벌레근
④ 손가락폄근　⑤ 얕은손가락굽힘근

Functional Anatomy — Chapter 07

엉덩관절

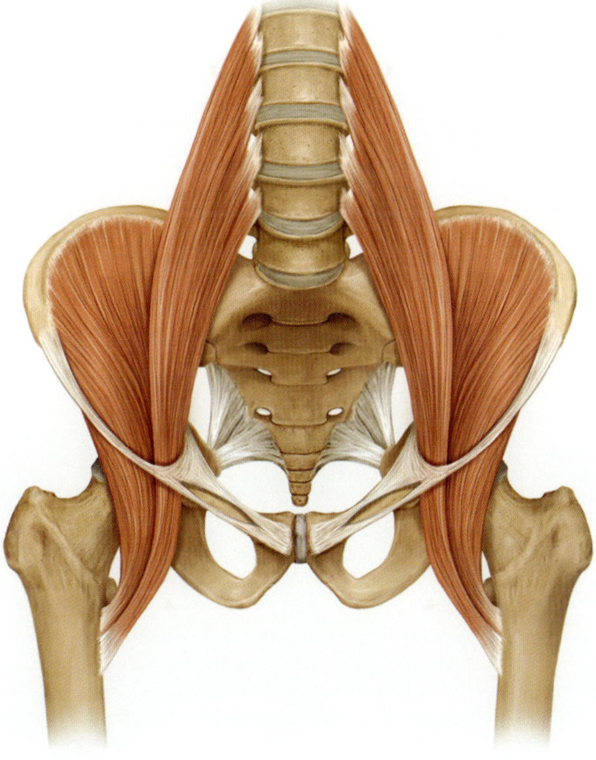

학/습/목/표

- 엉덩관절의 움직임을 설명할 수 있다.
- 골반의 주요 인대와 기능을 설명할 수 있다.
- 골반을 움직이는 주요 근육의 이는곳과 닿는곳을 설명할 수 있다.
- 골반을 움직이는 주요 근육의 작용과 신경지배를 설명할 수 있다.
- 골반을 움직이는 주요 근육을 촉진할 수 있다.

Functional Anatomy

1 개 요

엉덩관절(hip joint)은 다리이음부위(pelvic girdle)에 다리뼈대(하지골격, skeleton of lower limbs)가 부착되는 가장 몸쪽(proximal part)의 관절로서, 볼기뼈(hip bone)의 절구(acetabulum)와 넙다리뼈머리(head of the femur)에 의해 형성되는 절구관절(ball and socket joint)이다.

특히 엉덩관절은 인간이 활동하는 데 있어 다양한 움직임과 안정성이 요구되는 관절로서 관절을 중심으로 많은 근육과 강력한 인대가 분포하고 있는데, 근육들은 주로 볼기뼈에서 시작(origin)하여 넙다리뼈, 정강뼈(tibia) 또는 종아리뼈(fibula)의 몸쪽뼈끝(proximal epiphysis)에서 닿게 된다(insertion).

2 뼈대의 이해

1) 골반(pelvis)

골반은 좌우 한 쌍의 볼기뼈(hip bone)와 각각 1개의 엉치뼈(sacrum) 및 꼬리뼈(coccyx)로 형성된다. 성인에서 볼기뼈는 엉덩뼈(ilium), 궁둥뼈(ischium) 그리고 두덩뼈(pubis)가 융합된 뼈로서, 앞에서는 두덩뼈결합(symphysis pubis)에 의해 형성되고 뒤에서는 엉치뼈의 귀바퀴면(articular surface)과 서로 관절하고 있다(그림 7-1).

(1) 엉덩뼈(ilium)

엉덩뼈는 볼기뼈의 위쪽 대부분을 형성하는 부분으로서, 절구의 위 2/5를 형성한다. 가장 위쪽에는 중간

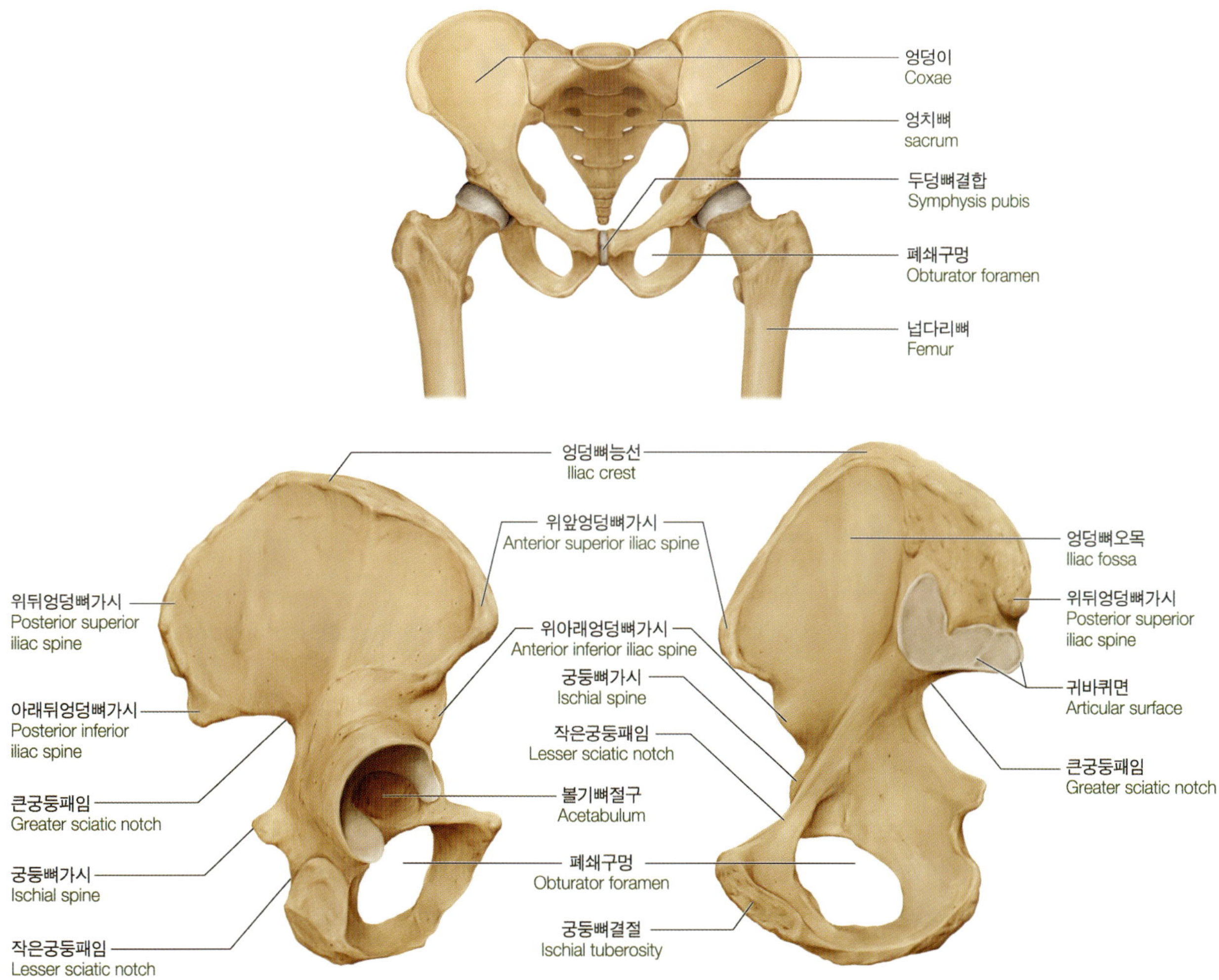

그림 7-1 엉덩관절의 구조

CHAPTER 7

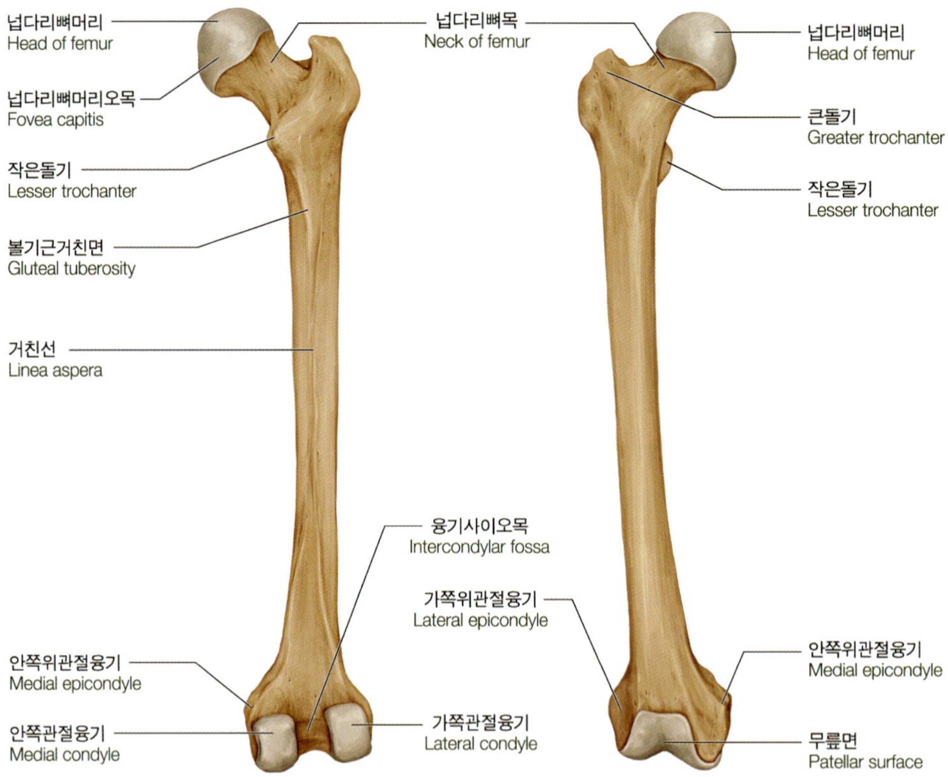

그림 7-2 넙다리뼈

볼기근(gluteus medius muscle)이 이는곳인 엉덩뼈능선(iliac crest)이 앞뒤로 길게 분포하고 있고, 엉덩뼈능선의 앞에는 위앞엉덩뼈가시(anterior superior iliac spine, ASIS)가 위치하고, 바로 아래에 아래앞엉덩뼈가시(anterior inferior iliac spine, AIIS)가 있다.

위앞엉덩뼈가시에서 넙다리빗근과 넙다리근막긴장근의 이는곳이 된다. 아래뼈엉덩뼈가시에서 넙다리곧은근의 이는곳이 된다. 엉덩뼈능선이 끝나는 뒤쪽 끝에는 위뒤엉덩뼈가시(posterior superior iliac spine, PSIS)가 위치하고, 바로 아래에는 큰궁둥패임(greater sciatic notch)의 위쪽 경계인 아래뒤엉덩뼈가시(posterior inferior iliac spine, PIIS)가 있다.

(2) 궁둥뼈(ischium)

궁둥뼈는 볼기뼈의 뒤·아래를 형성하는 부분으로서 절구의 뒤 2/5를 형성한다. 궁둥뼈가시(ischial spine)를 중심으로 위로는 큰궁둥패임이, 아래로는 작은궁둥패임(lesser sciatic notch)이 위치한다. 작은궁둥패임 아래에는 궁둥뼈결절(ischial tuberosity)이 있는데 다리의 많은 근육들이 이곳에서 인다.

(3) 두덩뼈(pubis)

두덩뼈는 볼기뼈의 앞·아래를 형성하는 부분으로서 절구의 앞 1/5을 형성한다. 두덩뼈 앞쪽에 가장 두드러진 부위인 두덩뼈결절(pubic tubercle)은 샅고랑인대(inguinal ligament)가 부착되는 곳이다. 두덩뼈결절 아래에는 반대편 두덩뼈와 섬유연골결합에 의해 관절하는 두덩뼈결합면(symphyseal surface)이 있다.

2) 넙다리뼈의 몸쪽끝(proximal end of the femur)

넙다리뼈는 인체에서 가장 길고 큰 뼈로서 위쪽에는 볼기뼈의 절구와 관절하는 넙다리뼈머리가 안쪽으로 돌출되어 있다. 넙다리뼈머리의 가쪽에 넙다리뼈목(neck of femur)이 있고, 넙다리뼈목의 위·가쪽에는 큰돌기(greater trochanter)가 위치하고, 아래·안쪽에는 작은돌기(lesser trochanter)가 위치한다. 두 개의 돌기

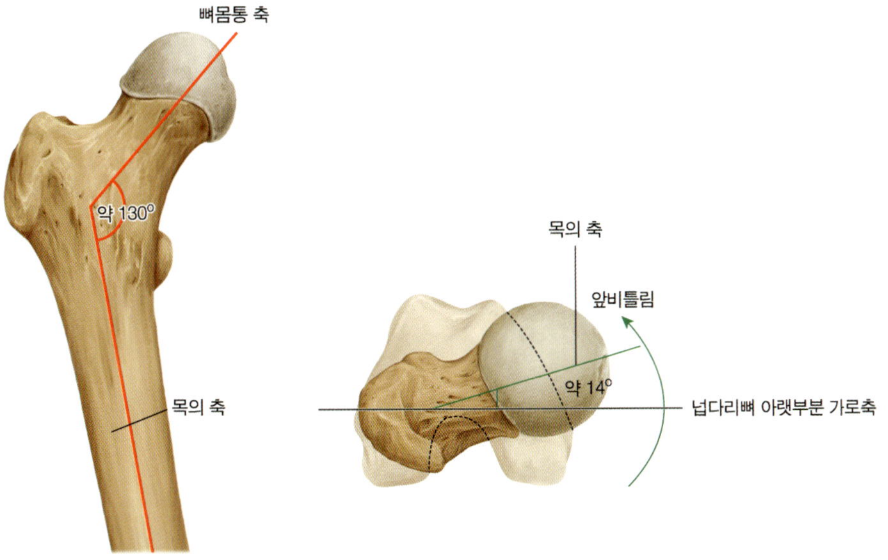

그림 7-3 넙다리뼈목의 앞쪽 비틀림각

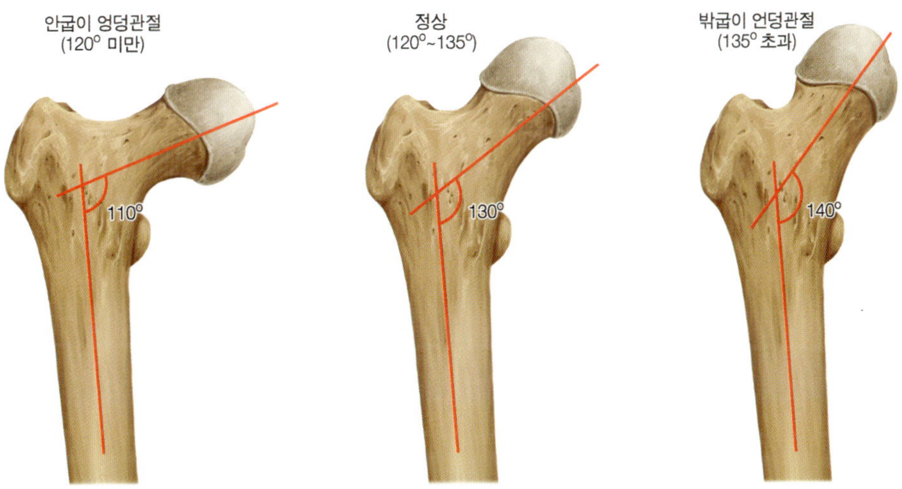

그림 7-4 안굽이 엉덩관절, 정상, 밖굽이 엉덩관절

사이 앞쪽에서는 돌기사이선(intertrochanteric line)을 형성하고, 뒤쪽에서는 돌기사이능선(intertrochanteric crest)을 형성한다.

넙다리뼈의 뼈몸통(diaphysis) 앞쪽은 비교적 매끄러운데 반해, 뒤쪽은 거칠게 형성되어 있고, 뼈몸통 위·가쪽에는 큰볼기근(gluteus maximus muscle)이 닿는 곳인 볼기근거친면(gluteal tuberosity)이 위치한다. 또한 뼈몸통 뒤쪽에는 긴 X자 모양의 거친선(linea aspera)이 있어서 엉덩관절 모음근군(adductor muscle group)의 닿는 곳이 된다(그림 7-2).

넙다리뼈머리는 뼈몸통 축에 대해서 약 130° 안 위쪽(넙다리뼈목, neck-shaft angle)에서 이마면에서 약 14° 앞쪽 비틀림각(anteversion angle)에 위치한다(그림 7-3). 넙다리뼈머리의 경사각이 120° 미만일 경우 안굽이 엉덩관절(coxa vara)이라고 하고, 넙다리뼈머리의 경사각이 135° 초과일 경우 밖굽이 엉덩관절(coxa valga)이라고 한다(그림 7-4).

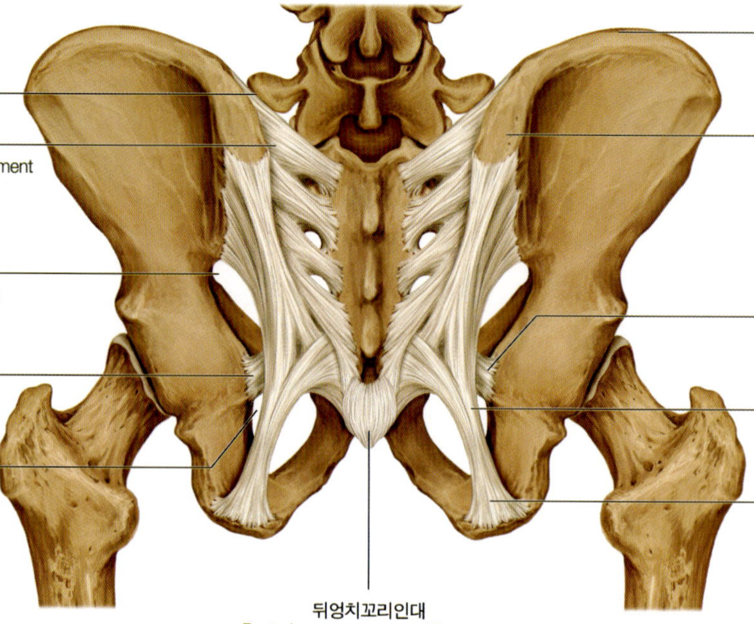

그림 7-5 엉덩관절의 인대

3 관절의 이해

엉덩관절은 볼기뼈(hip bones)의 절구(acetabulum)와 넙다리뼈머리(head of the femur)에 의해 형성되는 절구관절(ball and socket joint)로서 복합적인 운동을 가능하게 하고, 인체를 지지하는 데 안정성을 제공하는 여러 인대와 근육들이 관절주머니(articular capsule) 주위에 분포하고 있다.

관절주머니 앞에 위치하고 있는 엉덩넙다리인대(iliofemoral ligament)는 아래앞엉덩뼈가시와 절구의 위모서리(upper margin)에서 시작하여 두 가닥으로 나뉘어져 돌기사이선(intertrochanteric line)의 끝에 부착되는 인대로서 "Y ligament"로도 불리운다. 엉덩관절이 완전히 폄(신전, extension)되어 있을 때 엉덩넙다리인대의 장력에 의해서 더 이상의 폄을 제한시켜 엉덩관절을 안정시키는 데 중요한 역할을 담당한다.

두덩넙다리인대(pubofemoral ligament)는 두덩뼈위가지(superior ramus of pubis)에서 앞·아래로 내려가 넙다리뼈목의 아래에 부착되는 인대로서 엉덩관절의 벌림과 과도한 폄을 제한한다.

관절주머니 뒤에서는 궁둥넙다리인대(ischiofemoral ligament)에 의해 엉덩관절의 안정성을 유지하고 있다. 엉덩관절 주위의 이러한 인대 이외에 절구테두리(acetabular labrum)는 관절공간(관절강, joint cavity)을 더욱 보강하여 엉덩관절의 안정성을 제공하고 있다(그림 7-5, 그림 7-6).

4 신경지배의 이해

엉덩관절과 넙다리(thigh)의 근육을 지배하는 신경은 허리엉치신경얼기(lumbosacral plexus)에서 기원한다. 허리엉치신경얼기는 L_2~S_3 척수신경의 앞가지(ventral rami)로 구성되어 다리를 지배하는데 다음 주요 4개의 신경들로 분지된다.

1) 넙다리신경(femoral nerve)

넙다리신경은 L_2~L_4 척수신경의 앞가지에서 분지된 신경으로 샅고랑인대(inguinal ligament)의 몸쪽에서 엉덩근(iliacus muscle), 큰허리근(psoas major muscle) 그리고 작은허리근(psoas minor muscle)에 신경지배하고,

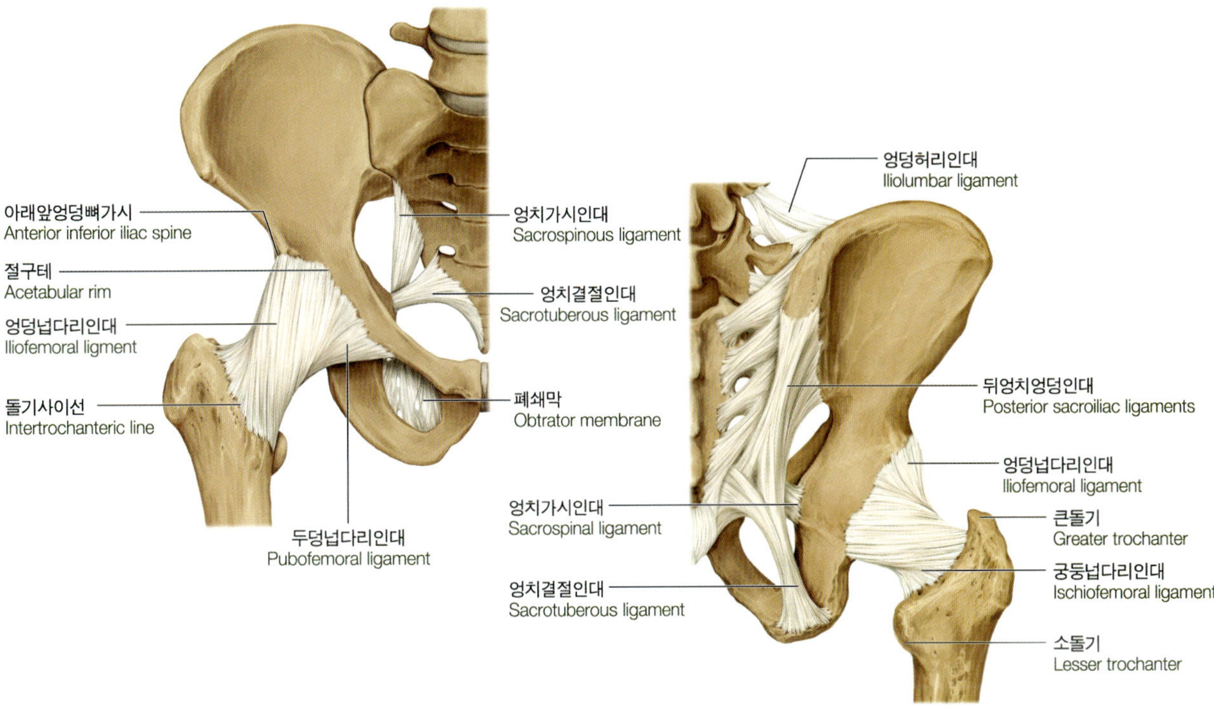

그림 7-6 엉덩관절의 인대

넙다리 앞으로 내려와서 두덩근(petineus muscle)의 일부, 넙다리빗근(sartorius muscle), 넙다리네갈래근(quadriceps muscle)을 지배한다. 또한 넙다리신경은 감각분지를 내는데 두렁피부신경(saphenous cutaneous nerve)을 통해서 넙다리 앞·안쪽 부위의 감각을 담당한다.

2) 폐쇄신경(obturator nerve)

폐쇄신경은 넙다리신경과 마찬가지로 L_2~L_4 척수신경의 앞가지에서 분지된 신경으로 폐쇄구멍(obturator foramen)을 통과하여 넙다리 안쪽에 있는 두덩근의 일부, 긴모음근(adductor longus muscle), 짧은모음근(adductor brevis muscle), 큰모음근(adductor magnus muscle), 두덩정강근(gracilis muscle) 그리고 바깥폐쇄근(obturator external muscle)에 신경지배한다.

3) 궁둥신경(sciatic nerve)

인체에서 가장 큰 신경인 궁둥신경은 L_4~S_3 척수신경으로 구성되고, 골반 뒤쪽의 궁둥패임(sciatic notch)을 통과하여 궁둥구멍근(piriformis muscle) 속을 지나 넙다리 뒤쪽으로 내려가 무릎굽힘근(hamstrings muscle)과 큰모음근의 일부에 신경분포한다. 또한 궁둥신경은 넙다리의 1/2지점에서 온종아리신경(common peroneal nerve)과 정강신경(tibial nerve)으로 나누어진다.

4) 볼기신경(gluteal nerve)

엉덩관절 가쪽에 분포하는 근육의 신경지배는 각각 위·아래볼기신경(상·하둔신경, superior and inferior gluteal nerve)이 담당한다.

위볼기신경은 L_4~S_1 척수신경의 앞가지에서 분지하여 엉덩관절 가쪽에 있는 중간볼기근(gluteus medius muscle), 작은볼기근(gluteus minimus muscle), 그리고 넙다리근막긴장근(tensor fascia late muscle)을 지배하고, 아래볼기신경은 L_5~S_2 척수신경의 앞가지에서 분지하여 큰볼기근(gluteus maximus muscle)에 분포한다.

엉덩관절과 넙다리에 분포하는 근육의 신경지배는 다음과 같다(표 7-1).

표 7-1 엉덩관절과 넓적다리 근육의 신경지배

지배신경	부 위	근 육	비 고
궁둥신경	넓적다리 뒷면	• 무릎굽힘근 – 반힘줄근 – 반막근 – 넙다리두갈래근 – 큰모음근(뒷부분)	
넙다리신경	넓적다리 앞면	• 두덩근 • 넙다리빗근 • 넙다리네갈래근 – 넙다리곧은근 – 가쪽넓은근 – 중간넓은근 – 안쪽넓은근	
볼기신경	넓적다리 가쪽면	• 중간볼기근 • 작은볼기근 • 넙다리근막긴장근	위볼기신경
		• 큰볼기근	아래볼기신경
폐쇄신경	넓적다리 안쪽면	• 두덩정강근 • 모음근군 – 큰모음근(앞부분) – 긴모음근 – 짧은모음근 • 바깥폐쇄근	

5 움직임의 이해

엉덩관절은 볼기뼈(hip bones)의 절구(acetabulum)와 넙다리뼈머리(head of the femur)에 의해 형성되는 절구관절(ball and socket joint)로서, 어깨관절(shoulder joint)과 동일하게 운동의 방향이 자유롭게 일어나는 다축성관절(multi-axial joint)이다. 그러므로 엉덩관절에서의 운동은 시상축(sagittal axis), 이마축(frontal axis), 그리고 수직축(vertical axis)에서 자유로운 운동이 가능하다(표 -2).

굽힘(flexion)은 넙다리를 앞으로 움직여 엉덩관절의 각도를 줄이는 운동이고, 폄(extension)은 굽힘과 반대되는 동작으로 각도를 증가시켜 넙다리를 중간위치로 움직이는 운동이다. 벌림(abduction)은 중심선(median line)으로부터 넙다리를 가쪽으로 움직여 멀어지는 운동이고, 모음(adduction)은 벌림과 반대되는 운동이다.

표 7-2 엉덩관절의 움직임

운동	운동면	운동축
굽힘 폄 젖힘	시상면	이마축
벌림 모음	이마면	시상축
수평벌림 수평모음	가로면	수직축
가쪽돌림 안쪽돌림	가로면	수직축

수평벌림(horizontal abduction)은 엉덩관절을 90° 굽힘상태에서 벌림시키는 운동이고, 수평모음(horizontal adduction)은 그와는 반대로 모음시키는 운동이다. 또한 가쪽돌림(external rotation)은 다리 전체를 바깥쪽으로 돌리는 운동이고, 안쪽돌림(internal rotation)은 다리 전체를 안쪽으로 돌리는 운동이다.

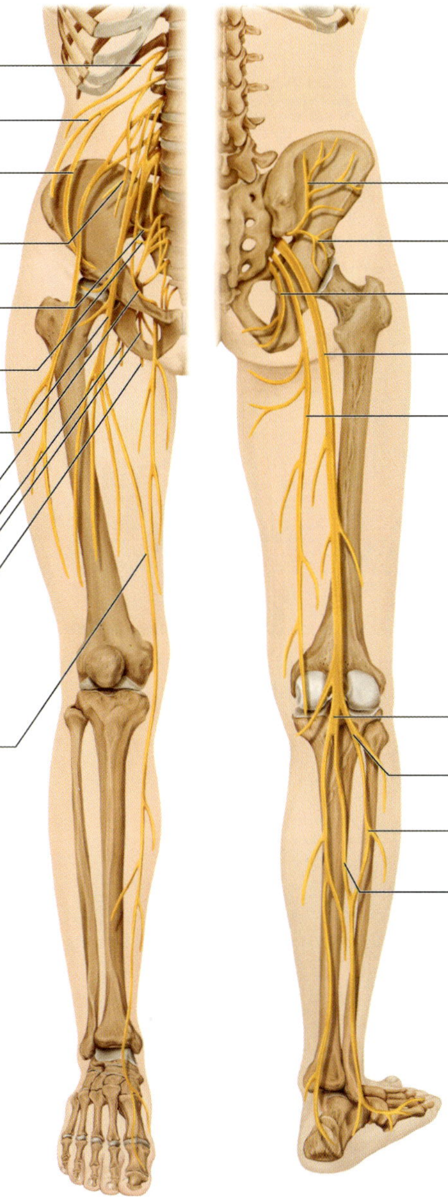

그림 7-7 허리신경얼기의 다리분포

6 근육의 이해

골반은 앞면과 뒷면과 옆면으로 구분하여 분류하였다. 앞면에서는 모음근육들까지 포함하여 분류해서 구별해 놓았다. 앞면에서는 넙다리 신경의 지배를 받고 있으며, 안쪽면에서 폐쇄신경과 궁둥신경의 지배를 받고 있다. 뒷면에서는 엉덩관절 폄근육과 엉덩관절 가쪽돌림 근육이 분포되어 있다.

넙다리네갈래근 중 넙다리곧은근은 골반의 엉덩뼈의 아래앞엉덩뼈가시에 붙어 있고, 뒤넙다리근육들도 골반의 궁둥뼈 결절에서 시작하지만, 편의상 무릎관절 쪽으로 분류하여 기술해 놓았다. 뒷면은 아래볼기신경과 폐쇄신경 및 엉치신경얼기의 지배를 받고 있다.

중간볼기근은 엄밀히 말해 가쪽에 있지만, 뒷면에 기술해 놓았다. 가쪽면에는 넙다리근막긴장근과 중간볼기근이 앞가쪽에 위치하고 있으며, 위볼기신경이 지배하고 있다.

1) 골반 앞면의 근육들

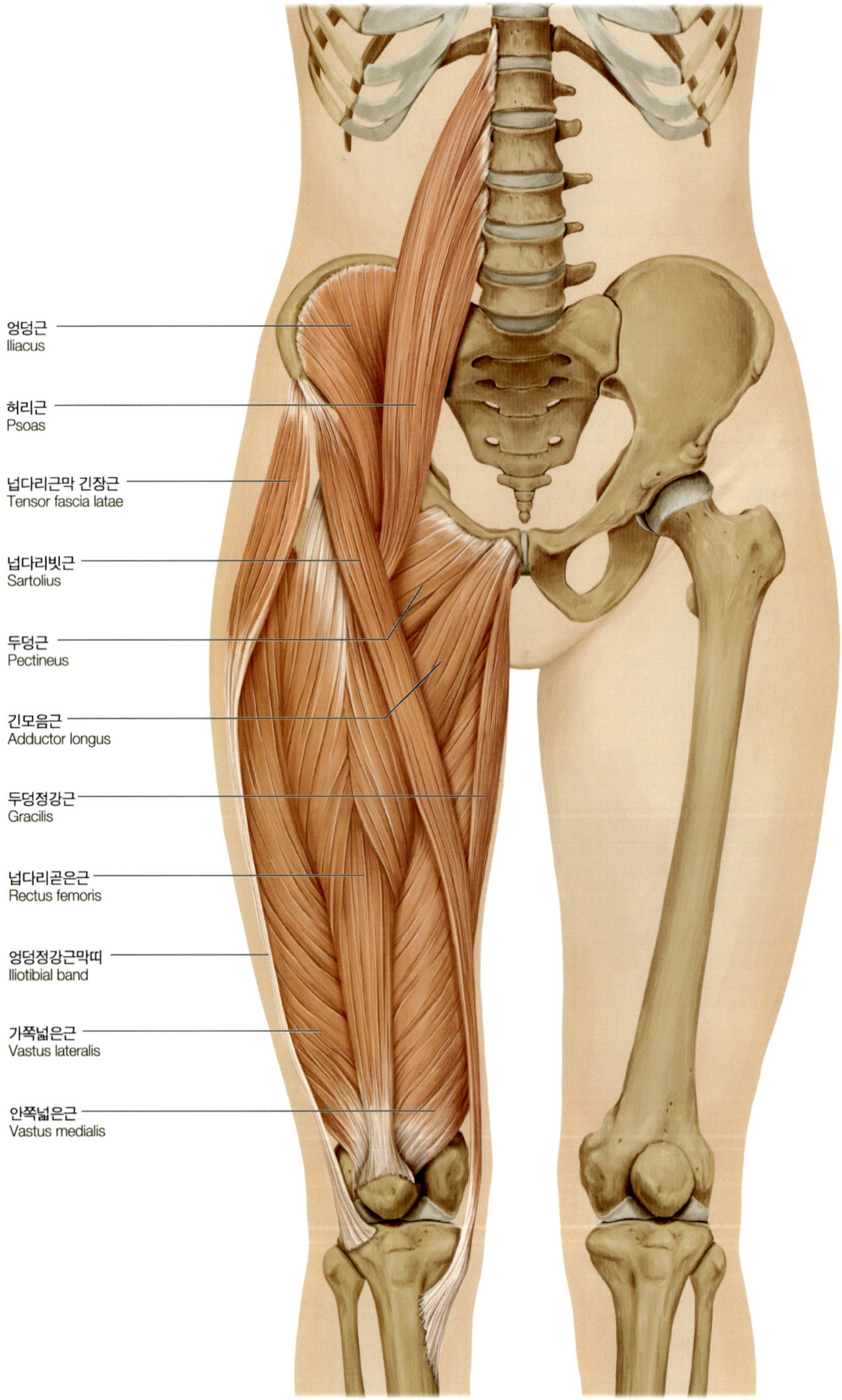
엉덩근
Iliacus
허리근
Psoas
넙다리근막 긴장근
Tensor fascia latae
넙다리빗근
Sartolius
두덩근
Pectineus
긴모음근
Adductor longus
두덩정강근
Gracilis
넙다리곧은근
Rectus femoris
엉덩정강근막띠
Iliotibial band
가쪽넓은근
Vastus lateralis
안쪽넓은근
Vastus medialis

MEMO

엉덩근(Iliacus muscle)

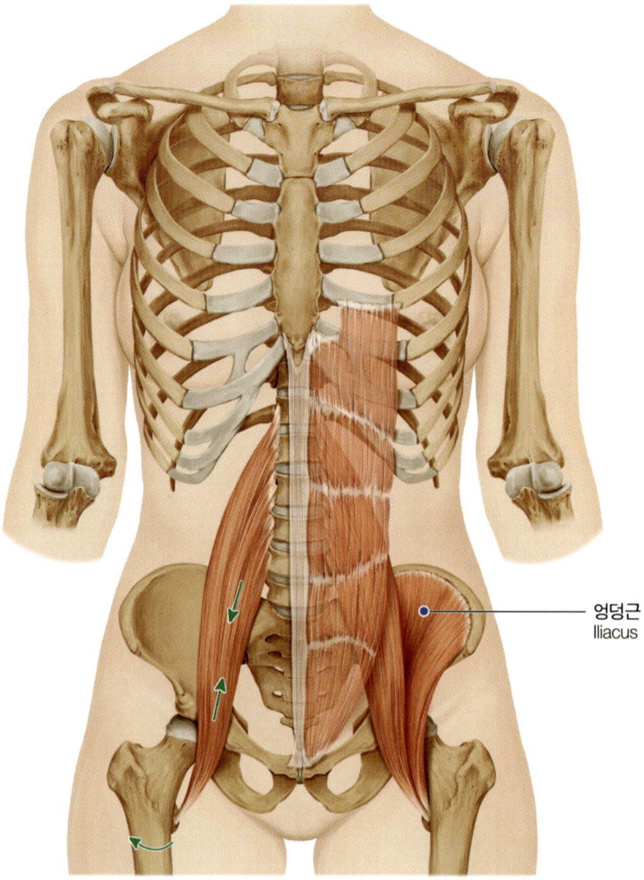

촉 진

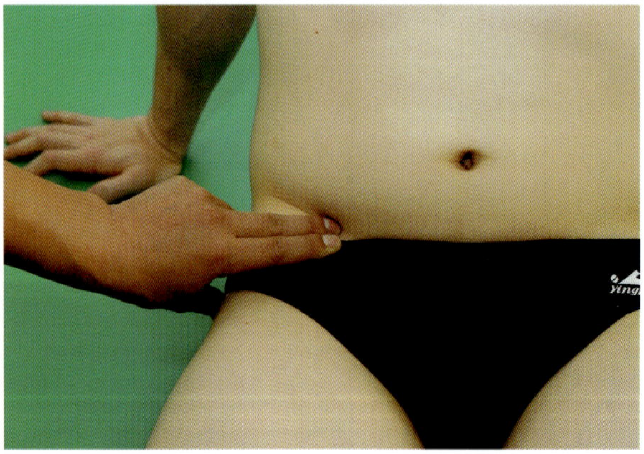

• 엉덩근은 큰허리근과 더불어 엉덩허리근을 구성하는 근육으로 촉진은 큰허리근 바깥쪽 엉덩뼈능선에 대해 위앞엉덩뼈가시에서 부터 엉덩뼈의 오목한 부분 안쪽으로 능선을 따라 촉지하면 된다.

해부학적 특징

이는곳(origin)

• 엉덩뼈오목(iliac fossa)

닿는곳(insertion)

• 넙다리뼈의 작은돌기(lessor trochanter of femur)

작용(action)

• 엉덩관절 굽힘, 가쪽돌림

신경지배(nerve innervation)

• 넙다리신경(femoral nerve)

기능적 활동

- 엉덩관절의 굽힘 시 중요한 근육이다. 걷기, 달리기, 점프, 차기 등을 할 때 큰허리근과 더불어 엉덩관절을 굽힌다.
- 골반앞쪽기울임을 돕지만 허리근과 같이 척추에 영향을 주지는 않는다. 즉, 넙다리뼈 고정 시에 엉덩근은 골반을 앞쪽으로 끌어당긴다.
- 걷기, 달리기, 점프, 차기 등을 할 때 큰허리근과 더불어 엉덩관절을 굽힌다. 서 있을 때, 허리의 폄을 도와 척추의 앞굽음을 증가시키는 작용을 하며 직립자세 유지에도 중요한 역할을 한다.
- 자세가 올바르지 못하여 엉덩관절 굽힘 구축 시 허리통증의 원인이 될 수 있으며, 골반의 앞기울임을 유발할 수 있다.

TIP

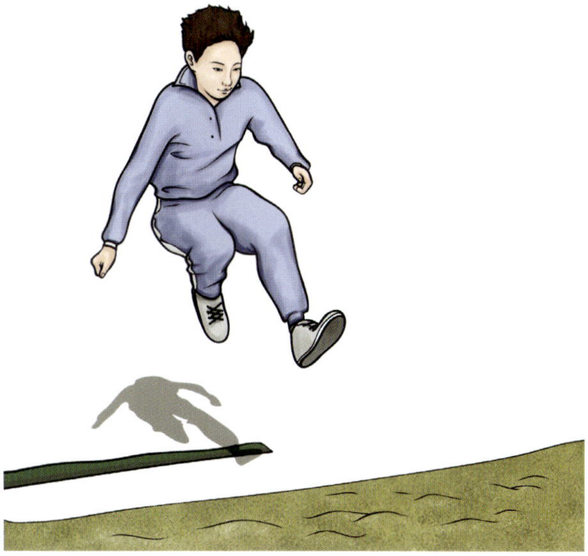

- 달리기, 점프 등의 동작을 사용할 때 엉덩근의 사용이 많고 구축 시 임상적으로 요통을 유발할 수 있다.

MEMO

큰허리근(psoas major muscle)

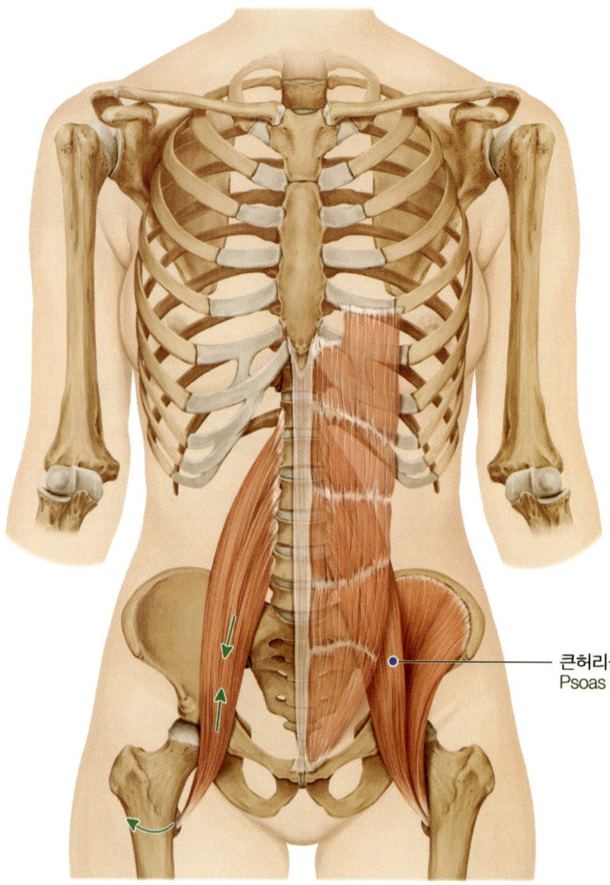

촉 진

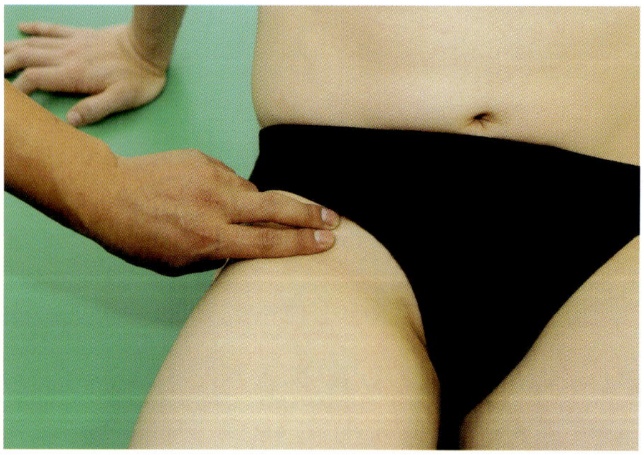

• 위앞엉덩뼈가시에서 샅고랑인대를 확인한 후 엉덩허리근이 뻗는 각에 직각으로 교차하도록 손가락을 배열한 뒤 엉덩허리근의 달걀크기로 부푼부분을 촉진한다. 엉덩관절 굽힘, 약간 벌림, 가쪽돌림 자세를 취하며 촉진한다.

해부학적 특징

이는곳(origin)

• 열두째 등척추~다섯째 허리척추(T_{12}~L_5 vertebrae)의 몸통 앞·가쪽

닿는곳(insertion)

• 넙다리뼈의 작은돌기(lessor trochanter of femur)

작용(action)

• 엉덩관절 굽힘, 가쪽돌림

신경지배(nerve innervation)

• 넙다리신경(femoral nerve)(L_1~L_4)

기능적 활동

- 엉덩관절의 굽힘 시 중요한 근육이다. 상대적으로 접근하기가 쉽지 않지만 중요한 기능을 하고 있어 “숨겨진 악동(hidden prankster)”으로 불린다.
- 걷기, 달리기, 점프, 차기 등을 할 때 엉덩근과 더불어 엉덩관절을 굽힌다. 서 있을 때, 허리의 폄을 도와 척추의 앞굽음을 증가시키는 작용을 하며 직립 자세 유지에도 중요한 역할을 한다.
- 자세가 올바르지 못할 경우, 단축 시 요통의 원인이 될 수 있으며, 골반의 앞기울임을 유발할 수 있다. 허리통증은 체중부하 시 악화되고, 휴식 시 이완될 수 있다. 엉덩허리근 단축 시 허리네모근, 척추세움근에도 서로 영향을 줄 수 있어 요통 등 관찰 시 동시에 관찰을 해야 한다.
- 양쪽이 약화되었을 경우 허리의 앞굽음 감소와 굽은등(sway-back) 자세를 유발할 수 있으며, 한쪽의 약화 시 옆굽음증이 발생할 우려가 있다.
- 단축 검사로 토마스 검사(Thomas test)가 있다.

TIP

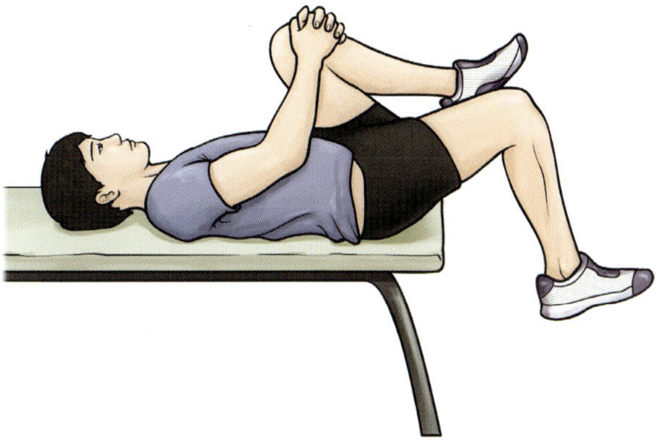

- 위 그림은 토마스 검사로 한쪽 다리를 엉덩관절과 무릎관절을 동시에 구부렸을 때 반대쪽 엉덩관절이 바닥에서 떨어져 굽힘 증상을 보이면 오른쪽 엉덩허리근의 구축이 의심된다.

MEMO

넙다리빗근(sartorius muscle)

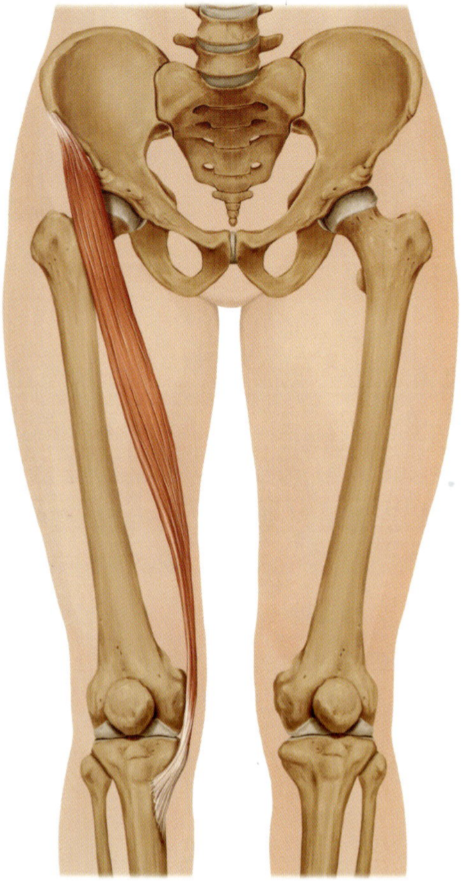

촉 진

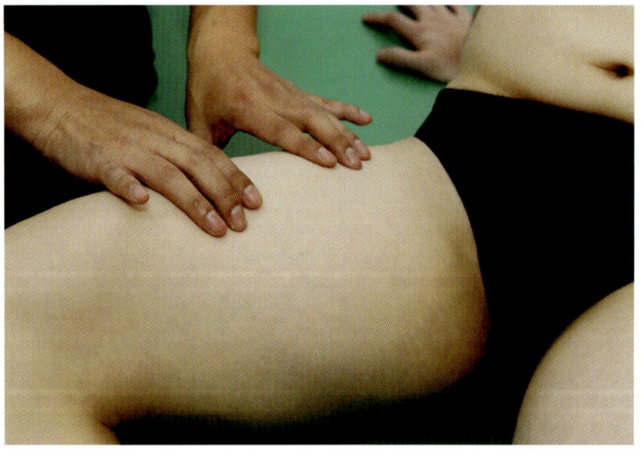

- 앉거나 누운자세에서 위앞엉덩뼈가시를 확인한 후 대상자에게 엉덩관절의 굽힘, 벌림, 가쪽돌림을 유도하면서 이는곳에서 닿는곳으로 내려가며 넙다리빗근을 촉진한다.

해부학적 특징

이는곳(origin)

- 위앞엉덩뼈가시(Anterior Superior Iliac Spine, ASIS)

닿는곳(insertion)

- 거위발 근육의 힘줄(pes anserine tendon)을 지나 정강뼈 거친면 안쪽(upper part of medial surface of the tibia)

작용(action)

- 엉덩관절 굽힘, 벌림, 가쪽돌림, 무릎관절굽힘

신경지배(nerve innervation)

- 넙다리신경(femoral nerve)

기능적 활동

- 넙다리 앞쪽을 구성하는 가장 얕은층의 근육이며, 인체에서 긴 근육중 하나로 "재봉사" 근육으로 불린다. 넙다리근막긴장근과 함께 앞쪽 역 V자를 형성하고 있어 항상 연결된 근육에 대한 불균형을 신경써야 한다.
- 닿는곳은 정강뼈거친면의 바로 아래 몸통 안쪽면이다. 넙다리빗근, 두덩정강근과 반막힘줄근의 닿는곳 힘줄은 거위발(아족, pes anserine)을 형성하며 가장 앞쪽에 위치한다.
- 개구리헤엄, 평형 등에 다리를 사용할 때 움직임이 많이 발생한다.
- 무릎 안쪽의 거위발 근육의 정렬이 올바르게 되지 않을 경우 움직임 시 염증으로 인한 통증이 발생할 수 있으며, 안쪽 곁인대의 손상도 동반할 수 있다.
- 넙다리빗근은 다른 근육의 통증 유발점에 이어 이차적으로 활성화되는 경우가 많다.

TIP

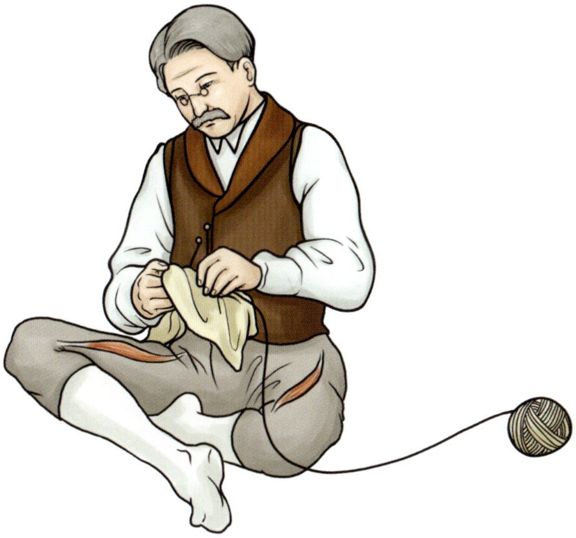

- 넙다리빗근이라는 단어는 라틴어로 재봉사라는 뜻으로 넙다리빗근은 재봉사 자세 시 활성화되는 것을 알 수 있다.

MEMO

두덩근(pectineus muscle)

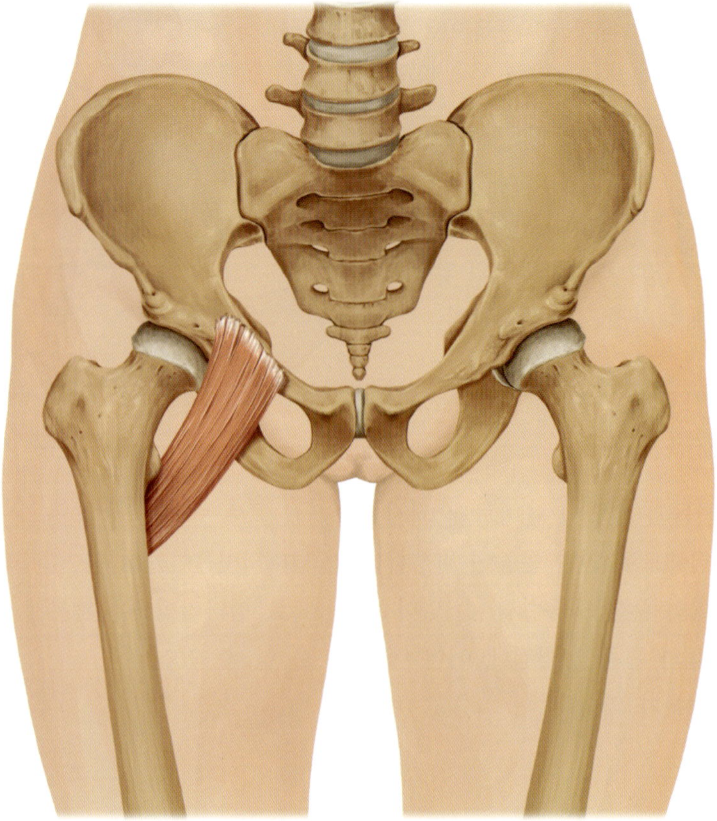

촉 진

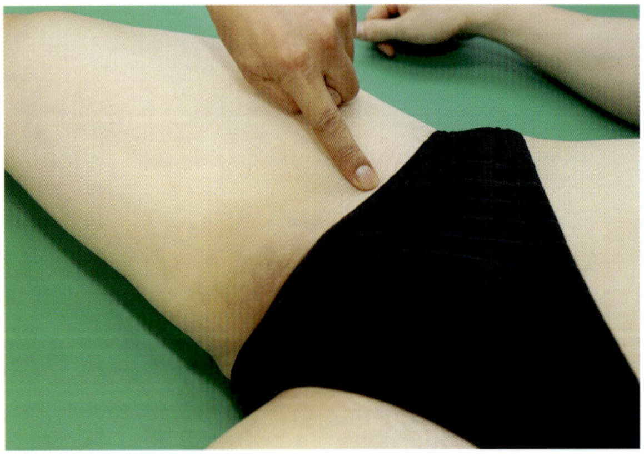

- 다리를 벌린 후 긴모음근의 힘줄을 찾고 넙다리동맥 사이에 손가락을 댄 후 엉덩관절 모음을 반복시키면 긴모음근과 큰허리근 사이에 두덩근을 촉진할 수 있다.

해부학적 특징

이는곳(origin)

- 두덩뼈위가지(superior ramus of pubis)

닿는곳(insertion)

- 넙다리뼈의 두덩뼈빗(pectineal line)

작용(action)

- 엉덩관절 굽힘, 모음, 약간의 가쪽돌림

신경지배(nerve innervation)

- 넙다리신경(femoral nerve)

기능적 활동

- 두덩근의 위치는 가쪽은 엉덩허리근과 안쪽은 긴모음근 사이에 끼여서 위치하며 강력한 모음근으로 작용한다. 두덩근은 엉덩관절의 굽힘과 모음에 작용하며 모음은 긴모음근보다 약하다. 쪼그려 앉았다가 일어서는 동작에 관여한다.
- 모음근 중에 가장 작은 근육이다. 넙다리 뼈머리 골절 시 또는 엉덩관절 전치환술이나 반복되는 모음운동 시 통증이 유발될 수 있다.
- 다리를 교차하고 앉거나 급하게 하지를 접는 잭나이프자세는 피하도록 한다. 두덩근의 길이를 짧게 하여 통증을 유발시킬 수 있기 때문이다.
- 의자에 앉을 때도 무릎의 높이가 엉덩관절의 높이보다 높지 않도록 한다.

TIP

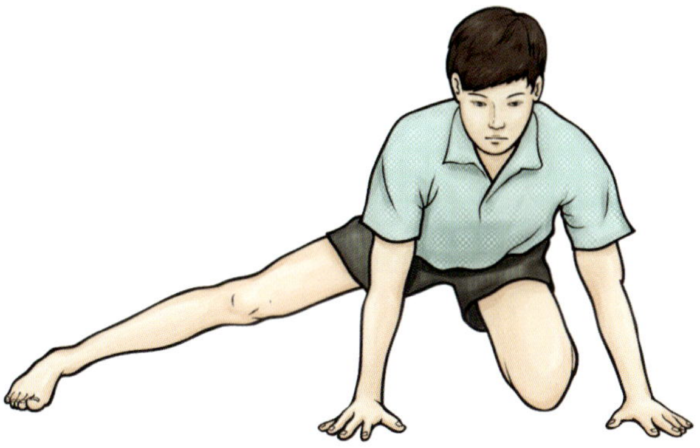

- 다리를 교차하여 앉는 자세는 모음근의 단축을 유발하므로 주기적인 스트레칭을 시행해야 한다.

MEMO

긴모음근(adductor longus muscle)

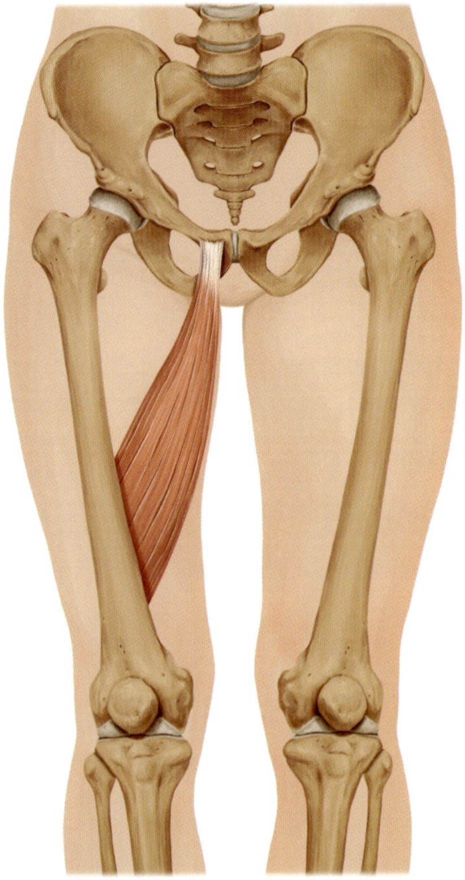

촉 진

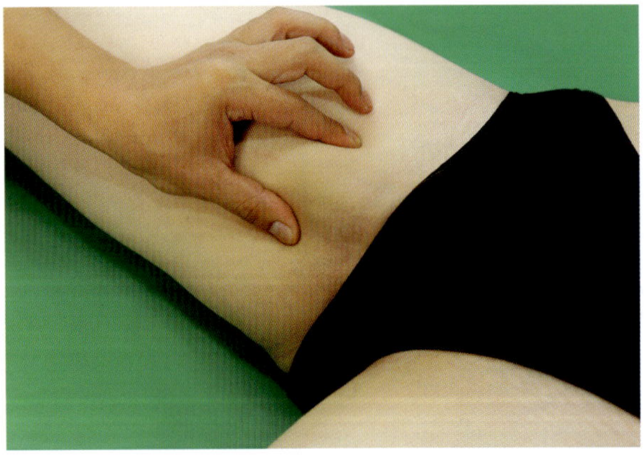

- 다리를 벌렸을 때 긴모음근은 모음근 중에서 가장 돌출되며 긴장하는 것을 쉽게 확인 할 수 있고 촉진 할 수 있다.

해부학적 특징

이는곳(origin)

- 두덩뼈 앞면(anterior pubis)

닿는곳(insertion)

- 넙다리뼈 거친선의 중간 1/3

작용(action)

- 엉덩관절 모음, 굽힘, 가쪽돌림(보조적 작용)

신경지배(nerve innervation)

- 폐쇄신경(obturator nerve)

기능적 활동

- 긴모음근은 정면에서 보았을 때 얕은쪽으로는 좌측면으로 두덩근이 위치해 있으며, 우측으로 먼저 짧은모음근이 이는곳 부분과 다음으로 두덩정강근 순으로 나열되어 있다.
- 깊은쪽으로는 큰모음근이 위치하고 있다. 긴모음근은 넙다리빗근과 더불어 스카르파 삼각을 구성하는 근육이다.
- 긴모음근의 불균형이나 단축 시 무릎과 관련하여 연관통이 발생할 수도 있다. 골반불균형으로 인한 허리통증 시 주동 근육과 더불어 긴모음근에서도 단축이 유발될 수 있다. 모음근 스트레칭을 유도한다.
- 다리를 강제로 벌릴 때 특히 긴모음근의 손상이 크다.

TIP

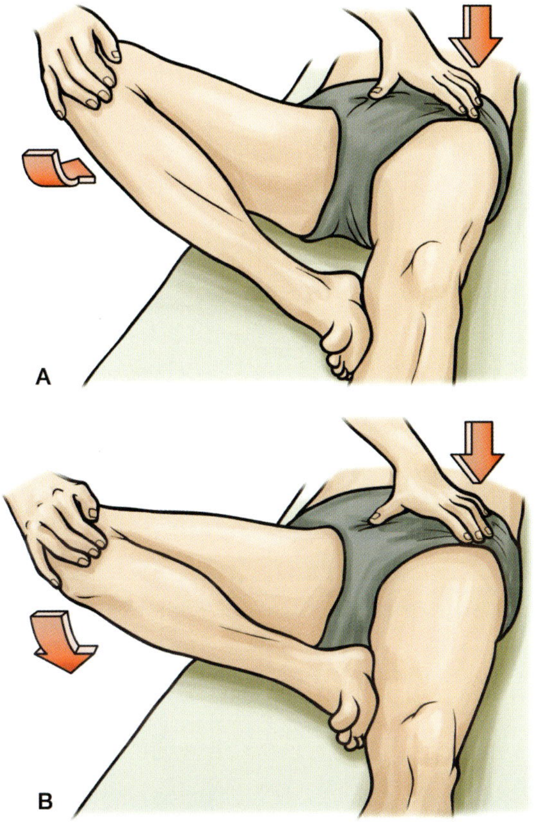

- 오른쪽 모음근 검사로 왼쪽 골반을 고정하고 오른쪽 무릎을 굽힌 상태에서 아래로 누르면 단축 시 그림 A처럼 발이 무릎에 위치하고 무릎이 뜬 것을 알 수 있다. 그림 B처럼 오른쪽 발이 왼쪽 무릎 위로 있으며 더 내려가 있는 것이 정상이다.

MEMO

짧은모음근(adductor brevis muscle)

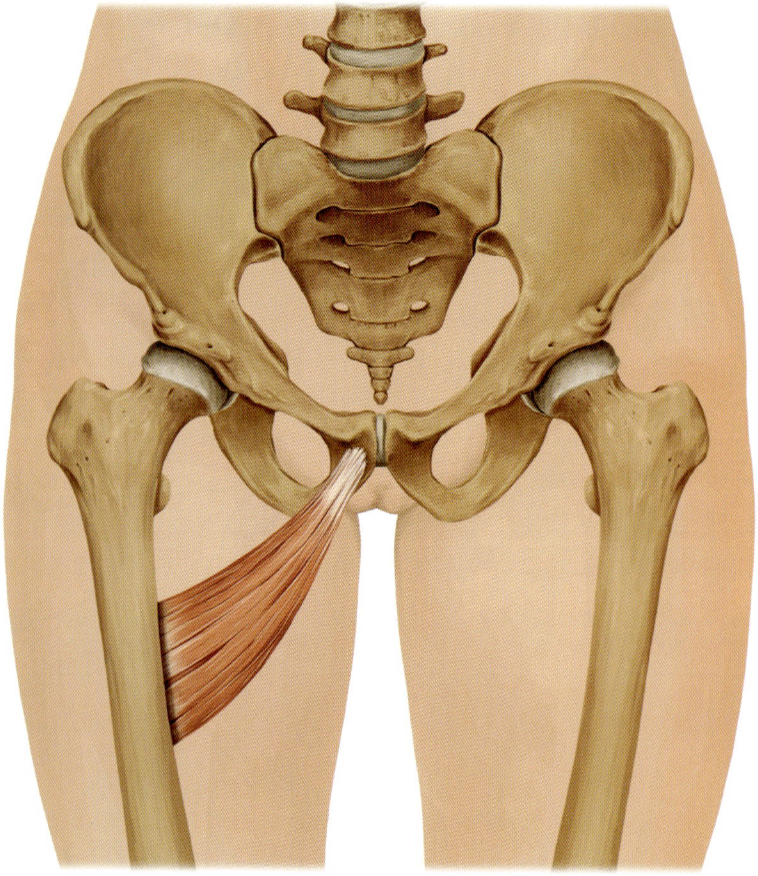

촉 진

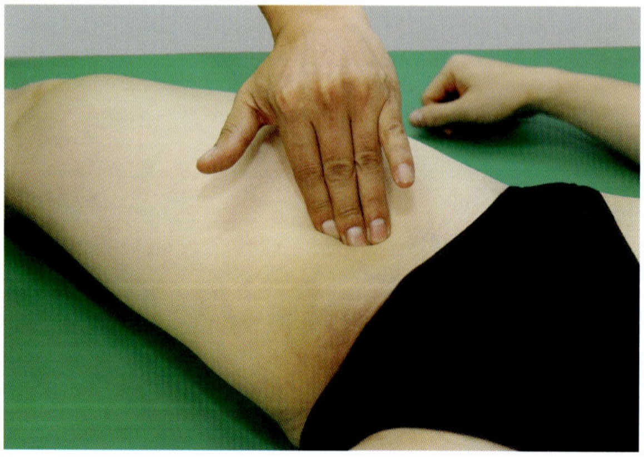

- 다리를 벌렸을 때 모음근 중에서 긴모음근과 두덩근 사이 안쪽 깊은곳에 위치해 있기 때문에 이 두 근육의 이는곳 부위에서 사이로 촉진하면 된다.

해부학적 특징

이는곳(origin)

- 두덩뼈 아래가지

닿는곳(insertion)

- 넙다리뼈의 두덩선(pectineal line)의 몸쪽부분

작용(action)

- 엉덩관절 모음, 굽힘, 가쪽돌림

신경지배(nerve innervation)

- 폐쇄신경(obturator nerve)

기능적 활동

- 짧은모음근은 두덩근과 긴모음근 사이 안쪽에서 내려간다. 발이 지면에 닿지 않았을 때 넙다리뼈를 안쪽과 앞쪽으로 당기면서 가쪽으로 돌린다.
- 공을 발 안쪽모서리로 찰 때 이용된다.
- 모음근을 이용한 발의 안쪽모서리 패스자세 시 모음근이 작용한다.

TIP

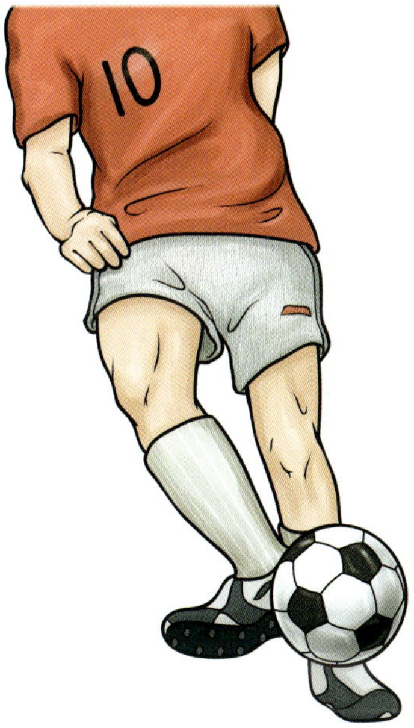

MEMO

두덩정강근(gracilis muscle)

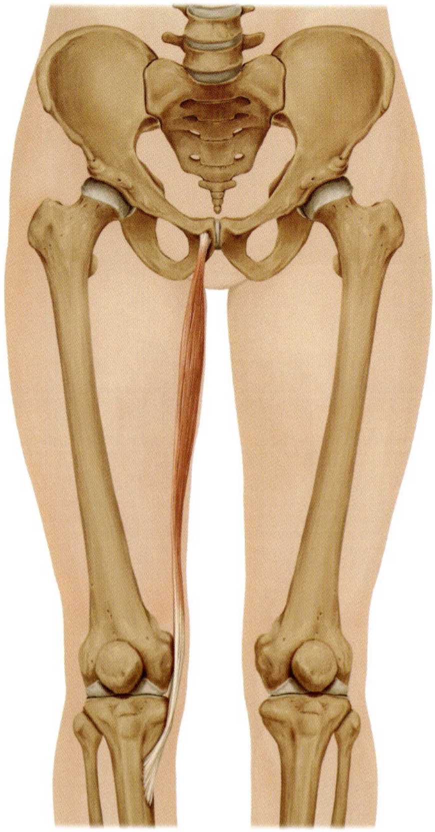

촉 진

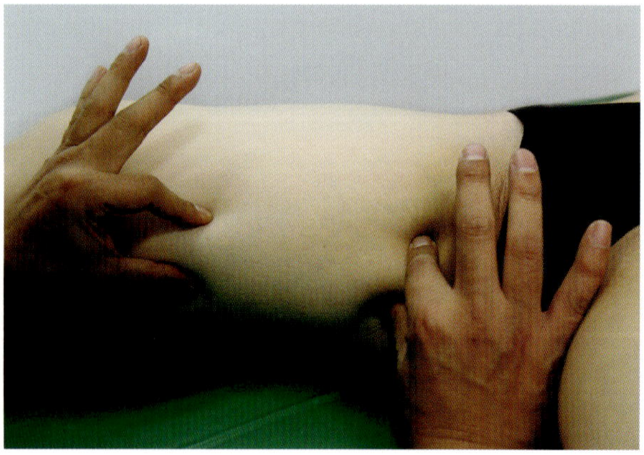

- 다리를 최대한 벌려 거위발 부분에 긴장을 높이고 닿는곳을 촉진하여 이는곳 쪽으로 올라가면서 무릎을 굽힘과 폄을 반복함으로써 모음근 제일 안쪽에 두덩정강근을 촉진할 수 있다.

해부학적 특징

이는곳(origin)

- 두덩뼈아래가지(inferior ramus of pubis)

닿는곳(insertion)

- 정강뼈의 몸쪽끝(proximal end) 앞·안쪽

작용(action)

- 엉덩관절 모음, 엉덩관절 굽힘, 무릎관절 굽힘, 무릎관절 안쪽돌림

신경지배(nerve innervation)

- 폐쇄신경(obturator nerve)

기능적 활동

- 두덩정강근은 넙다리에서 가장 안쪽에 위치한 길고 얇은 가죽끈 모양의 근육이다.
- 두덩정강근은 넙다리빗근과 반힘줄근과 더불어 거위발(아족, pes anserine) 하나로 종아리의 안쪽돌림에도 관여한다.
- 엉덩관절 모음근군 중 유일한 두 관절근이다. 다리 고정 시 골반을 앞으로 기울게 한다.
- 말을 탄 후 다리를 모으고 무릎을 살짝 굽힐 때 두덩정강근이 활성화가 일어난다.
- 다리를 최대한 벌리고 무릎을 굽힘과 폄을 반복함으로써 안쪽에 두덩정강근을 촉진할 수 있다.

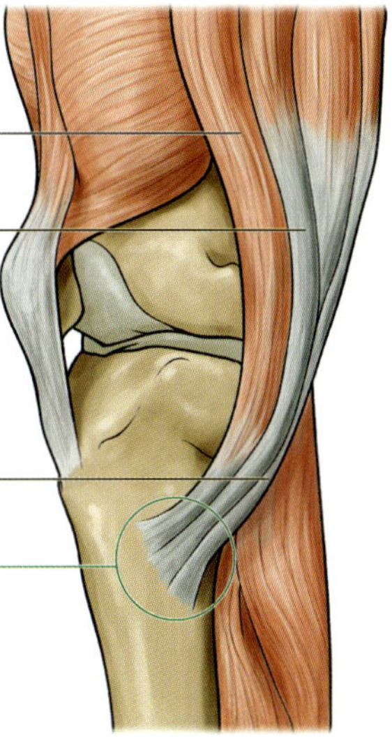

- 두덩정강근은 넙다리빗근, 반힘줄근과 더불어 거위발을 구성한다. 이 세 근육이 무릎 안쪽에 모여 정강뼈 몸통 몸쪽에 닿는다. 엉덩관절 벌림과 무릎 폄을 동시에 하였을 때 거위발 부위의 통증은 두덩정강근의 문제라는 것을 파악해야 한다.

TIP

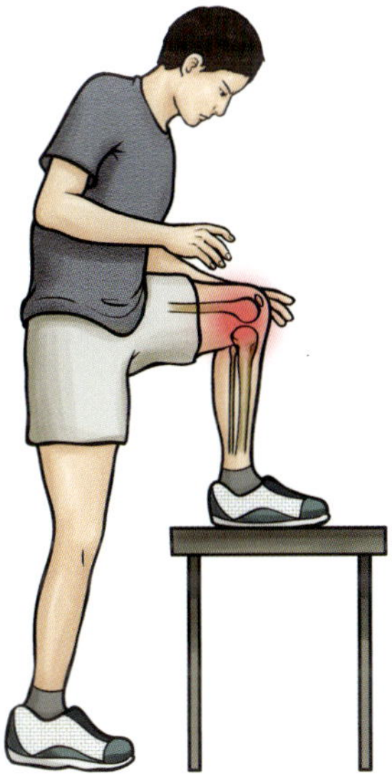

MEMO

큰모음근(adductor magnus muscle)

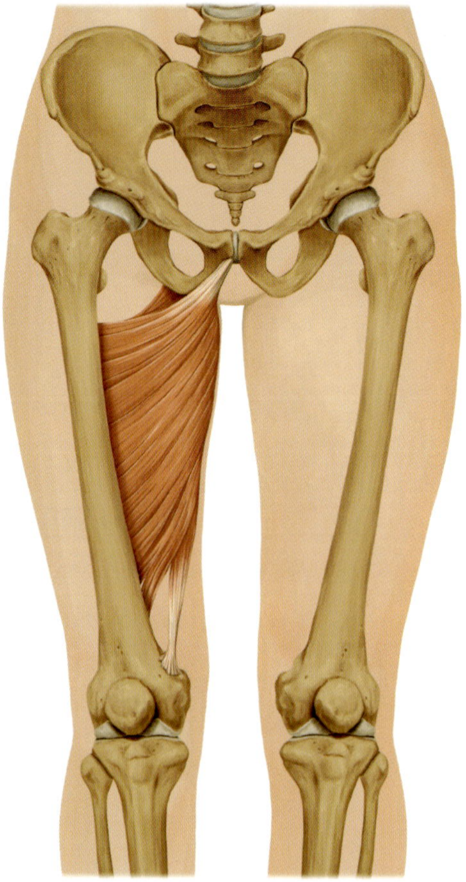

촉 진

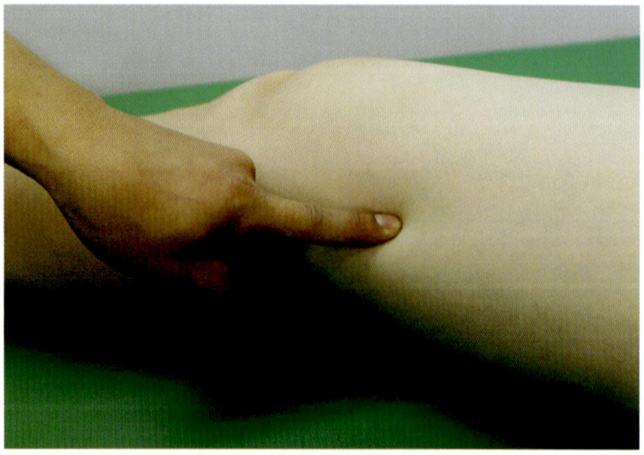

- 모음근결절에 손을 댄 후 엉덩관절을 굽히면 큰모음근힘줄이 촉진되며 힘줄을 타고 깊게 누르며 이는곳으로 올라가며 촉지한다. 큰모음근힘줄에 두렁신경이 지나가고 있어 잘못 촉지 시 통증을 느낄 수 있다. 두덩정강근과 반막근 사이를 촉진한다.

해부학적 특징

이는곳(origin)

- 앞갈래 : 궁둥뼈와 두덩뼈의 아래가지
- 뒷갈래 : 궁둥뼈결절

닿는곳(insertion)

- 앞갈래 : 넙다리뼈거친선
- 뒷갈래 : 넙다리뼈 안쪽관절융기 위의 모음근결절

작용(action)

- 엉덩관절 모음, 엉덩관절 굽힘(근육부분), 엉덩관절 폄(힘줄부분)

신경지배(nerve innervation)

- 앞갈래 : 폐쇄신경
- 뒷갈래 : 궁둥신경

기능적 활동

- 넙다리 모음근육 중 가장 큰 근육이다.
- 큰모음근의 힘줄부분의 위쪽은 안쪽넓은근의 돌림소매와 연결된다. 힘줄 뒤쪽으로는 반막근과 연결된다.
- 큰모음근의 닿는 곳 사이에 틈새구멍을 모음근힘줄구멍이라 부르며 넙다리동맥, 넙다리정맥, 두렁신경이 통과한다.
- 앞쪽 섬유는 폐쇄신경의 뒤가지가 분포하며 넙다리 모음과 엉덩관절 굽힘 작용을 하고, 뒤섬유들은 궁둥신경의 지배를 받아 넙다리뒤근육과 더불어 엉덩관절을 편다. 큰모음근의 작용은 안쪽넓은근의 수축에도 영향을 줄 수 있다.
- 큰모음근은 넙다리네갈래근과 더불어 넙다리 부분의 굵기에 관여하고 있으며, 넙다리 위축 시에 모음근 훈련도 동시에 이루어져야 한다.
- 발이 지면에 닿지 않고 있을 때 넙다리뼈를 안쪽으로 강하게 당기며, 발 안쪽면으로 공을 찰 때 동작을 만들어 낸다.

TIP

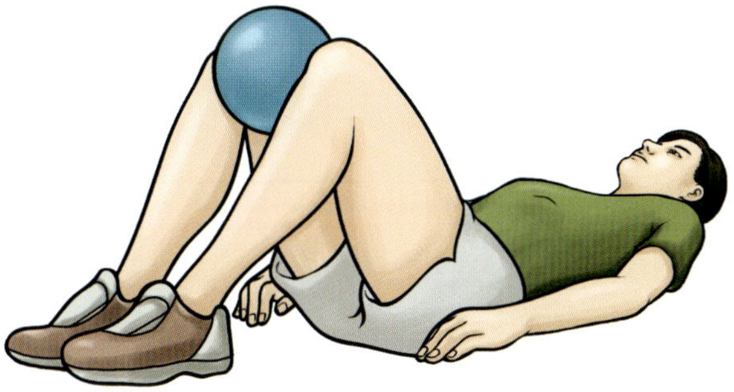

- 수술 후 또는 하지의 근력이 약할 때 모음근의 위축이 빨리 발생하여 균형 및 재활에 영향을 줄 수 있다. 따라서, 하지근력 강화 운동 중에 적절한 모음근 강화운동은 필수 요소이다. 큰 도구 없이 공 또는 베개를 무릎 사이에 끼고 연습을 하면 침상 또는 장비가 없는 가정에서도 효과적이다.

MEMO

2) 골반 뒷면의 근육들

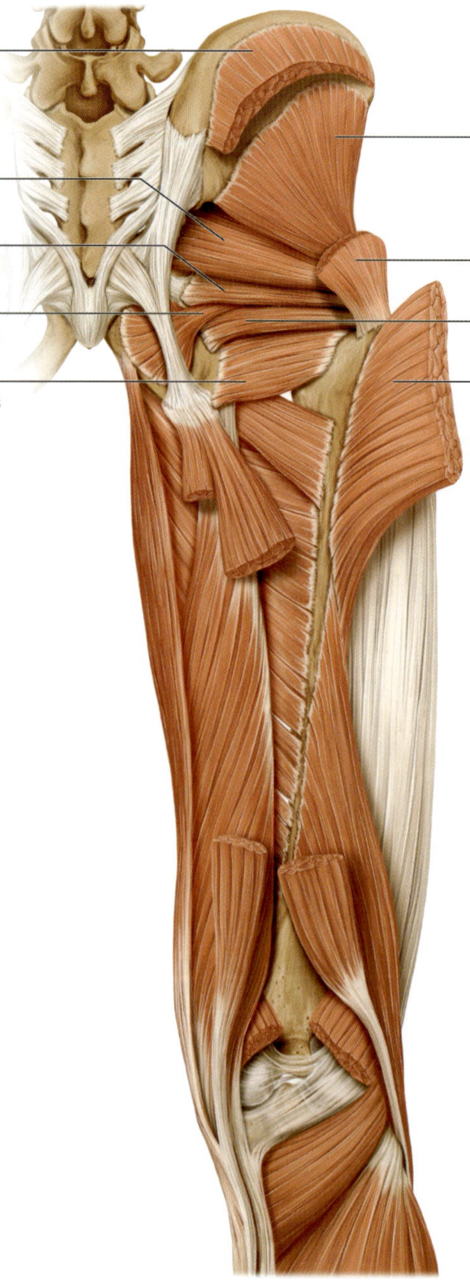

골반뒷면의 근육들

얕은층	깊은층
큰볼기근(Gluteus maximus muscle)	중간볼기근(Gluteus medius muscle) 작은볼기근(Gluteus minimus muscle) 궁둥구멍근(Piriformis muscle) 위쌍둥이근(Gemellus superior muscle) 속폐쇄근(Obturator internus muscle) 아래쌍둥이근(Gemellus inferior muscle) 넙다리네모근(Quadratus femoris muscle)

MEMO

큰볼기근(gluteus maximus muscle)

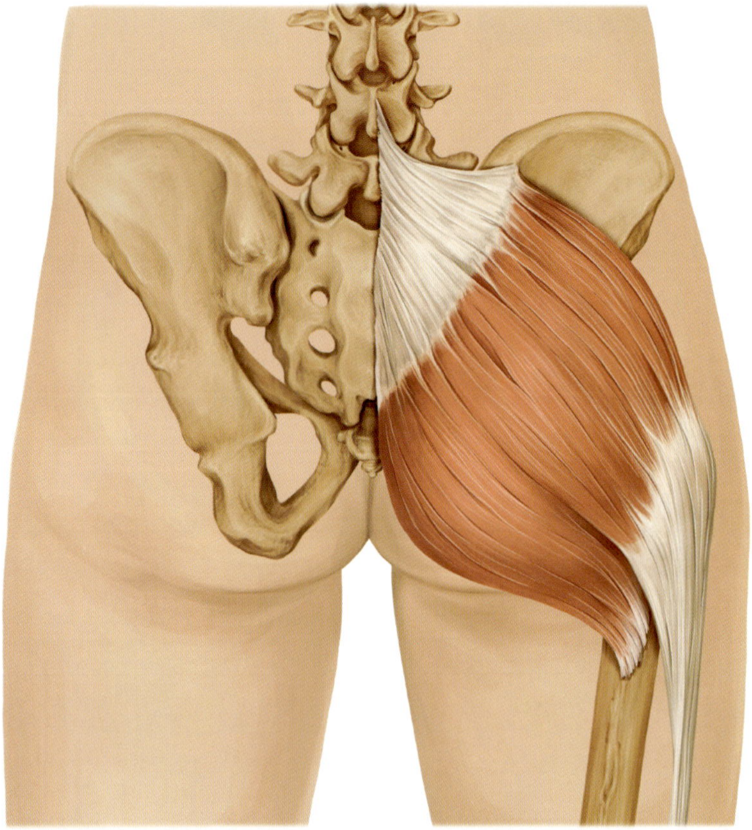

촉 진

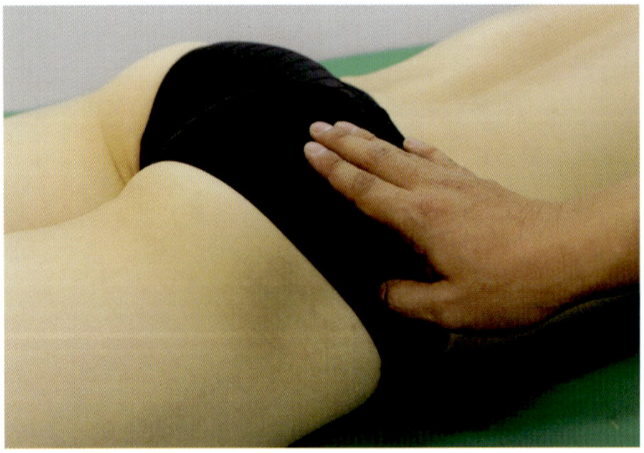

- 엎드린 자세에서 뒤넙다리근에 의해 엉덩관절을 펴는 작용을 제거하기 위해 무릎을 굽힌 후 뒤넙다리근의 수축이 약화되어 있는 것을 확인하며 엉덩관절의 폄을 유도하며 큰볼기근을 촉진한다.

해부학적 특징

이는곳(origin)

- 엉덩뼈(ilium)와 엉치뼈(sacrum)의 가쪽

닿는곳(insertion)

- 넙다리뼈 위와 뒷면, 엉덩정강근막띠(iliotibial band)

작용(action)

- 엉덩관절 폄, 가쪽돌림, 벌림(위쪽섬유), 모음(아래쪽섬유)

신경지배(nerve innervation)

- 아래볼기신경(inferior gluteal nerve)

기능적 활동

- 볼기근 중 가장 크고 엉덩관절 뒤에 위치한 매우 힘이 있는 근육이다. 넙다리뒤근과 협력하여 엉덩관절을 펴는데 사용한다.
- 큰볼기근 위쪽섬유는 벌림을 아래섬유는 모음작용을 한다. 큰볼기근은 엉덩정강근막띠에 넓게 정지한다.
- 보행 시 발뒤꿈치 닿기 후, 엉덩관절이 굽힘에 대항하는 기능을 하며, 앞으로 나간 발 위로 몸통의 위치를 다시 옮겨, 골반의 안정성을 돕는다.
- 계단을 올라갈 때, 경사오르기에서 엉덩관절을 강하게 펼 때 사용한다. 예로 단거리 선수들의 출발 시 뒤넙다리근과 더불어 큰 역할을 하며, 엉덩관절의 앞뒤방향 안정화에 중요하다.
- 큰볼기근의 약화 시에는 보상작용으로 인해 손으로 엉덩이 부분을 감싸는 현상이 발생하거나, 심하게 마비 시에 아예 몸통을 뒤로 젖혀 엉덩관절을 안정시켜 걷는 큰볼기근 약화 보행이 발생한다.

TIP

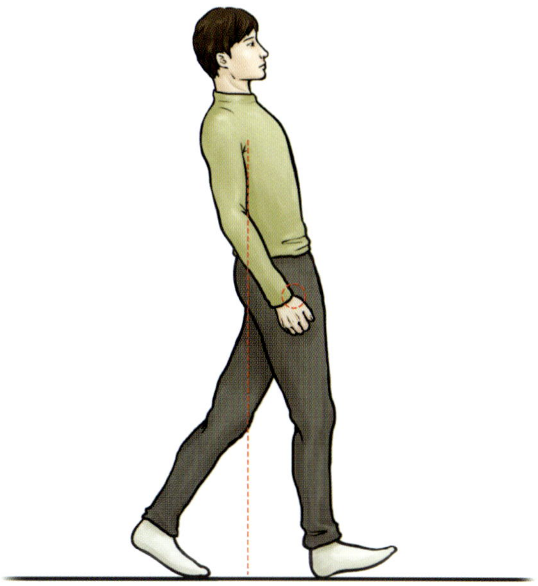

- 큰볼기근은 보행 시 엉덩관절 폄에 의해 앞으로 나가는 것을 보조한다. 큰볼기근 마비 시 발뒤꿈치가 땅에 닿았을 때 중력에 대항하여 엉덩관절 굽힘 근육을 제대로 제동할 수 없기 때문에 허리를 뒤로 제껴서 엉덩관절을 안정시키는 보행을 하게 된다.

MEMO

중간볼기근(gluteus medius muscle)

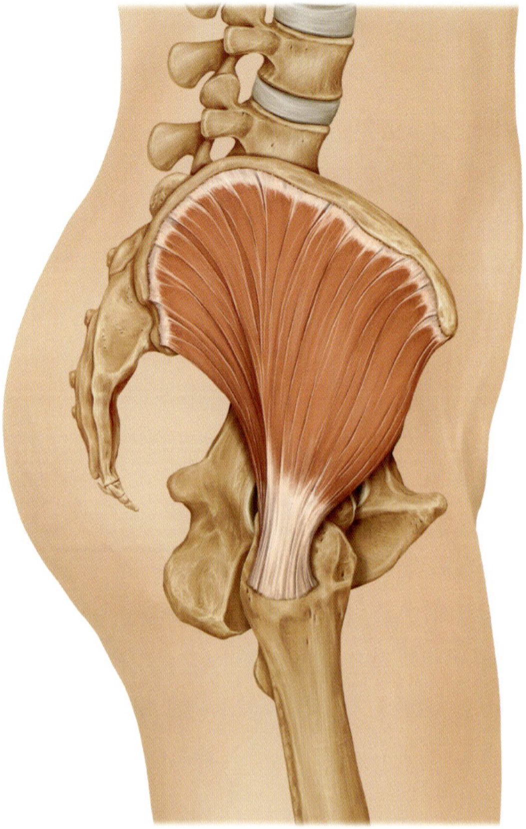

촉 진

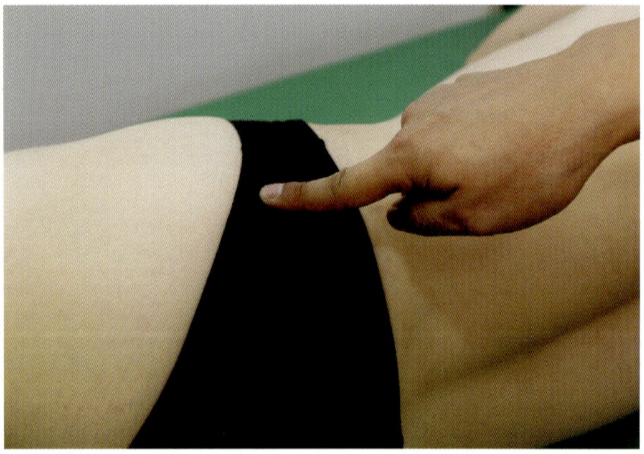

- 옆으로 누운자세로 아래쪽 다리는 살짝 구부린 상태에서 위쪽 다리의 벌림을 유도하여 긴장을 유발시키며 위앞엉덩뼈가시 뒷부분의 엉덩뼈 능선아래 부위를 촉진한다.

해부학적 특징

이는곳(origin)

- 엉덩뼈(ilium)의 가쪽면의 앞 볼기선과 뒤 볼기선 사이

닿는곳(insertion)

- 넙다리뼈 큰돌기(greater trochanter)의 가쪽

작용(action)

- 엉덩관절 벌림, 엉덩관절 굽힘과 안쪽돌림(앞쪽섬유), 엉덩관절 폄과 가쪽돌림(뒤쪽섬유)

신경지배(nerve innervation)

- 위볼기신경(superior gluteal nerve)

기능적 활동

- 중간볼기근은 엉덩관절 벌림에 주된 작용을 하는 근육으로 엉덩관절의 좌우방향 안정화와 체중지지에 중요한 역할을 한다. 요통에 있어서도 관련 있는 중요한 근육이다(lumbago muscle).
- 중간볼기근은 한쪽 다리로 섰을 때 골반의 안정화와 밀접한 관계가 있다. 트렌델렌버그 징후 음성 시 다리를 올리는 쪽에 비해 체중을 부하하는 중간볼기근 방향의 골반이 수평되거나 약간 내려가지만, 양성 시에는 체중을 부하하는 중간볼기근의 약화에 따라 다리를 올린 골반보다 더 위쪽으로 올라가는 형상을 보인다.
- 만약 중간볼기근의 수축 시 넙다리를 향하여 골반을 당겨 아래로 내려간다. 보행은 뒤뚱거리는 패턴(waddling gait)을 유발할 수 있다.
- 뒷주머니에 카드 등을 가득 채운 지갑을 넣고 앉았을 때 중간볼기근의 통증 유발점에 압력이 집중되어 "신용카드-지갑" 궁둥신경통(creditcard-wallet sciatica)의 증상이 발생할 수 있다.

TIP

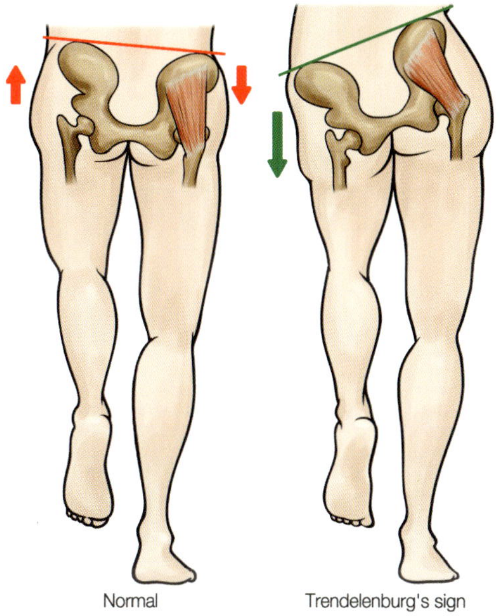

- 왼쪽 그림은 트렌델렌버그 징후 음성으로 왼쪽 다리를 들었을 때 왼쪽 골반이 살짝 올라가며 오른쪽 중간볼기근이 아래로 잡아당겨주고 있다. 오른쪽 그림은 트렌델렌버그 징후 양성으로 왼쪽 다리를 들었을 때 오른쪽 중간볼기근이 중력에 대항하여 아래로 잡아당겨 주지 못하는 근력 약화 현상을 보이며 오른쪽 골반이 위로 올라가며 보상을 위해 몸통이 손상된 골반쪽으로 척추옆굽음증(scoliosis)이 발생한다.

MEMO

작은볼기근(gluteus minimus)

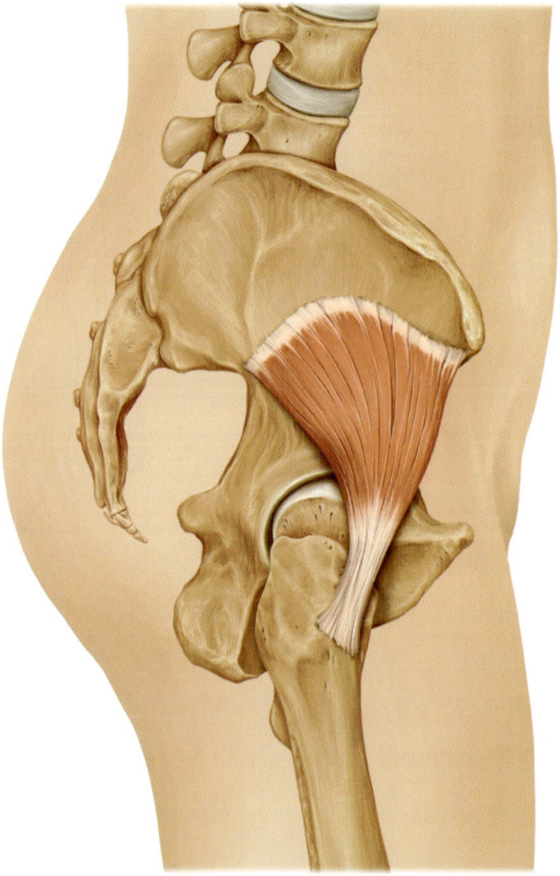

촉 진

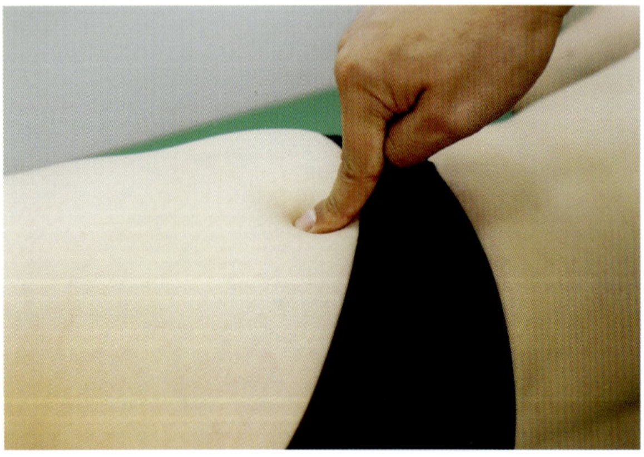

- 중간볼기근에 의해 완전히 덮여 있고, 기능도 비슷하여 촉지하기는 쉽지 않다. 중간볼기근 촉진에 강도를 더하여 누르면 작은볼기근이 압박된다.

해부학적 특징

이는곳(origin)

- 엉덩뼈의 가쪽면의 앞 볼기근선의 앞쪽

닿는곳(insertion)

- 넙다리뼈 큰돌기의 앞면

작용(action)

- 엉덩관절, 안쪽돌림, 약한 굽힘, 벌림 보조

신경지배(nerve innervation)

- 위볼기신경(superior gluteal nerve)

기능적 활동

- 작은볼기근은 엉덩이근육 중에서 가장 깊고, 가장 짧으며 가장 가볍다. 중간볼기보다 깊고 약간 앞쪽에 위치하고 있다. 작은볼기근은 중간볼기근과 더불어 엉덩관절 벌림에 주된 작용을 한다. 엉덩관절의 안쪽돌림의 기능도 있다.
- 연관통은 엉덩이의 하부외측에서부터 심하면 넙다리 측면과 발목까지 발생한다. 자칫 궁둥신경통(sciatica)으로 오해할 수 있다.
- 특히 체중을 주어 일어나거나 보행 때 통증이 발생된다. 중간볼기근과 작은볼기근은 줄 서서 오래 기다리거나, 한쪽 다리로 오랫동안 체중을 지탱하고 서있는 자세에서 긴장을 유발하여 통증을 발생시킬 수 있다.

TIP

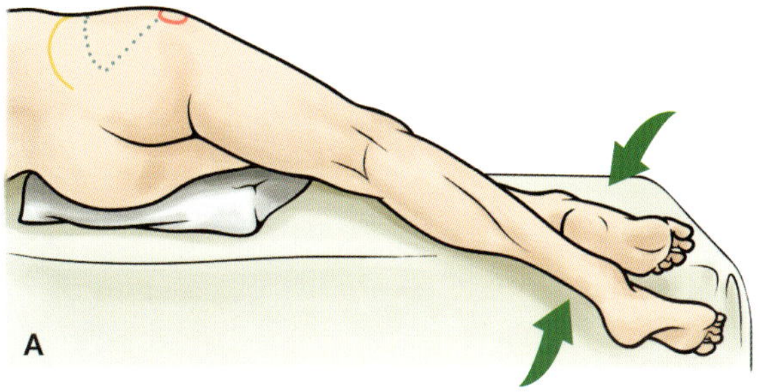

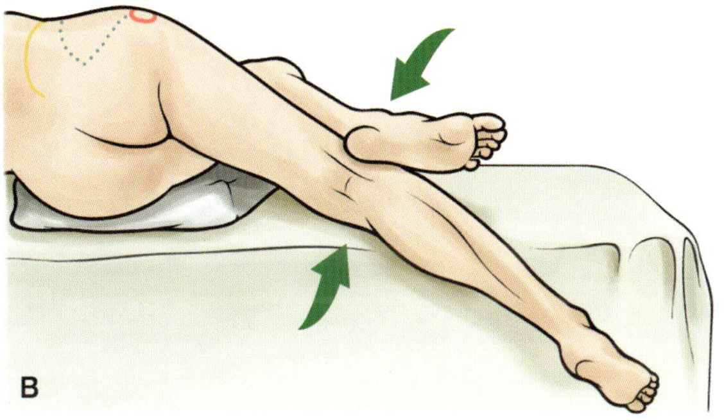

- 진한원은 큰돌기, 점선은 작은볼기근, 실선은 엉덩뼈 능선이다.
- 시작은 왼쪽 발뒤꿈치 저항에 대해 오른쪽 다리를 천천히 들어 올리면 근육을 긴장시킨다. 들어 올린 후 5초 정도 유지한 후에, 중력에 대항에 다리무게로만 테이블의 가장자리 밖으로 우측다리를 내려놓으며 이완시킨다. 반복한 후 왼쪽 발꿈치를 오른쪽 무릎 옆쪽에 올려놓고 스트레칭 시킨다.

MEMO

궁둥구멍근(piriformis muscle)

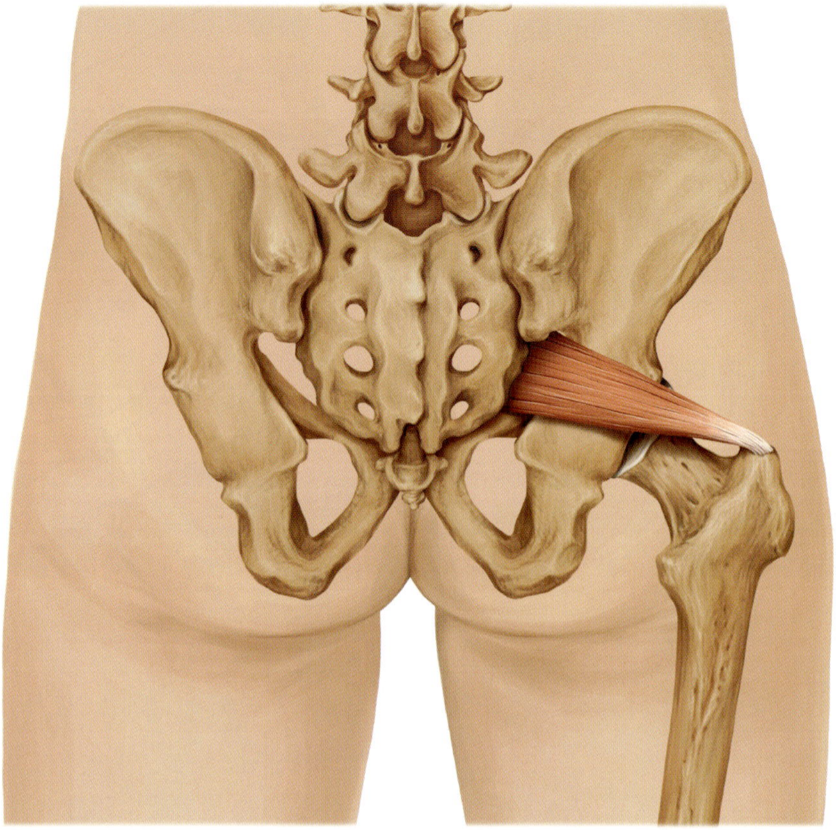

촉 진

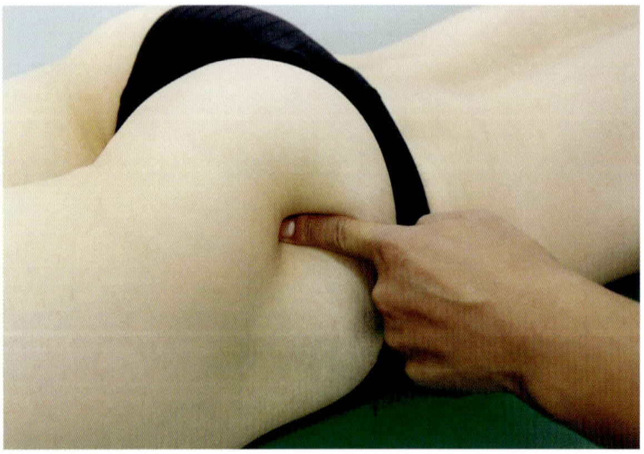

• 엎드려 누워 무릎을 구부린 자세에서 큰돌기를 촉진하고, 이는곳으로 이동하며 엉덩관절을 가쪽돌림을 반복시키면 궁둥구멍근의 방추모양의 근복을 촉진할 수 있다.

해부학적 특징

이는곳(origin)

• 엉치뼈의 앞쪽면

닿는곳(insertion)

• 넙다리뼈 큰돌기의 뒤 모서리

작용(action)

• 엉덩관절 가쪽돌림, 벌림

신경지배(nerve innervation)

• 엉치신경얼기, $L_5 \sim S_{1,2}$

기능적 활동

- 6개의 엉덩관절 가쪽돌림근 중 가장 위에 부착되어 있는 근육으로 엉덩관절의 벌림작용도 보조적으로 가능하다.
- 궁둥구멍근 아래에 궁둥신경이 강하게 압박하면 한쪽 다리의 저리는 통증을 호소하는 궁둥구멍근증후군이 발생할 수 있다.
- 궁둥구멍근증후군은 허리, 엉덩이, 다리 뒷면, 발 또는 배변 시 직장의 통증이나 이상감각을 유발할 수도 있다. 엉덩관절의 굽힘, 모음, 안쪽돌림의 자세가 장기화될 때 문제가 생길 수 있다. 통증 시 다리의 부종, 여성의 성장애, 남성의 발기부전 등이 발생할 수 있다.
- Freiberg's 검사나 Pace's 검사로 궁둥구멍근의 통증을 유발시킬 수 있다. 궁둥구멍근은 중간볼기근과 유착이 발생하는 경우도 가끔 있다.
- 차안에서 밖으로 나가기 위해 일어나지 않고 엉덩이를 좌우측으로 움직일 때 작용한다.

TIP

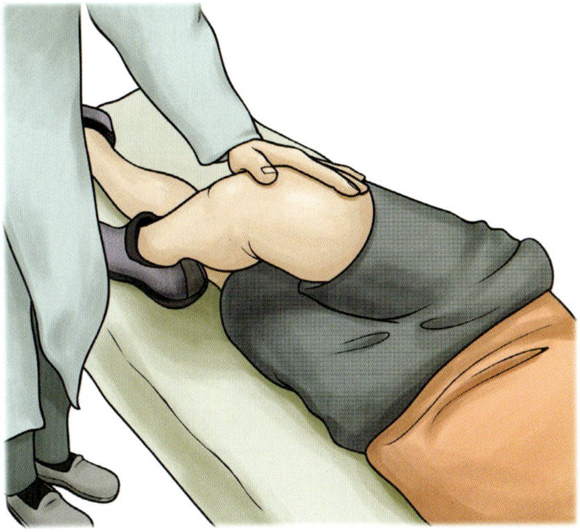

- Freiberg's 검사는 천장을 보고 누운 자세에서 수동적으로 엉덩관절 굽힘, 모음, 안쪽돌림 시킨 후 치료사가 약간의 압력으로 누르면 엉덩관절 가쪽돌림근이 신장되는데, 단축의 정도가 심하면 통증을 유발한다.

MEMO

위쌍둥이근(gemellus superior muscle)
아래쌍둥이근(gemellus inferior muscle)

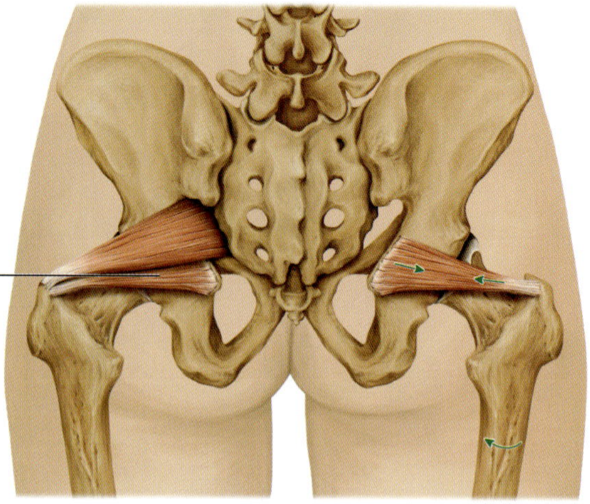

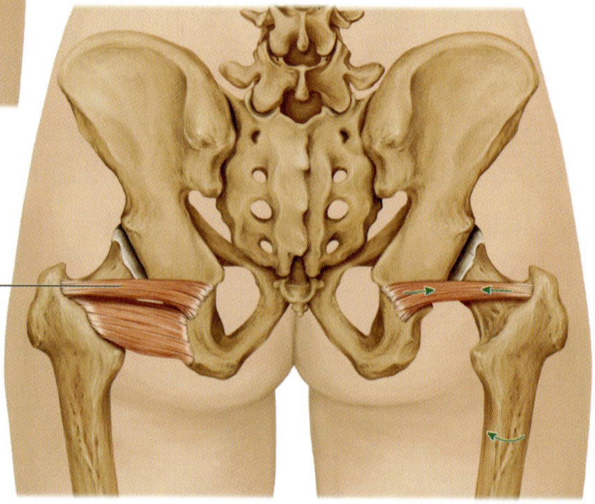

촉 진

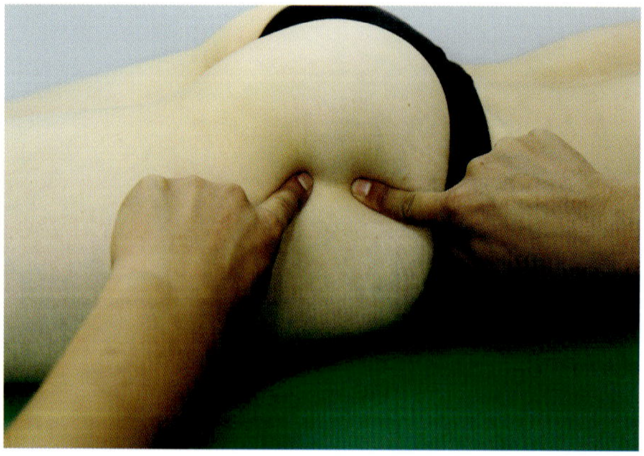

• 위쌍둥이근은 엎드려 누워 무릎을 구부린 자세에서 궁둥뼈가시를 촉진하고, 이는곳으로 이동하며 엉덩관절을 가쪽돌림을 반복시키면서 촉진하고, 아래쌍둥이근은 궁둥뼈결절에서 넙다리뼈 큰돌기 안쪽으로 이동하며 엉덩관절을 가쪽돌림을 반복시키면서 촉진한다.

해부학적 특징

위쌍둥이근

이는곳(origin)

• 궁둥뼈가시

닿는곳(insertion)

• 넙다리뼈 큰돌기의 안쪽

작용(action)

• 엉덩관절 가쪽돌림, 모음

신경지배(nerve innervation)

• 엉치신경얼기, L_5~S_2

아래쌍둥이근

이는곳(origin)

• 궁둥뼈결절

닿는곳(insertion)

• 넙다리뼈 큰돌기의 안쪽

작용(action)

• 엉덩관절 가쪽돌림, 모음

신경지배(nerve innervation)

• 엉치신경얼기, L_5~S_2

기능적 활동

• 위쌍둥이근은 6개의 엉덩관절 가쪽돌림근 중 궁둥구멍근 바로 밑에 속폐쇄근 위에 위치하고 있다. 쌍둥이근 작용 시 속폐쇄근의 도움을 받는다.

• 아래쌍둥이근은 6개의 엉덩관절 가쪽돌림근 중 속폐쇄근의 바로 아래 바깥폐쇄근의 위에 위치하고 있다. 쌍둥이근 작용 시 속폐쇄근의 도움을 받는다.

• 깊은층 가쪽돌림 6개 근육은 엉덩넙다리인대 등과 협력하여 뼈머리의 안정화에 기여한다.

TIP

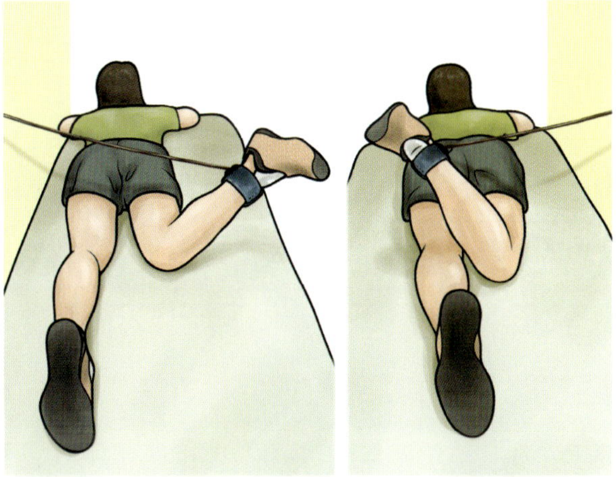

안쪽돌림　　가쪽돌림

• 엉덩관절 수술 후 또는 하지 손상 환자 재활 시 엉덩관절의 굽힘과 폄 운동은 물론 엉덩관절의 가쪽돌림과 안쪽돌림 운동을 통해 하지 균형 능력 및 근력 강화를 촉진시킨다.

MEMO

속폐쇄근(obturator internus muscle) 바깥폐쇄근(obturator externus muscle)

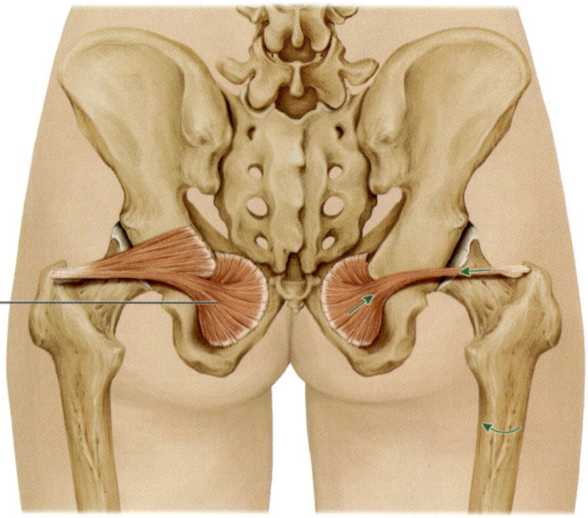

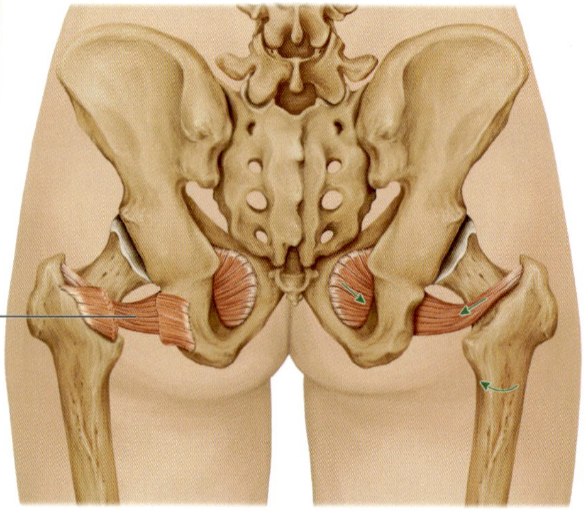

촉 진

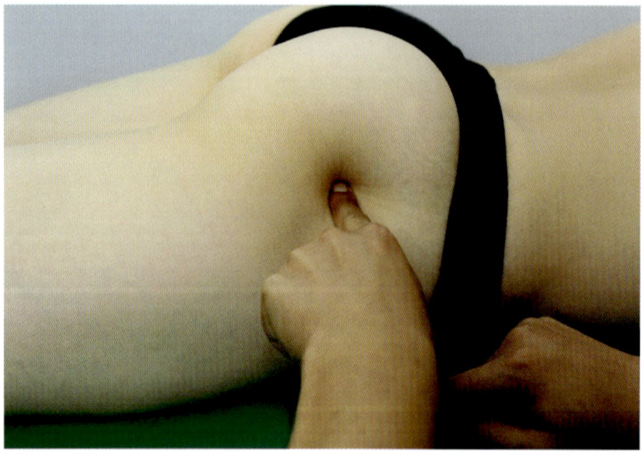

- 속폐쇄근은 손끝으로 폐쇄구멍 안쪽을 확인하고 큰돌기쪽으로 이동하며 촉진한다. 바깥폐쇄근은 손끝으로 폐쇄구멍 가쪽, 궁둥뼈 거친면을 확인하고 큰돌기쪽으로 이동하며 촉진한다.
- 두 근육 모두 깊은쪽에 있어 촉진하기는 쉽지 않다.

해부학적 특징

속폐쇄근

이는곳(origin)

- 폐쇄구멍 골반뼈의 안쪽면

닿는곳(insertion)

- 넙다리뼈 큰돌기의 안쪽

작용(action)

- 엉덩관절 가쪽돌림, 모음

신경지배(nerve innervation)

- 엉치신경얼기, L_5~S_2

바깥폐쇄근

이는곳(origin)

- 폐쇄구멍 골반뼈의 가쪽면

닿는곳(insertion)

- 넙다리뼈 큰돌기의 안쪽 오목

작용(action)

- 엉덩관절 가쪽돌림, 모음

신경지배(nerve innervation)

- 폐쇄신경(obturator nerve)

기능적 활동

- 속폐쇄근은 6개의 엉덩관절 가쪽돌림근 중 위쌍둥이근 바로 아래, 아래쌍둥이근 위에 위치한다. 궁둥구멍근과 같이 앉아있는 자세에서 옆으로 움직일 때 사용된다.
- 바깥폐쇄근은 6개의 엉덩관절 가쪽돌림근 중 넙다리네모근의 깊은곳, 두덩근의 앞쪽, 아래쌍둥이근의 바로 아래에 놓여있다. 뒤에서 보면 넙다리네모근에 의해 거의 덮혀 있다.
- 궁둥구멍근과 같이 앉아있는 자세에서 옆으로 움직일 때 사용된다.

TIP

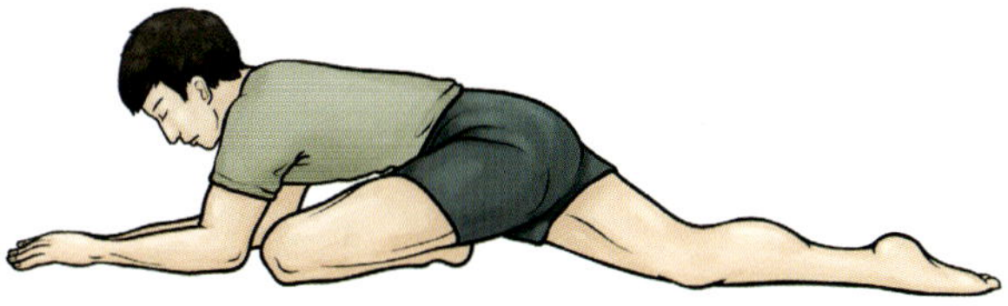

- 왼쪽 엉덩관절 가쪽돌림근에 대한 자가 스트레칭으로 근육이 단축되었을 때 혼자 시행할 수 있는 방법으로 엉덩관절 굽힘, 무릎 굽힘을 시행한 후 몸통을 지긋이 바닥으로 떨어뜨린다. 이때 너무 아래로 내려가면 통증이 발생될 수 있으니 할 수 있는 정도까지만 시행한다.

MEMO

넙다리네모근(quadratus femoris muscle)

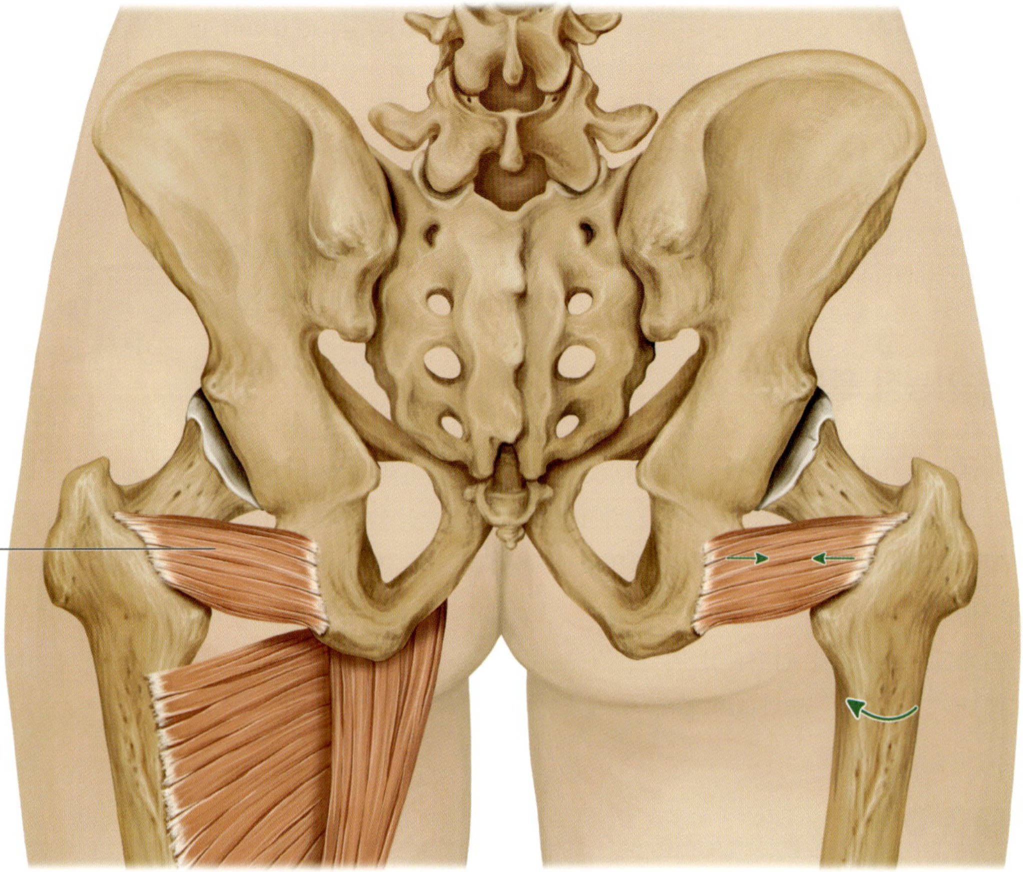

촉 진

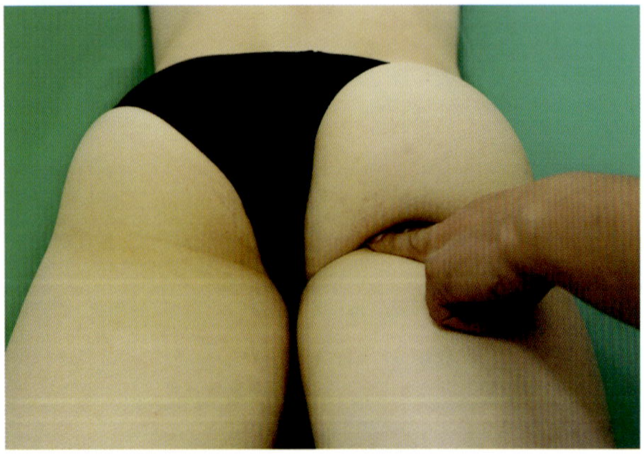

- 손을 궁둥뼈결절 높이에 일치시키고 엉덩관절을 가쪽돌림 운동을 반복시켜 똑바로 가쪽으로 가는 넙다리네모근의 수축을 촉진한다.

해부학적 특징

이는곳(origin)

- 궁둥뼈결절

닿는곳(insertion)

- 넙다리뼈 큰돌기와 작은돌기 사이 능선

작용(action)

- 엉덩관절 가쪽돌림, 모음

신경지배(nerve innervation)

- 엉치신경얼기, $L_5 \sim S_{1,2}$

기능적 활동

- 넙다리네모근은 뒤에서 관찰하였을 때 바깥폐쇄근의 뒤, 아래쌍둥이근 아래, 큰모음근의 위에 위치하고 있다.
- 깊은 층 가쪽돌림 6개 중에서 아래쪽에 위치하는 넙다리네모근은 엉덩관절의 가쪽돌림과 모음작용이 있다.

TIP

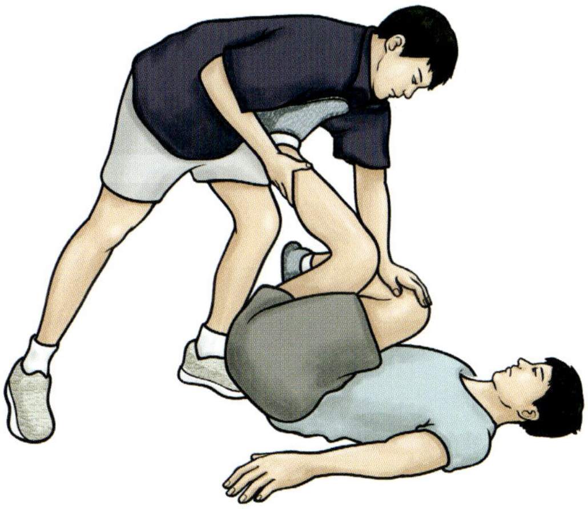

- 치료사가 해줄 수 있는 수동 엉덩관절 가쪽근육 스트레칭이다. 환자의 왼쪽 하지를 오른쪽 하지 위에 꼬아놓고 왼쪽 바깥 무릎을 지그시 누르며 왼쪽 엉덩관절 가쪽돌림 근육에 대한 스트레칭을 시행한다.

MEMO

3) 골반 가쪽의 근육들

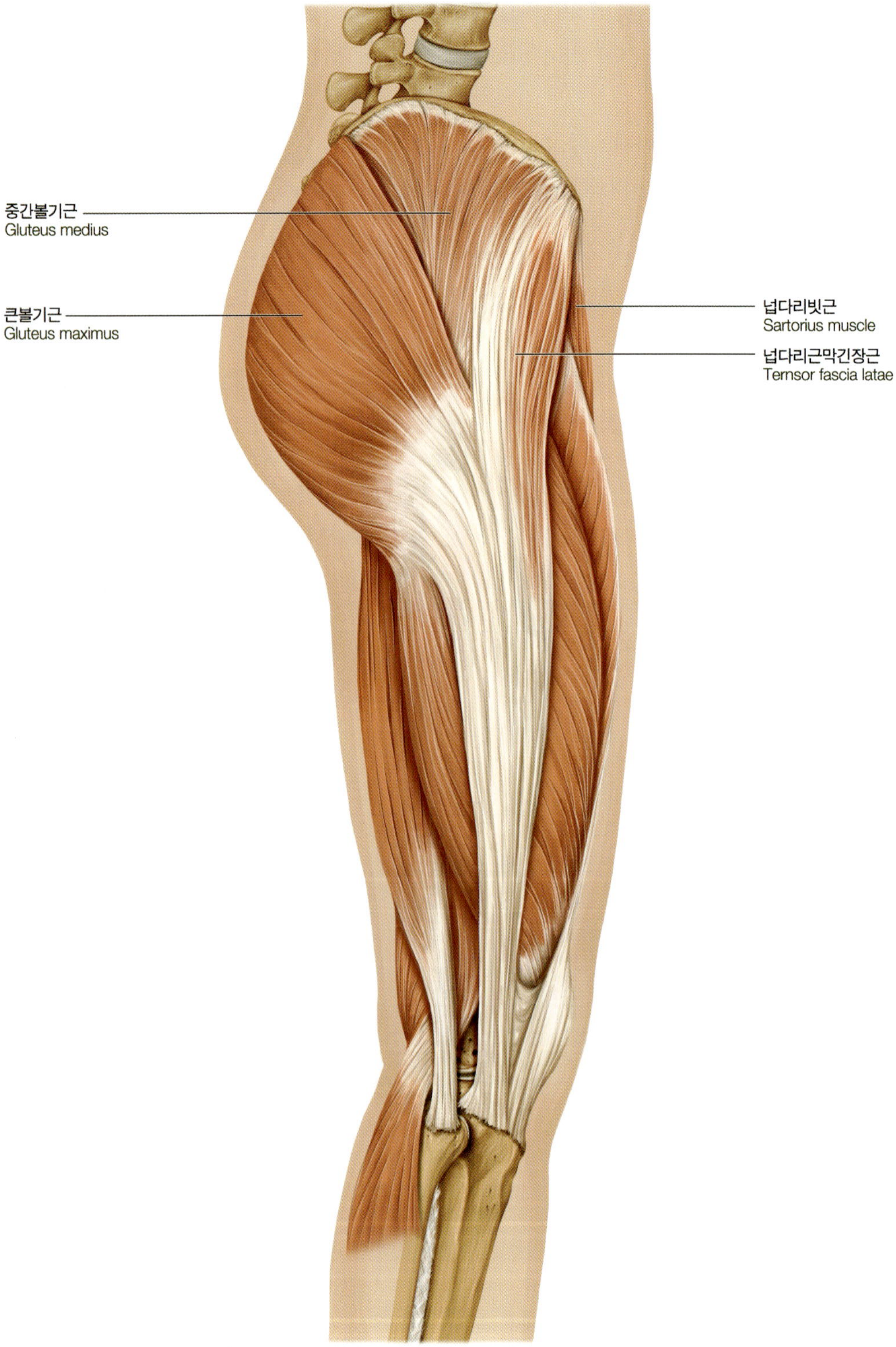
중간볼기근
Gluteus medius
큰볼기근
Gluteus maximus
넙다리빗근
Sartorius muscle
넙다리근막긴장근
Ternsor fascia latae

MEMO

넙다리근막긴장근(tensor fasciae latae muscle)

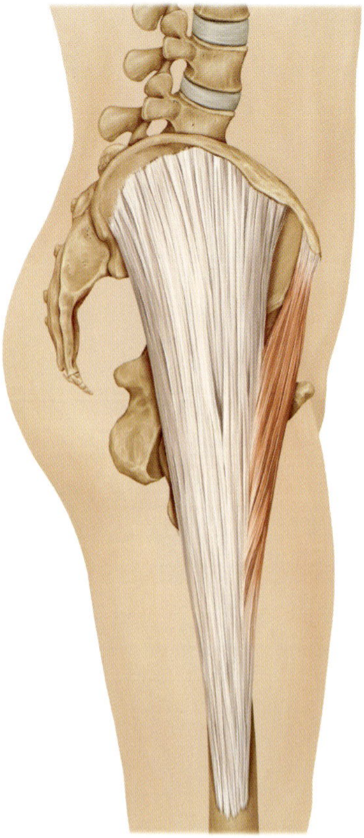

촉 진

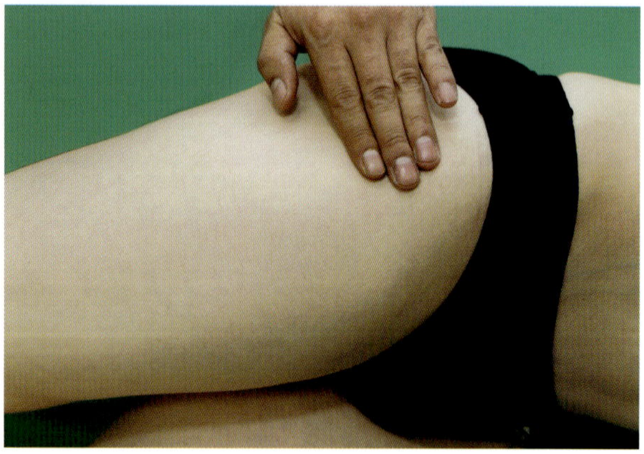

- 앉거나 누운자세에서 위앞엉덩뼈가시의 앞가쪽을 확인한 후 손을 대고 대상자에게 엉덩관절의 굽힘, 벌림, 안쪽돌림을 유도하면서 넙다리근막긴장근의 수축을 확인한다.

해부학적 특징

이는곳(origin)

- 위앞엉덩뼈가시(Anterior Superior Iliac Spine, ASIS)의 앞가쪽

닿는곳(insertion)

- 정강근막띠를 통해 정강뼈의 가쪽관절융기(lateral-condyle)

작용(action)

- 엉덩관절 굽힘, 벌림, 안쪽돌림

신경지배(nerve innervation)

- 위볼기신경(L_4~S_1)

기능적 활동

- 중간볼기근과 작은볼기근과 함께 넙다리 벌림에 관여하고, 체중이 한쪽으로 가해질 때 반대쪽 골반이 아래로 처지는 현상을 방지한다. 즉 골반안정화에 관여한다.
- 넙다리빗근과 앞쪽 역 V자를 형성하고 있다. 양쪽으로 단축이 발생하는 경우 골반의 앞기울임이 발생하며, 양쪽성으로 넙다리근막긴장근과 엉덩정강근막띠의 지속적 긴장은 종종 무릎의 밖굽이(knock knee)도 나타날 수 있다.
- 한쪽성일 경우 그 방향으로 넙다리근막긴장근을 따라 긴장되고, 골반이 아래기울임이 된다. 엉덩정강근막띠는 엉덩관절과 무릎 가쪽을 안정시키는 중요한 구조물로 잦은 마찰시나 불균형시 힘줄에 손상을 유발한다.
- 무릎 통증 환자 및 수술환자에게 가쪽 엉덩정강근막띠의 문제가 발생할 수도 있기 때문에 꼭 확인하여야 한다. 엉덩이 깊숙한 곳의 통증과 넙다리와 무릎까지 통증이 유발될 수 있다.
- 마라톤 선수에게 엉덩정강근막띠와 가쪽위관절융기의 마찰로 인한 엉덩정강근막띠염은 대표적 질환이기 때문에 운동전에 충분한 이완이 필요하다.
- 요통 유발 시 근막경선에 의해 넙다리근막긴장근의 문제를 유발할 수도 있다. 넙다리근막긴장근가 넙다리빗근의 불균형 시 다리를 꼰 수련 자세나, 잭나이프 자세는 피하는 것이 좋다.
- 엉덩정강근막띠의 단축검사로 오버 검사(ober's test)가 있다.

TIP

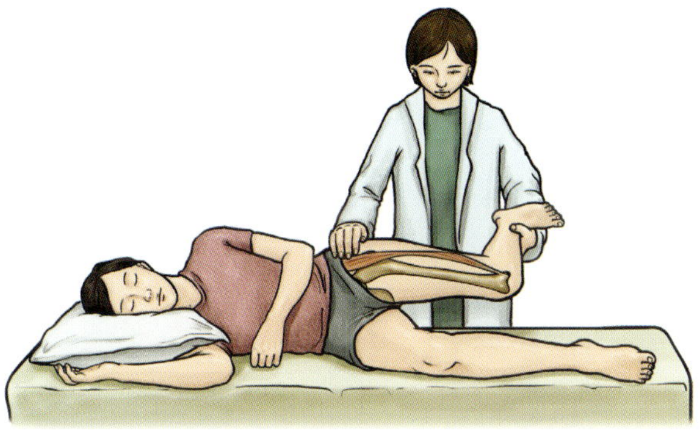

- Ober's test는 넙다리근막긴장근과 엉덩정강근막띠의 긴장도 및 길이를 검사할 수 있다. 엉덩관절 벌림, 무릎관절 90° 굽힘 상태에서 손을 놓았을 때 다리가 벌려진 상태가 우세하면 양성으로 본다.

MEMO

CHAPTER 7

근육군의 작용

엉덩관절 굽힘근육

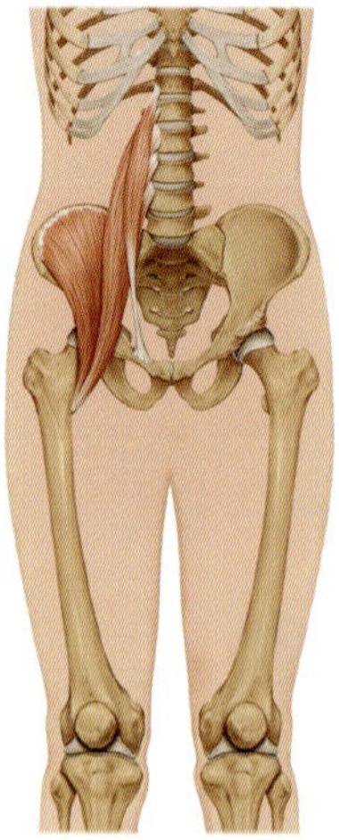

엉덩근

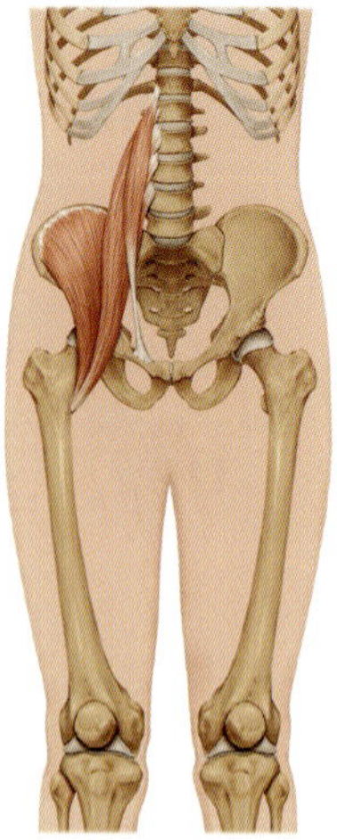

허리근

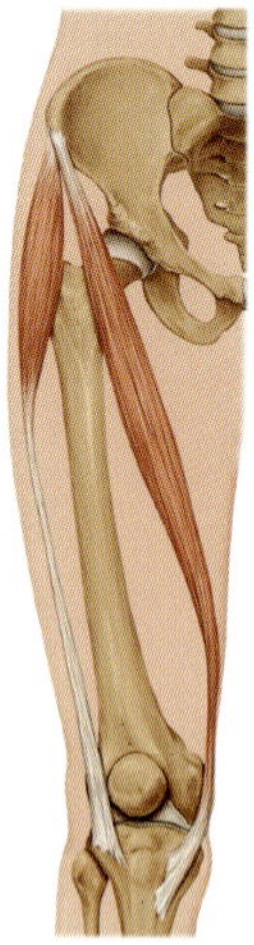

넙다리빗근

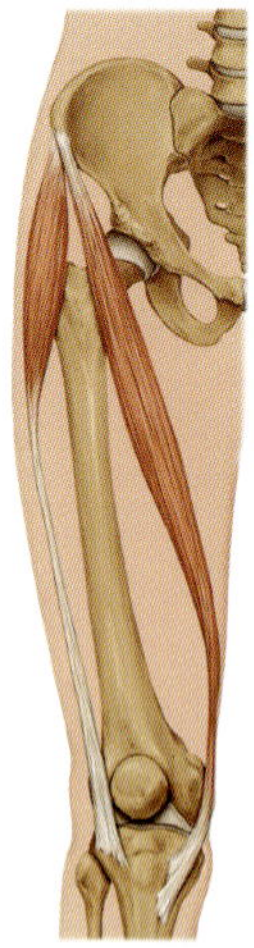

넙다리근막긴장근

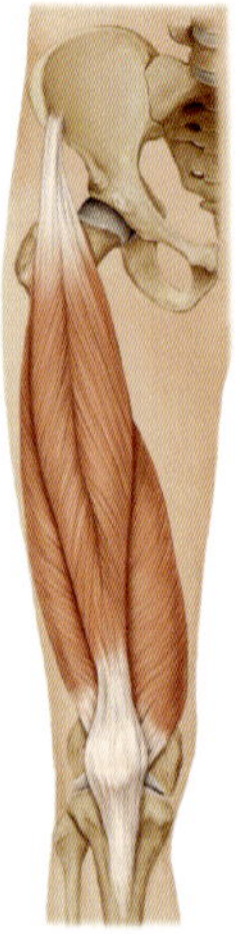

넙다리곧은근

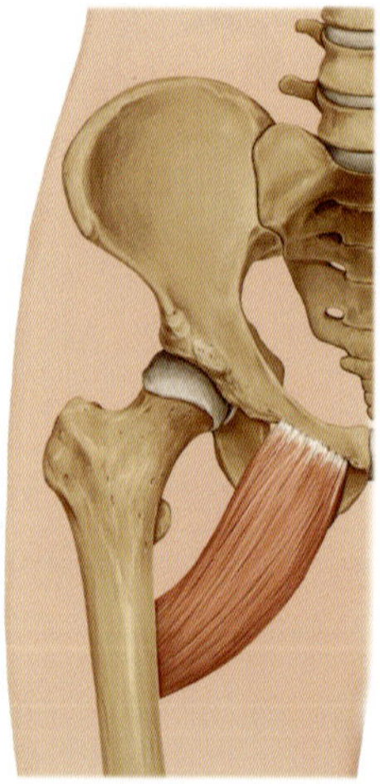

두덩근

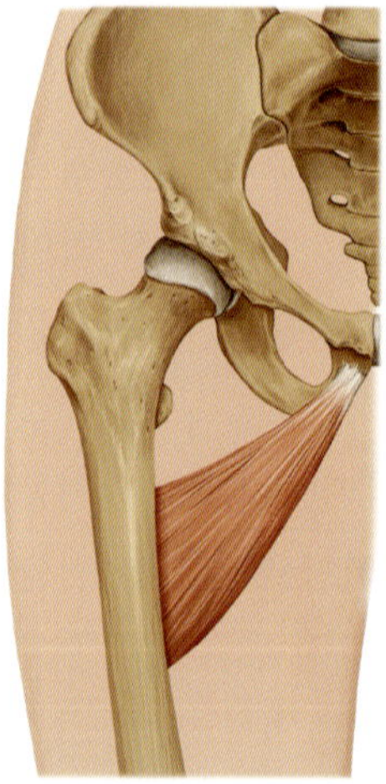

짧은모음근

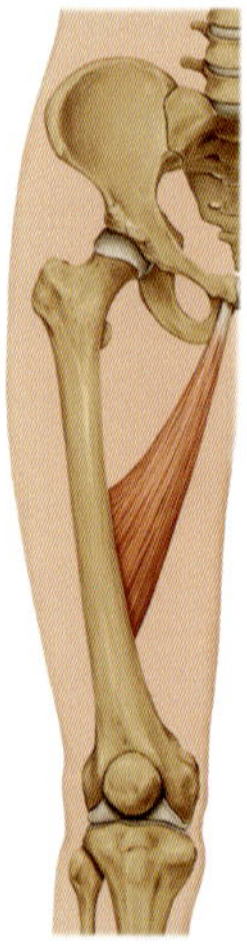

긴모음근

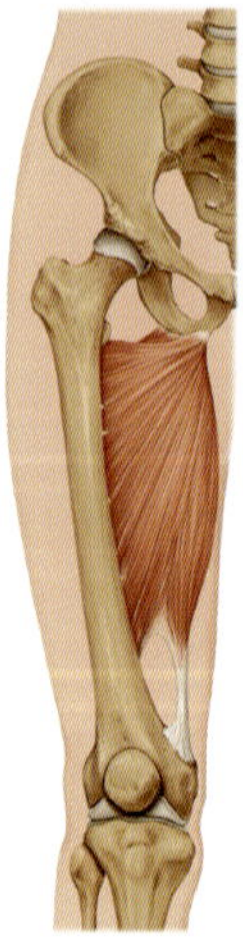

큰모음근

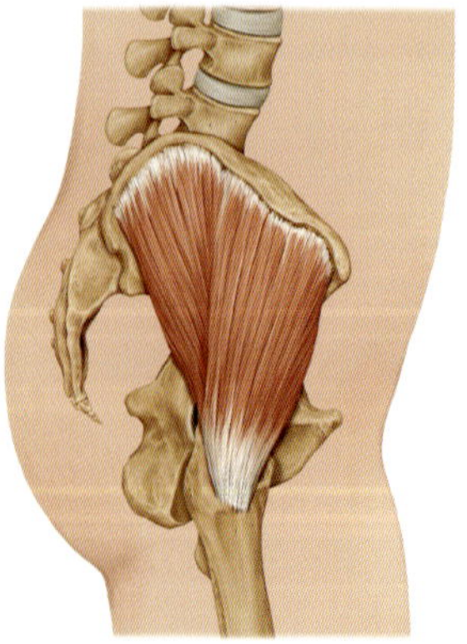

중간볼기근

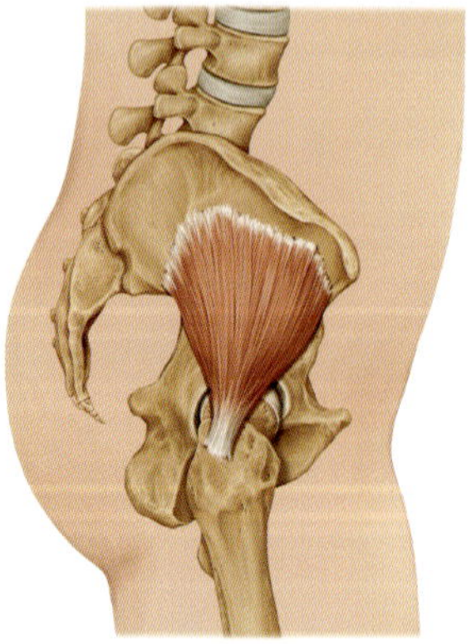

작은볼기근

엉덩관절 폄근육

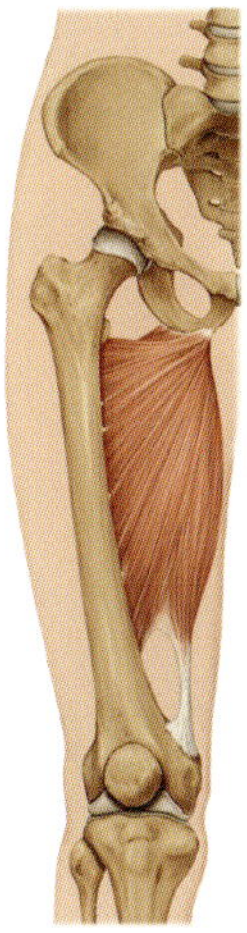	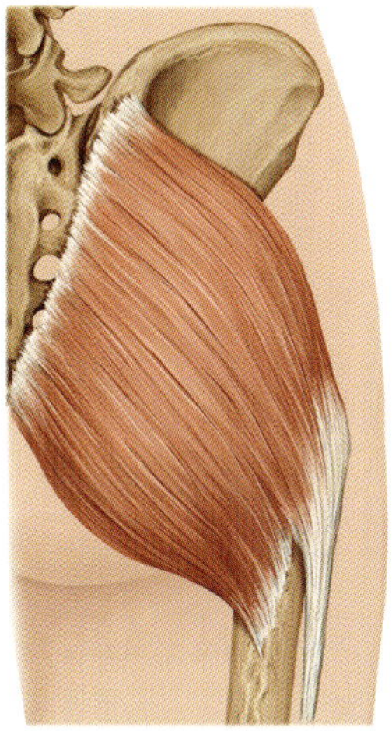	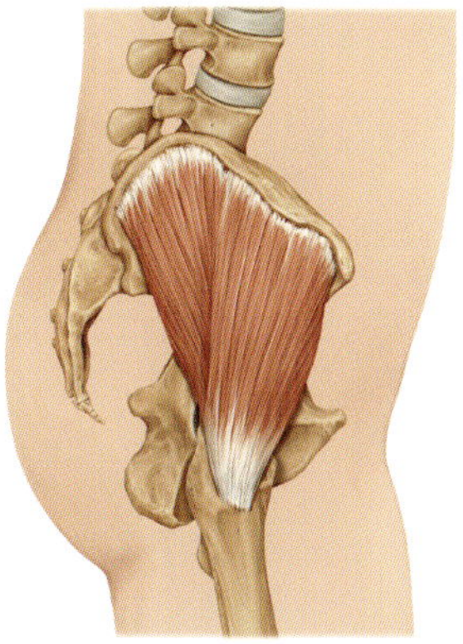	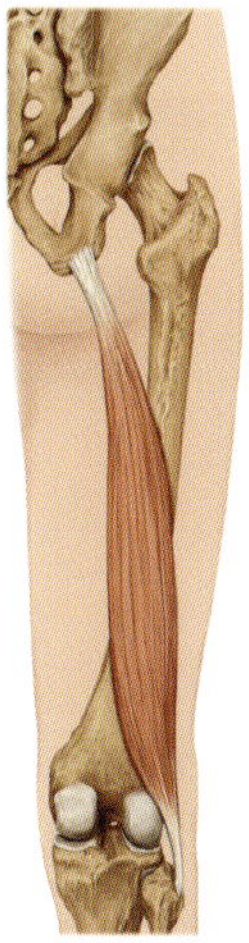
큰모음근	큰볼기근	중간볼기근	넙다리두갈래근
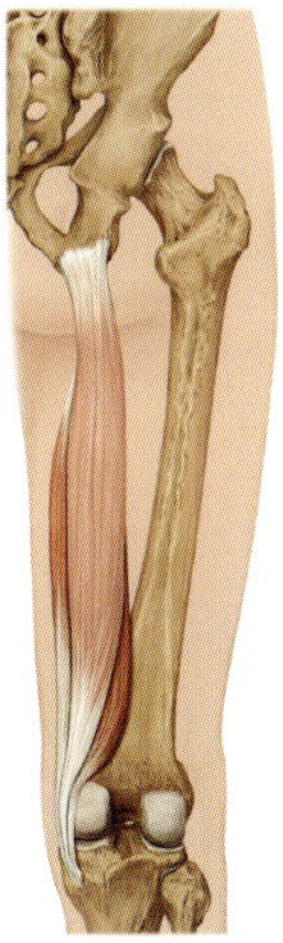	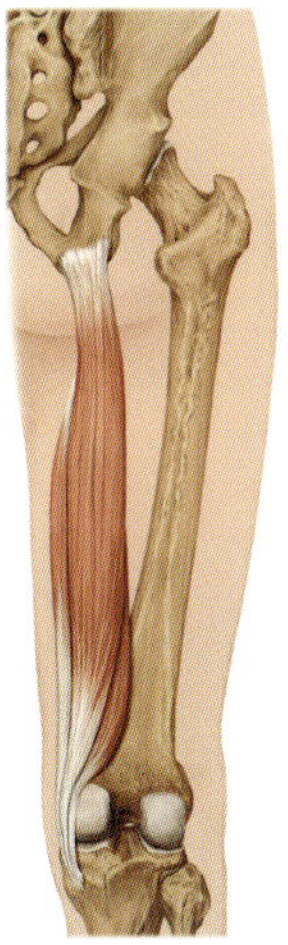		
반막근	반힘줄근		

엉덩관절 벌림근육

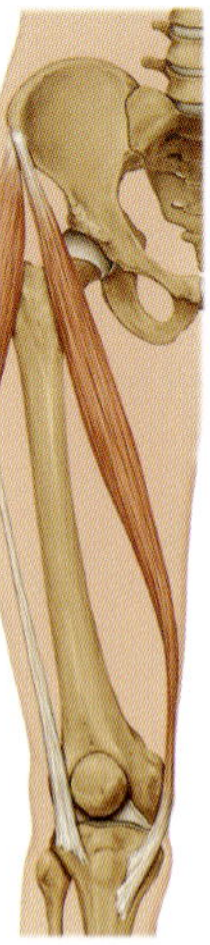	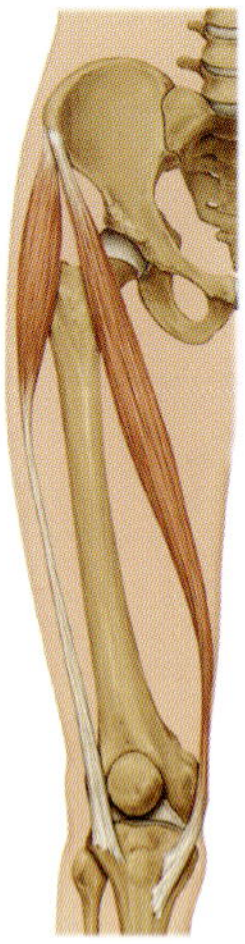	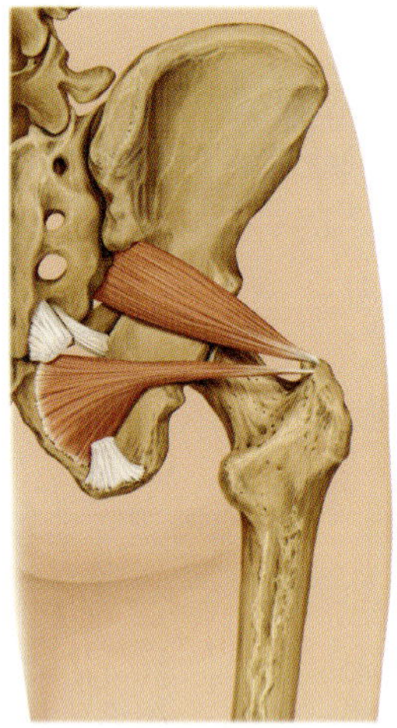	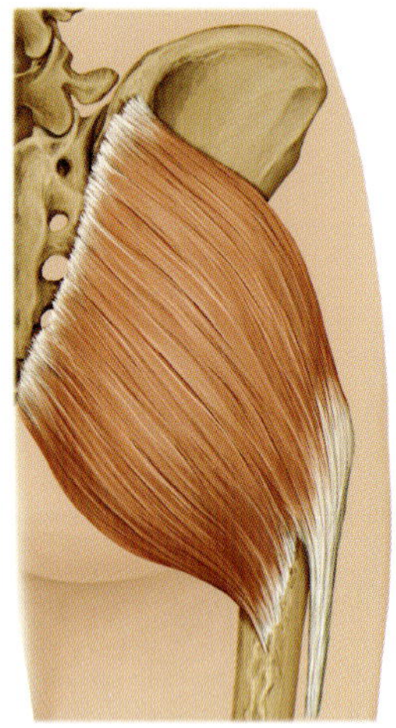
넙다리빗근	넙다리근막긴장근	궁둥구멍근	큰볼기근
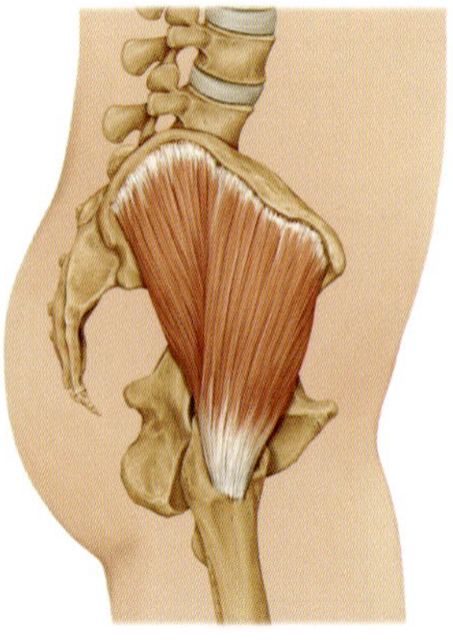	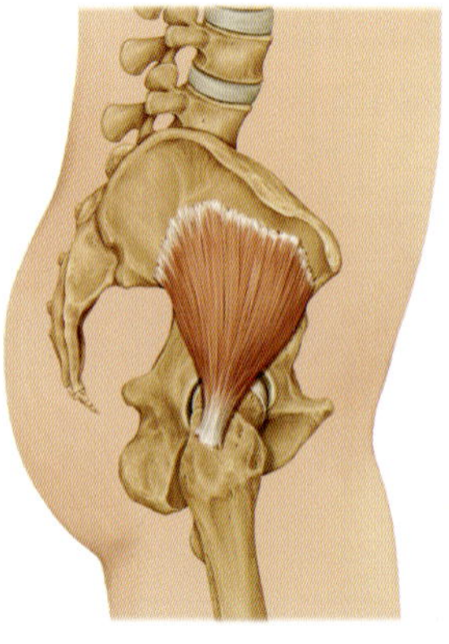		
중간볼기근	작은볼기근		

엉덩관절 모음근육

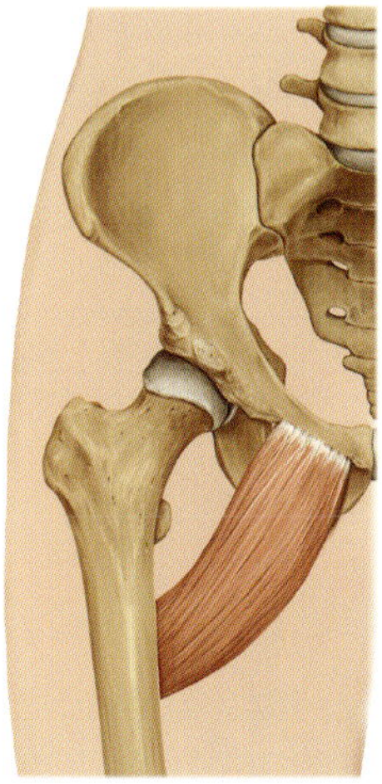
두덩근

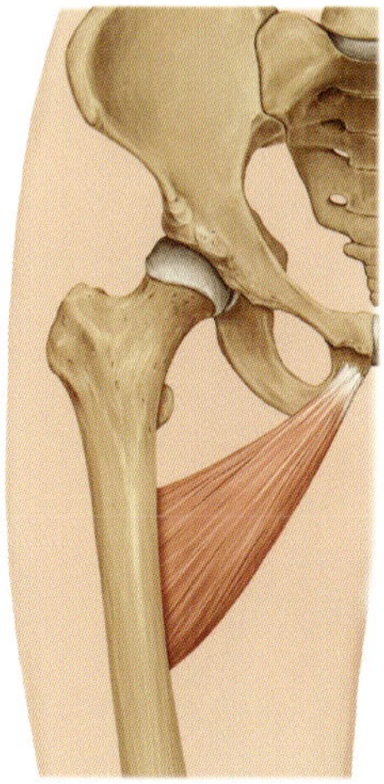
짧은모음근

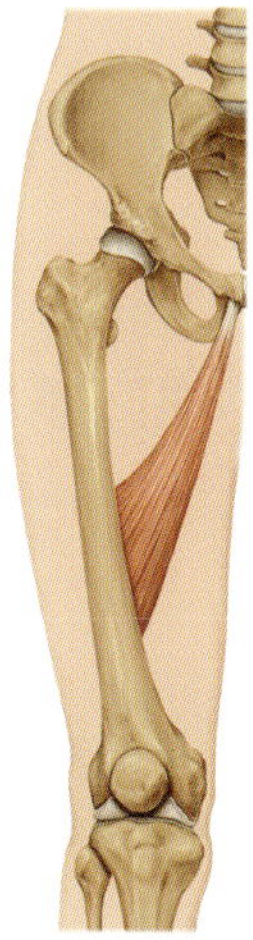
긴모음근

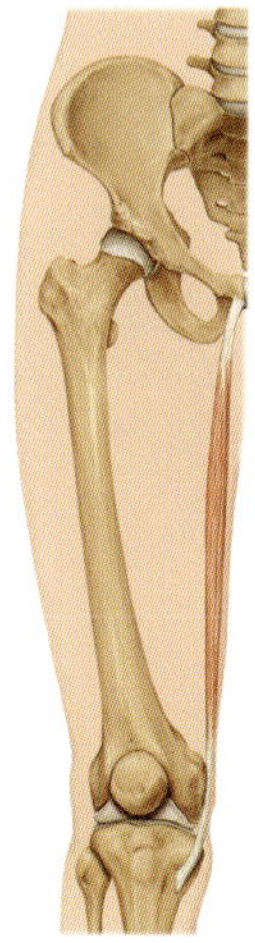
두덩정강근

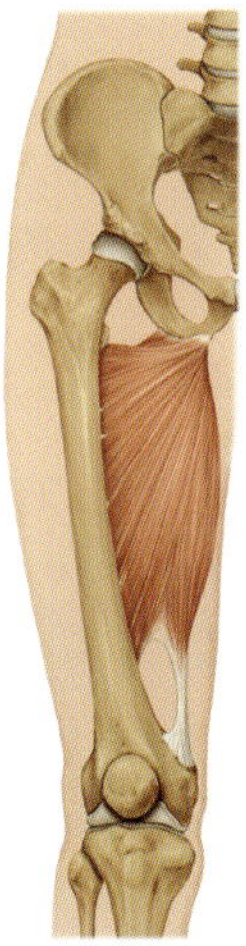
큰모음근

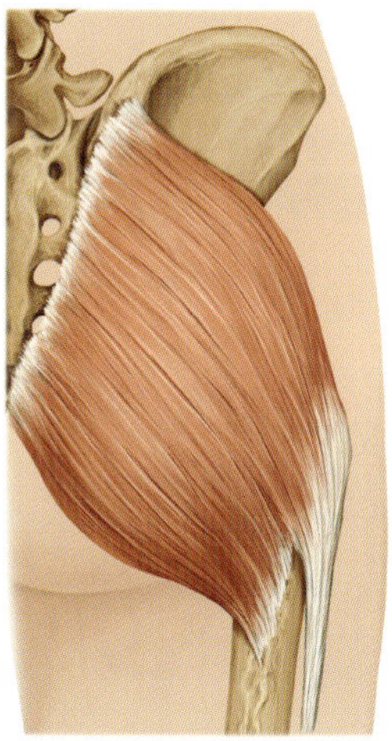
큰볼기근

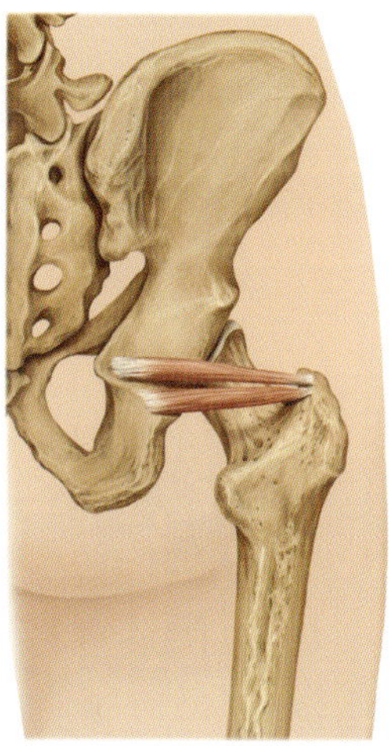
위쌍둥이근 · 아래쌍둥이근

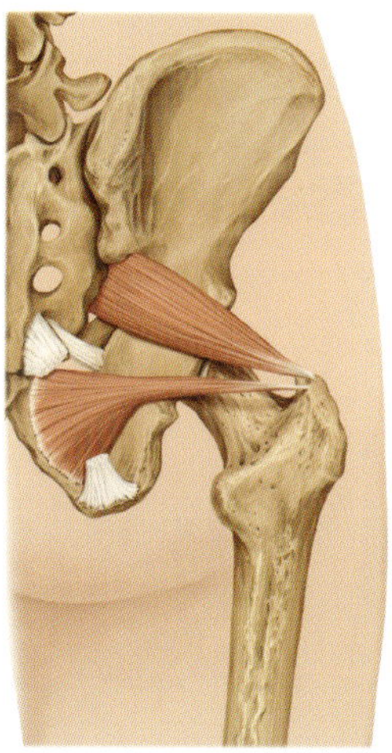
속폐쇄근

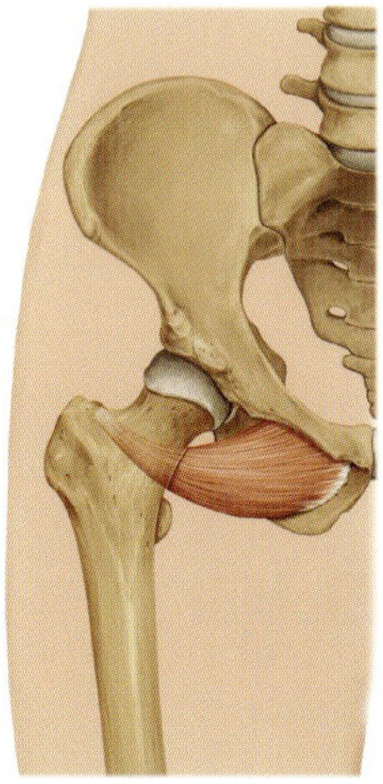
바깥폐쇄근

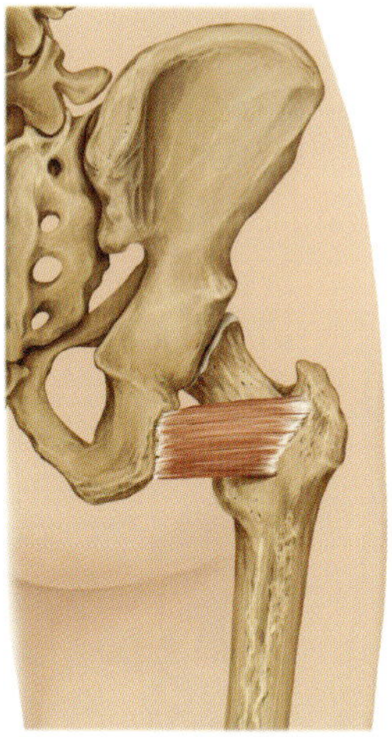
넙다리네모근

엉덩관절 가쪽돌림근육

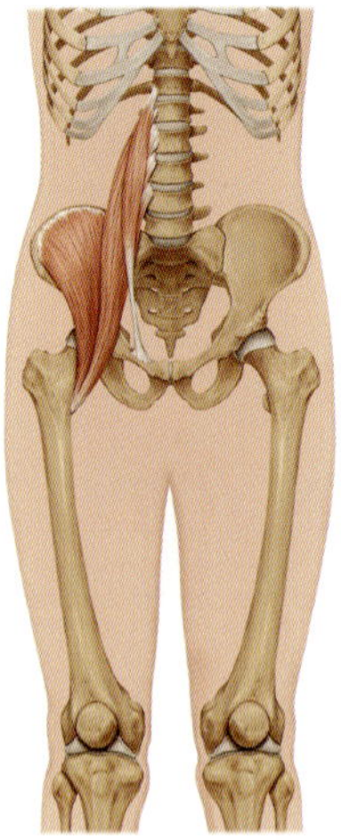
엉덩근

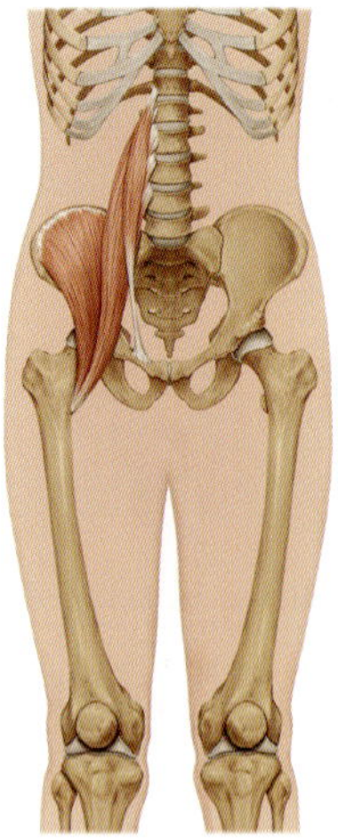
허리근

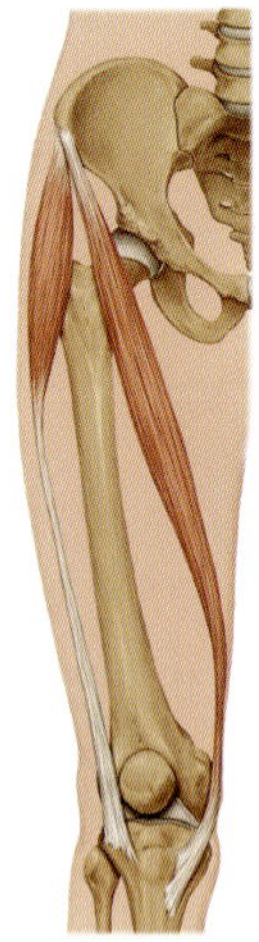
넙다리빗근

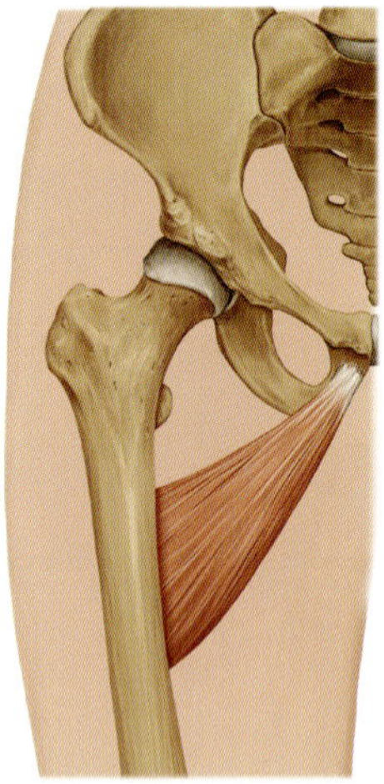
짧은모음근

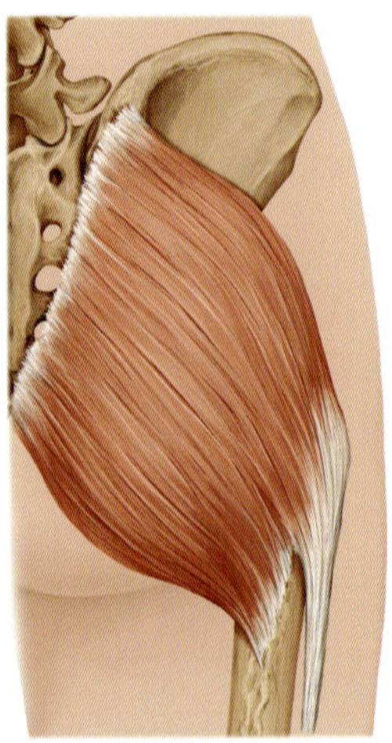
큰볼기근

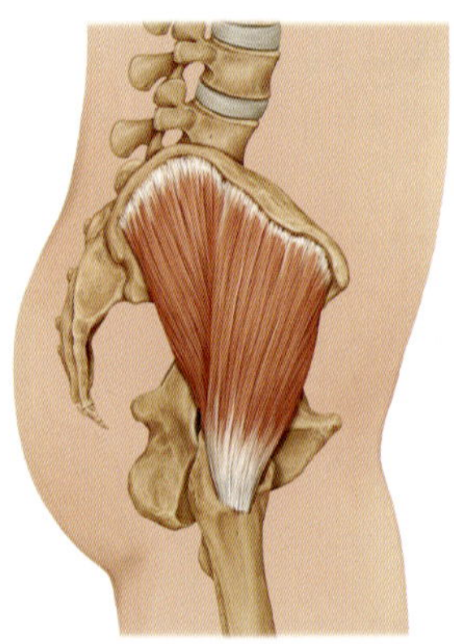
중간볼기근

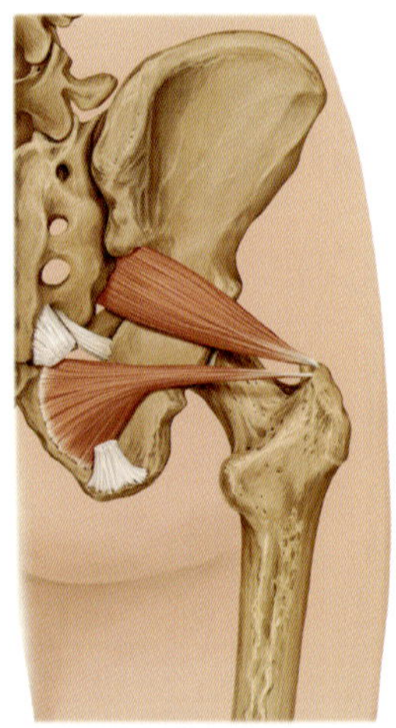
궁둥구멍근

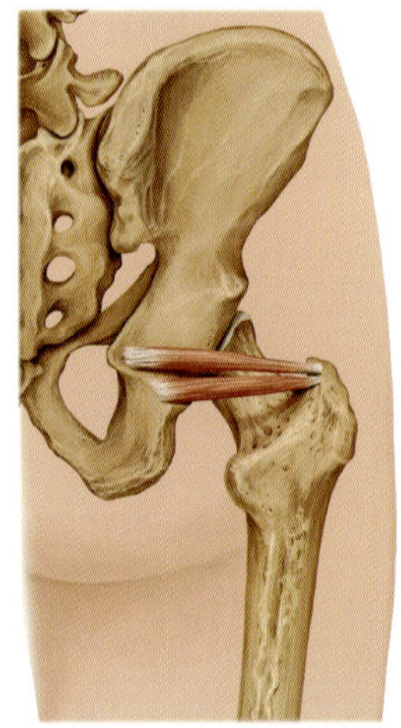
위쌍둥이근·아래쌍둥이근

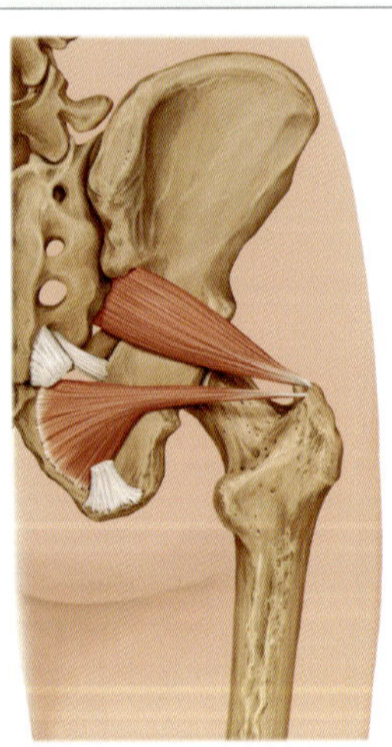
속폐쇄근

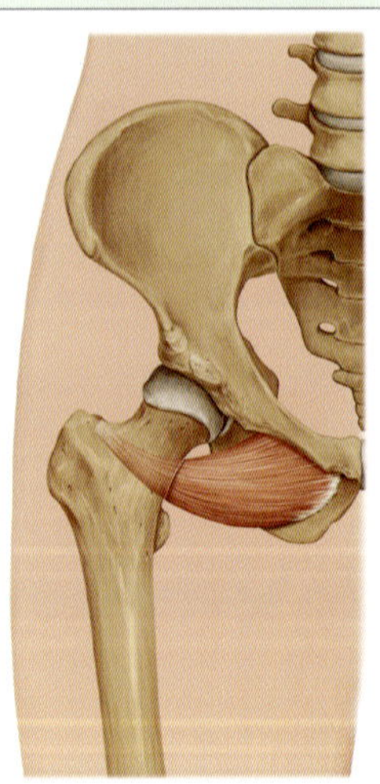
바깥폐쇄근

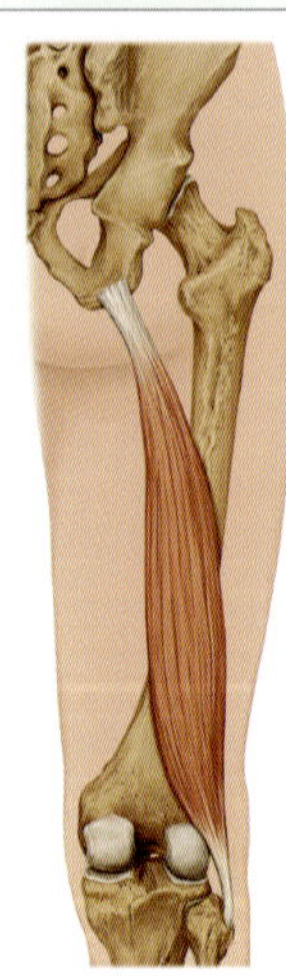
넙다리두갈래근

엉덩관절 안쪽돌림근육

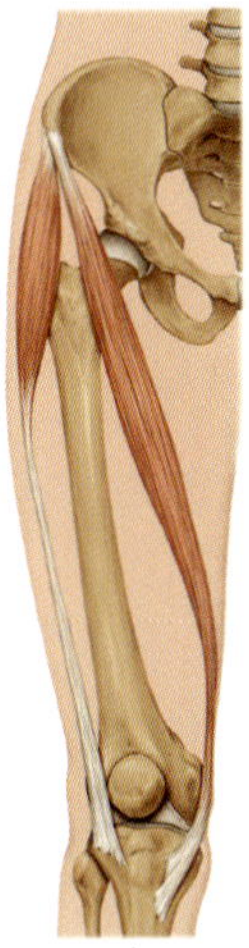
넙다리근막긴장근

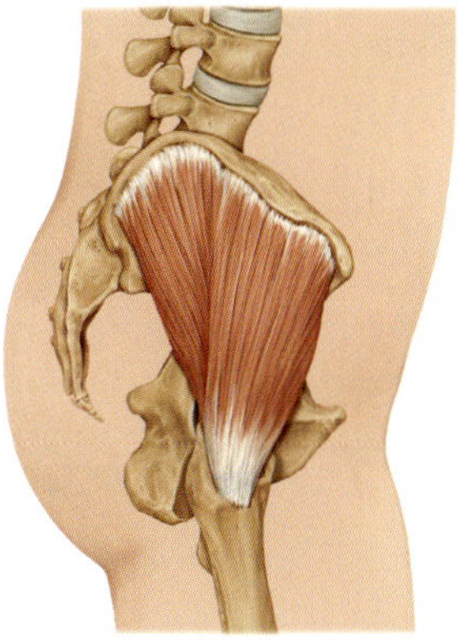
중간볼기근

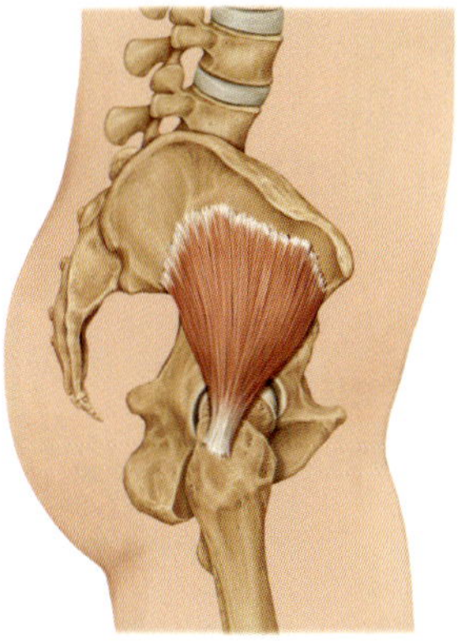
작은볼기근

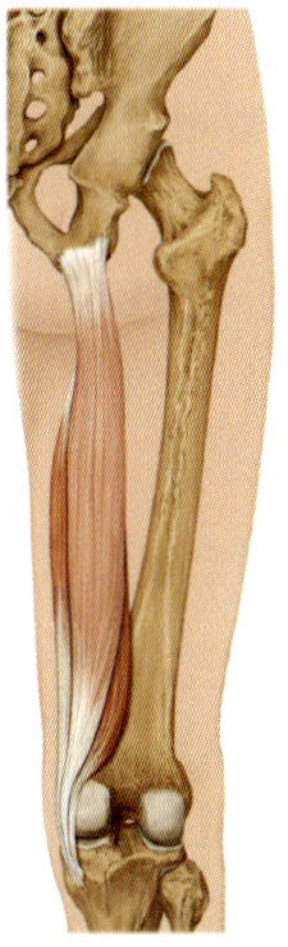
반막근

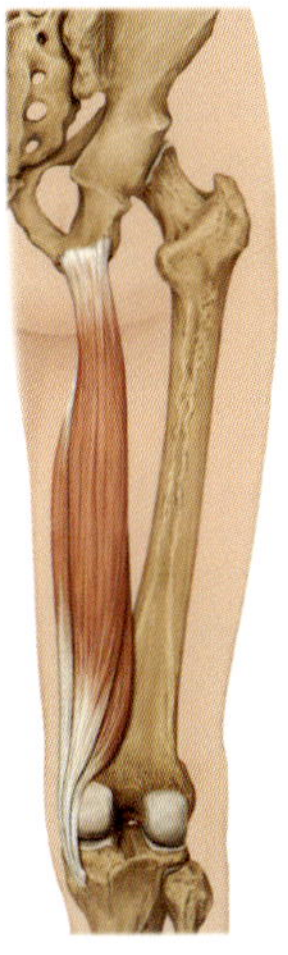
반힘줄근

풀어보기

1. 거위발 근육으로 옳은 것은?

① 넙다리빗근, 두덩정강근, 반힘줄근
② 넙다리빗근, 넙다리두갈래근, 반힘줄근
③ 넙다리두갈래근, 반힘줄근, 반막힘줄근
④ 엉덩근, 엉덩허리근, 두덩정강근
⑤ 넙다리빗근, 넙다리두갈래근, 큰모음근

2. 엉덩허리근의 단축 검사로 옳은 것은?

① Ober's test
② Thomas test
③ Freiberg's test
④ Pace's test
⑤ Yergason's Test

3. 근육의 닿는곳이 넙다리뼈 작은돌기인 근육으로 옳은 것은?

① 궁둥구멍근
② 큰허리근
③ 넙다리근막긴장근
④ 넙다리빗근
⑤ 큰볼기근

4. 넙다리근막긴장근과 큰볼기근의 신경지배로 옳은 것은?

① 위볼기신경, 위볼기신경
② 위볼기신경, 폐쇄신경
③ 넙다리신경, 위볼기신경
④ 위볼기신경, 아래볼기신경
⑤ 넙다리신경, 넙다리신경

5. 정상 넙다리목과 몸통각은 평균 125°이다. 130°를 초과할 때의 상태로 옳은 것은?

① 안굽이 엉덩관절
② 밖굽이 엉덩관절
③ 정상관절
④ 안굽이 무릎
⑤ 밖굽이 무릎

6. Trendelenburg 징후는 선 상태에서 반대편 무릎을 살짝 들었을 때 지탱하는쪽 골반이 내려가는 징후를 말한다. 이러한 징후가 발생될 때 문제가 있는 근육으로 옳은 것은?

① 큰볼기근
② 큰모음근
③ 넙다리네갈래근
④ 뒤넙다리근
⑤ 중간볼기근

7. 볼기부위의 근육으로 엉치뼈 앞면에서 시작하여 넙다리뼈 큰돌기근에 닿는 근육으로 엉덩관절의 가쪽돌림과 벌림에 관여하는 근육으로 옳은 것은?

① 중간볼기근
② 궁둥구멍근
③ 큰허리근
④ 넙다리빗근
⑤ 넙다리근막긴장근

8. 인체에서 가장 긴 근이며 책상다리(재봉틀) 근육으로 옳은 것은?

① 넙다리네갈래근
② 두덩근
③ 넙다리빗근
④ 큰볼기근
⑤ 배곧은근

Functional Anatomy

Chapter 08

무릎관절

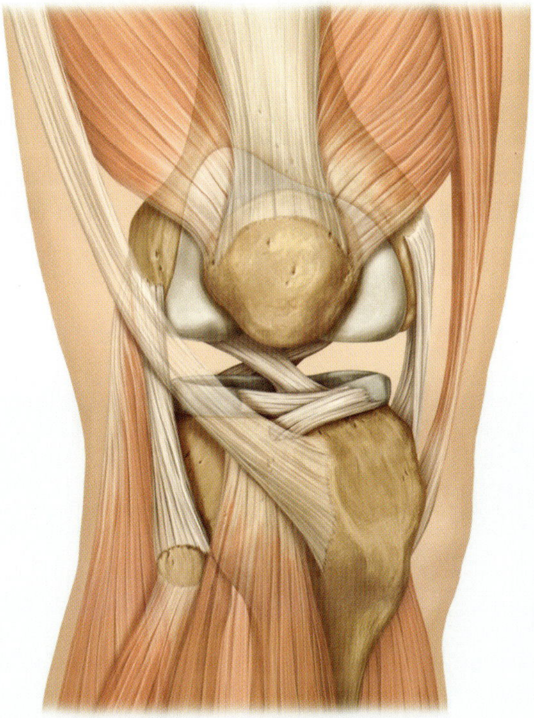

학/습/목/표

- 무릎관절의 움직임을 설명할 수 있다.
- 무릎의 주요 인대와 기능을 설명할 수 있다.
- 무릎을 움직이는 주요 근육의 기시와 정지를 설명할 수 있다.
- 무릎을 움직이는 주요 근육의 작용과 신경지배를 설명할 수 있다.
- 무릎을 움직이는 주요 근육을 촉진할 수 있다.

Functional Anatomy

1 개 요

무릎관절(슬관절, knee joint)은 인체에서 가장 크고 복잡하며 손상받기 쉬운 관절로서, 넙다리뼈(femur)와 정강뼈(tibia)의 안쪽·가쪽관절융기(medial and lateral condyle)에 의해서 형성되는 안쪽·가쪽정강넙다리관절(tibiofemoral joint)과 무릎뼈(patella)와 넙다리뼈에 의해서 형성되는 무릎넙다리관절(patellofemoral joint)을 포함하는 경첩관절(hinge joint)이다. 무릎관절의 주된 운동은 굽힘과 폄이며 제한된 가쪽·안쪽 돌림이 굽힘, 폄과 결합되어 일어난다.

2 뼈대의 이해

1) 넙다리뼈의 먼쪽끝(distal end of the femur)

넙다리뼈의 먼쪽뼈끝(distal epiphysis)은 안쪽·가쪽관절융기가 있어 정강뼈와 관절하고, 이들 융기(condyle) 위에는 곁인대(collateral ligament)가 부착되는 안쪽·가쪽위관절융기(medial and lateral epicondyle)가 돌출되어 있다. 맨 아래 앞면에는 무릎뼈(patalla)와 관절하는 무릎면(patellar surface)이 있고, 뒷면에는 안쪽·가쪽관절융기를 분리시키고 십자인대(cruciate ligament)가 지나가는 융기사이오목(intercondylar fossa)이 있다.

Q각은 위앞엉덩뼈가시와 무릎뼈의 중심을 연결한 선과 정강뼈거친면과 무릎뼈의 중간지점을 연결한 선 사이에서 이루어지는 각이다.

건강한 성인을 대상으로 했을 때 Q각은 약 13~15°이다. 여성의 골반이 남성보다 더 벌어져 있는 관계로 Q각이 더 크다. Q각은 무릎뼈 탈구를 비롯하여 무릎넙다리관절의 안정성 지표로 사용된다. 정강뼈거친면이 가쪽으로 밀리면 Q각의 증가를 가져오고 무릎뼈 탈구의 위험요소가 될 수 있다(그림 8-1).

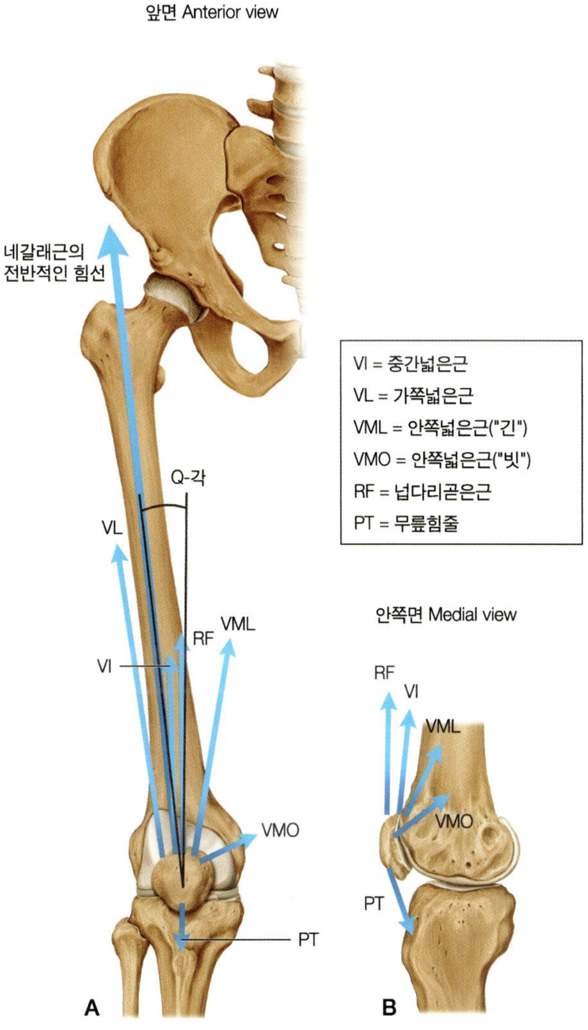

그림 8-1 Q각

2) 무릎뼈(슬개골, patella)

무릎뼈는 무릎관절 앞면에서 넙다리네갈래근의 힘줄(tendon of quardriceps) 안에 위치하고 있는 인체에서 가장 큰 종자뼈(종자골, sesamoid bone)이다. 역삼각형 모양인 무릎뼈의 위를 무릎뼈바닥(슬개골저, base of patellar)이라 하고, 아래를 무릎뼈끝(슬개골첨, apex of patellar)이라 하며, 뒷면은 두꺼운 관절연골(articular cartilage)로 덮여 있어 넙다리뼈의 융기사이고랑(과간구, intercondylar groove)과 관절하여 무릎넙다리관절(patellofemoral joint)을 형성한다.

무릎뼈의 이러한 해부학적 위치는 넙다리네갈래근의 수축 길이를 증가시켜 강력한 힘을 발생시키는 요인으로 작용한다.

3) 정강뼈의 몸쪽끝 (근위단, proximal end of the tibia)

정강뼈는 종아리(하퇴, leg)를 형성하는 안쪽에 위

치한 뼈로서 무릎관절에 부하된 체중을 발목관절(족관절, ankle joint)로 전달하는 기능을 한다.

정강뼈 몸쪽뼈끝의 안쪽·가쪽관절융기(medial and lateral condyle)는 먼쪽넙다리뼈의 안쪽·가쪽관절융기와 관절하여 정강넙다리관절(tibiofemoral joint)을 형성하고, 안쪽·가쪽관절융기에 의해 형성된 돌출부위를 융기사이융기(과간융기, intercondylar eminence)라 하는데 여기에 앞·뒤 십자인대(cruciate ligament)가 부착된다.

안쪽·가쪽관절융기 아래 거친 융기부를 정강거친면(경골조면, tibial tuberosity)이라 하는데 무릎인대(슬개인대, patellar ligament)가 부착되는 장소이다. 또한 정강뼈의 먼쪽뼈끝은 목말뼈(거골, talus)와 관절하고, 가쪽에서 종아리뼈(비골, fibula)와 관절한다(그림 8-2).

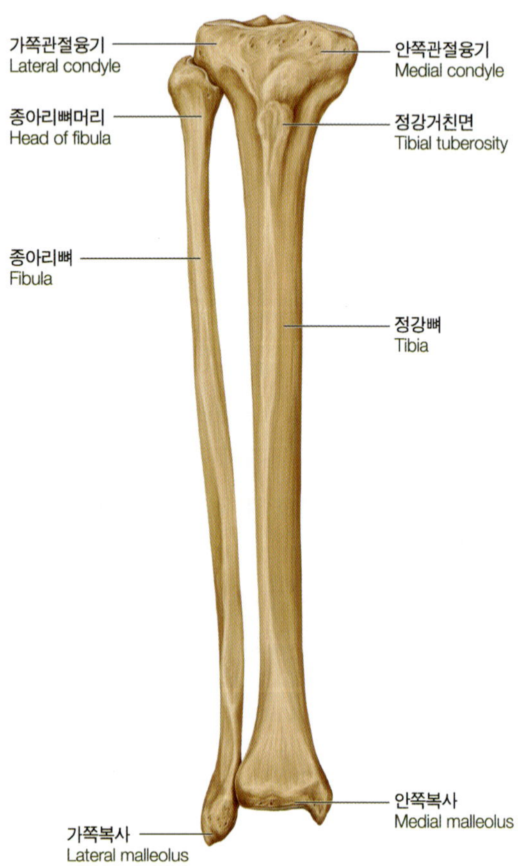

그림 8-2 종아리의 뼈

4) 종아리뼈의 몸쪽끝
(근위단, proximal end of the fibular)

종아리뼈는 종아리를 형성하는 가쪽에 위치한 뼈로서 넙다리뼈와 발목뼈(족근골, tarsals)와는 관절하지 않고 정강뼈에만 관절하기 때문에 체중이 직접적으로 부하되지 않는 뼈이다. 몸쪽뼈끝에 종아리뼈머리(비골두, head of fibula)가 위치하는데, 종아리뼈머리의 안쪽에서 정강뼈와 관절한다(그림 8-2, 그림 8-3).

3 관절의 이해

무릎관절은 인체의 관절에서 가장 손상받기 쉬운 관절이기 때문에 관절의 보호 및 안정성을 위하여 여러 인대(ligament)와 연골성 구조물(cartilage structures)이 무릎관절 주위에 분포되어 있다.

1) 인대(ligaments)

(1) 안쪽곁인대(medial collateral ligament)

넙다리뼈의 안쪽위관절융기에서 정강뼈의 안쪽관절융기 사이를 빗선으로 연결하는 안쪽곁인대(tibial collateral ligament)는 안쪽관절주머니(medial articular capsule), 안쪽반달(medial meniscus) 그리고 반막근의 힘줄(tendon of semimembranosus) 등과 광범위하게 부착되어 있는 편평하고 넓은 구조물이다. 이러한 해부학적인 구조는 무릎관절의 가쪽에서 가해지는 과도한 힘에 대한 안쪽의 안정성을 제공하는 기능을 하며 손상 시 안쪽반달의 손상이 흔히 동반된다(그림 8-4). 무릎관절의 인대 손상 중에서 가장 빈도가 높다. 안쪽곁인대, 앞십자인대, 안쪽반달의 3가지가 동시에 손상된 것을 불행삼주징(unhappy triad)이라 부른다.

(2) 가쪽곁인대(lateral collateral ligament)

넙다리뼈의 가쪽위관절융기에서 종아리뼈머리 사이를 거의 수직으로 연결하는 가쪽곁인대(fibular collateral ligament)는 안쪽곁인대에 비해 보다 강력하며 손상 받는 경우도 드물다(그림 8-4). 가쪽곁인대는 안쪽

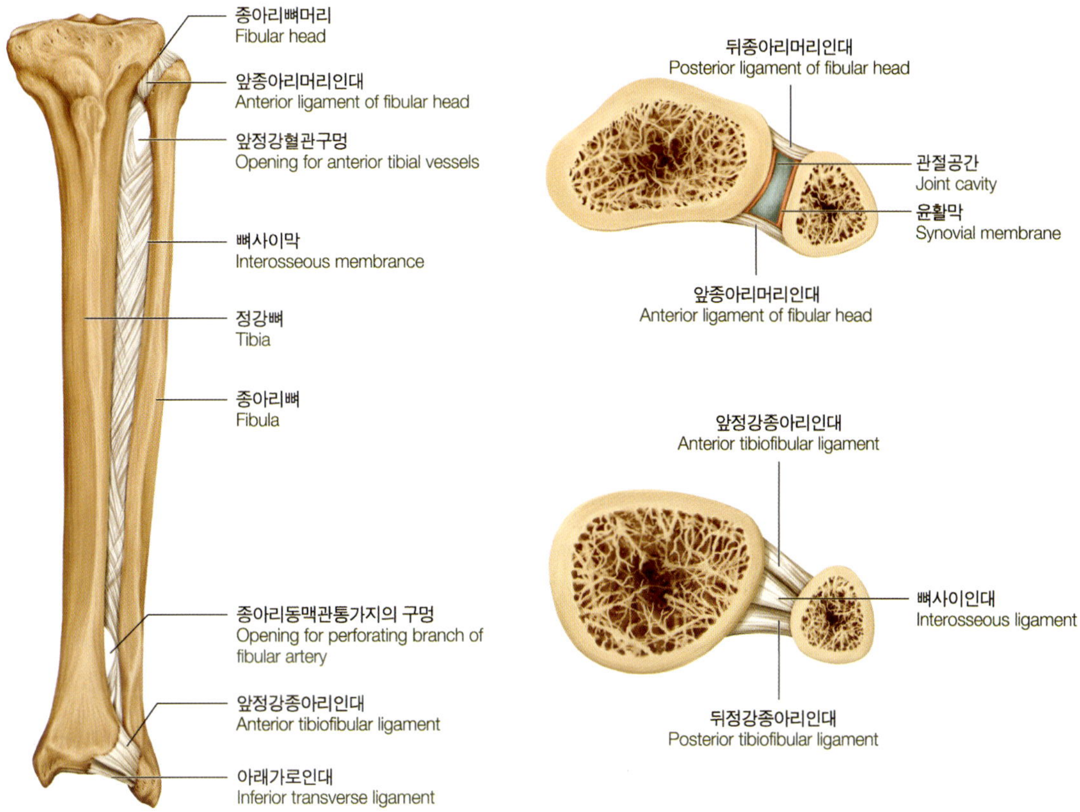

그림 8-3 종아리의 인대

곁인대와 달리 원통모양의 인대이다. 가쪽곁인대 손상 시 엉덩정강근막띠나 뒤 가쪽 지지구조를 포함한 복합인대손상을 의심해야 한다.

(3) 앞십자인대(anterior cruciate ligament)

정강뼈의 융기사이융기(과간융기, intercondylar eminence)와 넙다리뼈 가쪽관절융기의 안쪽면을 연결하는 앞십자인대는 뒤십자인대(후십자인대, posterior cruciate ligament)와 더불어 관절주머니속인대(관절낭내인대, intracapsular ligament)를 형성하고, 무릎관절에서 앞·뒤전단력(anterior and posterior shear force)에 저항하여 안정성을 제공하는 구조물이다.

무릎관절의 전 관절가동범위에서 긴장되어 있지만, 특히 무릎관절의 완전한 폄 상태에서 가장 심하게 긴장되기 때문에 무릎관절 폄 상태에서의 안정성에 기여한다. 앞십자인대의 손상 빈도는 다른 구조물에 비해 가장 빈번하게 일어나고 특히 축구, 농구, 그리고 스키와 같은 스포츠 활동 시 안쪽곁인대, 안쪽반달과 동반되어 일어난다(그림 8-4).

(4) 뒤십자인대(후십자인대, posterior cruciate ligament)

정강뼈의 융기사이오목(과간와, intercondylar fossa) 뒷면에서 넙다리뼈의 안쪽관절융기를 연결하는 뒤십자인대는 비록 무릎관절의 전 관절가동범위에서 긴장되어 있지만, 특히 극단적인 굽힘 상태에서 가장 긴장된다. 뒤십자인대의 손상 빈도는 앞십자인대보다는 덜하고, 무릎관절의 과도한 굽힘 또는 젖힘(과신전, hyperextension) 시, 그리고 자동차 사고 시 계기판이 운전자의 무릎관절을 가격하여 넙다리뼈에 대하여 정강뼈가 뒤쪽으로 밀리게 되는 경우에서 잘 일어난다(그림 8-4).

(5) 오금인대(슬와인대, popliteal ligament)

무릎관절의 뒷면에서 넙다리뼈의 뒷면과 정강뼈의

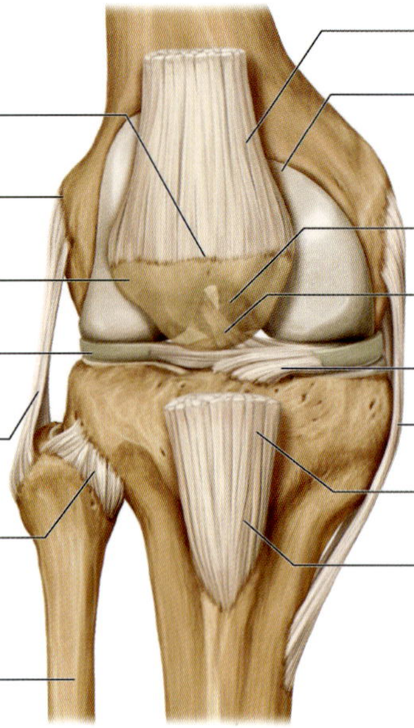

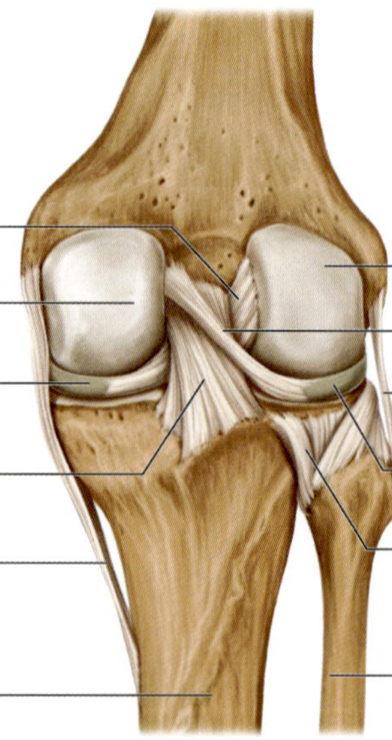

그림 8-4 무릎관절의 인대

표 8-1 무릎관절 근육의 신경지배

지배신경	작 용	근 육
궁둥신경 (sciatic nerve)	무릎관절 굽힘 (flexion of the knee joint)	반힘줄근(semitendinosus muscle) 반막근(semimembranosus muscle) 넙다리두갈래근(biceps femoris muscle)
넙다리신경 (femoral nerve)	무릎관절 폄 (extension of the knee joint)	넙다리곧은근(rectus femoris muscle) 가쪽넓은근(vastus lateralis muscle) 중간넓은근(vastus intermedius muscle) 안쪽넓은근(vastus medialis muscle)
정강신경 (tibial nerve)	무릎관절 굽힘 (flexion of the knee joint)	오금근(슬와근, tibial nerve) 장딴지근(gastrocnemius muscle)

몸쪽끝 뒷면을 연결하는 오금인대는 무릎의 젖힘 시 무릎관절을 안정시키는 구조물이다.

2) 연골성 구조물(cartilage structures)

(1) 안쪽반달(내측반월판, medial meniscus)

안쪽·가쪽반달(내·외측반월판, medial lateral meniscus)은 넙다리뼈와 정강뼈 사이에 있는 섬유결합성 조직으로 관절에 가해지는 충격을 흡수하여 무릎관절을 보호하는 기능을 한다. 안쪽반달은 정강뼈의 안쪽 관절융기 위에 놓여 있는 "C"자 형태의 연골성 구조물로서, 가쪽반달보다 더 크고 뒤쪽이 앞쪽에 비해 더 두껍다(그림 8-4).

(2) 가쪽반달(외측반월판, lateral meniscus)

불완전한 "O"자 형태의 연골성 구조물인 가쪽반달은 정강뼈의 가쪽관절융기 위에 놓여 있으며 그 가쪽 모서리(외측연, lateral border)는 관절주머니의 가쪽에 부착되어 있다(그림 8-4).

4 신경지배의 이해

무릎관절을 움직이는 근육의 신경지배는 주로 넙다리신경(femoral nerve)과 궁둥신경(sciatic nerve)이 관여한다. 넙다리신경은 무릎관절 폄을 담당하는 근육에 신경지배하고, 궁둥신경은 무릎관절 굽힘을 담당하는 근육에 신경지배한다(표 8-1).

1) 넙다리신경(femoral nerve)

넙다리신경은 L_2~L_4 척수신경의 앞가지에서 분지된 신경으로 샅고랑인대(inguinal ligament)의 몸쪽에서 엉덩근(iliacus muscle), 큰허리근(대요근, psoas major muscle) 그리고 작은허리근(psoas minor muscle)에 신경지배하고, 넓적다리 앞으로 내려와서 두덩근(petineus muscle)의 일부, 넙다리빗근(sartorius muscle), 넙다리네갈래근(quadriceps femoris muscle)을 지배한다. 또한 넙다리신경은 감각분지를 내는데 두렁피부신경(saphenous cutaneous nerve)을 통해서 넓적다리 앞·안쪽 부위의 감각을 담당한다.

2) 궁둥신경(sciatic nerve)

L_4~S_3 척수신경에서 기원하는 궁둥신경(sciatic nerve)은 넓적다리 뒷면에서 넙다리뒤근(hamstrings muscle)과 큰모음근(adductor magnus muscle)의 일부에 신경지배하고, 넓적다리의 1/2지점에서 앞과 뒤로 갈라져 온종아리신경(common peroneal nerve)과 정강신경(tibial nerve)으로 나누어진다. 특히 정강신경은 종아리 뒷면에 있는 장딴지근(gastrocnemius muscle), 가자미근(soleus muscle) 그리고 오금근(popliteus muscle)에 신경지배하여 무릎관절 굽힘과 발목관절 발바닥굽힘(plantar flexion)을 담당한다.

5 움직임의 이해

무릎관절은 넙다리뼈와 정강뼈 각각의 안쪽·가쪽 관절융기에 의해 형성되는 경첩관절(접번관절, hinge joint)로서 시상면에서 굽힘과 폄이 일어난다. 그러나 엄밀히 말하면 시상면에서 일어나는 운동과 더불어 가로면에서 넓적다리에 대한 종아리의 돌림(rotation)이 동반되는 2축성관절(biaxial joint)이다. 시상면에서 굽힘(flexion)은 종아리를 뒤쪽 방향으로 움직이는 동작이고, 폄(extension)은 종아리를 해부학적 자세로 복귀시키는 운동이다. 또한 가로면에서 가쪽돌림(lateral rotation)을 넓적다리에 대하여 종아리 전체를 가쪽으로 돌리는 운동이고, 안쪽돌림(medial rotation)은 반대로 안쪽으로 돌리는 운동이다(표 8-2).

표 8-2 무릎관절의 운동

운 동	운동면	운동축
굽힘 / 폄	시상면	이마축
가쪽돌림 / 안쪽돌림	가로면	수직축

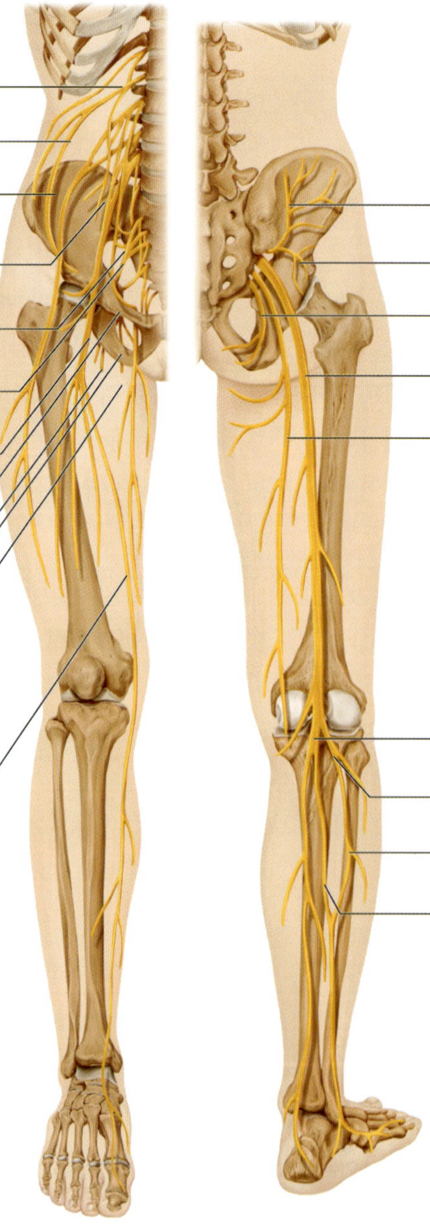

그림 8-5 허리신경얼기의 다리분포

6 근육의 이해

무릎근육에서 크게 앞면과 뒷면 근육들로 구분하여 분류하였다. 앞면에서는 넙다리네갈래근육들로 구성되어 있으며, 넙다리신경의 지배를 받고 있는 넙다리곧은근(Rectus femoris muscle), 가쪽넓은근(Vastus lateralis muscle), 안쪽넓은근(Vastus medialis muscle), 중간넓은근(Vastus intermedius muscle)으로 이루어져 있고, 뒷면에서는 폐쇄신경과 궁둥신경이 분포되어 있는 반막근(Semimembranosus muscle), 궁둥신경이 분포되어 있는 반힘줄근(Semitendinosus muscle)과 넙다리두갈래근(Biceps femoris muscle), 정강신경이 분포되어 있는 오금근(Popliteus muscle)으로 구성되어 있다.

1) 무릎 앞면의 근육들

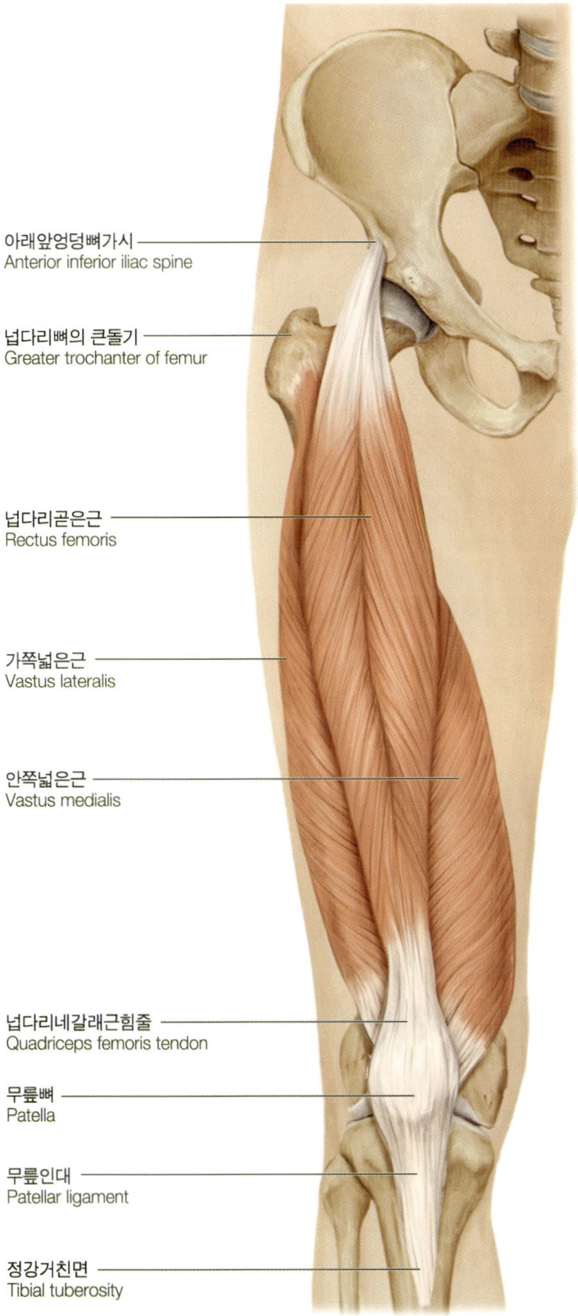
아래앞엉덩뼈가시
Anterior inferior iliac spine
넙다리뼈의 큰돌기
Greater trochanter of femur
넙다리곧은근
Rectus femoris
가쪽넓은근
Vastus lateralis
안쪽넓은근
Vastus medialis
넙다리네갈래근힘줄
Quadriceps femoris tendon
무릎뼈
Patella
무릎인대
Patellar ligament
정강거친면
Tibial tuberosity

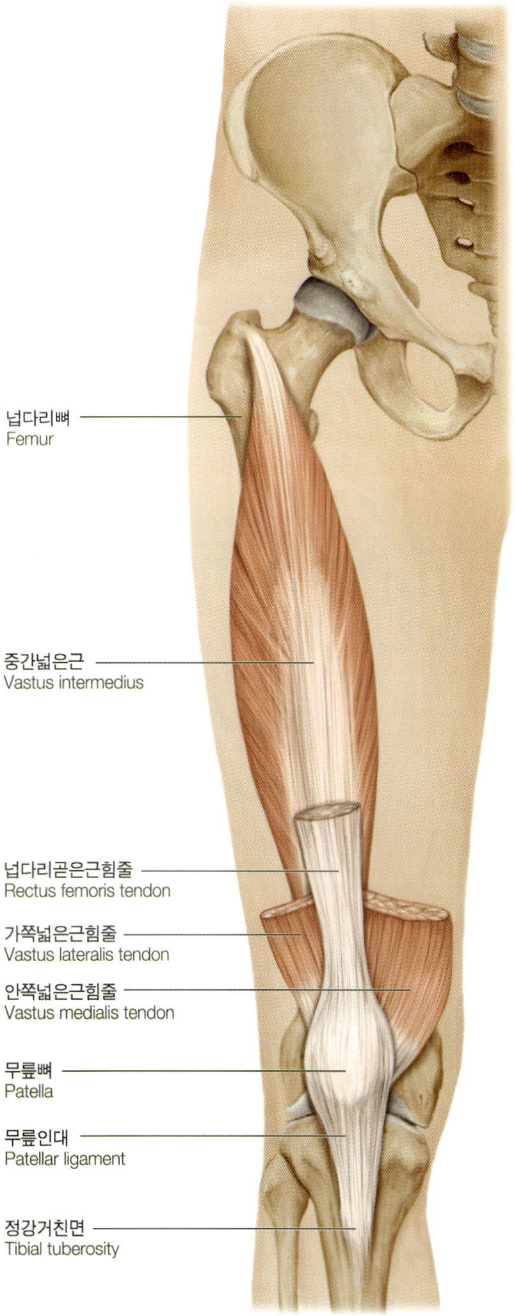
넙다리뼈
Femur
중간넓은근
Vastus intermedius
넙다리곧은근힘줄
Rectus femoris tendon
가쪽넓은근힘줄
Vastus lateralis tendon
안쪽넓은근힘줄
Vastus medialis tendon
무릎뼈
Patella
무릎인대
Patellar ligament
정강거친면
Tibial tuberosity

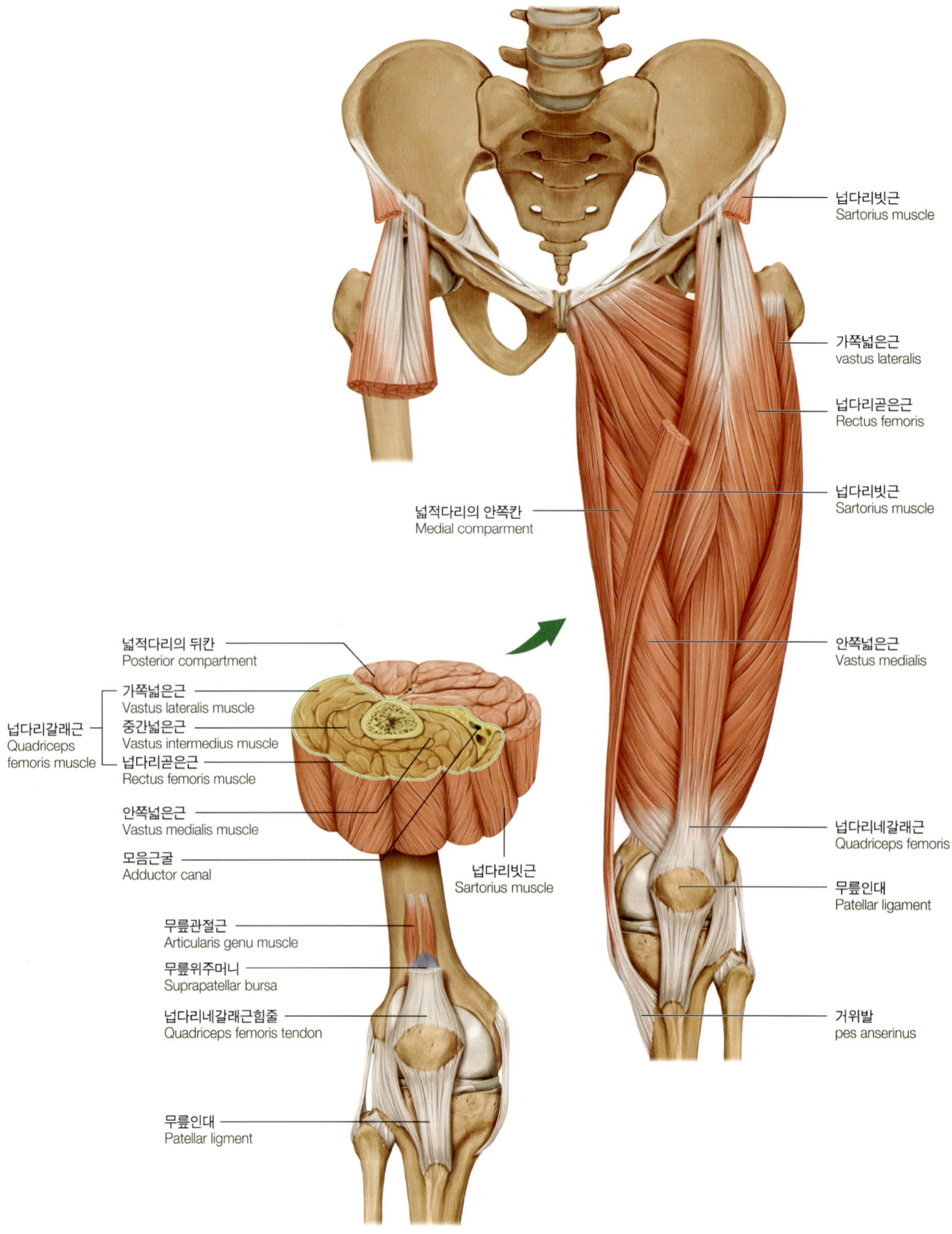
넙다리빗근
Sartorius muscle
가쪽넓은근
vastus lateralis
넙다리곧은근
Rectus femoris
넓적다리의 안쪽칸
Medial comparment
넙다리빗근
Sartorius muscle
안쪽넓은근
Vastus medialis
넙다리네갈래근
Quadriceps femoris
무릎인대
Patellar ligament
거위발
pes anserinus
넓적다리의 뒤칸
Posterior compartment
넙다리갈래근
Quadriceps femoris muscle
가쪽넓은근
Vastus lateralis muscle
중간넓은근
Vastus intermedius muscle
넙다리곧은근
Rectus femoris muscle
안쪽넓은근
Vastus medialis muscle
모음근굴
Adductor canal
넙다리빗근
Sartorius muscle
무릎관절근
Articularis genu muscle
무릎위주머니
Suprapatellar bursa
넙다리네갈래근힘줄
Quadriceps femoris tendon
무릎인대
Patellar ligment

MEMO

넙다리네갈래근(quadriceps muscle)
넙다리곧은근(rectus femoris muscle)

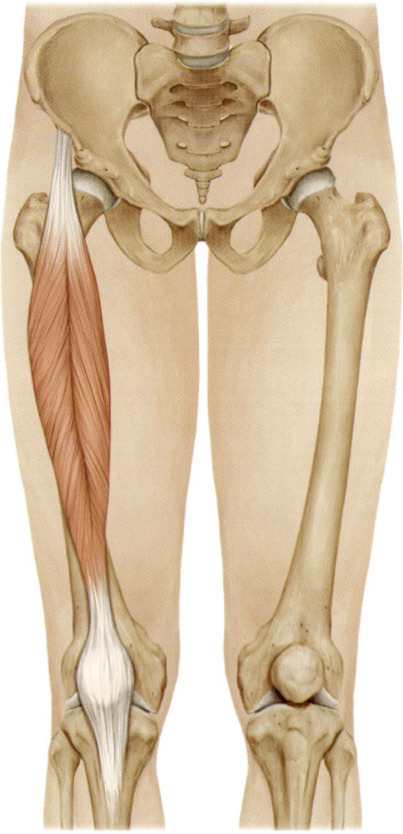

촉 진

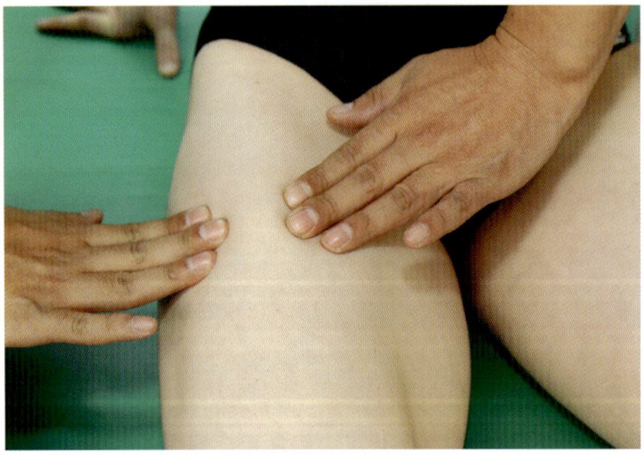

- 앉은 자세에서 엉덩관절의 굽힘 운동을 반복시키며 긴장상태를 높인 후 넙다리곧은근을 촉진한다. AIIS 촉지 후 굽힘 운동 시 이는곳 부분의 수축느낌을 느낄 수 있다. 무릎 폄에 저항을 가하고 촉지하면 더 수월하게 촉진할 수 있다.

해부학적 특징

이는곳(origin)

- 아래앞엉덩뼈가시(Anterior Inferior Iliac Spine, AIIS)

닿는곳(insertion)

- 정강거친면(tibial tuberosity)

작용(action)

- 엉덩관절 굽힘, 무릎관절 폄

신경지배(nerve innervation)

- 넙다리신경(femoral nerve)

기능적 활동

- 넙다리네갈래근은 계단오르기, 점프 등 디딤 동작에 큰 영향을 미치며, 몸통을 펴고 무릎을 구부린 자세에서 짐을 들어올리면 넙다리네갈래근의 부담이 증가한다.
- 구부정한 자세에서 짐을 몸통과 멀리 떨어뜨린 자세에서 물건을 들게 되면 넙다리곧은근의 부담이 배로 증가한다. 넙다리곧은근은 넙다리근막긴장근과 넙다리빗근 사이에서 바로 밑으로 직각으로 내려가는 근육이며 넙다리네갈래근 중 유일한 두 관절근육이다.
- 넙다리네갈래근은 무릎뼈절제술 이후에 무릎을 펴기 위해서 최소 30% 이상의 힘이 필요하다.
- 넙다리곧은근의 구축 시 엎드린자세에서 엉덩이가 올라가며 무릎의 굽힘 각도가 비정상적으로 저하될 수 있다. 넙다리곧은근의 구축 시 똑바로 누운자세에서 무릎을 아래테이블 끝쪽으로 떨어뜨렸을 때 무릎의 굽힘각이 정상측(80°)에 비해 각도가 덜 나올 확률이 높다(60°~70°).
- 선자세에서 허리뼈의 앞굽음 시에 엉덩허리근과 더불어 넙다리곧은근의 구축을 꼭 의심해야 한다.
- Osgood-Schlatter병의 발병은 넙다리곧은근의 구축과 연관성이 높다.

TIP

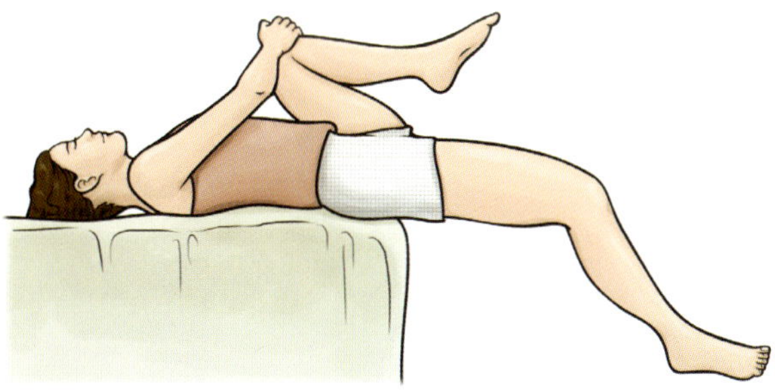

- 토마스 검사 시 엉덩관절의 과도한 굽힘 증상이 나타나면 엉덩허리근의 단축인 반면 무릎이 60°~70° 정도 굽혀졌을 때 넙다리곧은근의 단축일 확률이 높다.

MEMO

넙다리네갈래근(quadriceps muscle) 가쪽넓은근(vastus lateralis muscle)

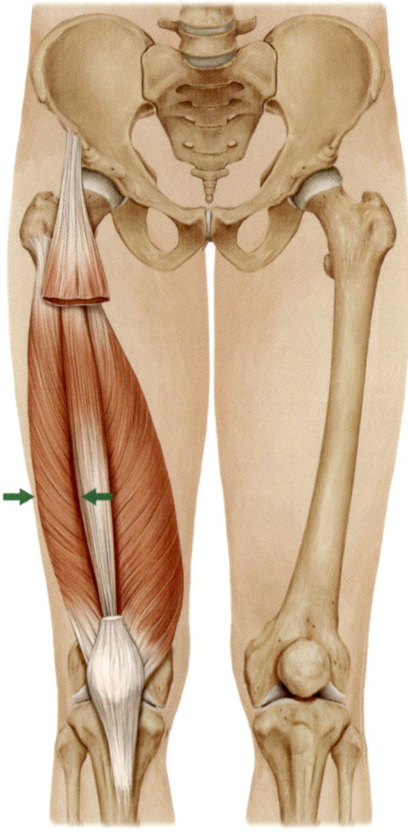

촉 진

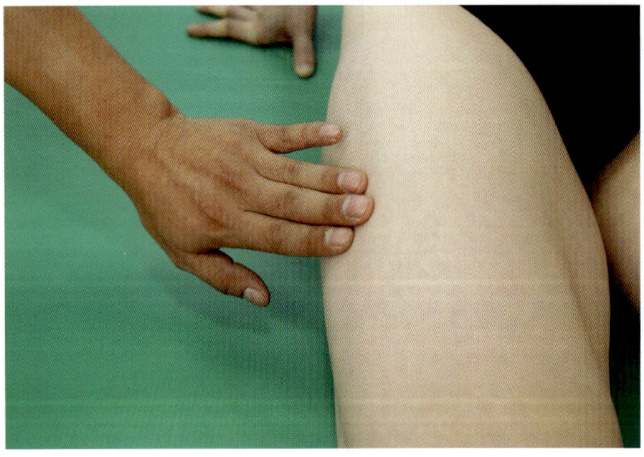

• 앉은 자세에서 큰돌기 아랫부분 뒤쪽에 손을 댄 후 무릎관절의 폄운동을 반복하면 가쪽넓은근의 움직임이 촉진된다. 넙다리곧은근의 가쪽 아랫부분이나 이는곳 부위의 공통힘줄부분의 가쪽에서 촉진한다. 엉덩정강근막띠가 옆부분의 위에 있기 때문에 주의해서 촉진한다.

해부학적 특징

이는곳(origin)

• 넙다리뼈 큰돌기 아랫부분, 넙다리뼈 거친선(linea aspera)의 가쪽 테두리

닿는곳(insertion)

• 넙다리네갈래근힘줄을 통해 정강뼈거친면

작용(action)

• 무릎관절 폄

신경지배(nerve innervation)

- 넙다리신경(femoral nerve)

기능적 활동

- 가쪽넓은근의 가쪽 위에는 엉덩정강근막띠가 위치하고 있으며, 자세 불균형 시 유착이 발생할 수 있다. 뒤쪽으로 돌아가면 넙다리두갈래근이 위치하고 있다.
- 바깥무릎(knee-out)과 안발가락(toe-in)의 정렬에 의한 무릎의 안정화에 중심적 역할을 하고 있다. Q각은 넙다리곧은근의 장축에서 무릎뼈의 중심을 연결한 선과 정강뼈거친면과 무릎뼈 중심을 연결한 선이 만나는 각이다.
- 정상적인 Q각은 5°~15°이고 남성보다 여성이 더 큰 경향을 보인다. 만약 가쪽 무릎연골이 닳거나 가쪽넓은근의 심한 단축으로 인한 불균형 시 Q각은 정상보다 커진다.
- Osgood-Schlatter 병은 넙다리곧은근과 더불어 가쪽넓은근의 긴장으로 발생되는 경우도 많이 있다.

TIP

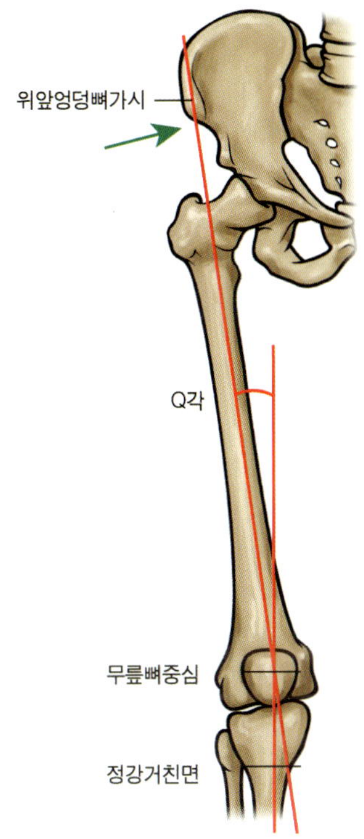

- Q각은 넙다리곧은근의 세로축에서 무릎뼈의 중심을 연결한 선과 정강뼈거친면과 무릎뼈 중심을 연결한 선이 만나는 각으로 정상각에서 벗어날 경우 무릎 통증을 유발할 수 있다.

MEMO

넙다리네갈래근(quadriceps muscle)
안쪽넓은근(vastus medialis muscle)

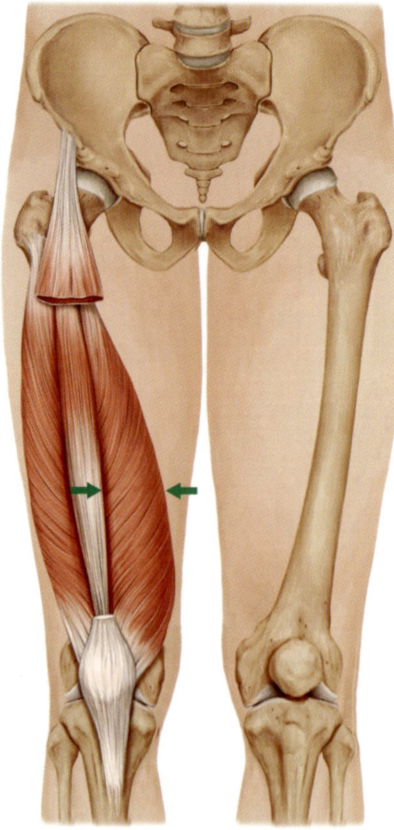

촉 진

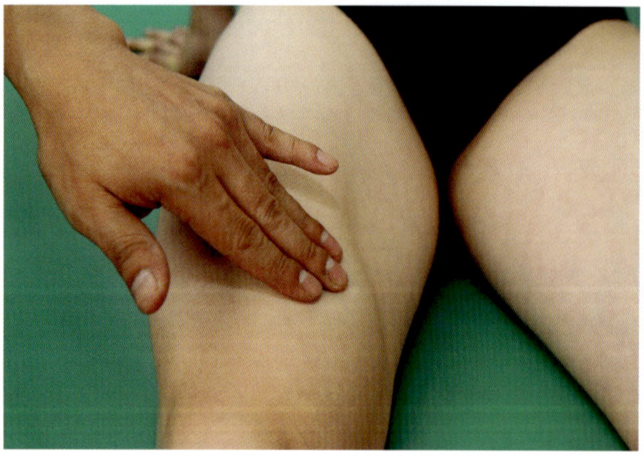

- 앉은 자세에서 무릎 위 넙다리 안쪽부위를 만지면 물방울 모양의 안쪽넓은근의 빗섬유가 촉진된다.

해부학적 특징

이는곳(origin)

- 넙다리뼈 거친선의 안쪽

닿는곳(insertion)

- 정강뼈거친면

작용(action)

- 무릎관절 폄

신경지배(nerve innervation)

- 넙다리신경(femoral nerve)

기능적 활동

- 안쪽넓은근은 넙다리뼈 거친선의 안쪽에서 정강뼈 거친면으로 내려간다. 안쪽넓은근의 빗섬유는 넓은 근모음근 돌림소매를 통해 아랫부분에 있는 큰모음근힘줄에서부터 시작하여 무릎뼈 안쪽모서리부분과 안쪽무릎지지띠 부분으로 합쳐진다.
- 이 부분으로 두렁신경이 지나가기 때문에 강하게 누르면 통증을 호소할 수 있다. 이 섬유는 정면에서 보았을 때 물방울 모양으로 되어있다.
- 안무릎(knee-in)과 바깥발가락(toe-out)의 정렬에 중심적 역할을 하고 있다. 무릎 손상 시 안쪽넓은근의 위축이 빠르다.
- 수술 후 우선적으로 넙다리네갈래근의 등척성 운동(Quadriceps setting)을 통해 위축을 방지한다. 안쪽무릎지지띠의 유착을 방지하기 위해 빗섬유 부분에 대한 적절한 조치가 필요하다.

TIP

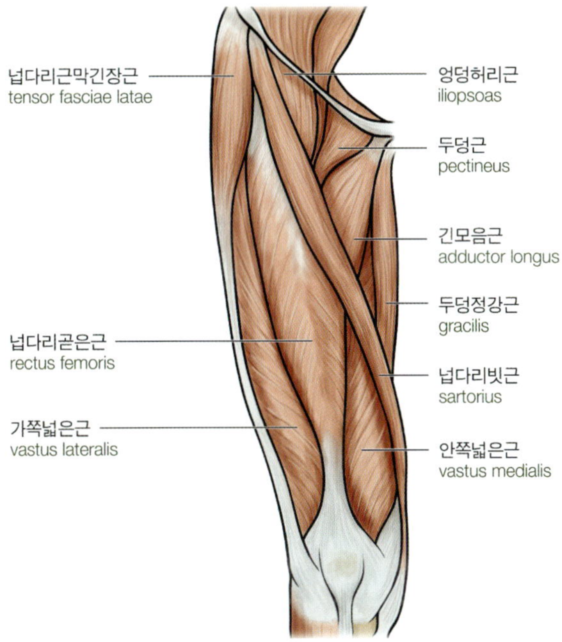

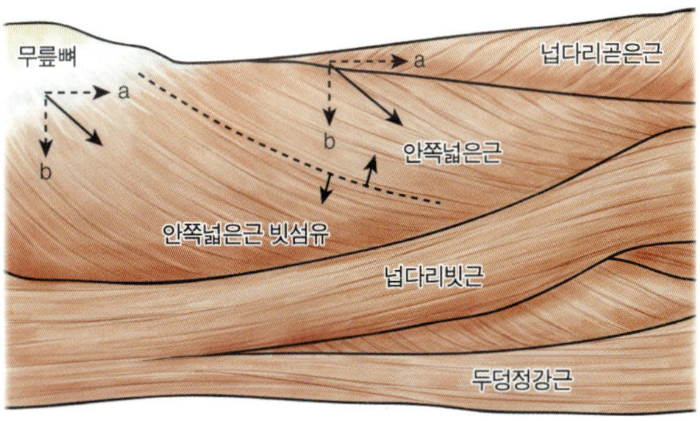

- 안쪽넓은근은 안쪽넓은근 빗섬유와 같이 구성되어 있으며 빗섬유와 넙다리빗근 아랫부분에 큰모음근 힘줄이 지나가고 있어 이 부위를 누를 경우 통증을 호소한다.

MEMO

넙다리네갈래근(quadriceps muscle) 중간넓은근(vastus intermedius muscle)

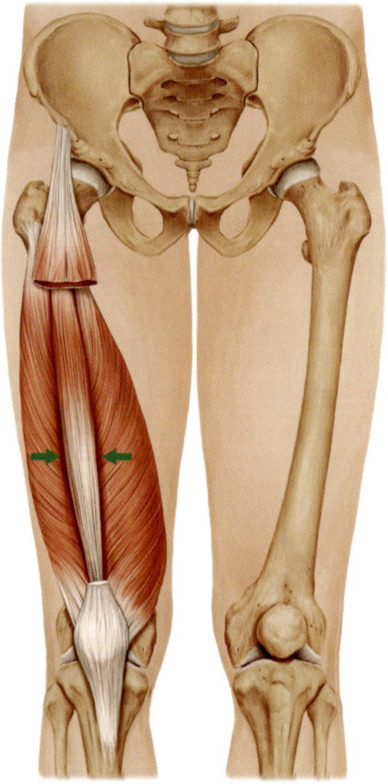

촉 진

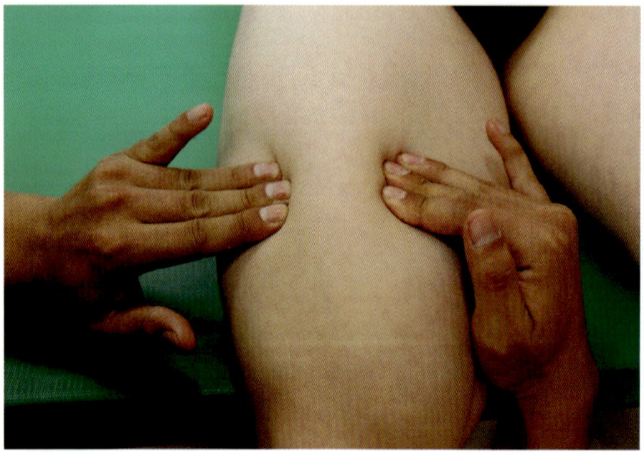

- 넙다리뼈 안쪽관절융기 및 가쪽관절융기를 먼쪽 위쪽에서부터 만지고, 가볍게 압박하면서 몸쪽방향으로 손가락을 진행 시 뼈몸통 부분으로 양쪽에서 깊게 누르면 촉진할 수 있다.

해부학적 특징

이는곳(origin)

- 넙다리뼈 앞면

닿는곳(insertion)

- 정강뼈거친면

작용(action)

- 무릎관절 폄

신경지배(nerve innervation)

- 넙다리신경(femoral nerve)

기능적 활동

- 중간넓은근은 넙다리네갈래근 중 가장 깊은 곳에 위치해 있으며, 넙다리뼈 장축과 일치하게 배열되어 있다. 무릎관절의 폄에 작용한다. 넙다리곧은근과 구별하여 촉진하기가 쉽지 않다.
- 무릎수술 후 조기에 시행되는 넙다리네갈래근의 등척성 운동(Quadriceps setting)이나 다리거상운동(straight leg raising)을 통한 조기 훈련이 필요하다.

TIP

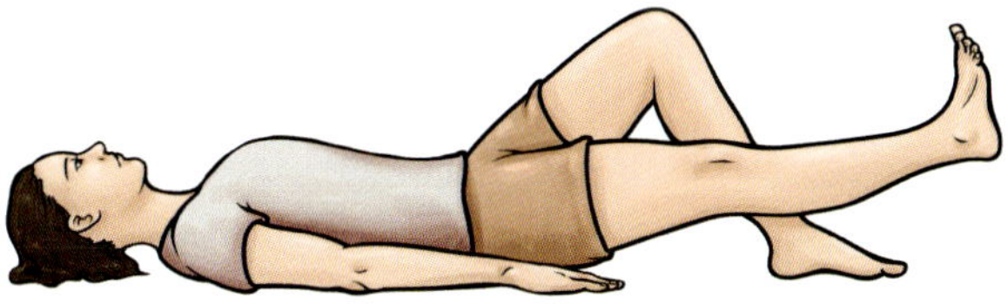

- 수술 후 재활 초기 시 등척성 운동으로 근육 재교육 운동을 한 후 곧바로 다리거상운동 등을 통해 넙다리네갈래근의 강화운동을 시행한다.

MEMO

2) 무릎 뒷면의 근육들

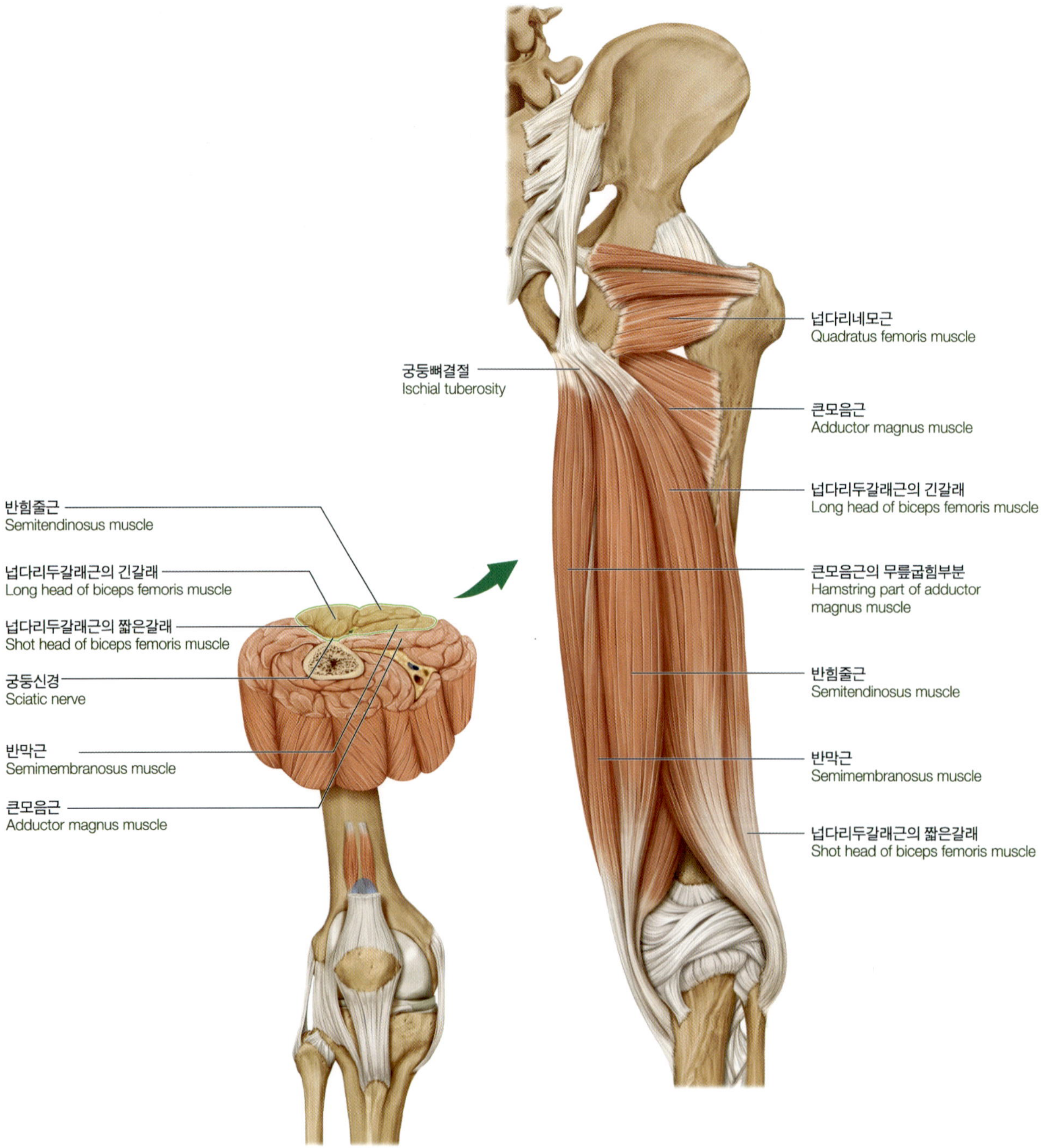
반힘줄근
Semitendinosus muscle
넙다리두갈래근의 긴갈래
Long head of biceps femoris muscle
넙다리두갈래근의 짧은갈래
Shot head of biceps femoris muscle
궁둥신경
Sciatic nerve
반막근
Semimembranosus muscle
큰모음근
Adductor magnus muscle
궁둥뼈결절
Ischial tuberosity
넙다리네모근
Quadratus femoris muscle
큰모음근
Adductor magnus muscle
넙다리두갈래근의 긴갈래
Long head of biceps femoris muscle
큰모음근의 무릎굽힘부분
Hamstring part of adductor magnus muscle
반힘줄근
Semitendinosus muscle
반막근
Semimembranosus muscle
넙다리두갈래근의 짧은갈래
Shot head of biceps femoris muscle

반막근(semimembranosus muscle)

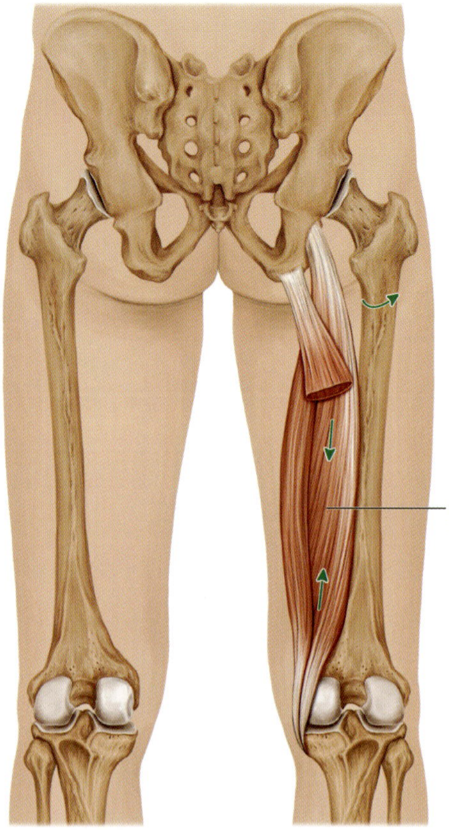

촉 진

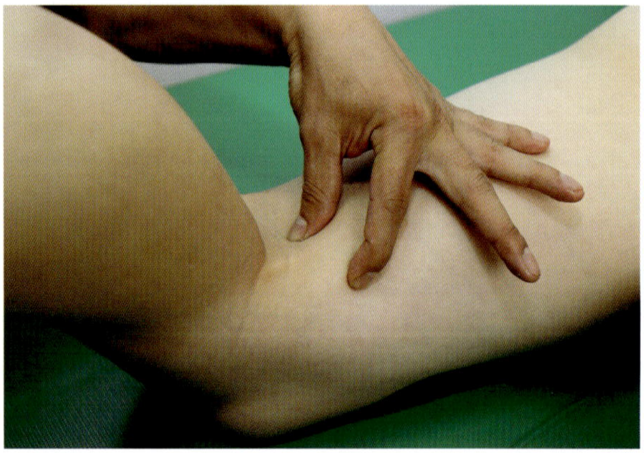

• 반막근은 반힘줄근 밑부분에 위치하고 있다. 무릎굽힘을 시킨 후 저항을 주면서 점선으로 표시되어 있는 반힘줄근힘줄 양쪽을 누르면 반막근을 촉진할 수 있다.

해부학적 특징

이는곳(origin)

• 궁둥뼈 거친면

닿는곳(insertion)

• 정강뼈 안쪽관절융기의 위 안쪽면

작용(action)

• 엉덩관절 폄, 무릎관절 굽힘, 골반의 뒤쪽 기울임, 종아리의 안쪽돌림

신경지배(nerve innervation)

• 궁둥신경(sciatic nerve)의 정강부분

기능적 활동

- 넙다리뒤근은 넙다리두갈래근, 반힘줄근, 반막근으로 구성되어 있다. 반막근은 위 절반은 넓은 널힘줄로 구성되고 반힘줄근의 깊은 층에 위치한다.
- 반막근의 아랫부분에는 큰모음근이 위치하고 있다. 아래 절반은 살이 두꺼운 편평한 근복으로 이루어져 있으며 힘줄성분이 매우 적다.
- 반막근은 무릎관절 굽힘 시 안쪽반달과 뒤쪽 관절주머니가 사이에 끼는 것을 방지하여 원만한 굽힘을 유도한다. 단축 시 골반의 후방경사를 유도한다.
- 편평등(flat back), 굽은등(sway back) 자세에서 넙다리 뒷면 근육의 단축 변형이 발생할 수 있다.

TIP

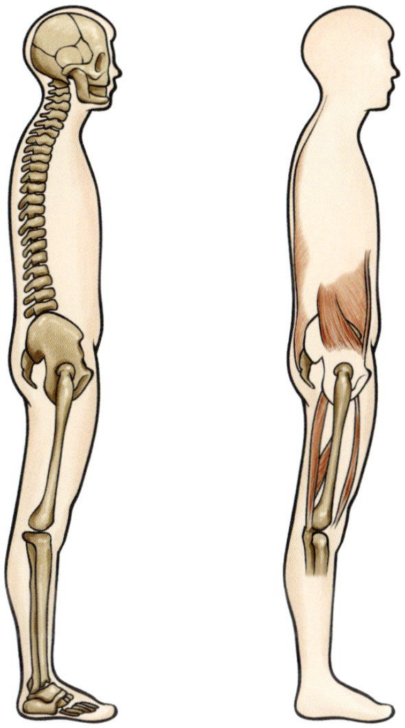

- 편평등 자세(flat-back posture)에 따른 골반의 뒤쪽 기울임은 넙다리뒤근의 단축 또는 긴장을 유발하는 반면 엉덩관절 굽힘근육의 약화를 초래하여 요통을 유발할 수 있다.

MEMO

반힘줄근(semitendinosus muscle)

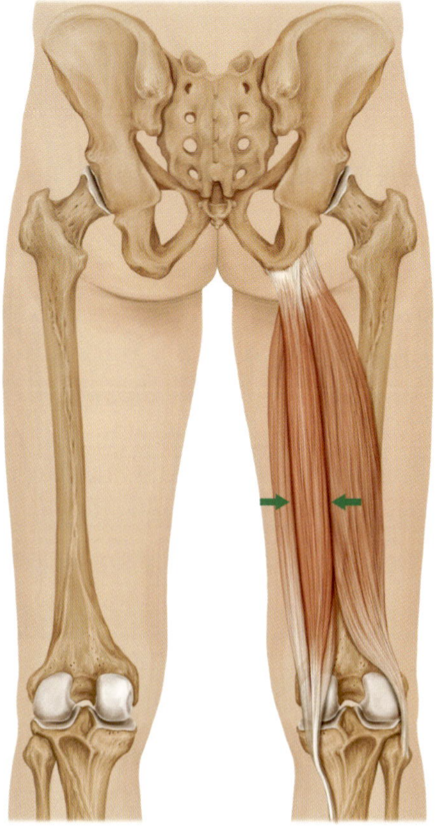

촉 진

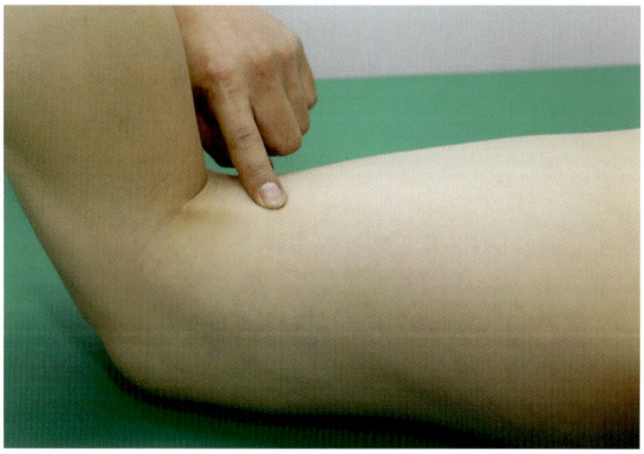

• 무릎굽힘을 시킨 후 저항을 주면서 점선으로 표시되어 있는 반힘줄근이 확인되면 안쪽모서리를 따라 궁둥뼈결절까지 촉진한다. 가쪽으로는 넙다리두갈래근이 지나간다.

해부학적 특징

이는곳(origin)

• 궁둥뼈결절(ischial tuberosity)

닿는곳(insertion)

• 정강뼈의 거위발 힘줄을 통과하는 안쪽면

작용(action)

• 엉덩관절 폄, 무릎관절 굽힘, 골반의 뒤쪽 기울임, 종아리의 안쪽돌림

신경지배(nerve innervation)

• 궁둥신경(sciatic nerve)의 정강 부분

기능적 활동

- 넙다리뒤근은 넙다리두갈래근, 반힘줄근, 반막근으로 구성되어 있다.
- 반힘줄근은 아래 절반이 긴 힘줄로 구성되어 반막근 위에 놓여있다.
- 엉덩관절의 폄과 무릎관절의 굽힘에 작용하고 엉덩관절 모음에도 약하게 작용한다. 반힘줄근과 반막근 모두 종아리의 안쪽돌림에 작용하지만 반힘줄근이 더 강하다.
- 반힘줄근의 닿는 힘줄부분은 넙다리빗근, 두덩정강근 힘줄과 더불어 거위발(아족, pes anserine)을 형성한다.
- 단축 시 골반의 뒤쪽기울임을 유도한다. 편평등(flat back), 굽은등(sway back) 자세에서 넙다리뒤근의 단축 변형이 발생할 수 있다.

TIP

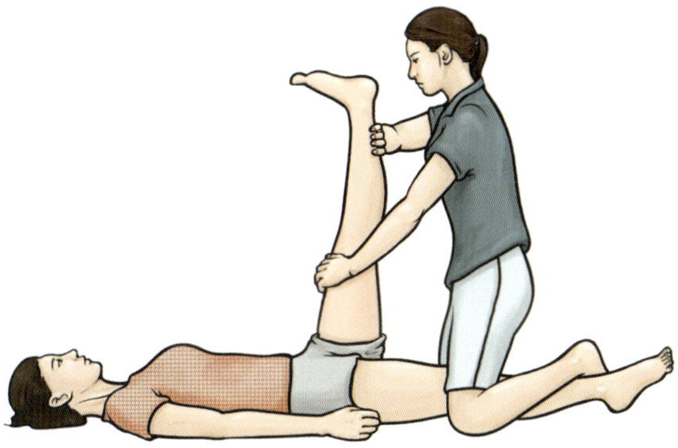

- 넙다리뒤근에 대한 스트레칭을 통해 골반의 뒤쪽기울임을 방지할 수 있는 동작으로 복부부분이 넙다리네갈래근에 닿게 허리를 숙인다. 또한 발등굽힘 동작을 통하여 효과적으로 스트레칭 할 수 있고, 똑바로 누운 상태에서 줄이나 수건 등을 이용하여 발목과 종아리를 감싸고 무릎을 편상태에서 엉덩관절을 굽히는 것도 방법이 될 수 있다. 만약 등근육, 넙다리뒤근과 종아리근육이 단축되면 손끝이 발가락 부분에 닿지 않는다.

MEMO

넙다리두갈래근(biceps femoris muscle)

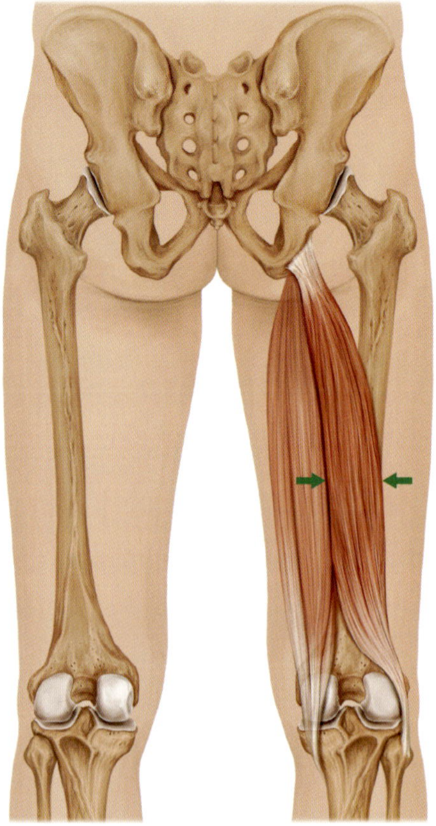

촉 진

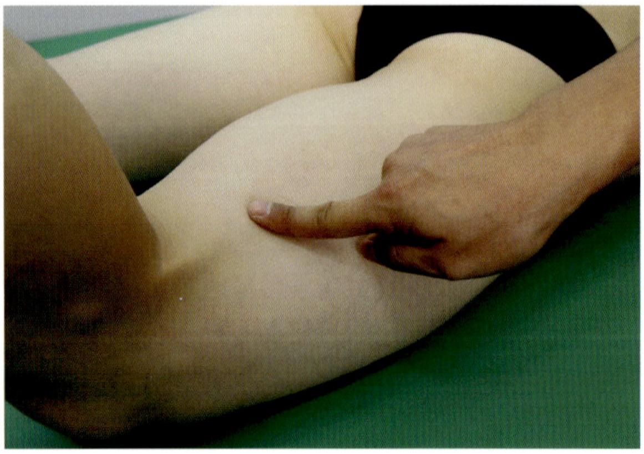

- 엎드린 자세에서 무릎굽힘을 시킨 후 저항을 주면 오금의 가쪽에 넙다리두갈래근힘줄을 관찰할 수 있고, 그대로 힘줄의 가쪽모서리를 따라 궁둥뼈결절까지 촉진한다(긴갈래촉진).

해부학적 특징

이는곳(origin)

- 긴갈래 : 궁둥뼈결절, 짧은갈래 : 넙다리뼈의 거친선

닿는곳(insertion)

- 종아리뼈머리(head of the fibula)

작용(action)

- 엉덩관절 폄과 무릎관절 굽힘, 종아리 가쪽돌림

신경지배(nerve innervation)

- 긴갈래 : 궁둥신경의 정강 부분
- 짧은갈래 : 궁둥신경의 종아리 부분

기능적 활동

- 넙다리두갈래근은 반힘줄근 및 반막근과 더불어 넙다리뒤근을 구성하며 엉덩관절 폄에 작용한다. 넙다리두갈래근 긴갈래 부분이 구축되면, 골반을 뒤로 기울게 한다. 넙다리두갈래근 긴갈래의 구축은 안쪽 근육들과 함께 뻗은다리올림(straight leg raising)을 제한한다.
- 편평등(flat back), 굽은등(sway back) 자세에서도 넙다리뒤근의 단축 변형이 발생할 수 있다.
- 넙다리뒤근은 골반의 균형을 유지하는 데 중요한 근육이고 불균형으로 인한 약화나 단축 시 골반의 뒤쪽기울임(pelvic posterior tilt)을 유발하여 요통의 원인이 될 수도 있다.

TIP

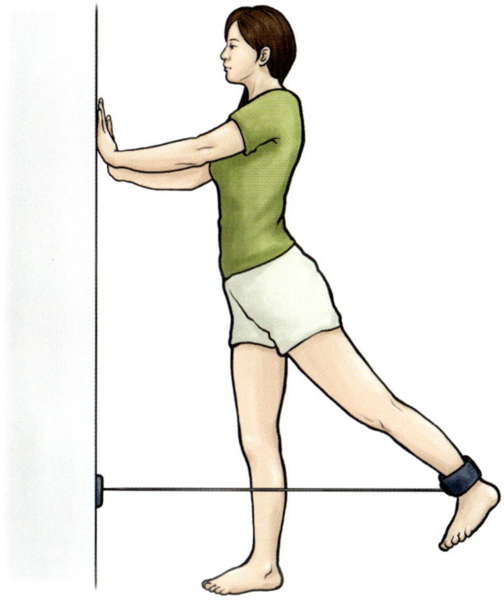

- 엉덩관절, 무릎관절 수술 시, 노인성 질환 또는 스포츠 재활 시 다리의 근력 약화는 균형, 보행 등에 큰 영향을 미치기 때문에 넙다리네갈래근과 모음근, 벌림근에 대한 근력강화와 넙다리뒤근에 대한 근력강화 운동은 필수이다. 위 그림은 슬링, 밴드를 이용한 넙다리뒤근에 대한 운동 방법이다.

MEMO

오금근(popliteus muscle)

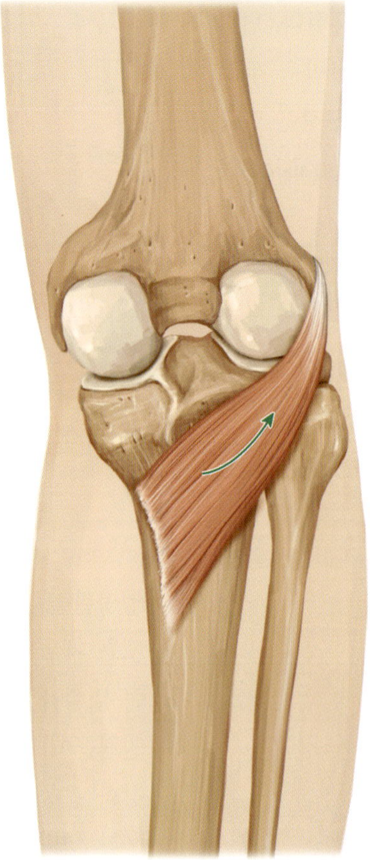

촉 진

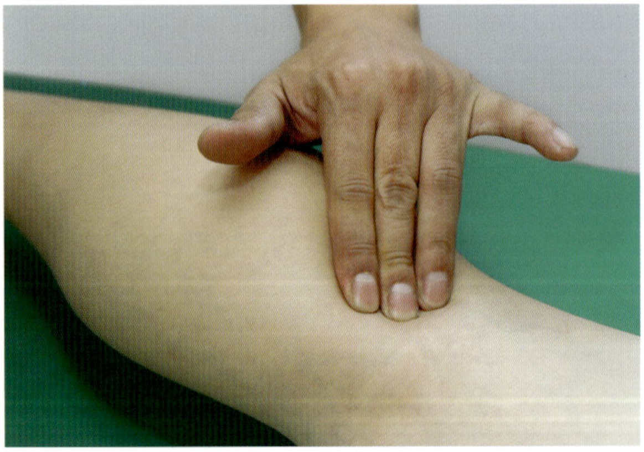

- 엎드려 누운 자세에서 무릎을 구부린 후 손가락끝을 오금부위에 갖다 대며 신속하게 종아리를 가쪽돌림하여 오금근의 긴장을 높이며 촉진한다.

해부학적 특징

이는곳(origin)

- 넙다리뼈의 가쪽관절융기

닿는곳(insertion)

- 정강뼈의 안쪽관절융기 뒷면

작용(action)

- 무릎관절 굽힘 및 안쪽돌림

신경지배(nerve innervation)

- 정강신경(tibial nerve)

기능적 활동

- 오금근은 무릎관절의 굽힘 및 안쪽돌림을 한다.
- 잠김위치에 있는 무릎을 푸는 열쇠로 중요한 안쪽돌림을 발생시킨다. 무릎이 완전히 편상태로 되려고 하면 약 10도 가쪽돌림이 필요한데, 무릎관절을 완전히 편 위치에서 발생하는 가쪽돌림 고정의 잠금을 푸는 역할을 한다.
- 나사집(screw-home) 기전의 구성요소로 첫 번째, 안쪽넙다리관절융기의 형태로 인해 무릎 폄시에 정강뼈의 가쪽돌림이 발생된다. 두 번째, 앞십자인대에서 장력이 발생되면 잠김을 도와준다. 셋째, 넙다리네갈래근의 약간 가쪽당김을 통해서 무릎이 잠기게 된다.
- 오금근의 이는곳 일부가 가쪽반달에 부착하고 있으며, 움직임 시 무릎관절의 굽힘과 더불어 가쪽반달을 위로 당겨 관절융기사이에 끼이는 것을 방지한다.
- 강제적인 무릎관절 굽힘 시 오금부분에 압통이 발생할 수 있다.

TIP

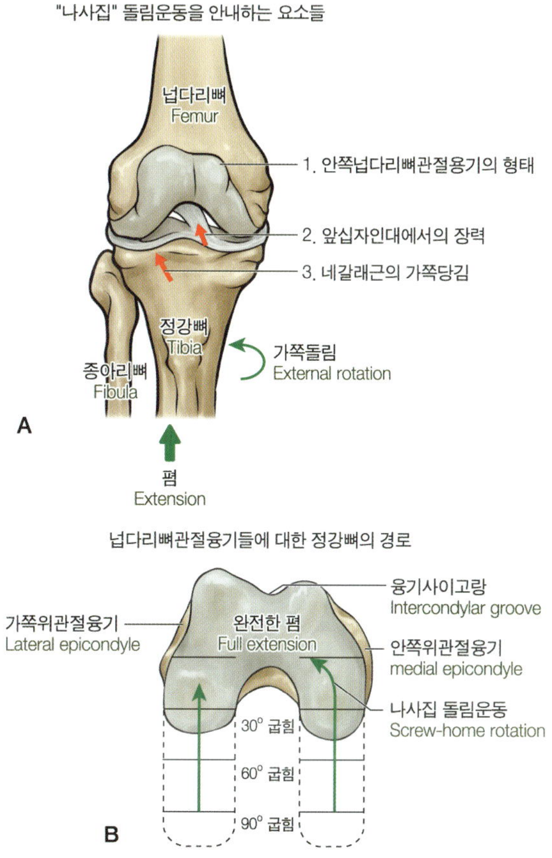

- 그림 A는 나사집 잠김기전은 안쪽넙다리뼈관절융기의 형태, 앞십자인대의 장력, 네갈래근의 가쪽당김이 중요한 요소이다.
- 그림 B는 안쪽위관절융기의 관절면은 가쪽방향으로 30° 만곡곡선을 이루고 있으며, 가쪽관절융기보다 좀더 앞쪽으로 뻗어 있어, 무릎을 펼 때 정강뼈가 가쪽으로 돌아가며 완전히 펴지게 된다.

MEMO

근육군의 작용

무릎관절굽힘근육

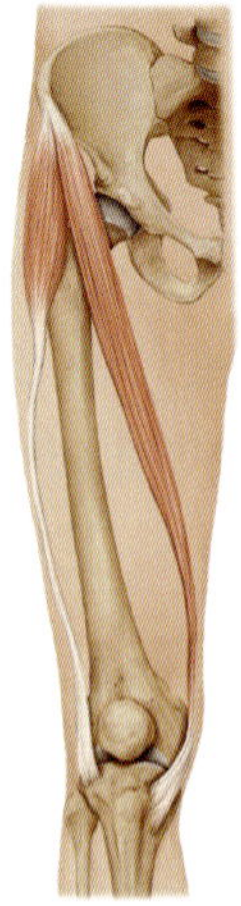
넙다리빗근

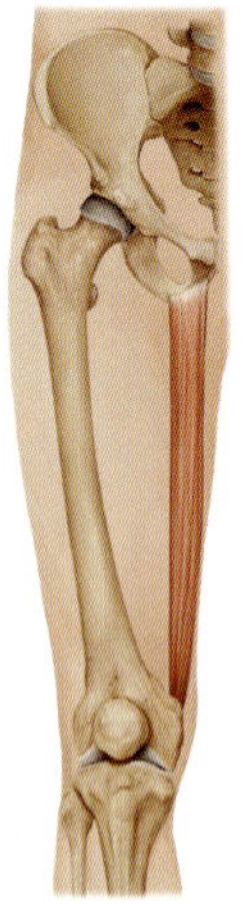
두덩정강근

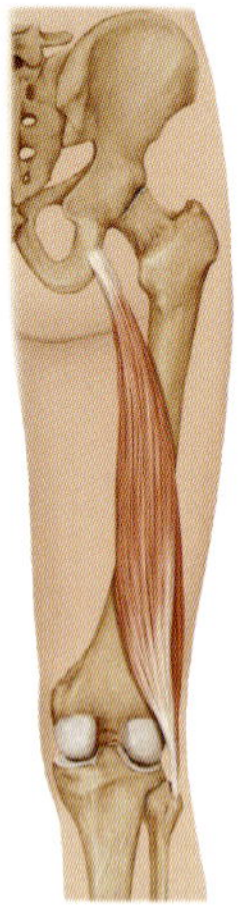
넙다리두갈래근

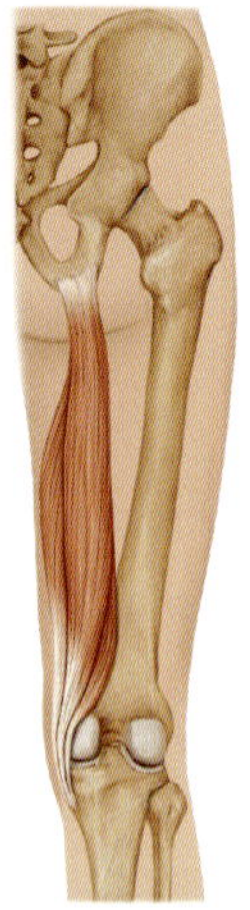
반막근

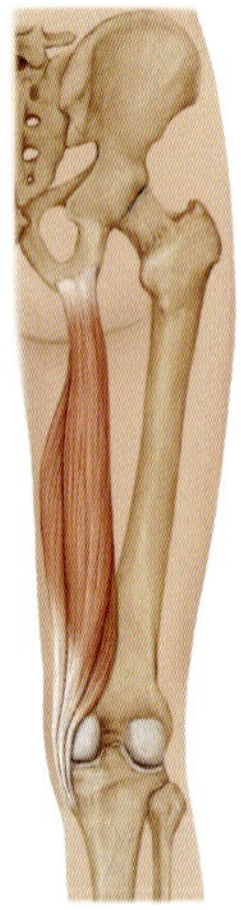
반힘줄근

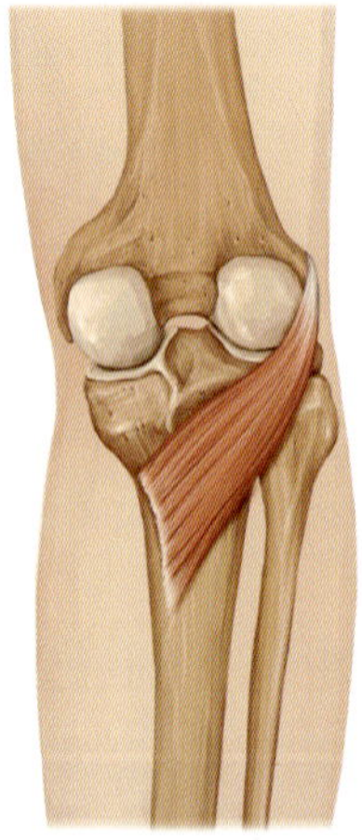
오금근

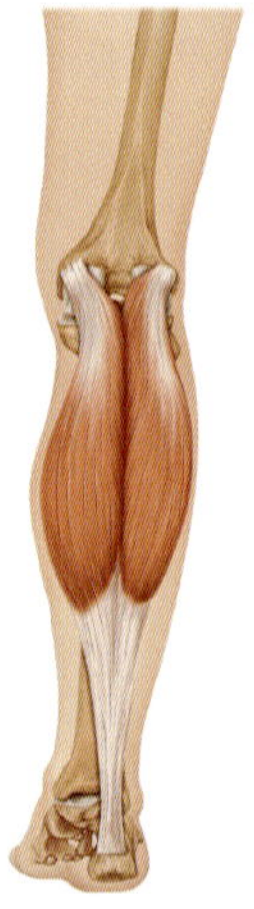
장딴지근

무릎 펌 근육

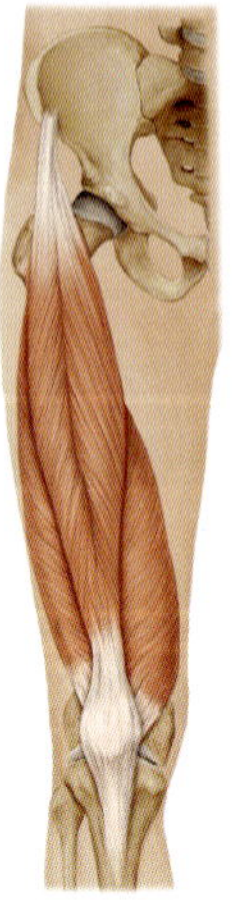
넙다리곧은근

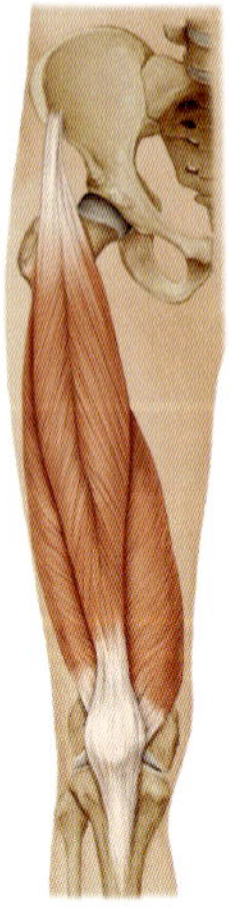
가쪽넓은근

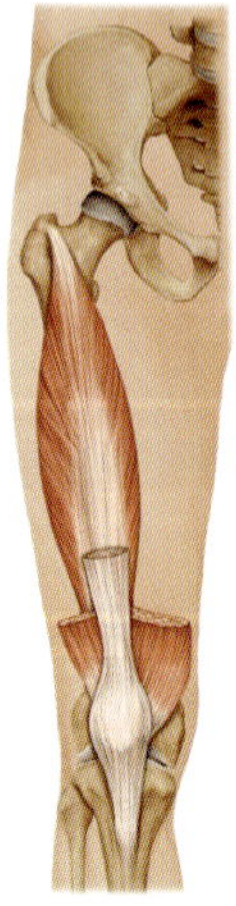
중간넓은근

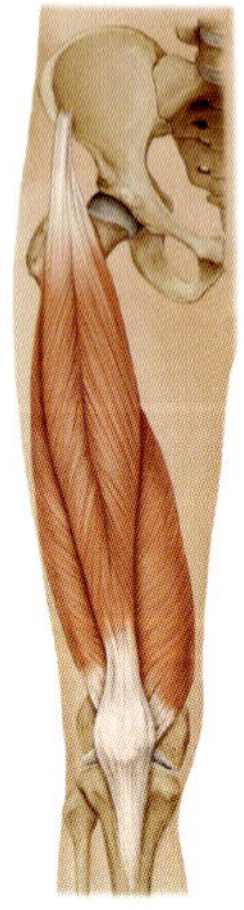
안쪽넓은근

무릎 안쪽돌림 근육

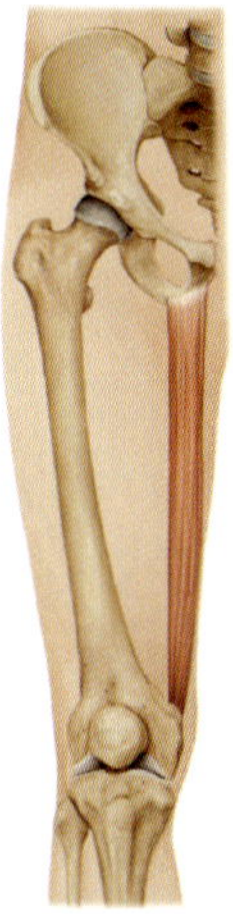	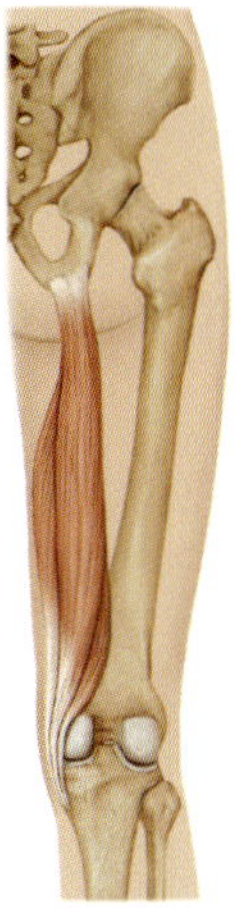	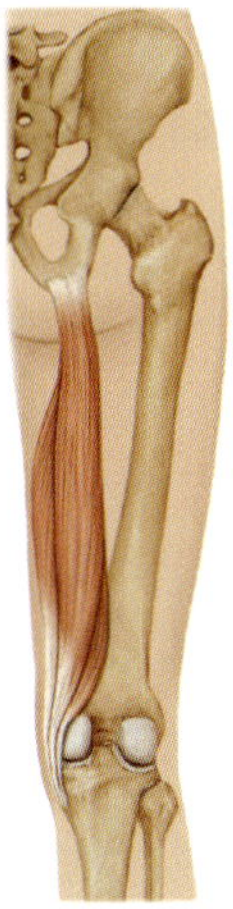	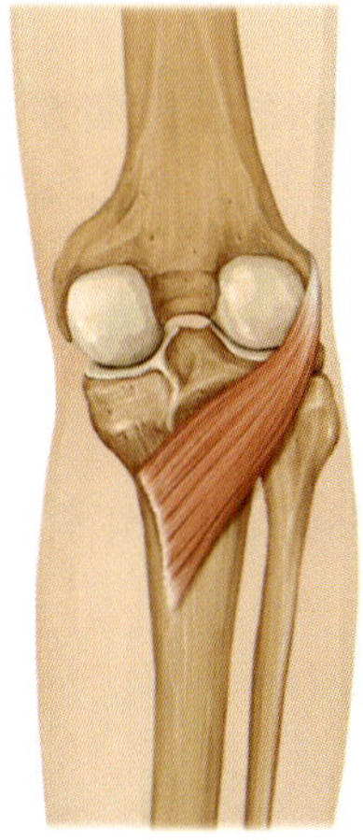
두덩정강근	반막근	반힘줄근	오금근

무릎 가쪽돌림 근육

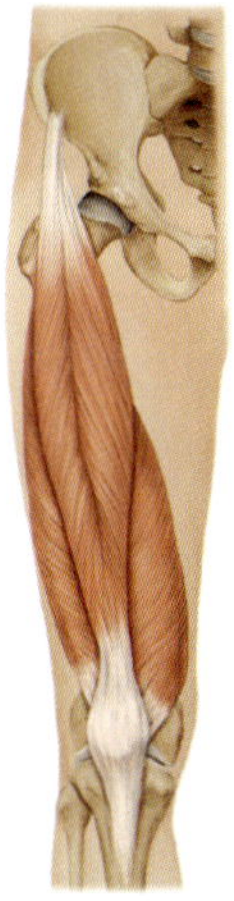	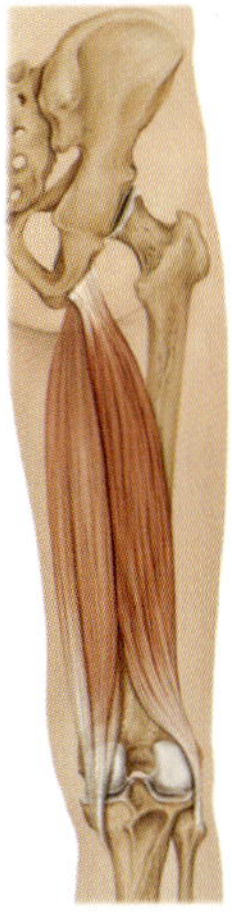
넙다리곧은근	넙다리두갈래근

풀어보기

1. 무릎 손상 시 발생하는 불행 삼주징에 해당하는 구조물로 옳은 것은?
① 안쪽곁인대, 가쪽곁인대, 앞십자인대
② 안쪽곁인대, 앞십자인대, 뒤십자인대
③ 안쪽곁인대, 앞십자인대, 안쪽반달
④ 가쪽곁인대, 뒤십자인대, 가쪽반달
⑤ 안쪽곁인대, 안쪽반달, 가쪽반달

2. ASIS와 무릎뼈 중심을 연결한 선과 정강뼈거친면과 무릎뼈 중심을 연결한 선이 만나는 각으로 옳은 것은?
① A각
② S각
③ I각
④ Q각
⑤ Z각

3. 무릎을 구부리는 뒷면의 넙다리근육과 대항근의 연결로 옳은 것은?
① 장딴지근－종아리근
② 장딴지근－가자미근
③ 큰볼기근－넙다리네갈래근
④ 넙다리뒤근－넙다리빗근
⑤ 넙다리뒤근－넙다리네갈래근

4. 넙다리뒤근의 단축 시 골반이 움직이는 방향으로 옳은 것은?
① 전방앞쪽기울임
② 후방뒤쪽기울임
③ 가쪽기울임
④ 가쪽돌림
⑤ 안쪽돌림

5. 나사집 기전을 이용하여 무릎을 푸는 열쇠로 무릎관절을 굽힘 및 안쪽돌림하는 근육으로 옳은 것은?
① 넙다리두갈래근
② 넙다리빗근
③ 반막근
④ 오금근
⑤ 넙다리네갈래근

6. 무릎관절에서 종아리를 펴는 작용을 하며 넙다리신경의 지배를 받는 근육으로 옳은 것은?
① 안쪽넓은근
② 넙다리빗근
③ 두덩근
④ 두덩정강근
⑤ 긴모음근

7. 다음중 넙다리뒤근육(hamstring muscle)에 속하는 근육으로 옳은 것은?
① 넙다리빗근
② 가쪽넓은근
③ 안쪽넓은근
④ 반힘줄근
⑤ 중간넓은근

8. 다음 중 무릎관절의 폄근에 속하는 근육으로 옳은 것은?
① 넙다리두갈래근
② 반힘줄근
③ 반막근
④ 오금근
⑤ 넙다리네갈래근

Functional Anatomy

Chapter 09

발목관절과 발

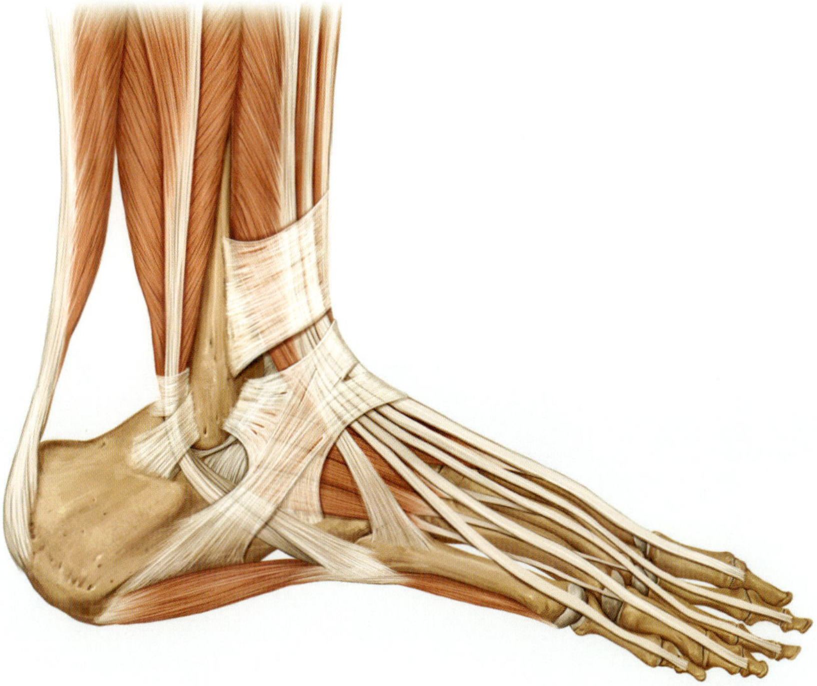

학/습/목/표

- 발목관절과 발의 움직임을 설명할 수 있다.
- 발목관절과 발의 주요 인대와 기능을 설명할 수 있다.
- 발목관절과 발의 움직이는 주요 근육의 이는곳과 닿는곳을 설명할 수 있다.
- 발목관절과 발의 움직이는 주요 근육의 작용과 지배신경을 설명할 수 있다.

Functional Anatomy

1 개 요

발(foot)을 포함한 발목관절(ankle joint)은 정강뼈(tibia)와 종아리뼈(fibula)의 먼쪽뼈끝과 발목뼈(tarsals), 발허리뼈(metatarsals) 및 발가락뼈(phalanges)로 구성되어 있고, 많은 인대(ligament)와 힘줄(tendon)들이 관절의 안정성을 제공하고 있는 해부학적으로 복잡한 구조이다. 발목관절과 발의 기능은 인체 전체를 지지하는 것과 직립자세에서의 인간 활동을 가능하게 해 주는 것이다.

발목관절은 주로 정강목말관절(tibiotalar joint or talocrural joint)을 말하는 것으로서 정강뼈, 종아리뼈, 그리고 목말뼈(talus)로 형성되어 있는 관절이다(그림 9-1). 그러나 발목관절의 움직임이 모두 정강목말관절에서 일어나는 것은 아니며, 목말밑관절(subtalar joint) 및 발목뼈사이관절(intertarsal joint)과 더불어 일련의 운동이 완성된다.

또한 인간의 발은 기립하게 되면서 체중을 유지하고, 보행 같은 이동을 하기 위해 발의 활이 발달되어 있는 것이 특징이다(그림 9-2).

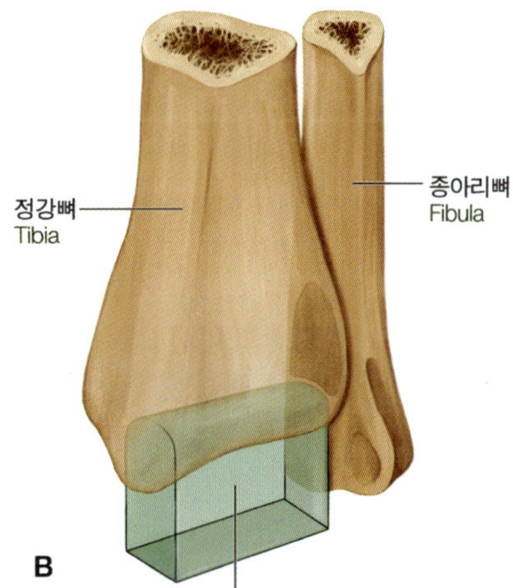

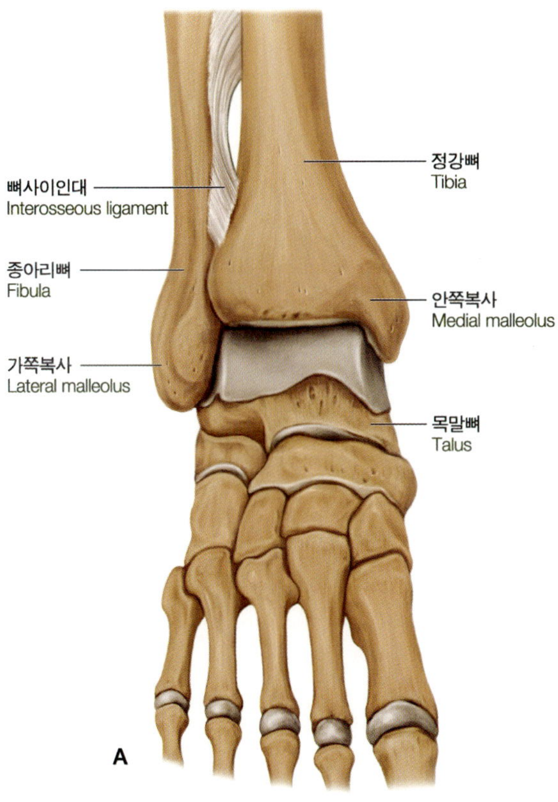

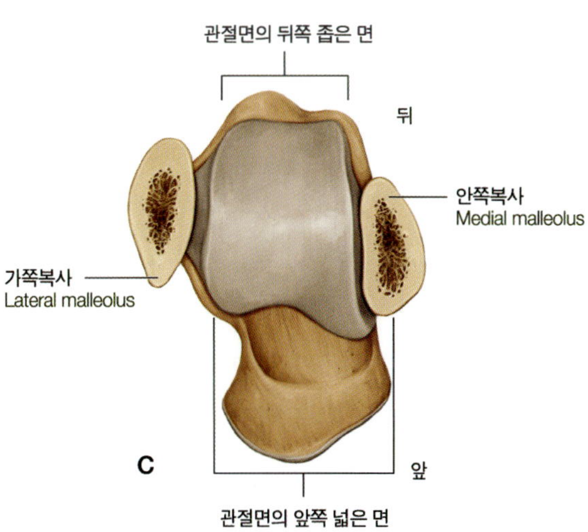

그림 9-1 정강목발관절

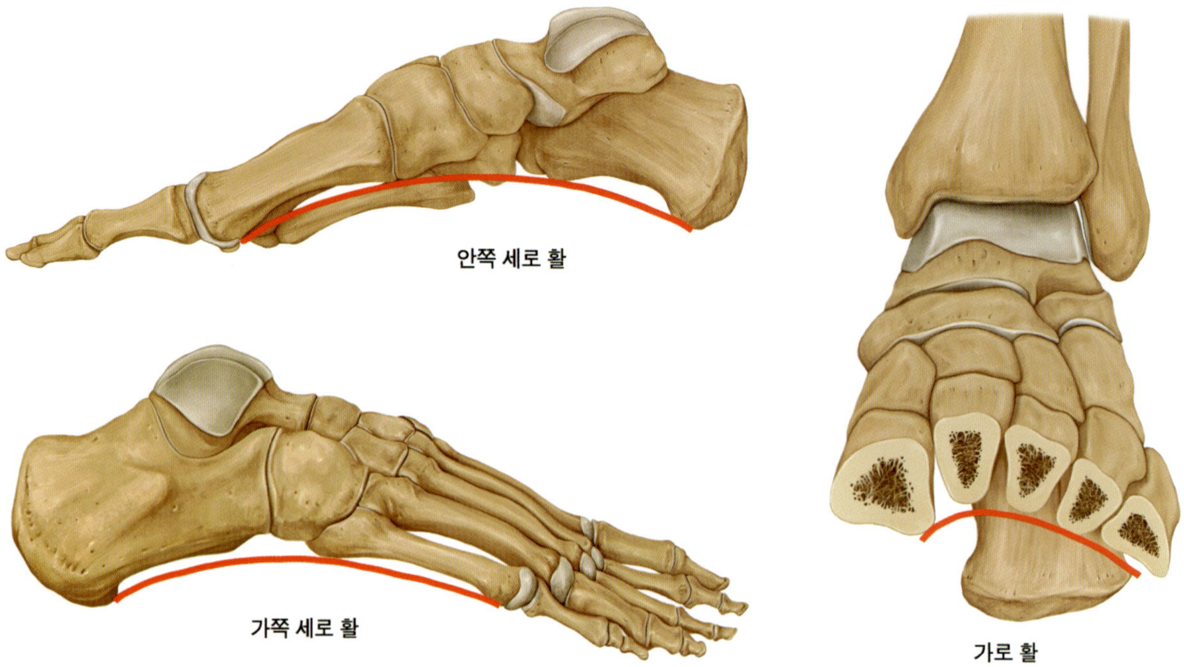

그림 9-2 발의 활

2 뼈대의 이해

1) 먼쪽정강뼈(원위경골, distal end of the tibia)

정강뼈는 먼쪽으로 갈수록 그 크기가 넓어져 체중을 지지하는 데 유리한 해부학적 구조를 가지고 있다. 먼쪽뼈끝 안쪽에는 안쪽복사(medial malleolus)가 위치하고, 가쪽에는 종아리패임(fibular notch)이 있어 먼쪽정강종아리관절(distal tibiofibular joint)을 형성한다(그림 9-3).

2) 먼쪽종아리뼈(원위비골, distal end of the fibular)

종아리뼈 몸쪽뼈끝의 연속인 뼈몸통(diaphysis)은 날카로운 모양을 형성하여 먼쪽으로 계속되고, 끝에서 가쪽복사(lateral malleolus)를 형성한다.

가쪽복사는 해부학적으로 안쪽복사보다 밑에 형성되어 있고, 긴종아리근(peroneus longus muscle)과 짧은종아리근(peroneus brevis muscle)의 힘줄이 그 밑으로 지나간다(그림 9-3).

3) 발목뼈(족근골, tarsals)

7개의 뼈로 구성되어 뒷발(hindfoot)을 형성하는 발목뼈는 발등 쪽에서 볼 때 정강뼈와 관절하는 목말뼈(talus)가 놓여 있고, 그 아래와 뒤쪽으로 뒤꿈치를 형성하는 발꿈치뼈(calcaneus)가 있는데, 장딴지근(비복근, gastrocnemius muscle) 및 가자미근(soleus muscle)이 발꿈치힘줄(achilles tendon)을 형성하여 발꿈치뼈결절(calcaneal tubercle)에 부착된다.

발배뼈(navicular)는 목말뼈의 앞에 놓여 있고, 앞쪽 3개의 쐐기뼈(cuneiforms)와 관절하고 있다. 발배뼈와 쐐기뼈의 가쪽에 있는데 입방뼈(cuboid)는 뒤로는 발꿈치뼈와 관절하고 앞으로는 넷째~다섯째 발허리뼈(metatarsals)와 관절하고 있다(그림 9-4).

4) 발허리뼈(중족골, metatarsals)

중간발(midfoot)을 형성하는 5개의 발허리뼈는 각각 바닥(base), 몸통(body), 그리고 머리(head)로 구성된다. 안쪽에서부터 첫째~셋째 발허리뼈는 3개의 쐐기뼈와 각각 관절하고 있고, 넷째~다섯째 발허리뼈는 입방뼈와 관절하고 있다(그림 9-5).

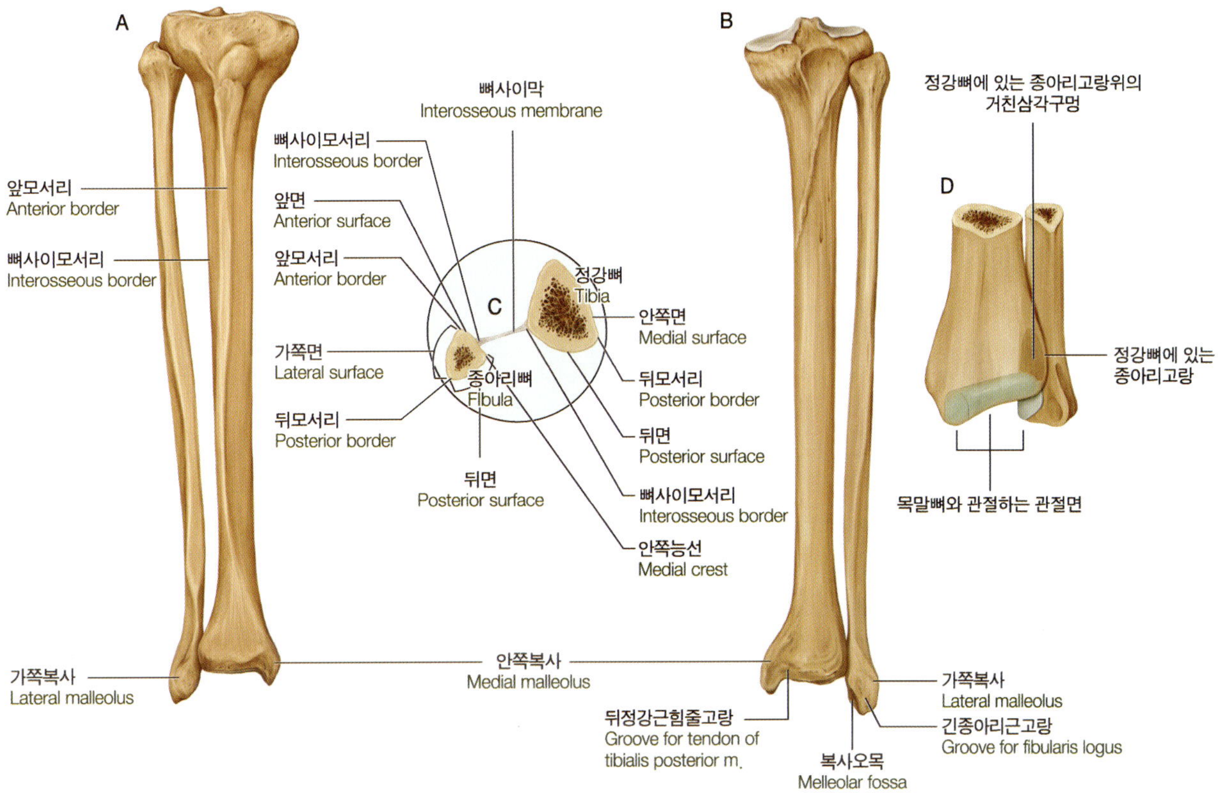

그림 9-3 정강뼈와 종아리뼈

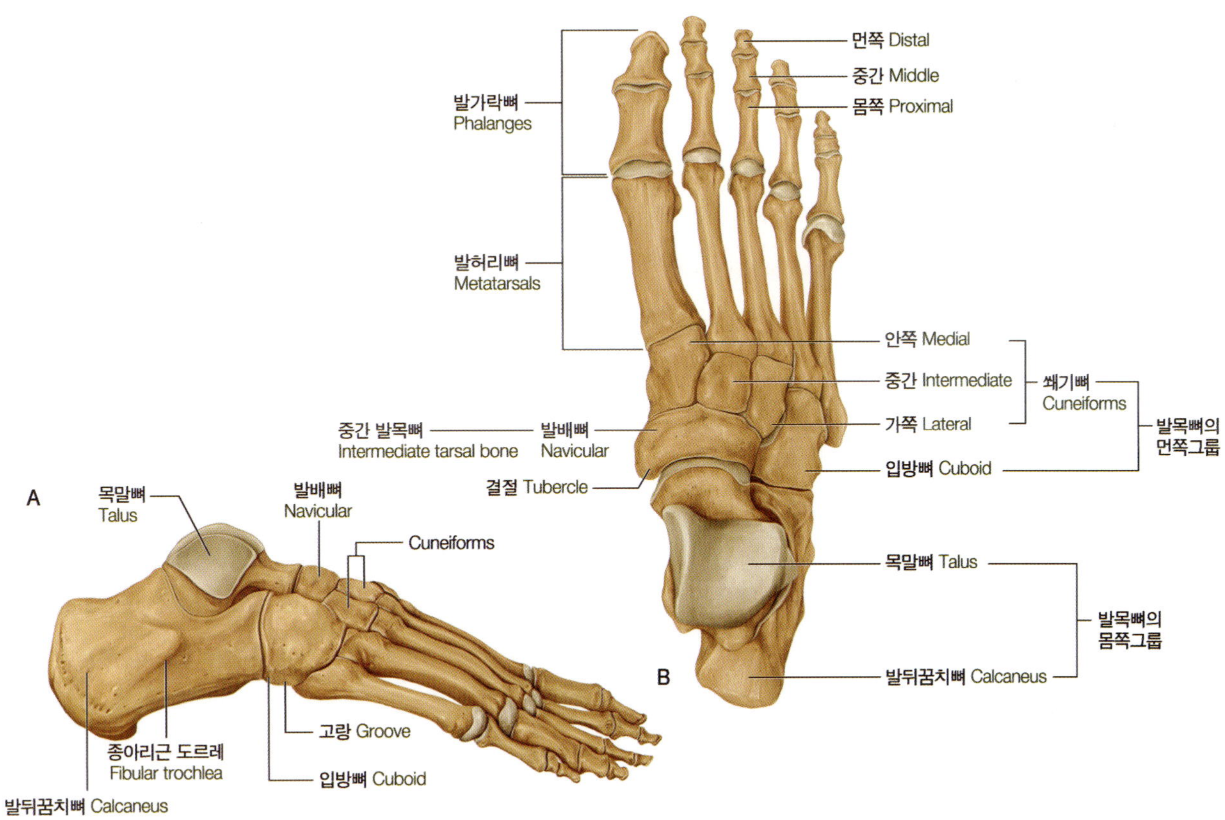

그림 9-4 발의 관절

CHAPTER 9

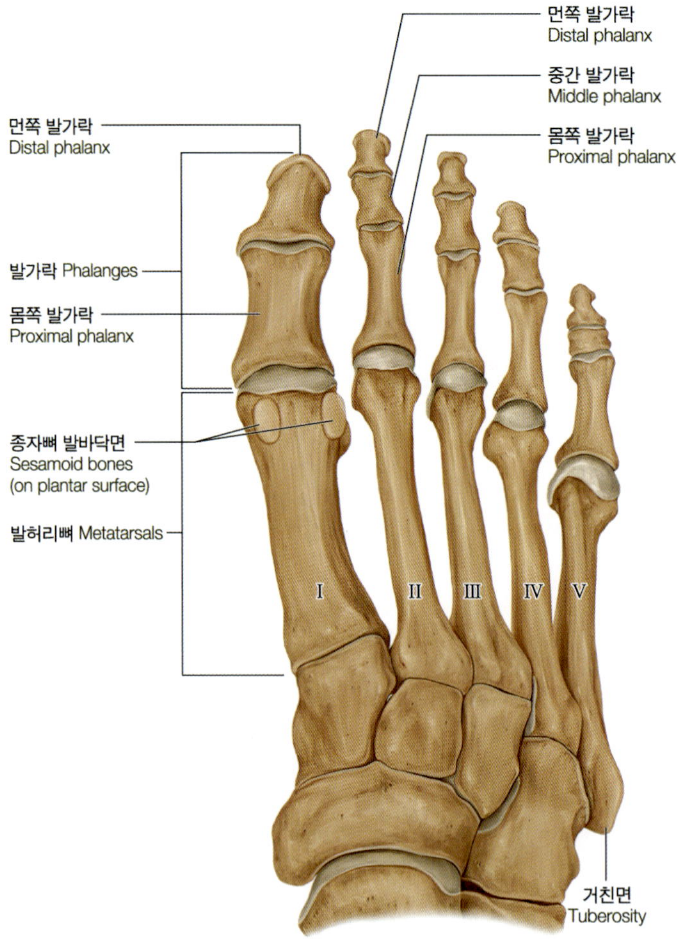

그림 9-5 발허리뼈와 발가락

5) 발가락뼈(지골, phalanges)

앞발(전족부, forefoot)을 형성하는 14개의 발가락뼈는 발허리뼈와 마찬가지로 각각 바닥(base), 몸통(body), 그리고 머리(head)로 구성된다. 엄지발가락(greater toe)은 2개의 발가락뼈로 구성되어 있고, 둘째~다섯째 발가락은 3개의 발가락뼈로 구성되어 있다(그림 9-5).

3 관절의 이해

발목관절과 발은 정강뼈와 종아리뼈의 먼쪽뼈끝과 26개의 작은 뼈들로 구성되어 있는 복합체로서, 다른 관절보다 상대적으로 짧고, 많은 인대가 발목관절과 발의 안정성에 기여하고 있다. 또한 지지띠(지대, retinaculum)와 널힘줄(건막, aponeurosis)과 같은 섬유성 결합조직들이 인대와 더불어 안정성을 보강해 주고 있다.

1) 세모인대(삼각인대, deltoid ligament) 안쪽곁인대(medial collateral ligament)

세모인대는 발목관절 안쪽에 위치하는 정강뼈, 발꿈치뼈, 목말뼈, 그리고 발배뼈를 서로 연결시켜 주는 인대로서 정강발꿈치인대(tibiocalcaneal ligament), 앞·뒤정강목말인대(anterior and posterior tibiotalar ligament), 그리고 정강발배인대(tibionavicular ligament)로 구성되어 있다. 이러한 인대는 발목관절 가쪽힘(lateral force)에 대하여 안쪽의 안정성을 제공하는 기능을 한다(그림 9-6).

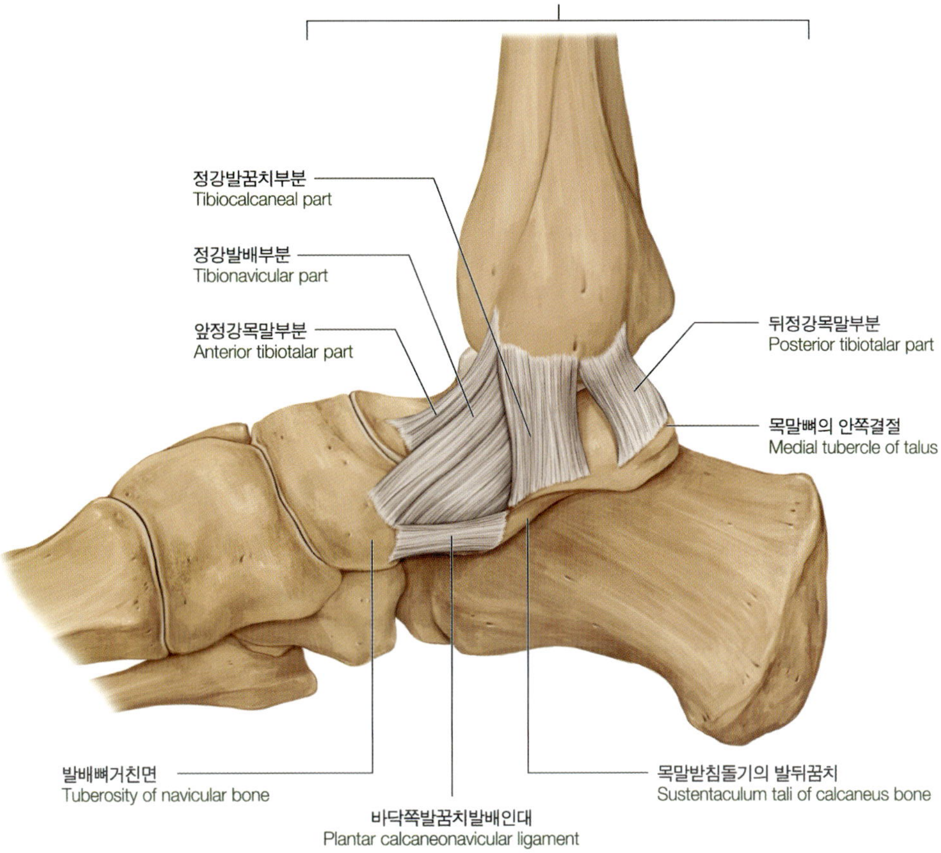

그림 9-6 발목관절의 안쪽 인대들

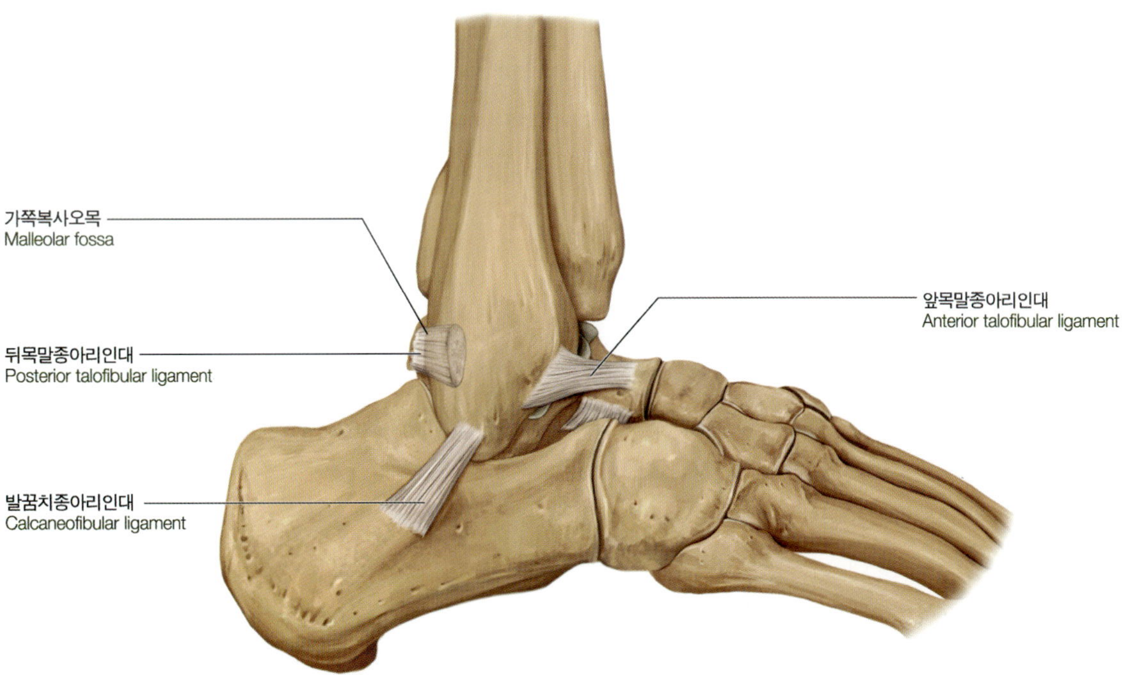

그림 9-7 발목관절의 가쪽 인대들

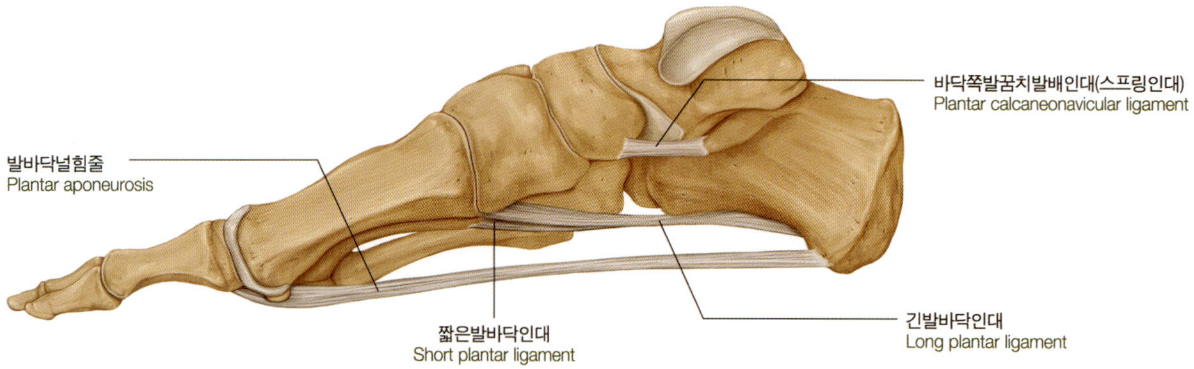

그림 9-8 발목관절의 가쪽 인대들

2) 가쪽곁인대(외측측부인대, lateral collateral ligament)

가쪽곁인대는 발목관절 가쪽에 위치하는 인대로서 앞·뒤목말종아리인대(anterior and posterior talofibular ligament), 발꿈치종아리인대(calcaneofibular ligament)로 구성된다. 이러한 인대는 세모인대와는 반대로 발목관절 안쪽힘(medial force)에 대하여 가쪽의 안정성을 제공하는 기능을 한다(그림 9-7).

3) 발바닥널힘줄(족저건막, plantar aponeurosis)

발의 발바닥면에서 발꿈치뼈와 각각의 발가락뼈들을 연결하는 결합조직인 발바닥널힘줄은 발의 활(족궁, arch) 형성과 관련되어 있으며, 발바닥에는 긴발바닥인대와 짧은 발바닥인대 스프링인대라 불리는 발뒤꿈치발배인대가 있어 발의 활유지는 물론 발이 지면에 닿아있을 때 안정성을 제공한다(그림 9-8).

4 신경지배의 이해

종아리의 앞쪽과 가쪽에 있는 근육들은 발목관절의 발등굽힘에 관여하며 온종아리신경이 지배한다.

온종아리신경은 얕은종아리신경과 깊은종아리신경으로 나뉘어져 얕은종아리신경은 종아리가쪽에 있는 긴종아리근, 짧은종아리근, 셋째종아리근을 지배하고, 깊은종아리신경은 종아리의 앞쪽에 있는 앞정강근, 긴엄지폄근, 긴발가락폄근 등을 지배한다.

종아리의 뒤쪽에 있는 근육들은 주로 발쪽관절의 발바닥굽힘에 관여하여 정강신경의 지배를 받는다. 정강신경은 안쪽복사 아래의 발목굴을 지나 발바닥의 근육을 지배하는 가쪽발바닥신경과 안쪽발바닥신경으로 나뉘어진다(표 9-1, 그림 9-9).

표 9-1 발목관절 및 발 근육의 신경지배

지배신경	작 용	근 육
온종아리신경	발등굽힘	앞정강근
		긴발가락폄근
		긴엄지폄근
		셋째종아리근
	발바닥굽힘	긴종아리근
		짧은종아리근
정강신경	발바닥굽힘	가자미근
		장딴지빗근
		긴발가락굽힘근
		긴엄지굽힘근
		뒤정강근

5 움직임의 이해

발목관절과 발에서의 운동은 정강목말관절(tibiotalar joint or talocrural joint)과 목말밑관절(subtalar joint)에서 주로 일어난다.

발등굽힘(dorsiflexion)은 발을 위로 올려 발등이 정강뼈의 앞면과 가까워지는 움직임이고, 발바닥굽힘

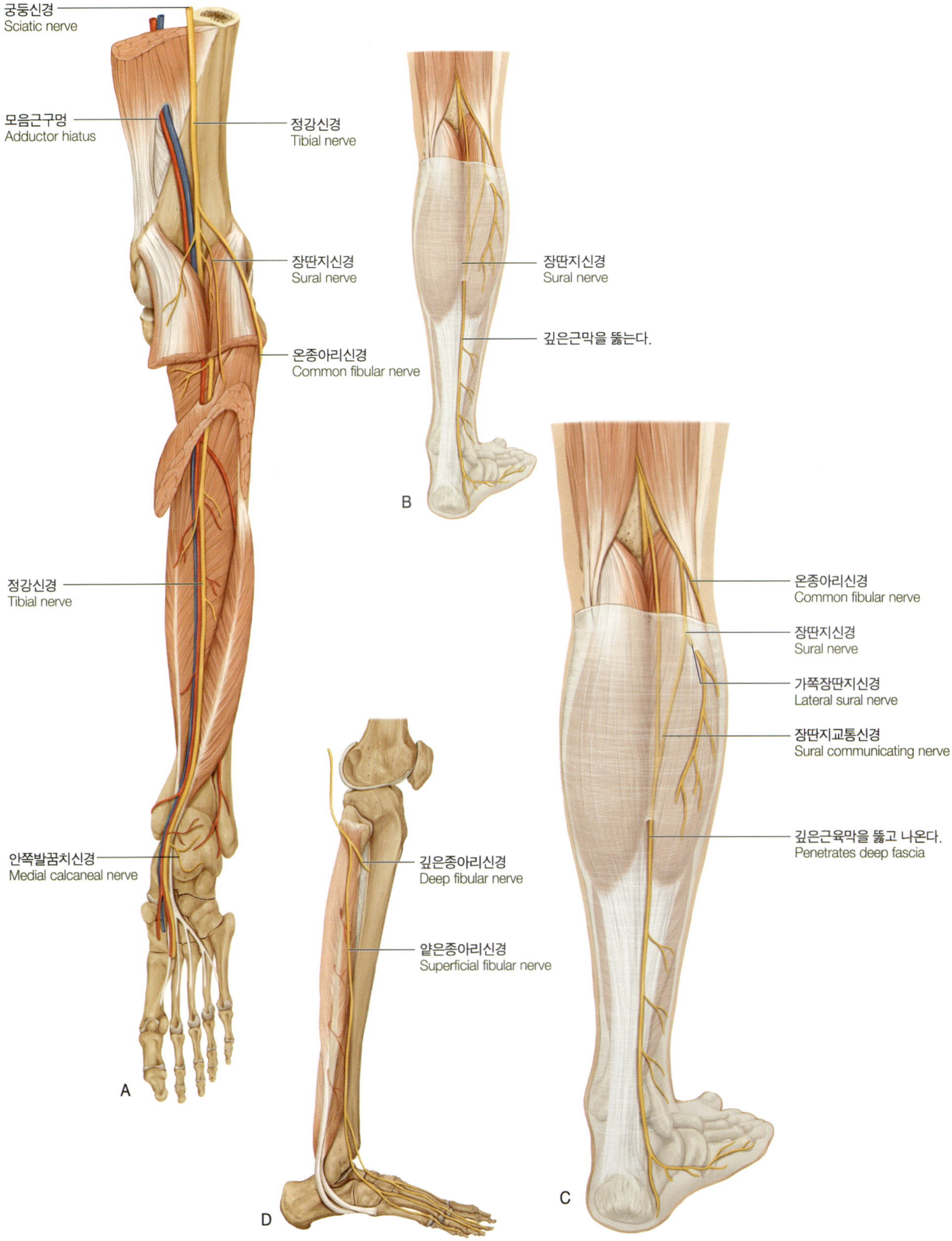

그림 9-9 종아리의 신경지배

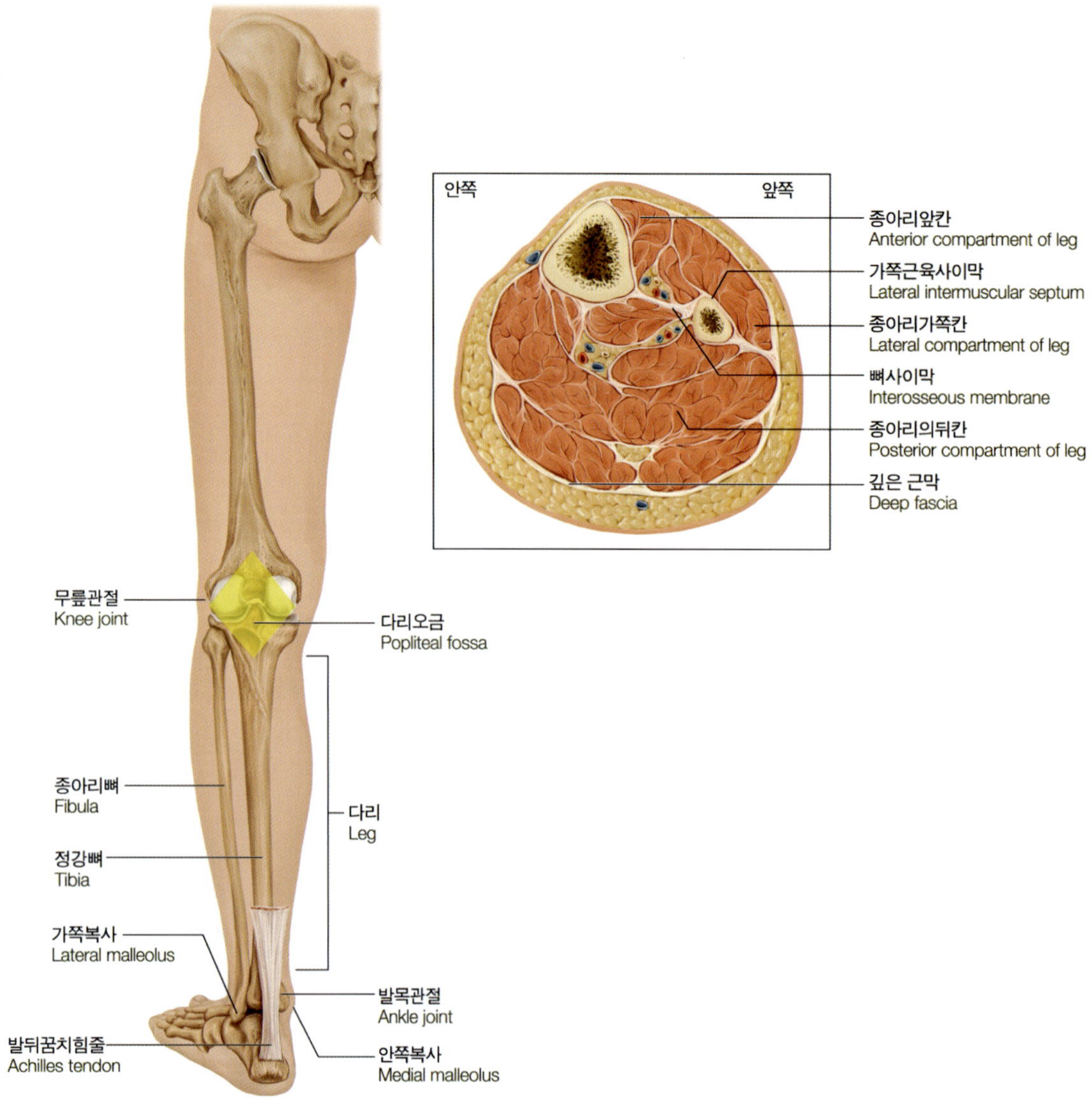

그림 9-10 종아리의 단면

(plantar flexion)은 반대로 밑으로 내려 멀어지는 동작이다. 안쪽번짐(inversion)은 발의 발바닥 면을 인체의 정중선(midline) 쪽으로 돌리는 움직임이고, 가쪽번짐(eversion)은 발의 발등을 인체의 정중선 쪽으로 돌리는 움직임이다(표 9-2).

표 9-2 발목관절과 발의 운동

운 동	운동면	우동축
발등굽힘, 발바닥굽힘	시상면	이마축
안쪽번짐, 가쪽번짐	이마면	시상축

6 근육의 이해

1) 종아리의 근육

종아리는 앞칸과 뒷칸, 가쪽칸, 세칸으로 나뉘며 이 세칸은 순서대로 폄칸(extensor compartment), 굽힘칸(flexsor compartment), 종아리칸(fibular compartment)으로 불리기도 하며 앞칸의 근육은 깊은 종아리신경의 지배를 받으며, 주로 발등굽힘에 작용하며, 뒤칸의 근육은 정강신경의 지배를 받으며, 발바닥굽힘에 작용한다. 그리고 가쪽칸의 근육들은 얕은 종아리신경의 지배를 받으며 발의 가쪽번짐에 작용한다(그림 9-9).

(1) 종아리의 앞면 근육들

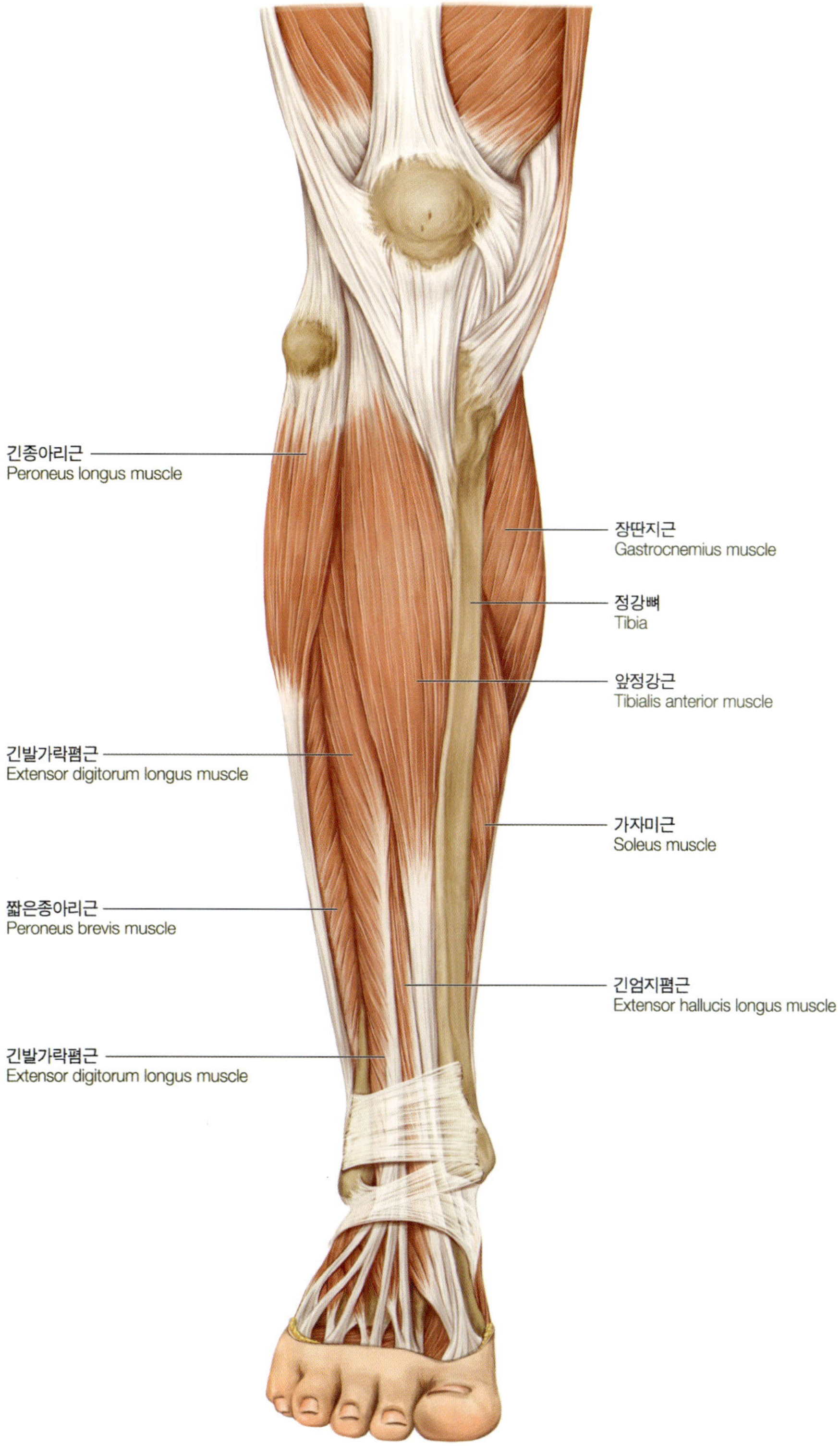
긴종아리근
Peroneus longus muscle
장딴지근
Gastrocnemius muscle
정강뼈
Tibia
앞정강근
Tibialis anterior muscle
긴발가락폄근
Extensor digitorum longus muscle
가자미근
Soleus muscle
짧은종아리근
Peroneus brevis muscle
긴엄지폄근
Extensor hallucis longus muscle
긴발가락폄근
Extensor digitorum longus muscle

앞정강근(tibialis anterior muscle)

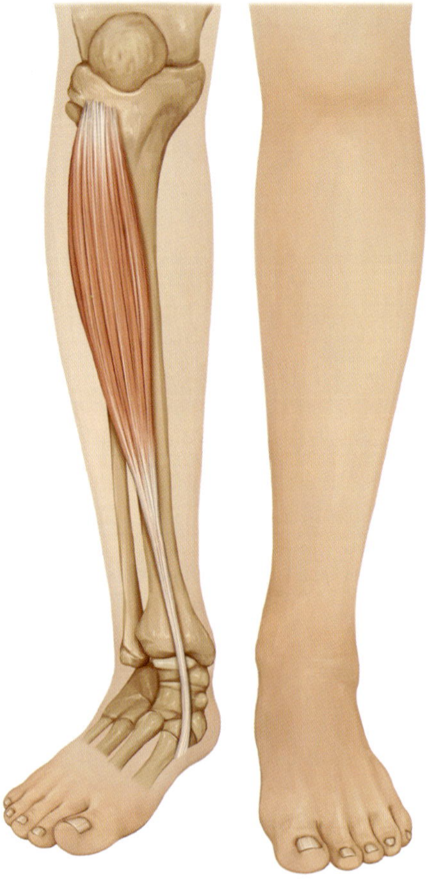

촉 진

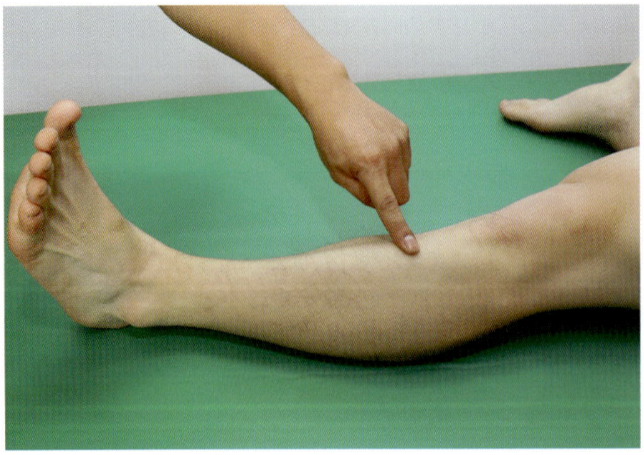

- 발등굽힘운동을 수반하여 정강뼈 앞모서리에서 가쪽으로 앞정강근의 근육을 촉진할 수 있다.

해부학적 특징

이는곳(origin)

- 정강뼈의 가쪽, 위

닿는곳(insertion)

- 첫째 쐐기뼈와 발허리뼈(first quneiform and metatarsal bone)

작용(action)

- 발목관절 발등굽힘(dorsiflexion)과 안쪽번짐(inversion)

신경지배(nerve innervation)

- 깊은종아리신경(deep peroneal nerve)

기능적 활동

- 앞정강근은 발등굽힘의 주요근육이면서 발의 세로활을 지지한다. 발등굽힘은 발목관절에서 일어나고, 안쪽번짐은 목말밑관절에서 일어난다.
- 앞정강근은 보행주기의 모두에서 작용하는 특수한 근육이며, 발뒤꿈치닿기를 할 때 앞정강근의 편심성 수축으로 발의 하강을 조절하고 발이 고정된 경우 종아리를 앞으로 기울이게 하는 근육이다.
- 또한 신경뿌리 L_4의 운동검사에 이용되는 근육이다.

TIP

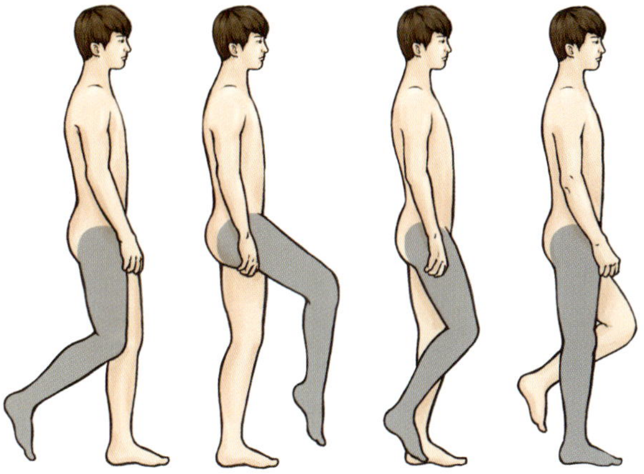

- 앞정강근 마비가 되면 마비쪽 유각기에서 발끝이 바닥에 걸리기 때문에 무릎을 높이 들어 올려 발끝이 바닥에 닿지 않게 보상된 이상보행인 발처짐보행(steppage gait)이 보이게 되며, 초기 접지기에서 발끝이 먼저 닿기 때문에 무릎이 폄상태로 보행이 관찰된다.

MEMO

긴발가락폄근(extensor digitorum longus muscle)

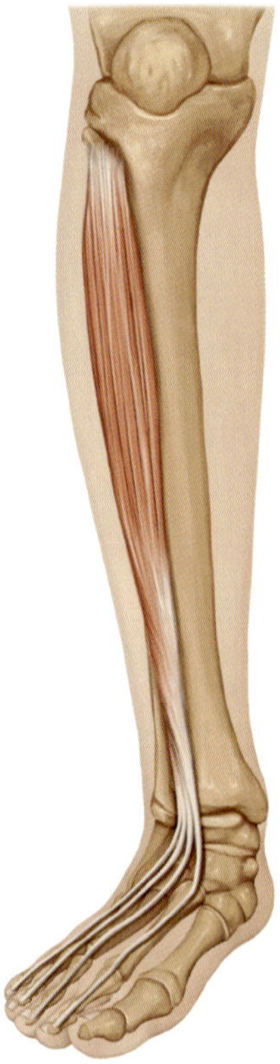

촉 진

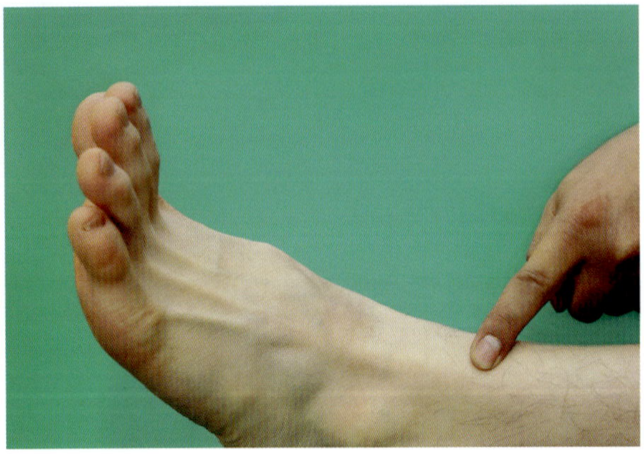

- 엄지 발가락을 제외한 나머지 네 개의 발가락을 폄하여 발등에 있는 긴발가락폄근의 힘줄을 촉진한다. 앞정강근과 구별하여 주의깊게 촉진하고 2~5번째 발가락에서 차례로 힘줄을 촉진할 수 있으며, 긴발가락폄근의 전체형태를 확인한다.

해부학적 특징

이는곳(origin)

- 정강뼈의 가쪽관절융기(lateral condyle), 몸쪽종아리뼈

닿는곳(insertion)

- 둘째~다섯째 발가락의 끝마디뼈(distal phalanges)

작용(action)

- 발목관절 발등굽힘 및 가쪽번짐(eversion)

신경지배(nerve innervation)

- 깊은종아리신경(deep peroneal nerve)

기능적 활동

- 긴발가락 폄근은 보행주기중 발뒤꿈치 닿기를 할 수 있도록 앞쪽발을 감속하는 데 작용한다.

CHAPTER 9

긴엄지폄근(extensor hallucis longus muscle)

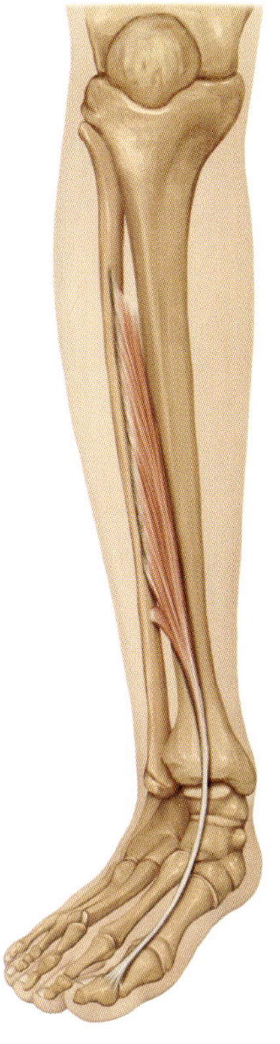

촉 진

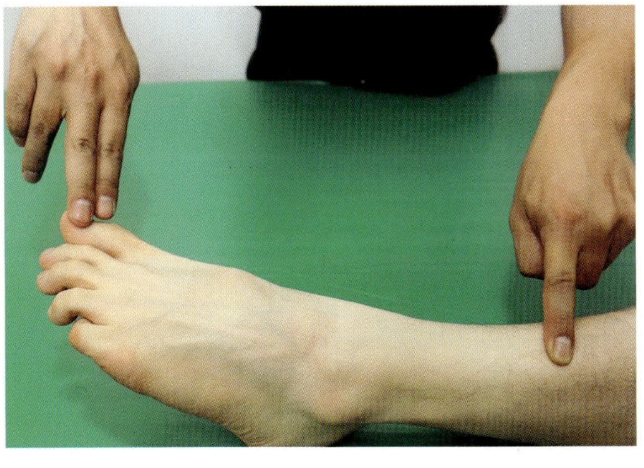

• 엄지발가락 발등에 손가락을 대고 엄지발가락을 폄을 동반하여 긴엄지 폄근의 힘줄을 촉진한다. 앞정강면에서 앞정강근과 구별하여 주의깊게 촉진하여 긴엄지폄근을 확인한다.

해부학적 특징

이는곳(origin)

• 종아리뼈의 앞면

닿는곳(insertion)

• 엄지발가락(great toe)의 끝마디뼈

작용(action)

• 엄지발가락 폄, 발목관절 발등굽힘 및 안쪽번짐

신경지배(nerve innervation)

• 깊은종아리신경(deep peroneal nerve)

기능적 활동

• 긴엄지폄근은 보행주기 중 발뒤꿈치 닿기를 할 수 있도록 앞쪽발을 감속하는 데 작용한다.

셋째종아리근(peroneus tertius muscle)

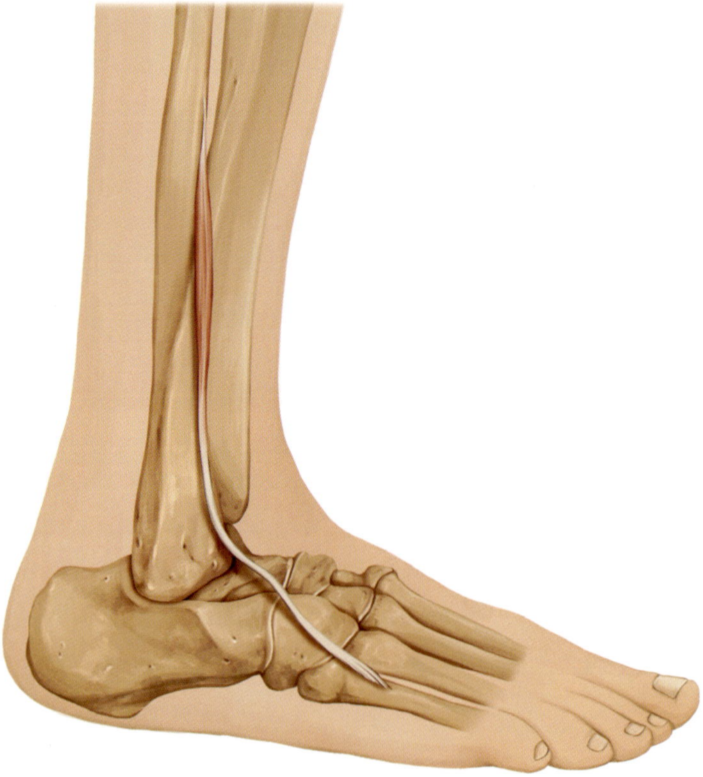

촉 진

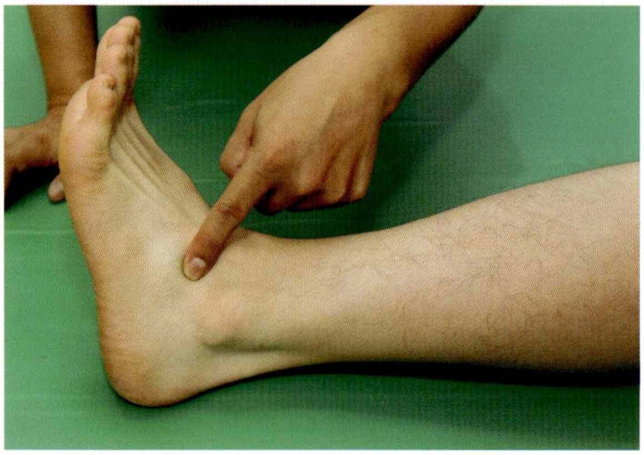

• 발등의 가쪽복사 앞쪽에 손가락을 위치하여 발목을 가쪽번짐하라고 하여 긴발가락폄근의 5번째 발가락으로 가는 힘줄과 구분하여 셋째 종아리근육의 힘줄을 주의깊게 촉진할 수 있다. 해부학적 변이에 의해 종종 셋째종아리근이 없는 사람도 있다.

해부학적 특징

이는곳(origin)

• 종아리뼈의 안쪽, 아래

닿는곳(insertion)

• 다섯째 발허리뼈의 바닥

작용(action)

• 발목관절 가쪽번짐과 발등굽힘

신경지배(nerve innervation)

• 깊은종아리신경(deep peroneal nerve)

기능적 활동

• 종아리근육들과 같이 작용하여 발의 가쪽번짐에 작용하며 안쪽번짐과의 균형을 유지하는 데 같이 관여한다.

(2) 종아리의 뒷면 근육들

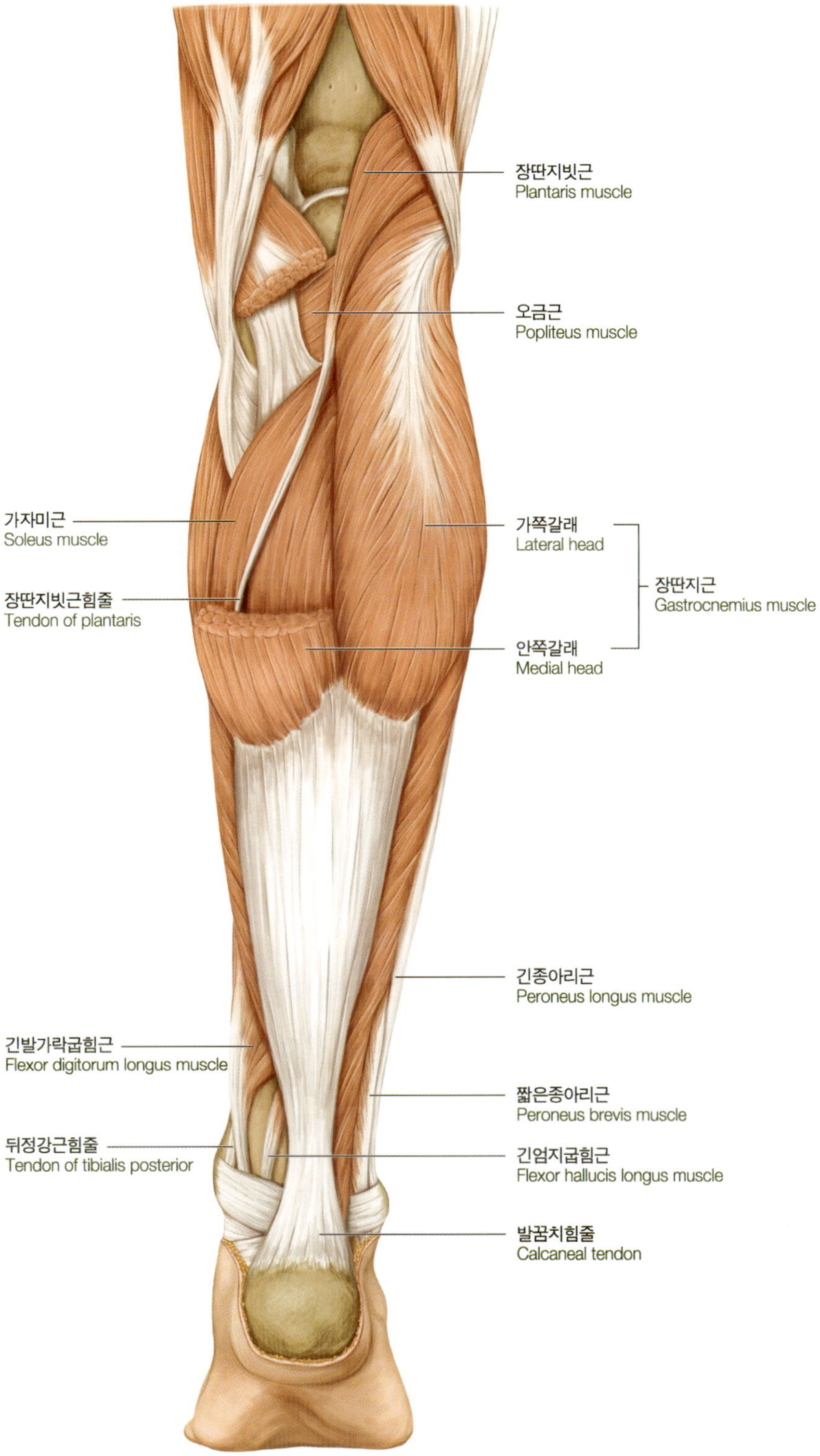
장딴지빗근
Plantaris muscle
오금근
Popliteus muscle
가자미근
Soleus muscle
가쪽갈래
Lateral head
장딴지근
Gastrocnemius muscle
장딴지빗근힘줄
Tendon of plantaris
안쪽갈래
Medial head
긴종아리근
Peroneus longus muscle
긴발가락굽힘근
Flexor digitorum longus muscle
짧은종아리근
Peroneus brevis muscle
뒤정강근힘줄
Tendon of tibialis posterior
긴엄지굽힘근
Flexor hallucis longus muscle
발꿈치힘줄
Calcaneal tendon

장딴지근(gastrocnemius muscle)

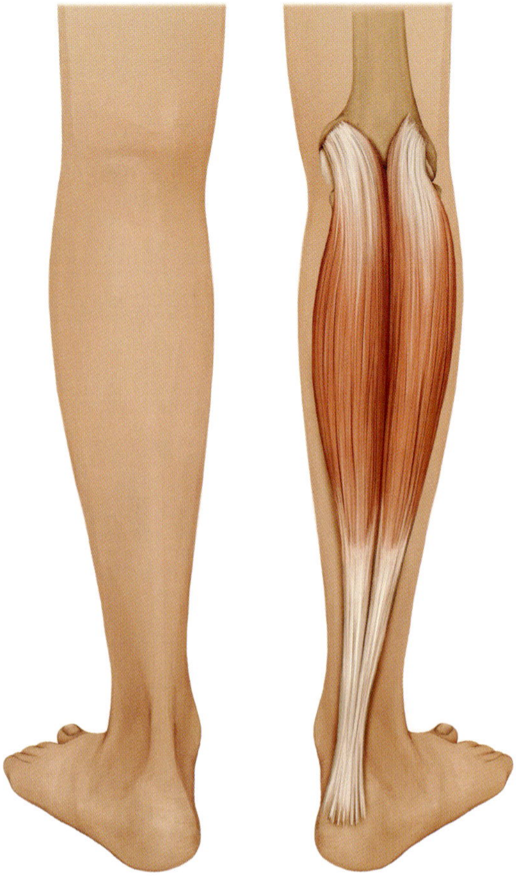

촉 진

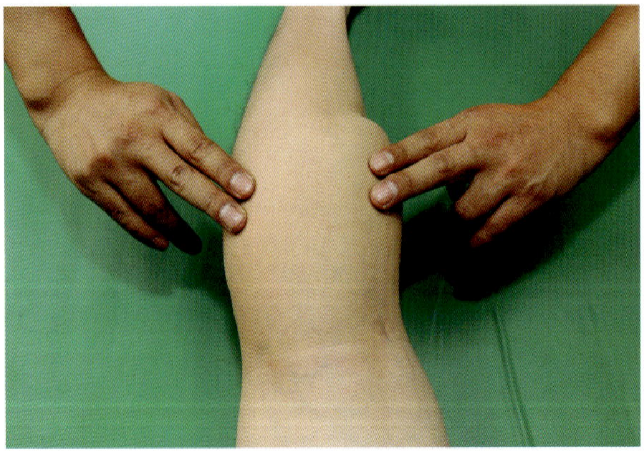

- 엎드려누운자세에서 무릎관절을 편한 상태에서 발목관절을 발바닥굽힘하고 아킬레스 힘줄의 안쪽모서리에서부터 장딴지근의 안쪽갈래와 아킬레스 힘줄의 가쪽모서리에서부터 장딴지근의 가쪽갈래를 촉진한다. 종아리의 뒤의 장딴지근의 근육부위에 손가락을 위치하여 발바닥굽힘하여 안쪽갈래와 가쪽갈래의 근육을 촉진하고 근육의 크기를 비교할 수 있다.

해부학적 특징

이는곳(origin)

- 안쪽갈래 – 넙다리뼈의 안쪽관절융기 뒷면
- 가쪽갈래 – 넙다리뼈의 가쪽관절융기 뒷면

닿는곳(insertion)

- 발꿈치힘줄(achilles tendon)을 통해서 발꿈치뼈(종골, calcaneus) 뒷면에 부착

작용(action)

- 발바닥굽힘(plantar flexion), 무릎관절 굽힘

신경지배(nerve innervation)

- 정강신경(tibial nerve)

기능적 활동

- 장딴지근은 서있는 자세에서 발목과 무릎의 안정화에 관여한다. 또한 장딴지근은 가지미근과 함께 수축하여 다리의 깊은 정맥의 펌핑작용을 도와 혈액을 심장쪽으로 밀어 올려주는 역할을 한다.
- 보행주기 동안 발끝떼기를 할 때 같이 작용하여 다리를 가속하는 데 도움을 준다.

TIP

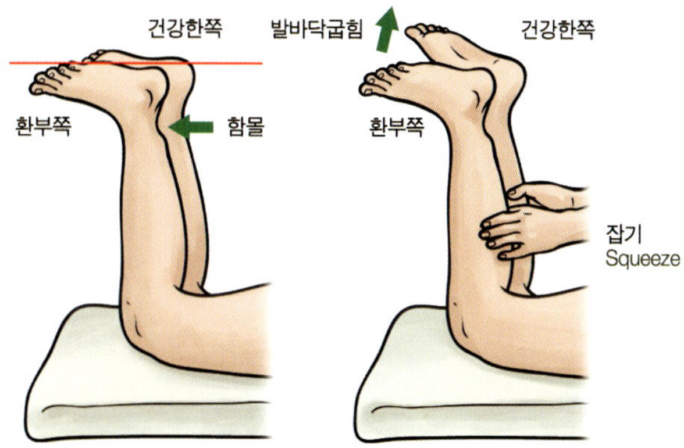

- 장딴지근은 가자미근과 합쳐서 아킬레스힘줄을 형성하며 아킬레스힘줄의 단열은 톰슨의 압착검사(Thompson's squeeze test)를 통해 단열유무를 알 수 있다.

MEMO

가자미근(soleus muscle)

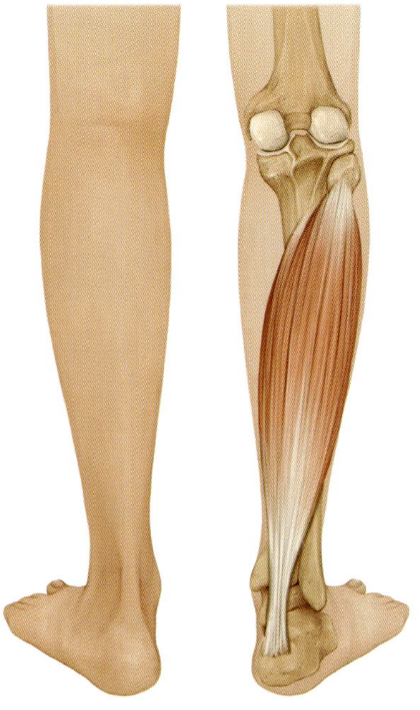

촉 진

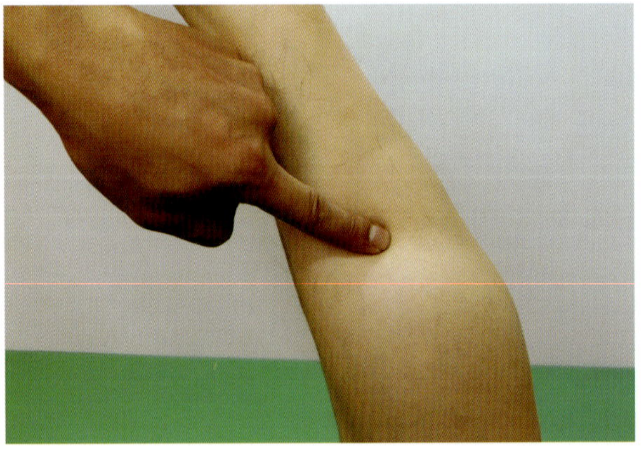

- 무릎관절을 굽힘한 상태에서 발목관절을 발바닥굽힘하여 종아리의 뒤에 손가락을 위치하여 장딴지근의 수축이 없는 상태를 확인하여 가자미근의 안쪽 모서리 근육을 촉진한다.

해부학적 특징

이는곳(origin)

- 종아리뼈머리(fibular head), 정강뼈의 위 1/2 뒷면

닿는곳(insertion)

- 발꿈치힘줄(achilles tendon)을 통해서 발꿈치뼈 뒷면에 부착

작용(action)

- 발목관절 발바닥굽힘

신경지배(nerve innervation)

- 정강신경(tibial nerve)

기능적 활동

- 가자미근은 발바닥굽힘의 주요작용 근육이며, 장딴지근과 함께 수축하여 다리의 깊은 정맥의 펌핑작용을 도와 혈액을 심장쪽으로 밀어 올려주는 역할을 한다.
- 보행주기 동안 발끝떼기를 할 때 작용하여 다리를 가속하는 데 도움을 준다.

장딴지빗근(plantaris muscle)

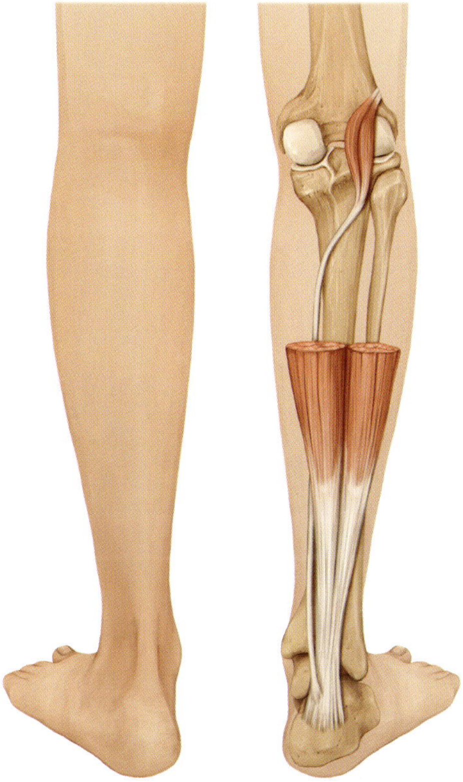

촉 진

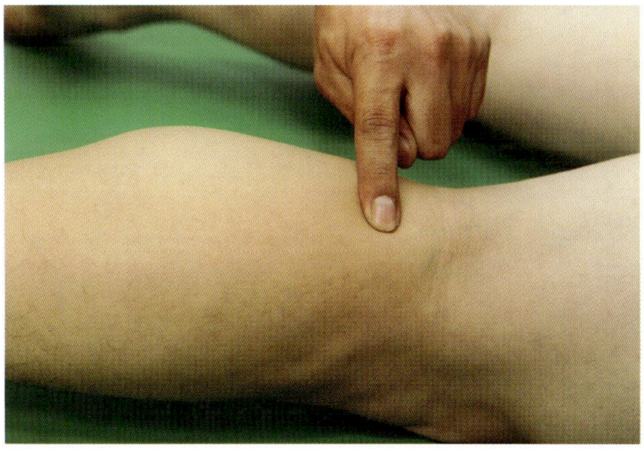

• 발목관절을 바닥쪽굽힘한 상태에서 장딴지근 가쪽 갈래에 손가락을 위치하여 촉진한다.

해부학적 특징

이는곳(origin)

• 넙다리뼈의 가쪽관절융기(lateral condyle) 뒷면

닿는곳(insertion)

• 발꿈치힘줄(achilles tendon)을 통해서 발꿈치뼈 뒷면에 부착

작용(action)

• 발목관절 발바닥굽힘

신경지배(nerve innervation)

• 정강신경(tibial nerve)

기능적 활동

• 5~10%의 인구에서 근육이 없고, 힘줄은 발꿈치 힘줄과 합쳐지거나, 다른곳에 닿기도 한다.

긴발가락굽힘근(flexor digitorum longus muscle)

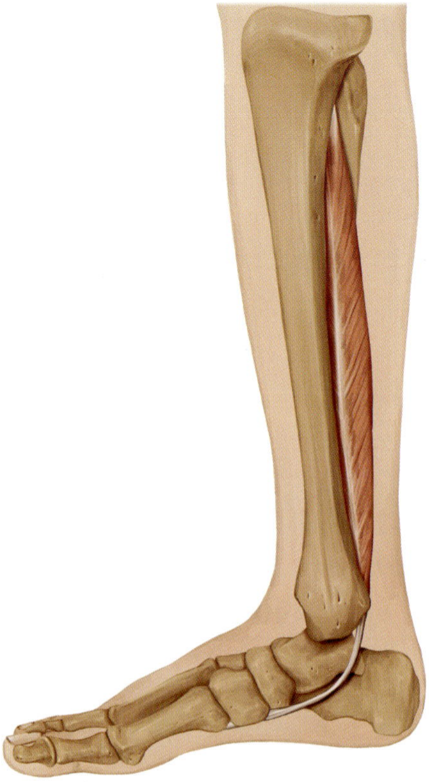

촉 진

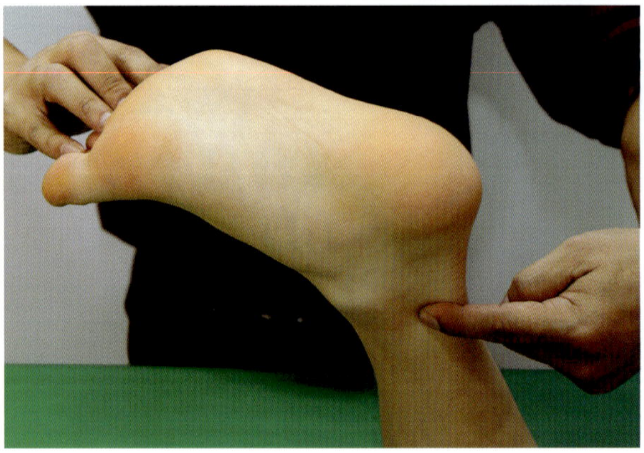

- 엎드려 누운자세에서 무릎관절을 굽힌 상태에서 한손은 2~4번째 발가락을 펴하고 다른 한손은 안쪽복사의 긴발가락굽힘근 힘줄의 긴장을 촉진한다.

해부학적 특징

이는곳(origin)

- 정강뼈의 뒤안쪽면(posteromedial aspect)

닿는곳(insertion)

- 둘째~다섯째 발가락의 끝마디뼈 바닥(base)

작용(action)

- 둘째~다섯째 발가락 굽힘, 발목관절 발바닥굽힘 및 안쪽번짐

신경지배(nerve innervation)

- 정강신경(tibial nerve)

기능적 활동

- 보행주기 동안 발끝떼기를 할 때 작용하여 다리를 가속하는 데 도움을 준다.

긴엄지굽힘근(flexor hallucis longus muscle)

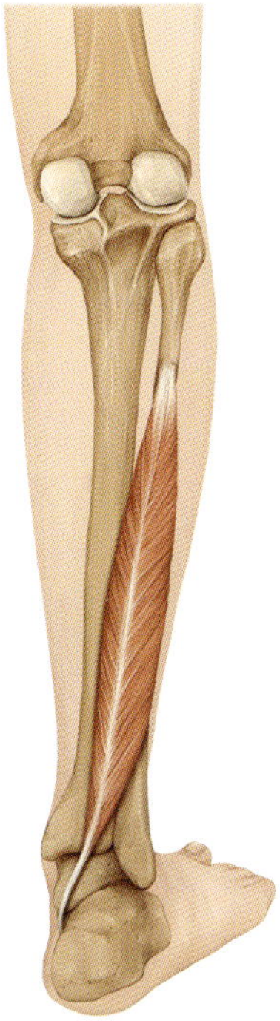

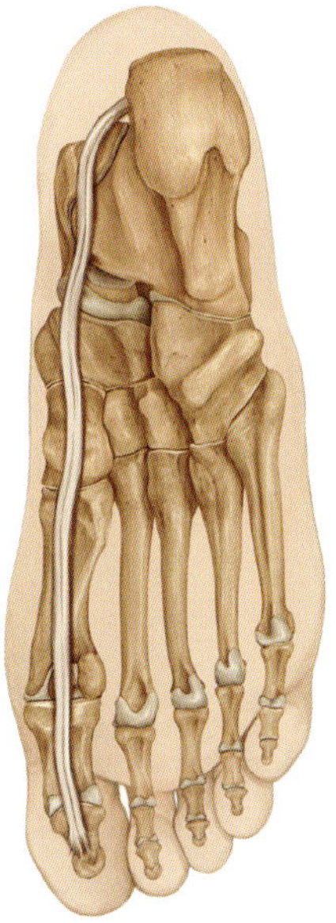

촉 진

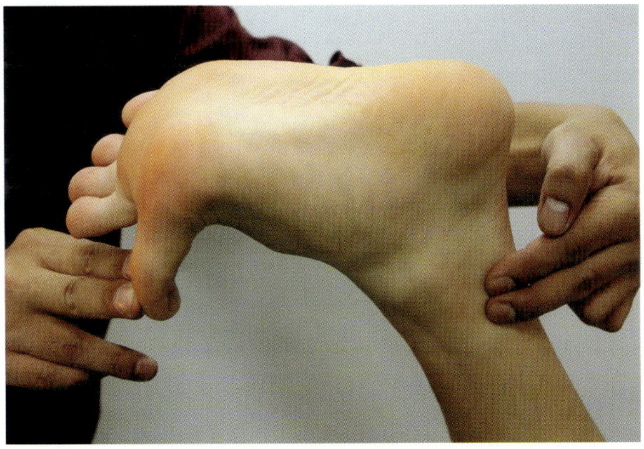

- 엎드려 누운자세에서 무릎관절을 굽힘한 상태에서 한손은 첫번째 발가락을 펴하고 다른 한손은 안쪽복사의 긴엄지굽힘근 힘줄의 긴장을 촉진한다.

해부학적 특징

이는곳(origin)

- 종아리뼈 뒷면

닿는곳(insertion)

- 엄지발가락 끝마디뼈

작용(action)

- 엄지발가락 굽힘, 발목관절 발바닥굽힘 및 안쪽번짐

신경지배(nerve innervation)

- 정강신경(tibial nerve)

기능적 활동

- 보행주기에서 발끝떼기에서 주요작용을 하여 추진력을 일으키며, 중간지지기와 발끝떼기에서 최대활동이 나타난다.
- 엄지발가락가쪽휨증(hallux valgus)에서 이 근육의 역학적 효율이 감소된다.

뒤정강근(tibialis posterior muscle)

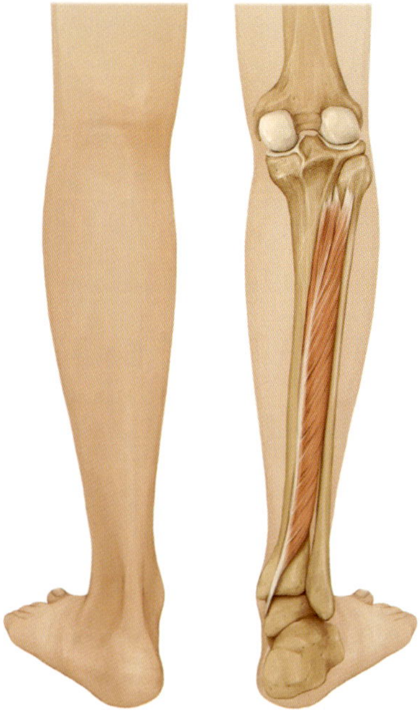

촉 진

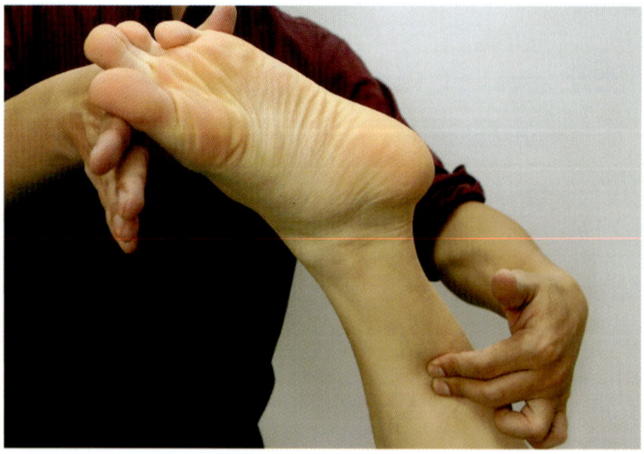

- 발목관절을 발바닥굽힘과 안쪽번짐하라고 하여 종아리뒤안쪽의 면쪽에서 뒤정강근육의 수축을 촉진한다.

해부학적 특징

이는곳(origin)

- 정강뼈와 종아리뼈의 뒷면, 뼈사이막(interosseous membrane)

닿는곳(insertion)

- 발배뼈, 쐐기뼈, 둘째~넷째 발허리뼈

작용(action)

- 발목관절 안쪽번짐과 발바닥굽힘

신경지배(nerve innervation)

- 정강신경(tibial nerve)

기능적 활동

- 뒤정강근은 긴종아리근과 함께 발의 안쪽세로활을 지지하는데 중요한 역할을 한다. 발목관절 발바닥굽힘 제한이 있을때 제일 먼저 치료의 대상이 되는 근육이 뒤정강근이다.
- 뒤정강근이 마비가 되면 발의 안쪽 세로활이 지지되지 않아 편평발을 유발한다.

(3) 가쪽 근육

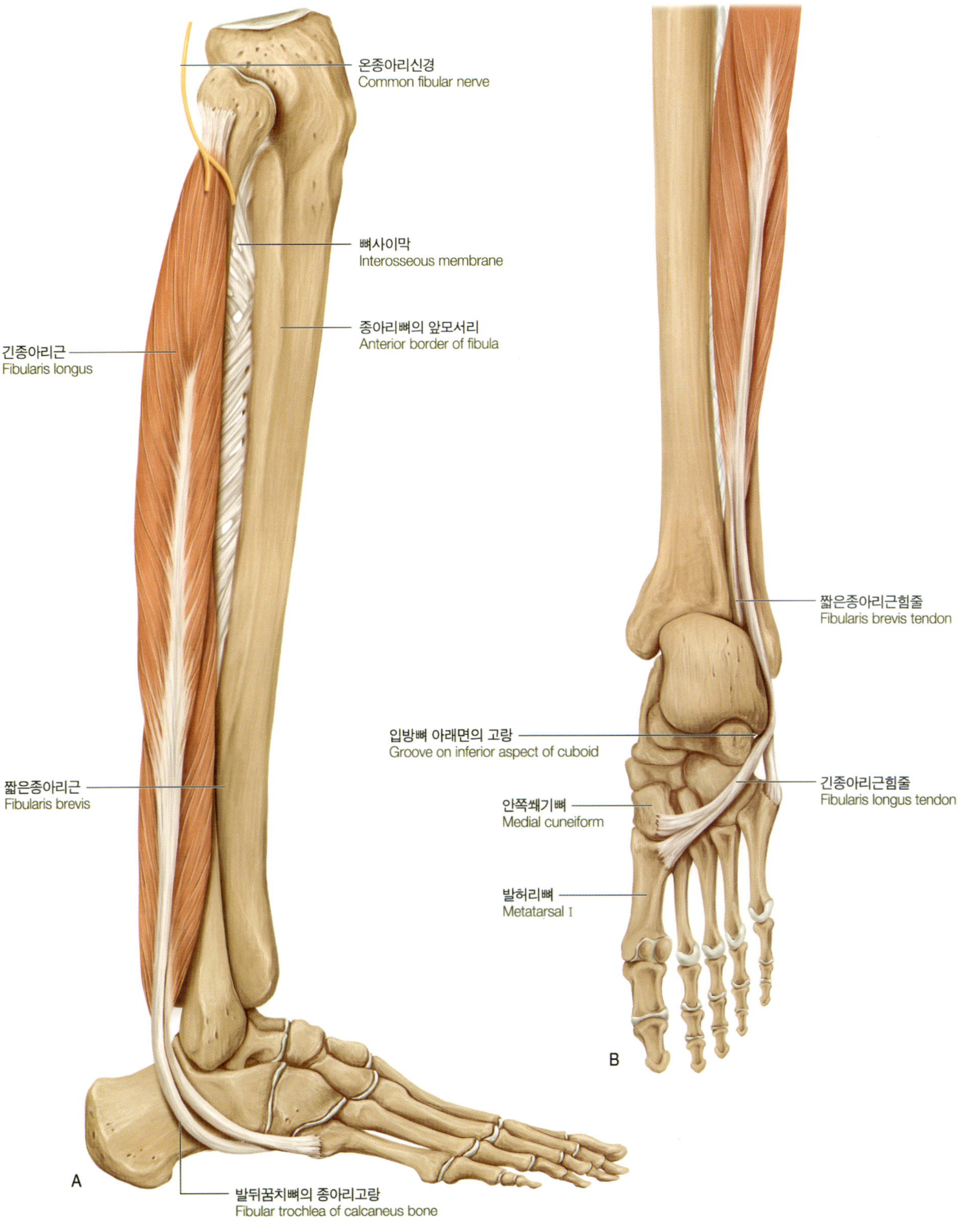

온종아리신경
Common fibular nerve
뼈사이막
Interosseous membrane
종아리뼈의 앞모서리
Anterior border of fibula
긴종아리근
Fibularis longus
짧은종아리근
Fibularis brevis
A
발뒤꿈치뼈의 종아리고랑
Fibular trochlea of calcaneus bone
짧은종아리근힘줄
Fibularis brevis tendon
입방뼈 아래면의 고랑
Groove on inferior aspect of cuboid
긴종아리근힘줄
Fibularis longus tendon
안쪽쐐기뼈
Medial cuneiform
발허리뼈
Metatarsal I
B

긴종아리근(peroneus longus muscle)

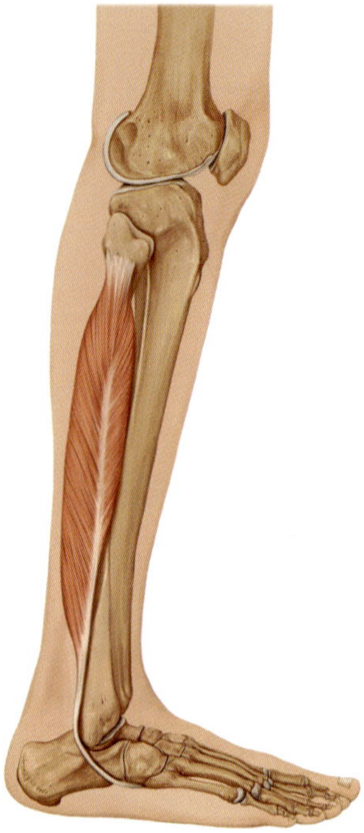

촉 진

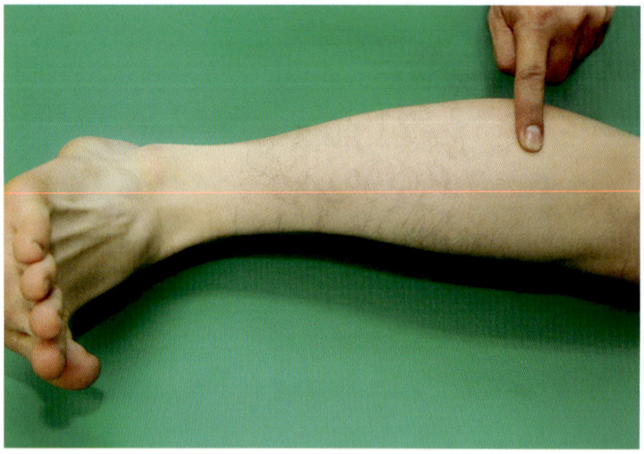

- 옆으로 누운자세에서 발목관절 발바닥굽힘과 가쪽 번짐한 상태에서 종아리뼈머리 아래쪽에 손가락을 위치하여 긴종아리근육의 수축을 촉진한다.

해부학적 특징

이는곳(origin)

- 종아리뼈머리(fibular head)

닿는곳(insertion)

- 첫째 발허리뼈의 바닥(base), 안쪽쐐기뼈

작용(action)

- 발목관절 가쪽번짐과 발바닥굽힘

신경지배(nerve innervation)

- 얕은종아리신경(superficial peroneal nerve)

기능적 활동

- 뒤정강근과 함께 발의 세로활을 지지하는 데 중요한 역할을 한다.
- 발목염좌의 치료시 발목염좌의 재발방지와 발목관절의 동적안정화를 위해 긴종아리근의 근력훈련은 필수적이다.

짧은종아리근(peroneus brevis muscle)

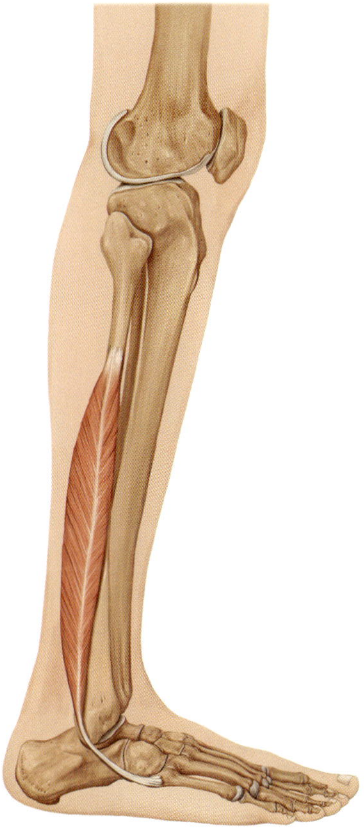

촉 진

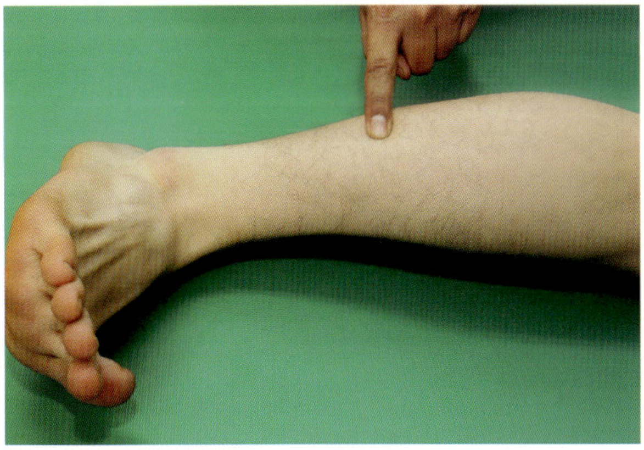

- 발목관절 발바닥굽힘과 가쪽번짐한 상태에서 종아리뼈먼쪽가쪽에 손가락을 위치하여 촉진한다.

해부학적 특징

이는곳(origin)

- 종아리뼈의 가쪽면 아래 1/3

닿는곳(insertion)

- 다섯째 발허리뼈의 바닥

작용(action)

- 발목관절 가쪽번짐과 발바닥굽힘

신경지배(nerve innervation)

- 얕은종아리신경(superficial peroneal nerve)

기능적 활동

- 긴종아리근과 뒤정강근과 함께 발의 안쪽세로활을 지지하는 데 중요한 역할을 한다.

근육군의 작용

발바닥 굽힘근육들

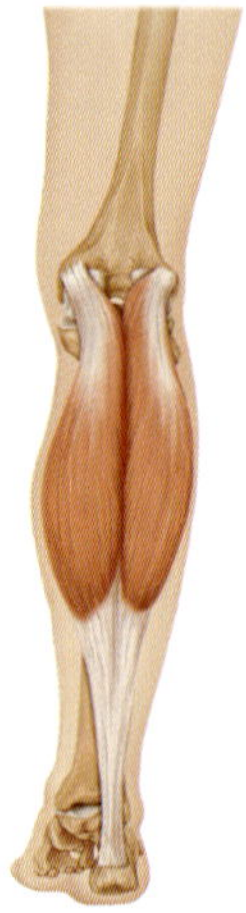

장딴지근

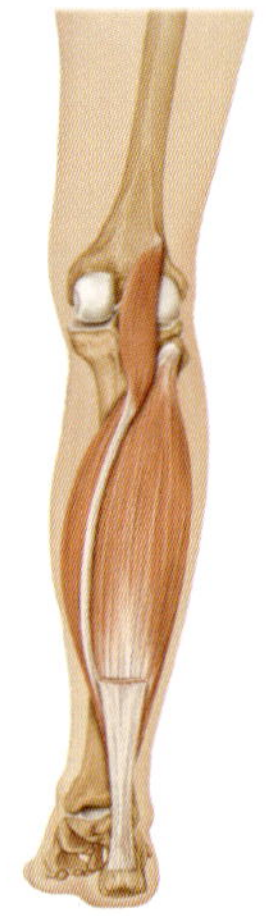

가자미근

발바닥굽힘의 보조근육들

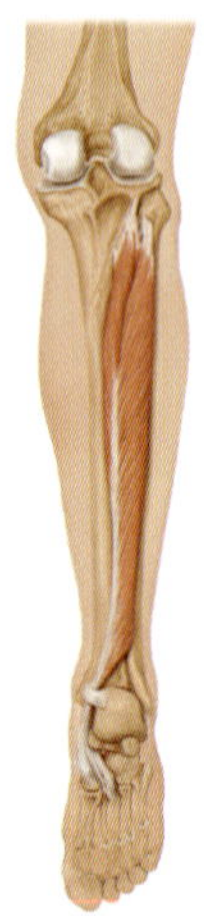

뒤정강근

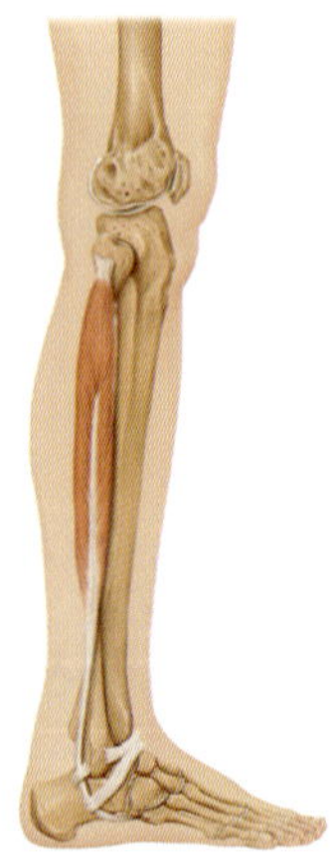

긴종아리근

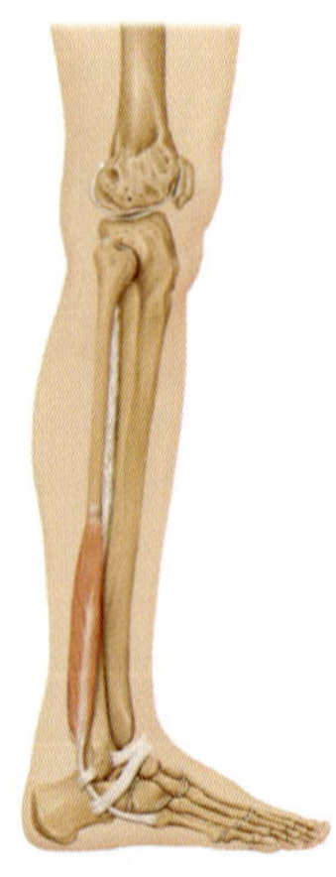

짧은종아리근

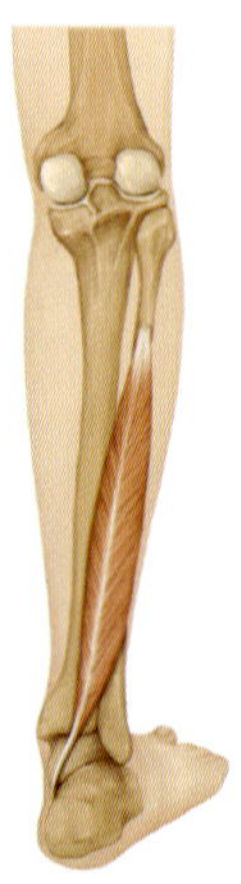

긴엄지굽힘근

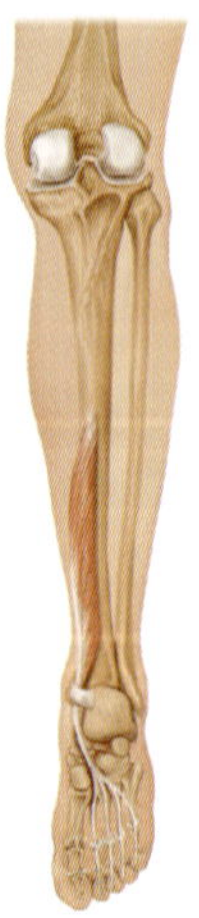

긴발가락굽힘근

발등굽힘 근육들

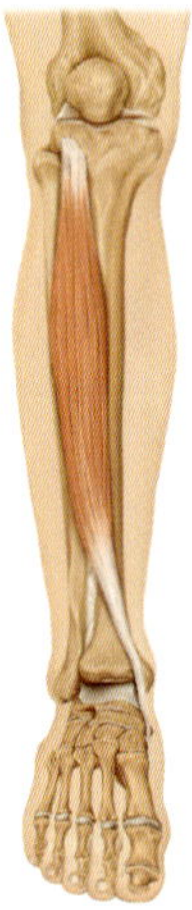	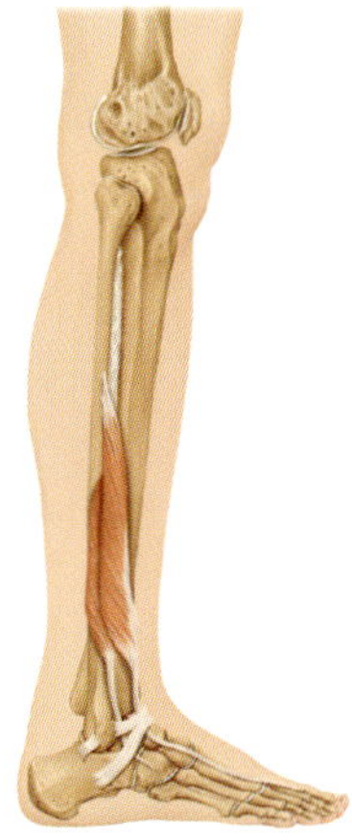	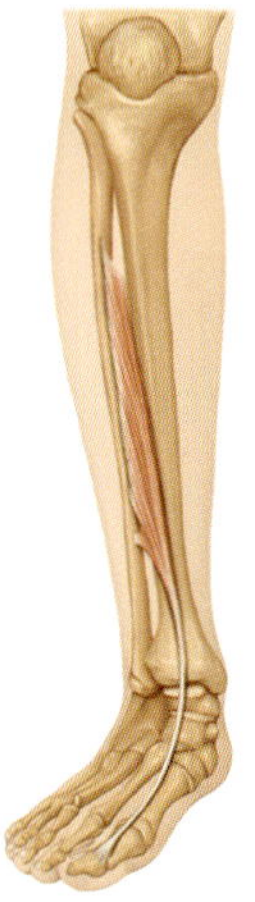	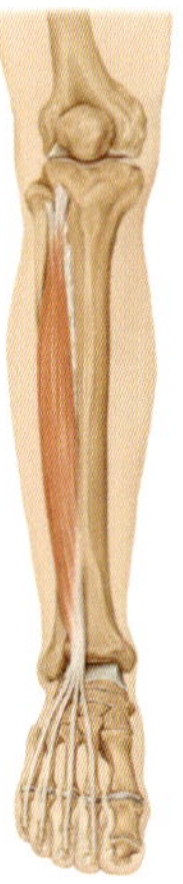
앞정강근	셋째종아리근	긴엄지폄근	긴발가락폄근

안쪽번짐근육들

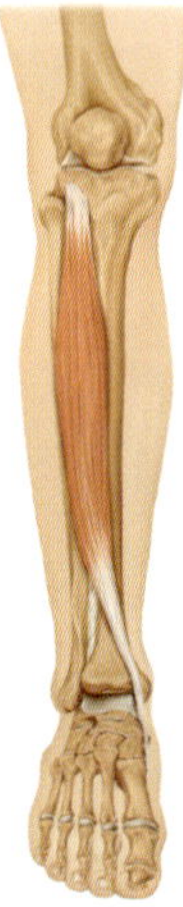	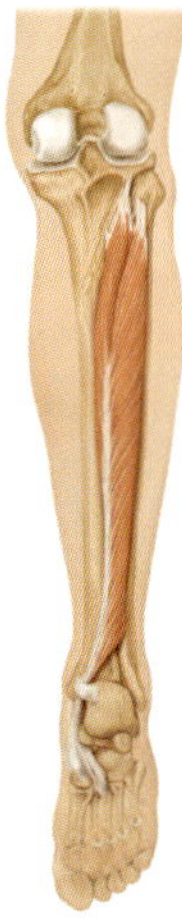	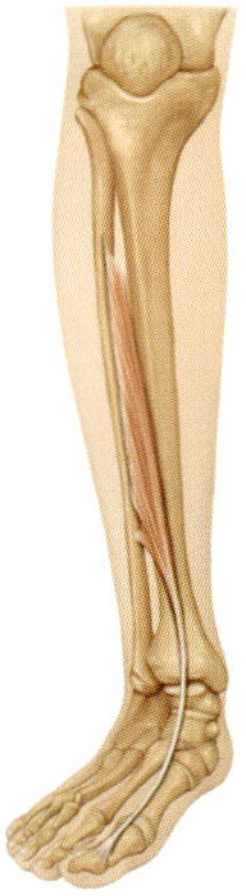	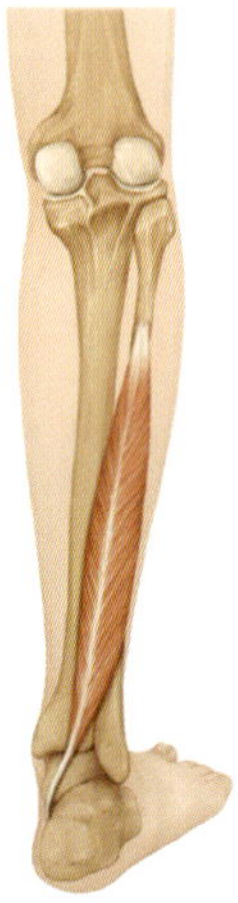
앞정강근	뒤정강근	긴엄지폄근	긴엄지굽힘근
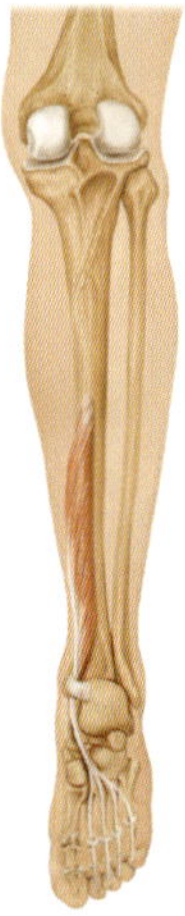			
긴발가락굽힘근			

가쪽번짐 근육들

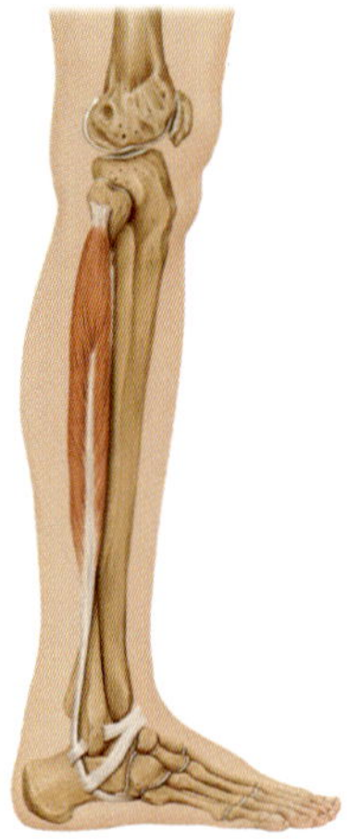	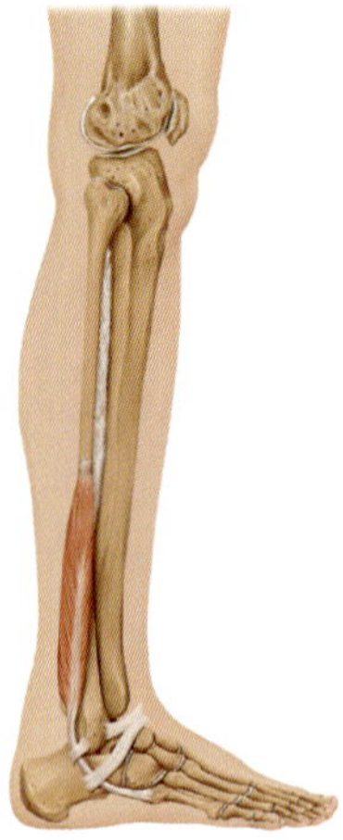	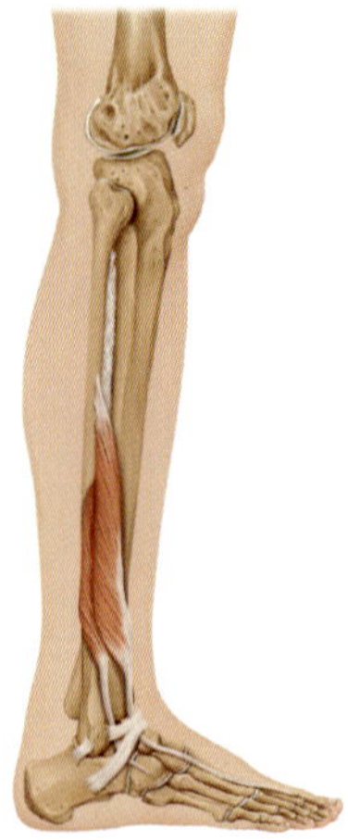	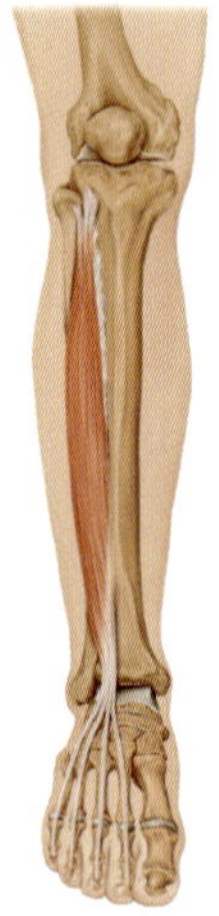
긴종아리근	짧은종아리근	셋째종아리근	긴발가락폄근

2) 발바닥의 근육

발바닥의 근육은 4층으로 이루어져 있다.

(1) 발바닥 첫째층의 근육들

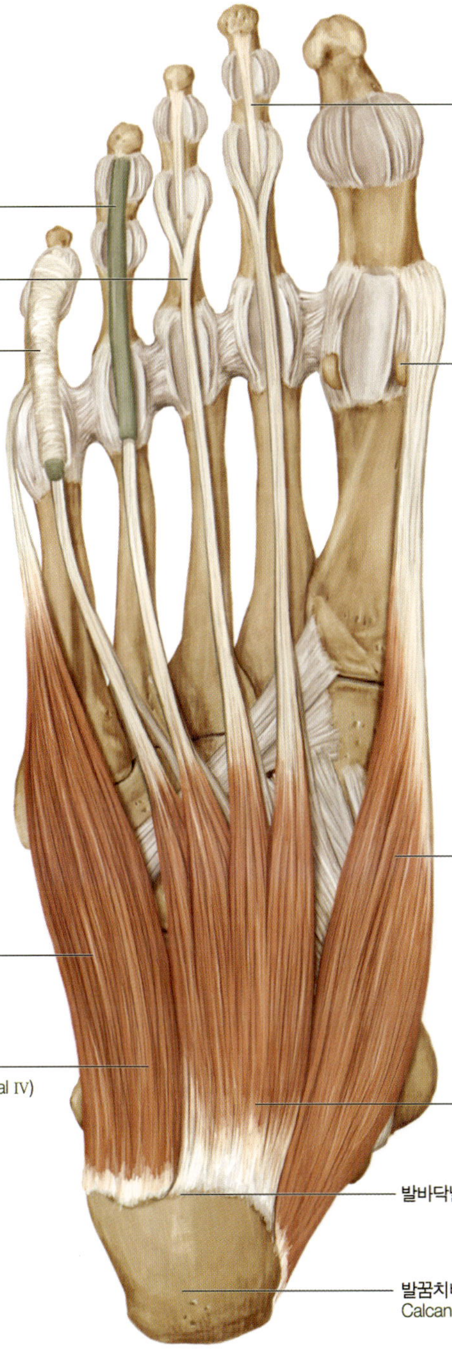

엄지벌림근(abductor hallucis)

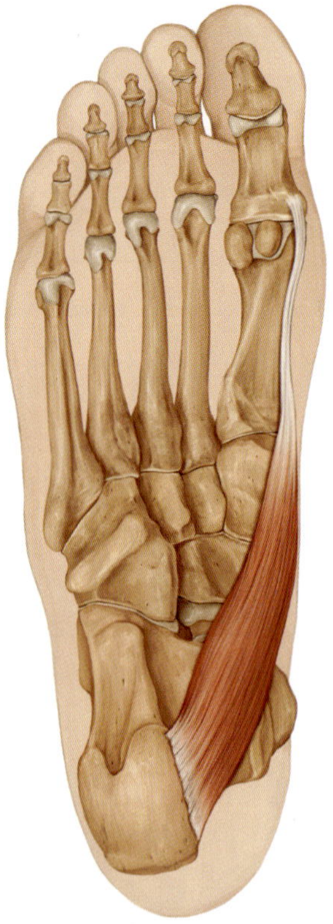

촉 진

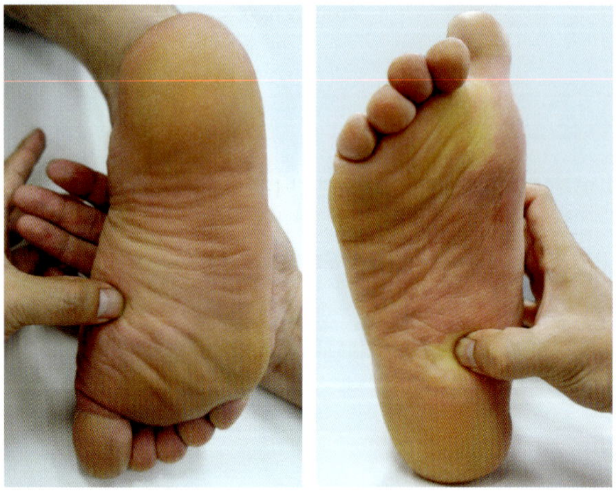

- 첫째 발허리발가락관절에서 엄지발가락을 벌림하고 발바닥의 안쪽에서 근수축을 촉진한다.

해부학적 특징

이는곳(origin)

- 뒤꿈치뼈 안쪽 결절돌기, 굽힘근지지띠 : 안쪽근육 사이막

닿는곳(insertion)

- 엄지의 첫마디뼈 바닥의 안쪽면

작용(action)

- 발허리발가락관절에서 엄지의 굽힘과 벌림

신경지배(nerve innervation)

- 안쪽 발바닥신경(medial plantar nerve)

기능적 활동

- 새끼발가락 벌림근과 함께 선자세의 안정에 있어 지지기저면을 형성하는 데 중요한 작용을 한다.

짧은발가락굽힘근(flexor digitorum brevis)

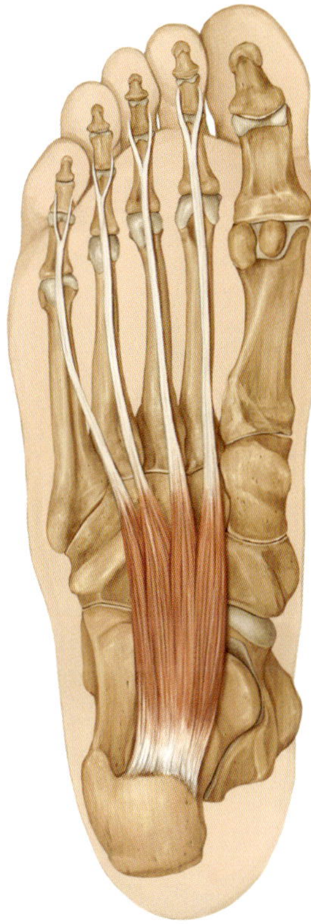

촉 진

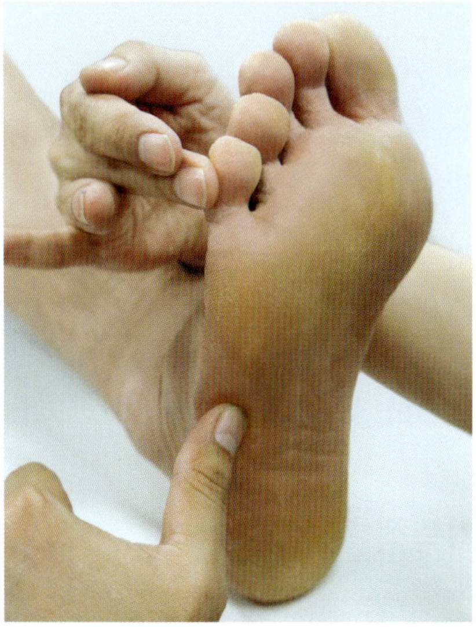

• 2~5째 발가락을 굽힌 상태에서 2~5째 발허리발가락관절 주위에서 수축을 촉진한다.

해부학적 특징

이는곳(origin)

• 뒤꿈치뼈 안쪽 결절돌기 : 안쪽 및 가쪽 근육사이막

닿는곳(insertion)

• 2~5째 발가락뼈의 중간마디의 양면

작용(action)

• 몸쪽발가락관절의 굽힘

신경지배(nerve innervation)

• 안쪽 발바닥신경(medial plantar nerve)

기능적 활동

• 보행주기 중 한다리 지지기에서 지지면의 안정을 형성하는 데 다른 발바닥의 근육들과 공동으로 작용한다.

새끼발가락벌림근(abductor digiti minimi)

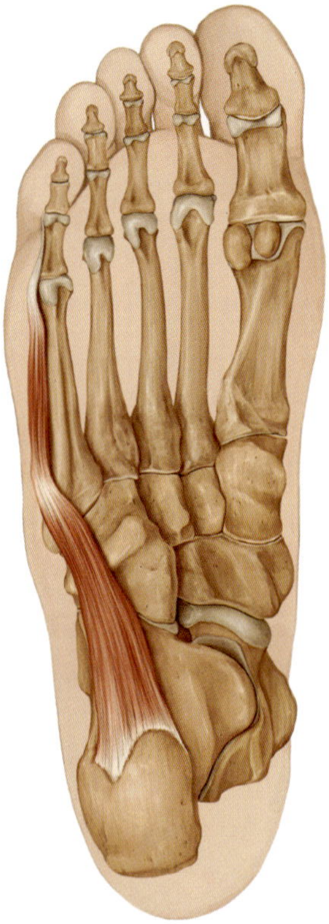

촉 진

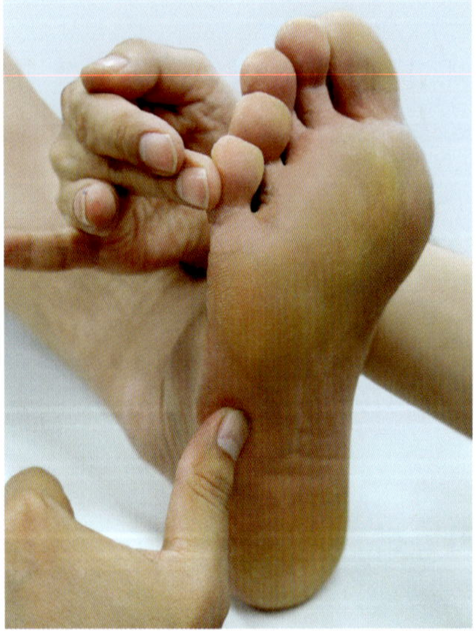

- 다섯째 발허리발가락관절에서 새끼발가락을 벌림하고 발바닥의 가쪽에서 근육수축을 촉진한다.

해부학적 특징

이는곳(origin)

- 뒤꿈치뼈 가쪽 결절돌기

닿는곳(insertion)

- 5번째 발가락의 첫째마디뼈 가쪽

작용(action)

- 5번째 발가락의 굽힘과 벌림

신경지배(nerve innervation)

- 가쪽 발바닥신경(lateral plantar nerve)

기능적 활동

- 엄지 벌림근과 함께 선자세의 안정에 있어 지지기저면을 형성하는 데 중요한 작용을 한다.

(2) 발바닥 둘째층의 근육들

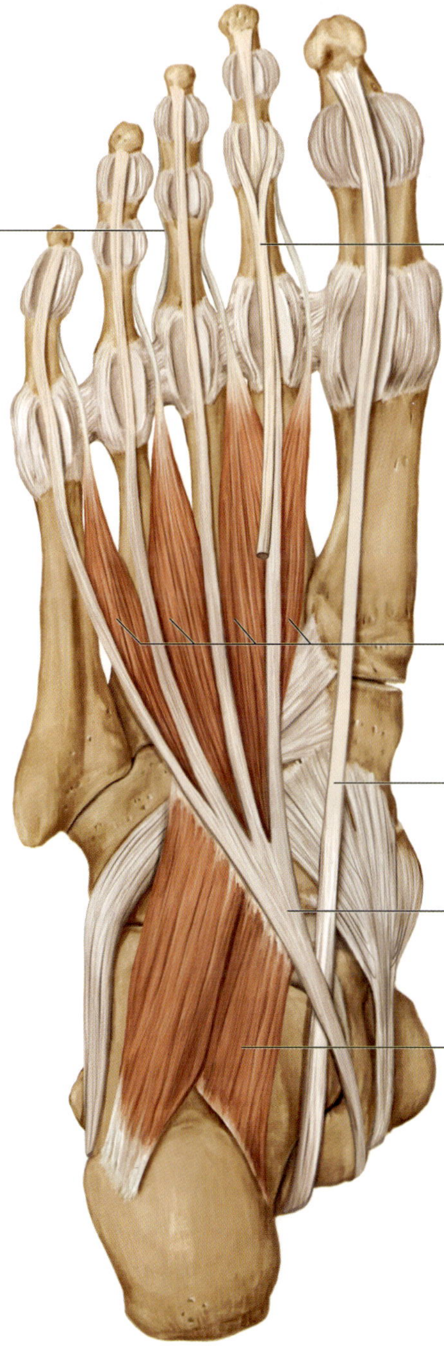

발바닥네모근(quadratus plantae)

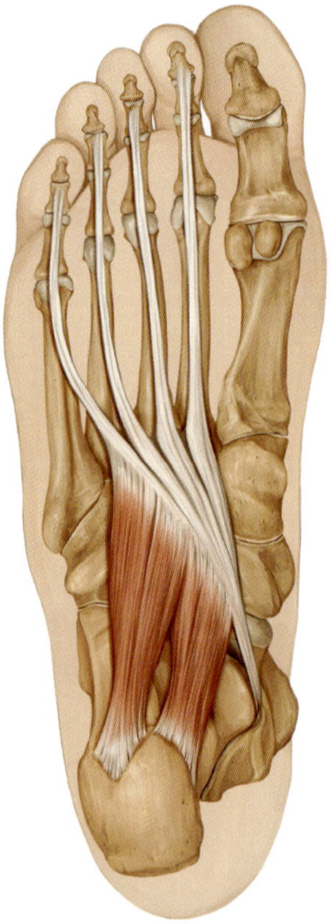

촉 진

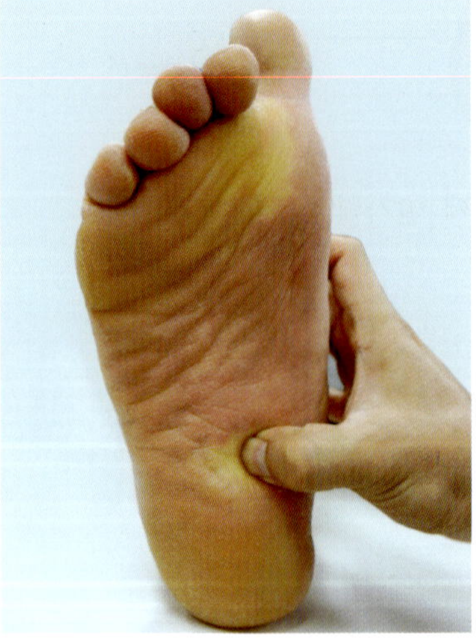

• 2~5째 발가락을 굽힘하고 발바닥에서 수축을 느낄 수는 있으나, 짧은발가락굽힘근보다 깊이 위치해 구별하기가 쉽지 않다.

해부학적 특징

이는곳(origin)

• 발뒤꿈치뼈의 발바닥면 안쪽

닿는곳(insertion)

• 긴발가락굽힘근힘줄의 가쪽 및 뒤면

작용(action)

• 2~5번째 발가락의 굽힘보조

신경지배(nerve innervation)

• 가쪽 발바닥신경(lateral plantar nerve)

벌레모양근(lumbricals)

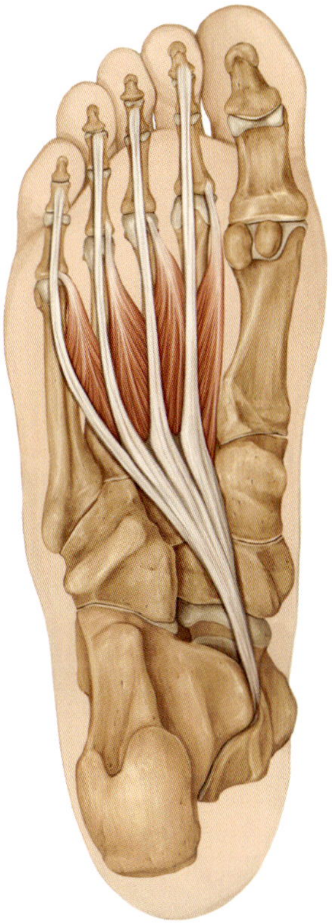

촉 진

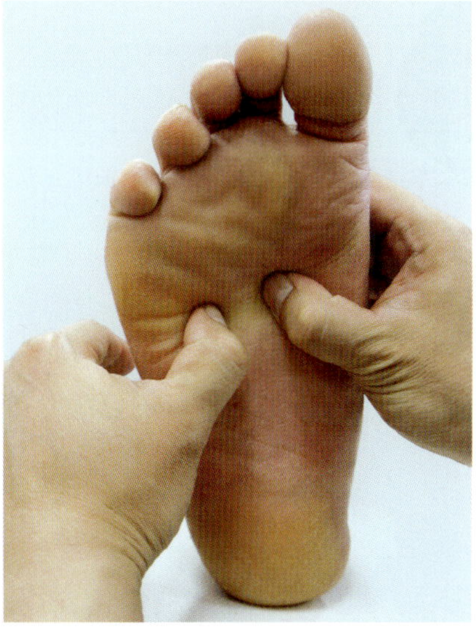

- 2~5째 발가락 굽힘하고 발허리발가락관절에서 손가락을 위치하여 수축을 촉진한다.

해부학적 특징

이는곳(origin)

- 긴발가락굽힘근힘줄

닿는곳(insertion)

- 2~5번째 발가락의 폄근힘줄퍁대

작용(action)

- 발허리발가락관절의 굽힘, 발가락사이관절의 폄

신경지배(nerve innervation)

- 제1벌레모양근–안쪽발바닥신경 제2~4벌레모양근–가쪽발바닥신경

(3) 발바닥 셋째층의 근육들

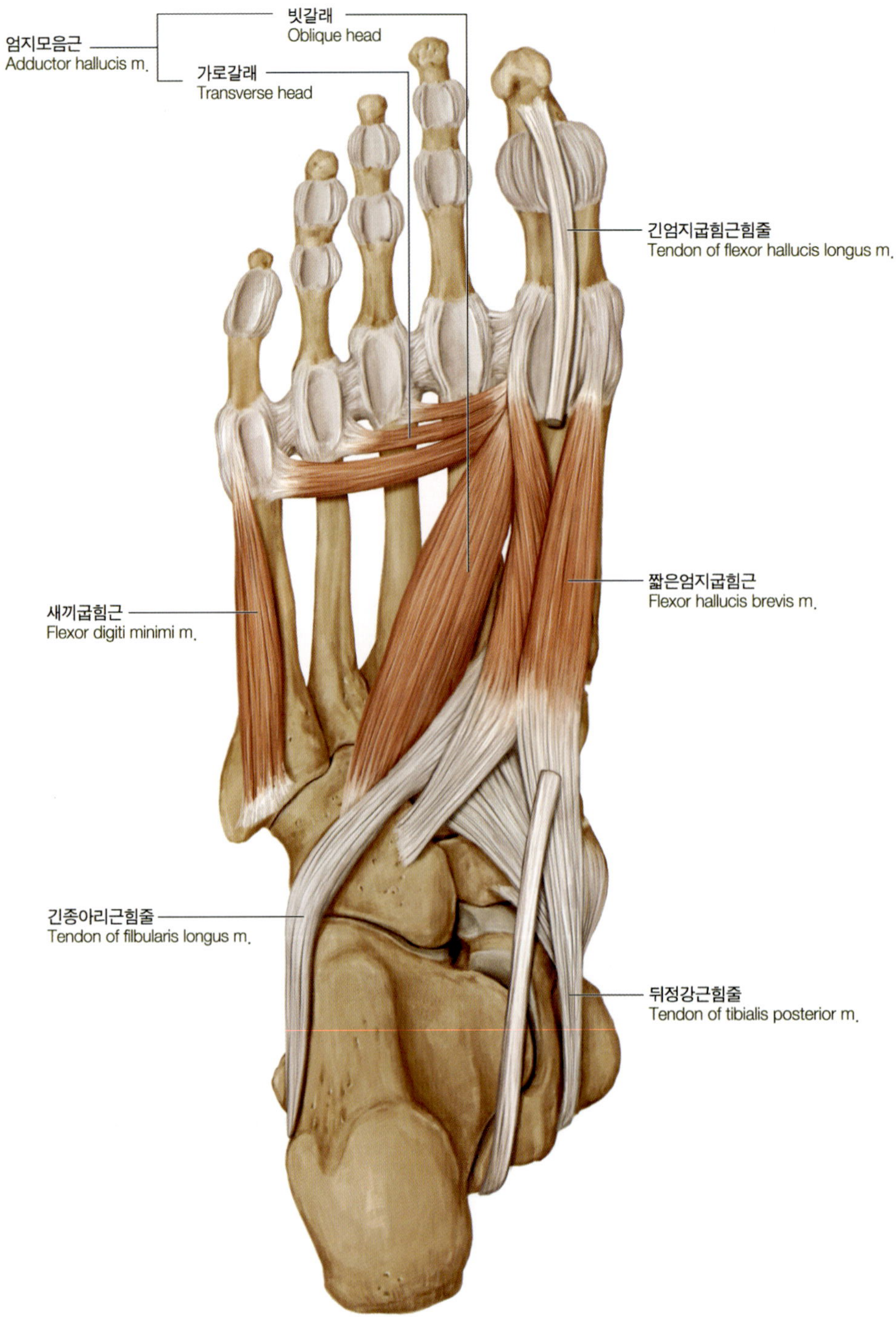

짧은엄지굽힘근(flexor hallucis brevis)

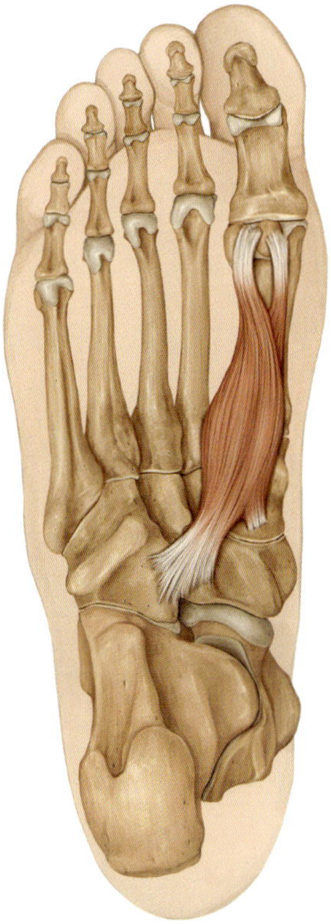

촉 진

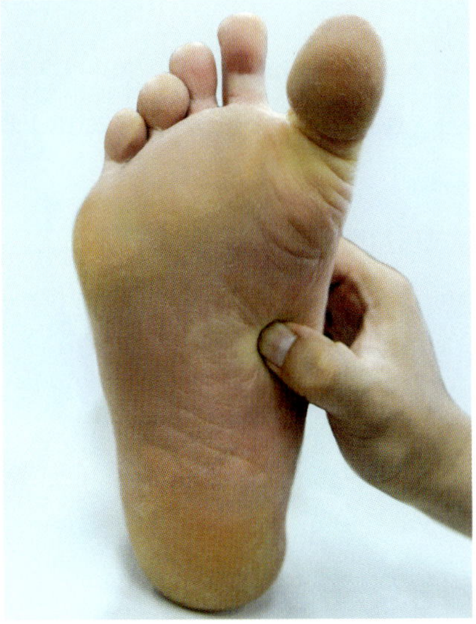

- 발목발허리관절에서 엄지발가락을 굽힘하고 짧은엄지굽힘근의 수축을 촉진한다.

해부학적 특징

이는곳(origin)

- 입방뼈, 가쪽쐐기뼈, 뒤정강근힘줄

닿는곳(insertion)

- 엄지의 몸쪽발가락마디뼈바닥의 안쪽 및 가쪽

작용(action)

- 엄지 첫째마디뼈의 굽힘

신경지배(nerve innervation)

- 안쪽발바닥신경

기능적 활동

- 걷기, 발레, 암벽등반시에 엄지굽힘에 중요한 작용을 한다.

엄지모음근(adductor hallucis)

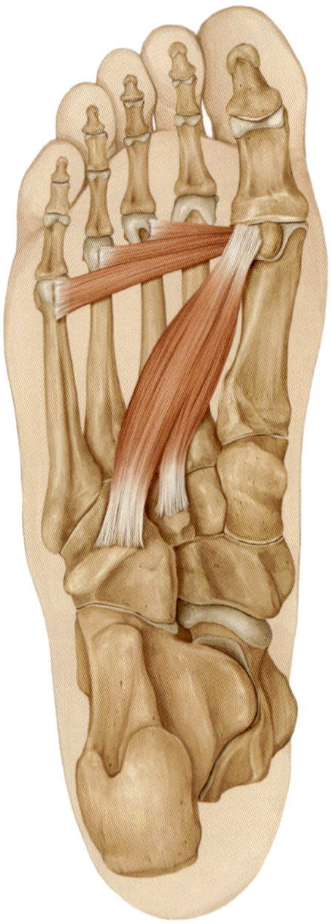

촉 진

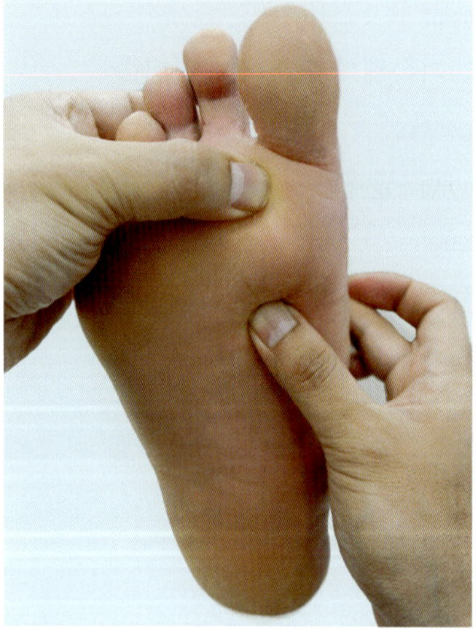

• 엄지발가락을 모음한 후 엄지모음근의 가로갈래의 수축과 빗갈래의 수축을 구분하여 촉진한다.

해부학적 특징

이는곳(origin)

• 빗머리 : 2~4발허리뼈바닥, 긴종아리근힘줄
• 가로머리 : 3~5발허리발가락관절주머니

닿는곳(insertion)

• 엄지 첫째마디뼈바닥

작용(action)

• 엄지의 모음과 굽힘

신경지배(nerve innervation)

• 가쪽 발바닥신경

기능적 활동

• 보행중 발끝떼기 시기에 추진력을 제공하기 위한 첫째 발허리 발가락의 고정에 중요한 역할을 한다.

짧은새끼발가락굽힘근(flexor digiti minimi)

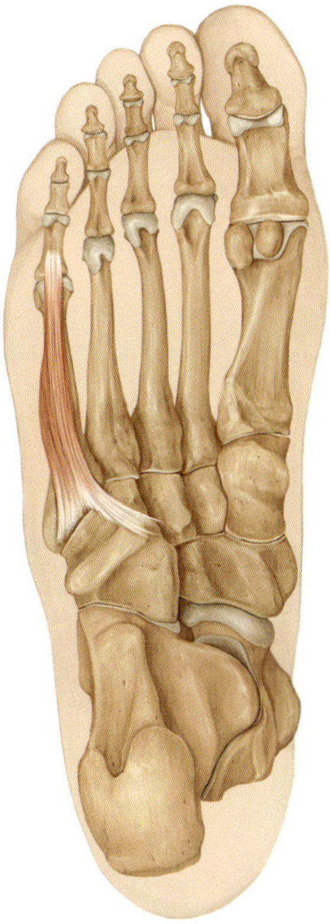

촉 진

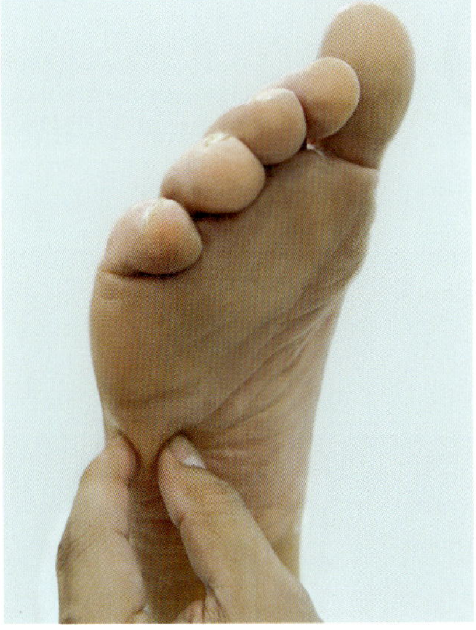

• 새끼발가락을 굽힘하여 발바닥의 가쪽 깊은곳에서 수축을 촉진한다.

해부학적 특징

이는곳(origin)

• 다섯 번째 발허리뼈 발바닥면

닿는곳(insertion)

• 다섯 번째 첫째마디뼈 발다닥면

작용(action)

• 새끼발가락 첫째마디뼈의 굽힘

신경지배(nerve innervation)

• 가쪽 발바닥신경

(4) 발바닥 심층(4층)의 근육들

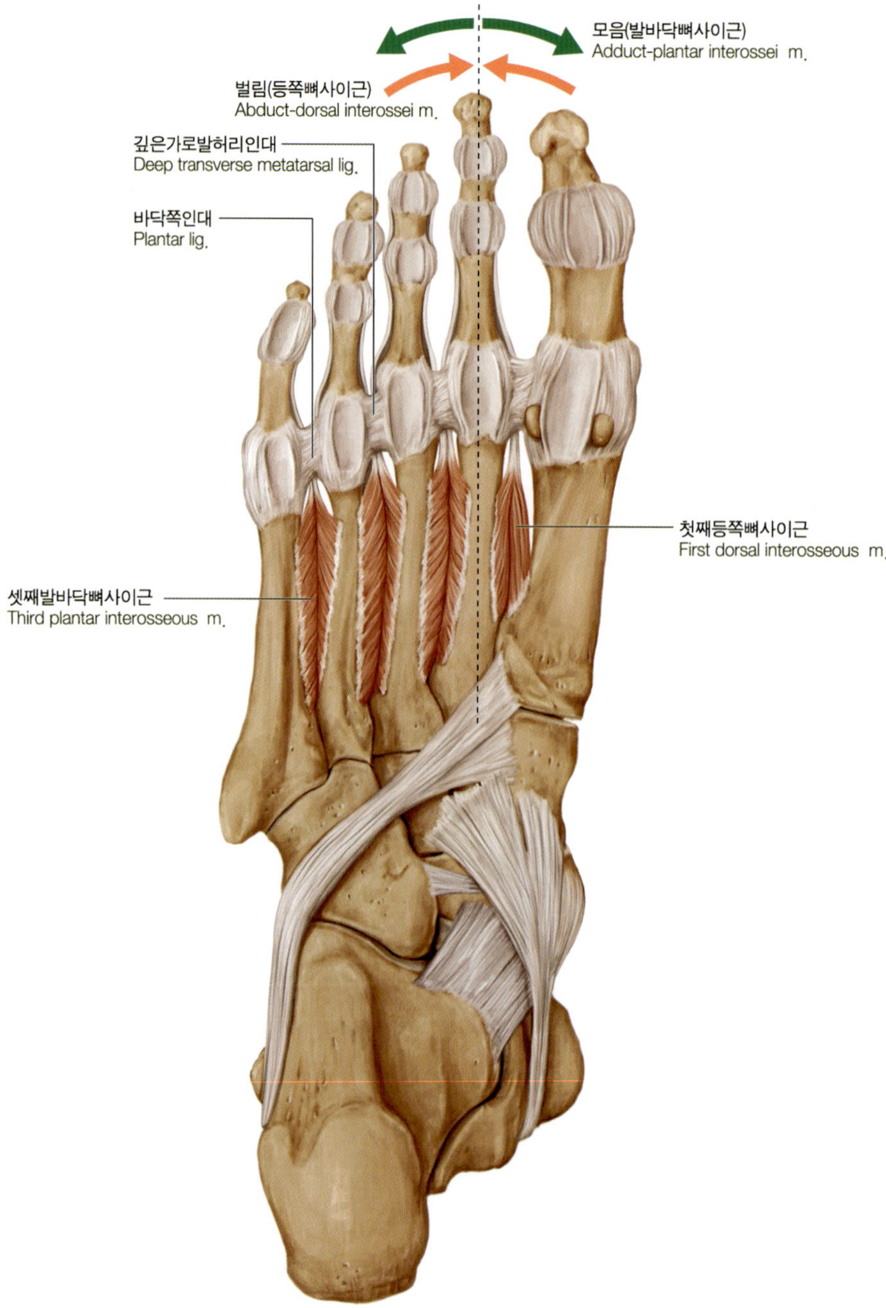

CHAPTER 9

발바닥쪽뼈사이근(plantar interossei : 3개)

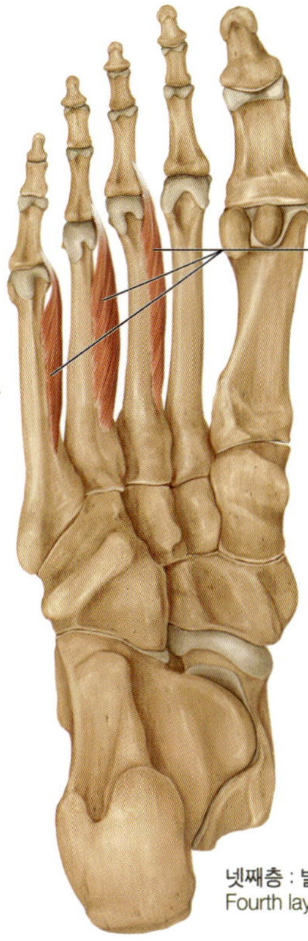

촉 진

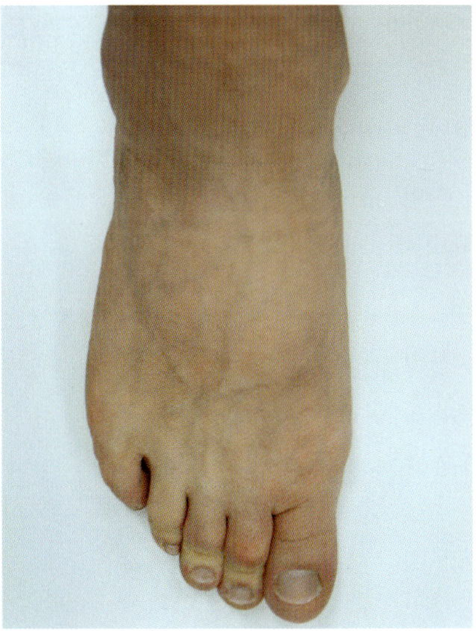

- 발가락을 벌림하라고 할 때 수축하며 깊은곳에 위치하여 촉진은 어렵다.

해부학적 특징

이는곳(origin)

- 제1～5발허리뼈의 안쪽, 가쪽

닿는곳(insertion)

- 제1～2발가락 몸쪽발가락뼈의 안쪽
- 제2, 3, 4발가락 첫째마디뼈의 가쪽

작용(action)

- 발가락 모음

신경지배(nerve innervation)

- 가쪽 발바닥신경

발등쪽뼈사이근(dorsal interossei : 4개)

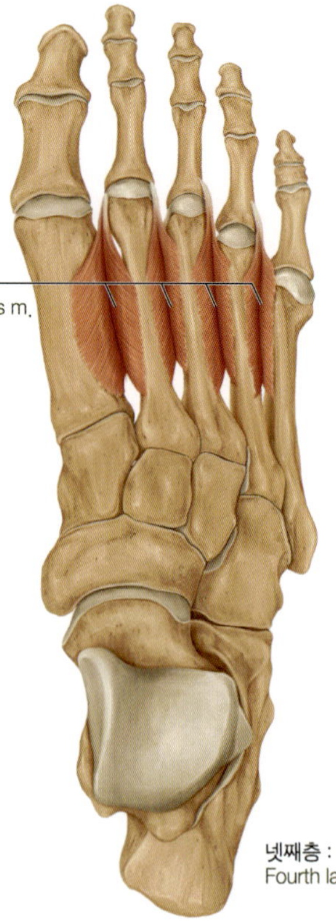

촉 진

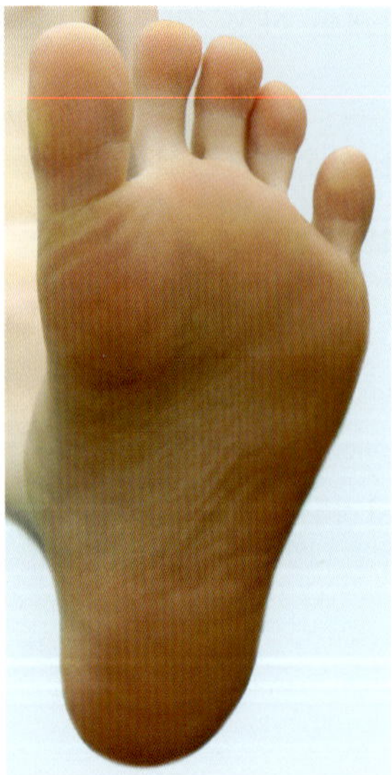

- 발가락을 모음하라고 할 때 수축하며 깊은곳에 위치하여 촉진은 어렵다.

해부학적 특징

이는곳(origin)

- 제3~5발허리뼈의 안쪽

닿는곳(insertion)

- 제3~5발가락 첫째마디뼈의 안쪽

작용(action)

- 발가락 벌림

신경지배(nerve innervation)

- 가쪽 발바닥신경

3) 발등의 근육

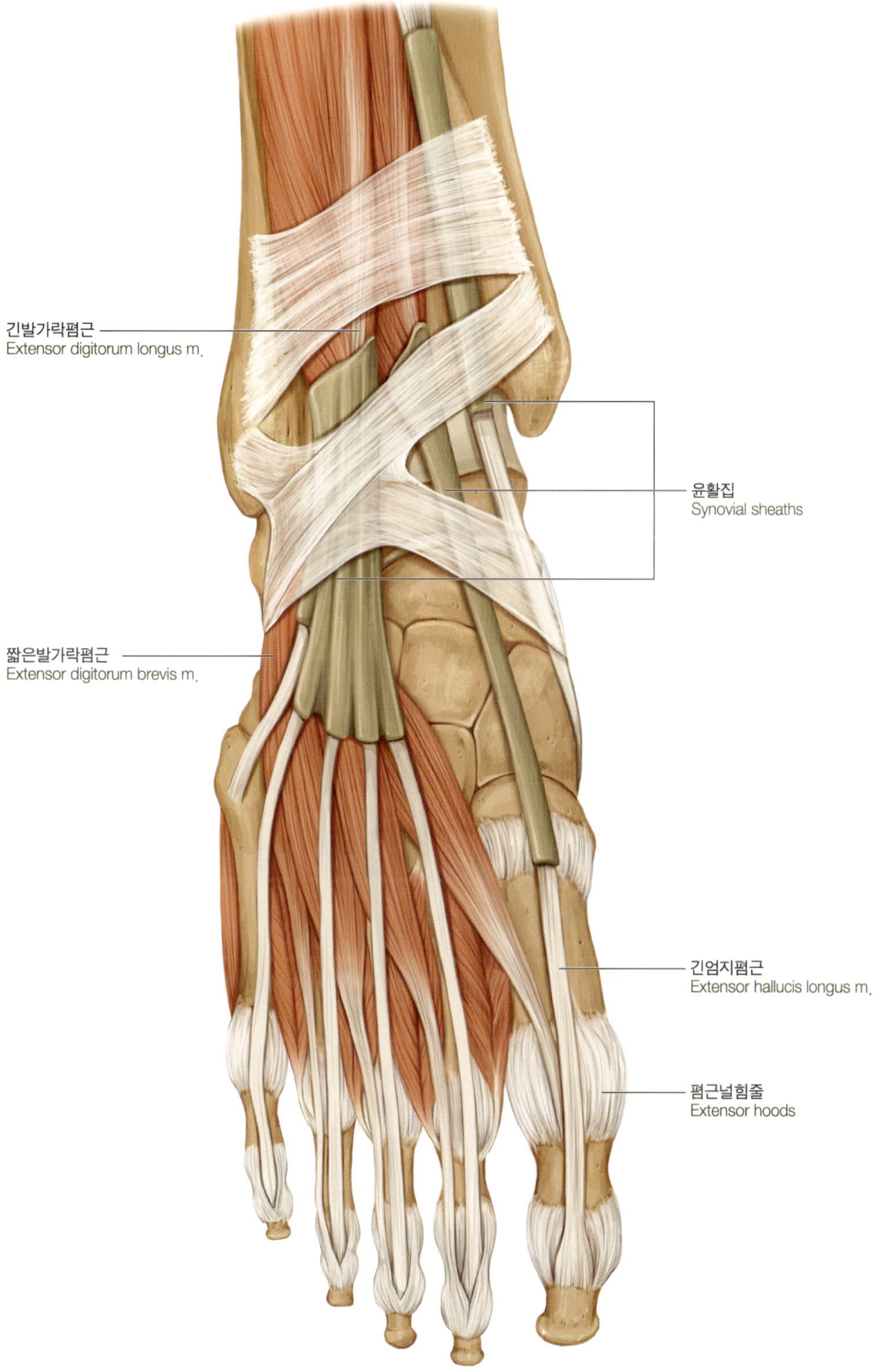
긴발가락폄근
Extensor digitorum longus m.
윤활집
Synovial sheaths
짧은발가락폄근
Extensor digitorum brevis m.
긴엄지폄근
Extensor hallucis longus m.
폄근널힘줄
Extensor hoods

짧은발가락폄근(extensor digitorum brevis)

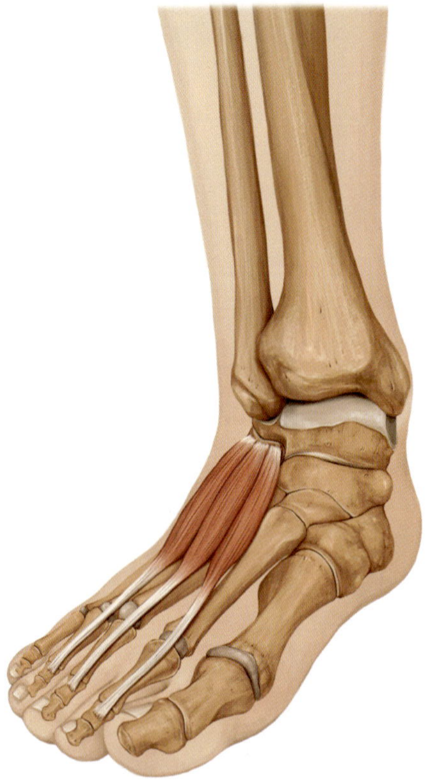

촉 진

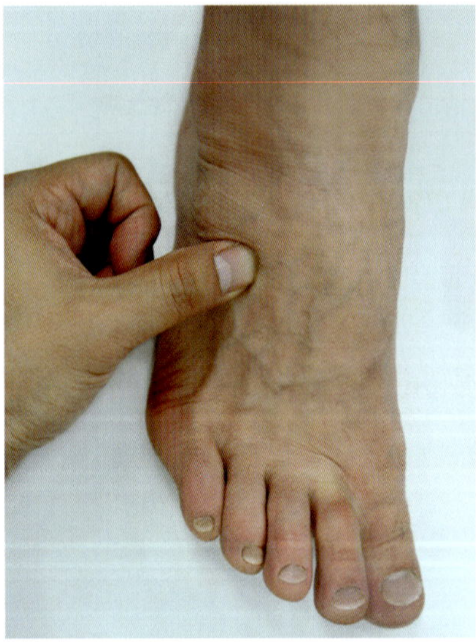

- 2~5번째 발가락을 폄상태에서 발등에서 짧은발가락폄근의 수축을 촉진한다.

해부학적 특징

이는곳(origin)

- 발뒤꿈치뼈의 위가쪽면

닿는곳(insertion)

- 2~4번째 발가락의 긴발가락폄근힘줄의 가쪽면

작용(action)

- 2~4번째 발가락 폄

신경지배(nerve innervation)

- 깊은종아리신경

짧은엄지폄근(extensor hallucis brevis)

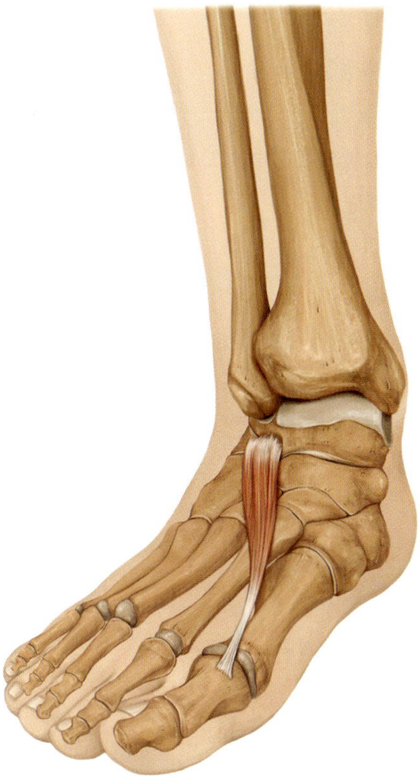

촉 진

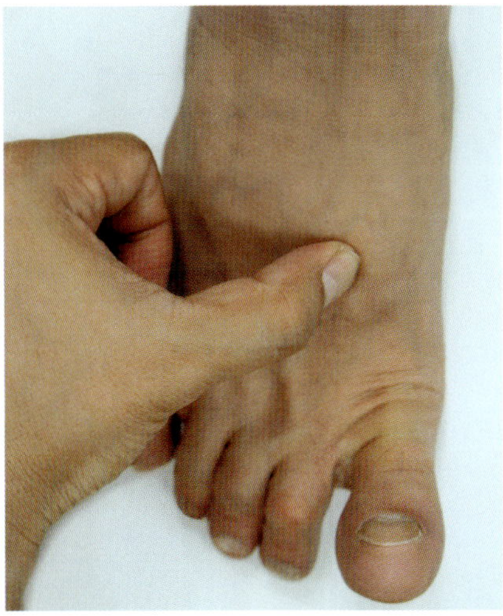

- 엄지발가락을 폄한상태에서 긴엄지발가락힘줄과 구분하여 발등에서 짧은엄지폄근의 수축하는 것을 촉진한다.

해부학적 특징

이는곳(origin)

- 발뒤꿈치뼈의 앞가쪽위

닿는곳(insertion)

- 엄지발가락의 첫째마디뼈바닥

작용(action)

- 엄지발가락의 발허리발가락관절 폄

신경지배(nerve innervation)

- 깊은종아리신경

TIP

- 이 근육은 짧은 발가락폄근과 실제로 하나의 근육이지만 닿는 곳이 달라서 분리하여 명명되어진다.

풀어보기

1. 무릎을 구부리고 발목관절을 발바닥굽힘 하는데 주동적으로 작용하는 근육은?

① 긴발가락굽힘근 ② 장딴지근 ③ 가자미근
④ 앞정강근 ⑤ 뒤정강근

2. 발목을 발바닥쪽으로 굽힘하고 안쪽번짐 하는데 주동적으로 작용하는 근육은?

① 긴발가락굽힘근 ② 장딴지근 ③ 가자미근
④ 앞정강근 ⑤ 뒤정강근

3. 발목관절의 안쪽과 가쪽을 지나서 발바닥의 안쪽세로활을 지지하는 데 중요한 역할을 하는 근육은?

① 긴발가락굽힘근과 장딴지근 ② 장딴지근과 가자미근
③ 가자미근과 긴발가락굽힘근 ④ 앞정강근과 뒤정강근
⑤ 뒤정강근과 긴종아리근

4. 다음 중 발등굽힘시키면서 가쪽번짐시키는 근육은?

① 앞정강근 ② 긴엄지폄근 ③ 긴종아리근
④ 셋째종아리근 ⑤ 긴발가락폄근

5. 종아리근육에 대한 신경지배가 바르게 연결된 것은?

① 앞정강근－얕은종아리신경 ② 뒤정강근－깊은종아리신경
③ 긴발가락폄근－넙다리신경 ④ 장딴지근－정강신경
⑤ 가자미근－깊은종아리신경

6. 안쪽발바닥인대가 신장되고 편평발 변형이 유발될 때 손상된 근육으로 옳은 것은?

① 앞정강근 ② 뒤정강근 ③ 긴종아리근
④ 짧은종아리근 ⑤ 긴엄지굽힘근

7. 다음 중 발목관절의 발등굽힘근으로 옳지 않은 것은?

① 앞정강근 ② 긴엄지폄근 ③ 긴발가락폄근
④ 셋째종아리근 ⑤ 짧은발가락폄근

8. 다음 중 얕은종아리신경이 지배하는 근육은?

① 넙다리두갈래근 ② 앞정강근 ③ 긴발가락폄근
④ 짧은종아리근 ⑤ 셋째종아리근

Functional Anatomy

Chapter 10

머리 및 목

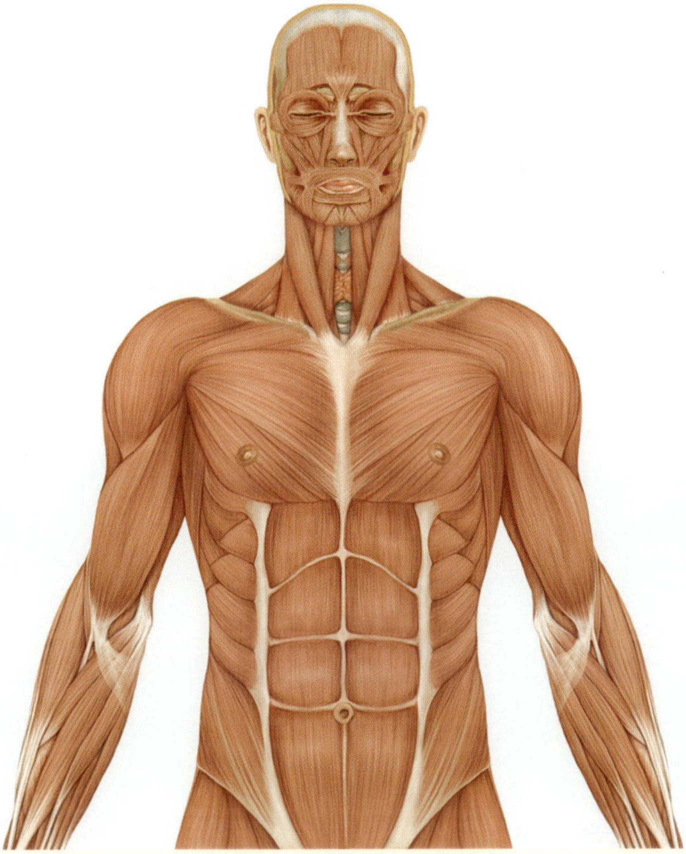

학/습/목/표

- 목과 머리의 움직임을 설명할 수 있다.
- 목과 머리의 관련 구조를 설명할 수 있다.
- 목과 머리의 주요 근육을 설명할 수 있다.
- 주요 근육의 이는곳과 닿는곳 그리고 신경을 설명할 수 있다.

Functional Anatomy

1 개 요

목과 머리는 인체에서 손상받기 쉬운 부위이다. 운동이나 교통사고 등으로 인해 손상의 잠재성에 대해 고려해야 한다. 그리고 머리와 목의 손상은 생명에 직접적인 영향을 미칠 수 있는 부위이므로 이 부위에 대한 포괄적인 지식이 필요하다. 이 장에서 새롭게 소개되는 용어는 다음과 같은 것이 있다.

머리와 목에 있는 근육들의 명칭은 이는곳(기시, origin)과 닿는곳(정지, insertion) 부위에 따라 정해진다. 일반적으로 목의 굽힘(flexion), 폄(extension), 가쪽굽힘(lateral flexion), 그리고 돌림(rotation)을 하기 위해 강하게 수축한다.

2 뼈대의 이해

1) 머리뼈(skull)

머리뼈는 29개의 납작뼈 및 불규칙뼈로 구성된다. 머리뼈 중 뇌머리뼈(cranial bone), 얼굴뼈(facial bone), 목뿔뼈(hyoid bone)는 이번 장에서 설명을 하도록 하고, 쌍으로 이루어진 귓속뼈(ear ossicles)는 청각과 평형부분이므로 설명하지 않겠다. 머리뼈 중 아래턱뼈(mandible), 귓속뼈(ossicles), 목뿔뼈(hyoid bone)를 제외한 나머지는 못움직관절(immovale joint)에 의해 서로 연결된다(그림 10-1).

(1) 뇌머리뼈(cranial bone)

뇌머리뼈에는 뇌를 보호하는 8개의 뼈, 즉 이마뼈(frontal bone), 1쌍의 관자뼈(temporal bone), 1쌍의 마루뼈(parietal bone), 뒤통수뼈(occipital bone), 나비

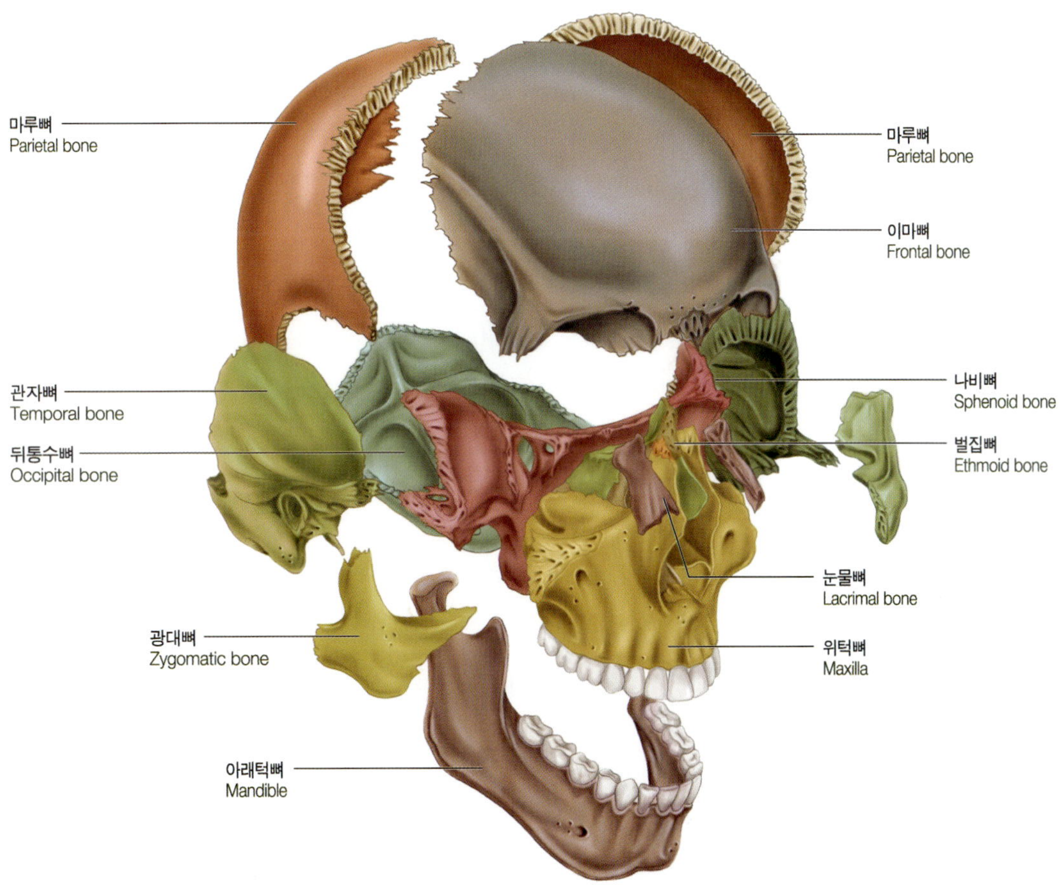

그림 10-1 분리된 머리뼈

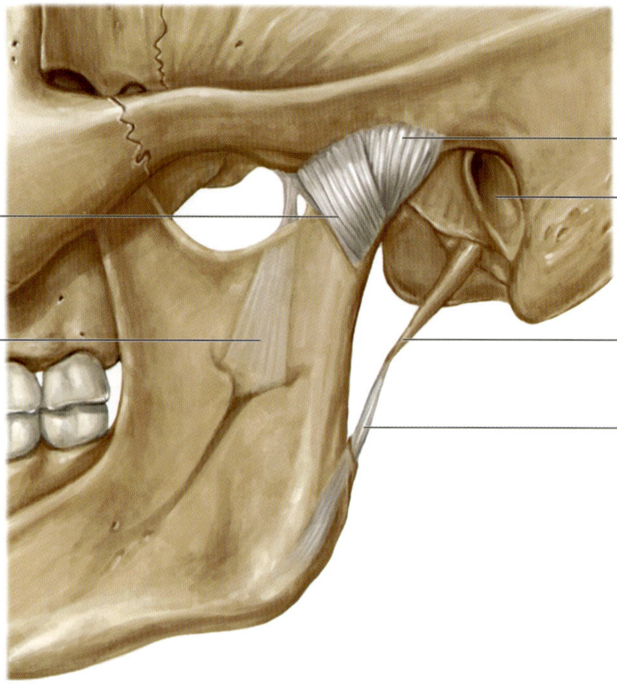

그림 10-2 턱관절의 인대

뼈(sphenoid bone), 벌집뼈(ethmoid bone)가 존재한다.

(2) 얼굴뼈(facial bone)

얼굴뼈는 14개 뼈로 구성되며, 안쪽, 가쪽얼굴뼈, 목뿔뼈로 구성된다. 안쪽얼굴뼈는(internal facial bone) 머리뼈 안쪽에서 관찰되는데 머리뼈를 시상단면으로 절단해야 관찰을 쉽게 할 수 있다.

안쪽얼굴뼈에는 쌍으로 이루어진 입천장뼈(palatine bone)와 아래코선반뼈(inferior nasal concha), 1개의 뼈인 보습뼈(vomer)가 있다.

바깥얼굴뼈로는(external facial bone) 머리뼈 가쪽에서 볼 수 있는 것으로 1쌍으로 구성된 위턱뼈(maxillae), 광대뼈(zygomatic bone), 코뼈(nasal bone), 눈물뼈(lacrimal bone)와 1개 뼈로 존재하는 아래턱뼈(mandible)가 있다.

목뿔뼈(hyoid bone)는 U자 모양으로 목의 앞부분에 있는 후두(larynx)와 턱뼈각 사이에 위치한다. 목뿔뼈 몸통(body)에서 양쪽으로 1쌍의 큰뿔(greater cornua or horn)과 작은뿔(lesser cornua or horn)이 가쪽으로 돌출되어 있다. 목뿔뼈는 다른 머리뼈와 관절하지 않고 관자뼈의 붓돌기에서 이어진 붓목뿔인대와 연결된다. 목뿔뼈는 턱관절을 움직이거나 말을 하거나 삼킬 때 사용되는 근육들이 부착된다.

3 관절의 이해

머리뼈의 관절은 윤활관절인 턱관절(temporomandibular joint) 외에는 모두 봉합으로 이루어진다. 턱관절은 아래턱뼈의 관절돌기와 관자뼈의 턱관절오목이 닿아서 이루어지는 관절로 윤활관절이다. 턱관절은 관절주머니가 느슨하지만 둘러싸고 있는 근육에 의해서 안정되어 있고, 아래턱의 올림, 내림, 내밈, 들임, 활주운동을 자유롭게 할 수 있게 한다(그림 10-2).

4 신경지배의 이해

머리와 목의 근육을 지배하기 위한 신경들은 목뼈신경과 뇌신경의 가지로부터 시작된다. 이러한 신경들은 목뼈의 말초신경, 삼차신경, 더부신경, 척수신경 가지들이다.

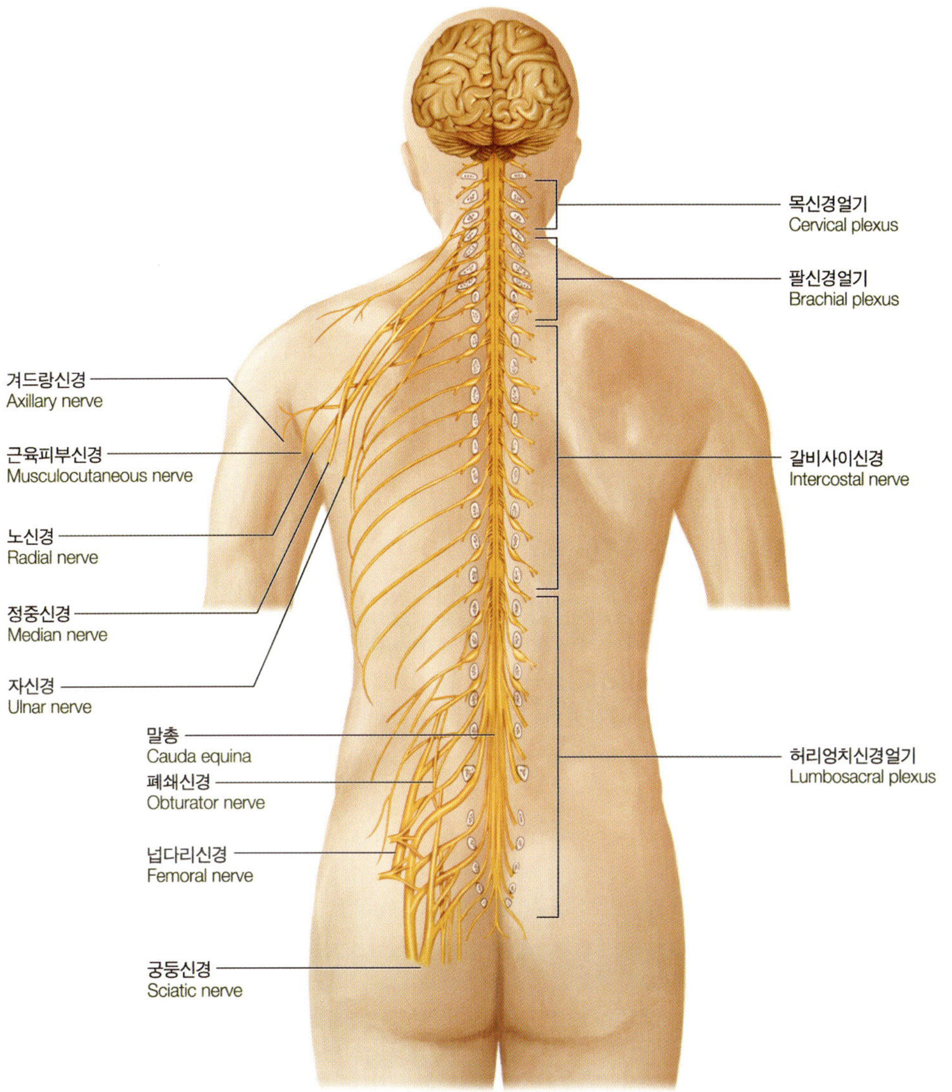

그림 10-3 척수신경의 분포

12쌍의 뇌신경은 전통적으로 로마식 표기법에 따라 표시한다. 일반적으로 뇌신경은 일차적으로 신경의 기능을 나타내거나 영향을 미치는 부위에 따라 이름을 붙인다. 이 부위의 간략한 논의를 위해서 삼차신경과 더부신경을 알아야 한다(그림 10-3).

1) 삼차신경(trigeminal nerve)

삼차신경은 골격근을 지배하는 여러 개의 뇌신경 중 하나이다. 삼차신경은 다섯째 뇌신경이고 뇌 표면의 아래에서 시작하며 머리뼈의 나비뼈(sphenoid bone)의 아래쪽에서부터 뒤쪽 방향으로 주행한다. 이 위치로부터 신경가지가 분지하고, 머리의 깨물근과 관자근을 지배한다.

2) 더부신경(accessory nerve)

더부신경은 열한번째 뇌신경이고 뇌 표면의 하부에서 시작한다. 이 신경은 앞쪽에서 척추의 곡선을 따라 뒤쪽방향으로 주행한다. 더부신경은 두힘살근의 깊은 부분(심부)과 목빗근의 뒤쪽 섬유쪽에서 찾아볼 수 있다. 신경의 뒤쪽으로 계속 주행하면 등세모근(trapezius muscle)의 깊은 부분으로 향해 지나간다. 이 위치적 이유에 따라서 더부신경은 두 개의 근육을 지배하게 된다. 어깨이음뼈의 목빗근과 등세모근을 지배한다.

3) 척수신경가지(spinal nerve branch)

척수로부터 31쌍의 가지가 나온다. 이 신경들은 목의 일부와 목을 제외한 신체의 모든 부분에 공급한다.

5 움직임의 이해

1) 목의 움직임

목의 움직임은 균형을 맞추기 좋은 1종 지렛대 형태의 구조를 한다. 목의 굽힘, 폄, 가쪽굽힘, 돌림이 발생한다.

목의 굽힘은 약 0°~45°의 움직임, 목의 폄은 약 0°~70°, 목의 가쪽 굽힘은 45°, 목 돌림은 80° 정도로 움직임을 보인다(표 10-1).

표 10-1 목의 움직임

운 동	운동면	운동축
굽힘, 폄	시상면	이마축
가쪽 굽힘(왼쪽) 가쪽 굽힘(오른쪽)	이마면	시상축
돌림	수평면	수직축

2) 턱의 움직임

턱은 우리가 음식을 먹거나 말을 하기 위해 사용을 한다. 턱의 움직임은 턱관절을 올리고, 턱관절을 내리며, 턱관절을 내밀며, 턱관절 가쪽 변위가 나타난다(표 10-2).

표 10-2 턱의 움직임

운 동	운동면	운동축
올림, 내림	시상면	이마축
내밈, 들임	시상면	
치우침(오른쪽, 왼쪽)	이마면	

표 10-3 눈의 외래근육들

근육명	이는곳	닿는곳	신경지배	작용
위곧은근 superior rectus	온힘줄고리	안구앞면의 위쪽	눈돌림신경 oculomotor n. 뇌신경 Ⅲ	안구를 올리고 모으며 안구를 앞쪽으로 돌림
아래곧은근 inferior rectus	온힘줄고리	안구앞면의 아래쪽	눈돌림신경 oculomotor n. 뇌신경 Ⅲ	안구를 내리고 모음, 가쪽으로 돌림
안쪽곧은근 medial rectus	온힘줄고리	안구앞면의 안쪽	눈돌림신경 oculomotor n. 뇌신경 Ⅲ	안구를 모음
가쪽곧은근 lateral rectus	온힘줄고리	안구앞면의 가쪽	갓돌림신경 abducens n. 뇌신경 Ⅵ	안구를 벌림
위빗근 superior oblique	시각신경관 위모서리	안구의 윗면, 도르래	도르래신경 trochlear n. 뇌신경 Ⅳ	안구를 안쪽으로 돌림
아랫빗근 inferior oblique	눈확아래 안쪽부분	안구의 아래가쪽	눈돌림신경 oculomotor n. 뇌신경 Ⅲ	안구를 가쪽으로 돌림
위눈꺼풀올림근 levator palpebrae superioris	눈확위부분	위눈꺼풀	눈돌림신경 oculomotor n. 뇌신경 Ⅲ	눈꺼풀을 올림

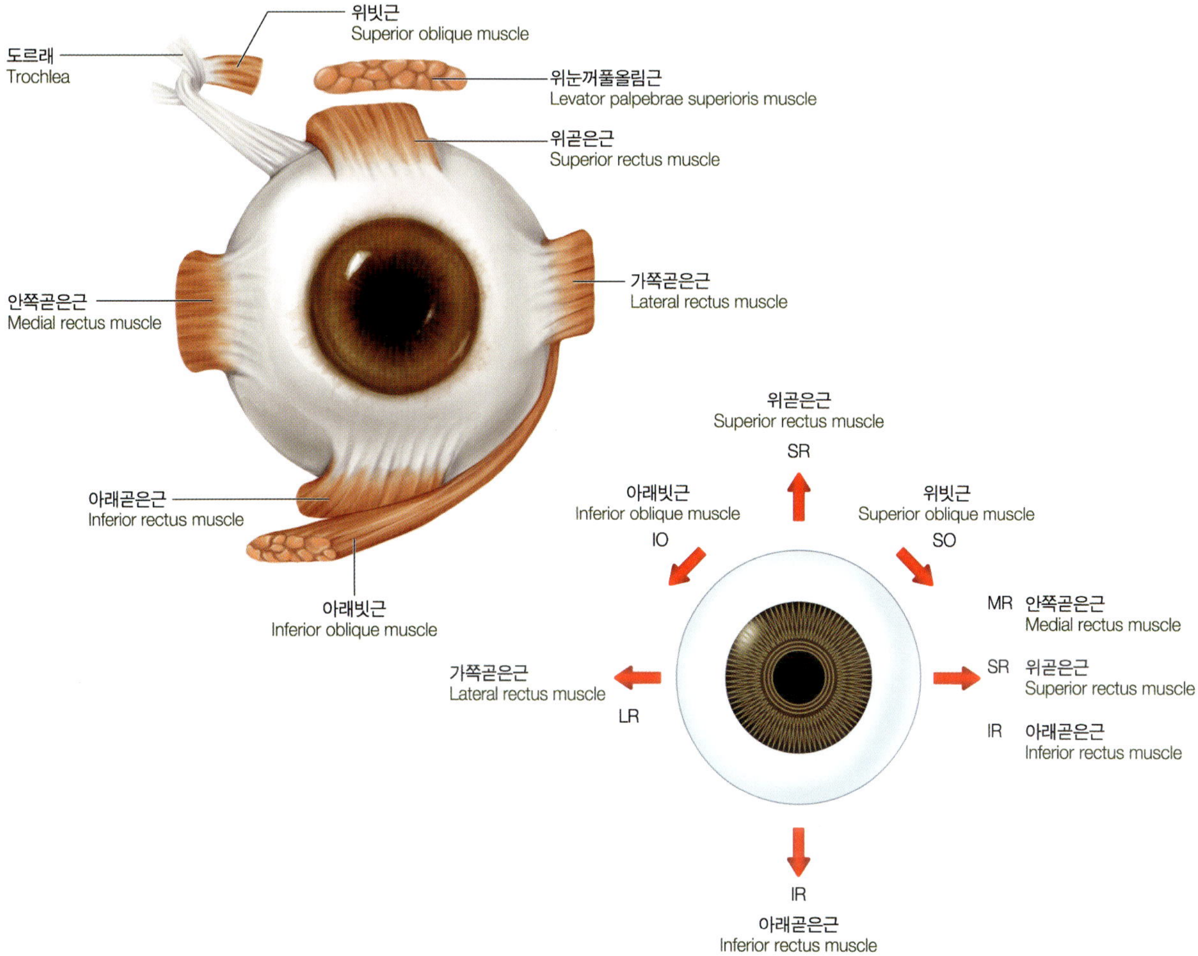

그림 10-4 눈의 외인근 사진

6 근육의 이해

1) 눈의 외인근(extrinsic muscle of eye)

눈의 외래근에는 안구를 움직이는 6개의 근육과 눈꺼풀을 올리는 1개의 근육, 총 7개가 있다. 위곧은근, 안쪽곧은근, 아래곧은근, 가쪽곧은근은 눈확구멍의 온힘줄고리에서 일어 공막에 닿는다. 눈근육 중 가쪽곧은근은 갓돌림신경의 지배를 받고, 위빗근은 도르래신경의 지배를 받는다. 그 외의 다섯 개 근육은 눈돌림신경의 지배를 받는다.

눈근육의 수축이 일어나면 위곧은근은 위, 안쪽으로 아래곧은근은 아래, 안쪽으로 가쪽곧은근은 바깥쪽으로, 안쪽곧은근은 안쪽으로 안구를 당긴다. 위빗근은 안쪽으로 돌리고, 아래빗근은 가쪽으로 돌린다. 위눈꺼풀올림근은 눈꺼풀을 들어올린다(표 10-3, 그림 10-4).

2) 얼굴 표정근(muscle of facial expression)

두피나 목까지 피부 밑에 존재하여 얼굴의 표정을 만드는 역할을 한다. 이 근육들은 뼈대근육이지만 근육이나 뼈에서 일어나 피부에 닿는다. 또한 모두 얼굴신경(CN Ⅶ)의 지배를 받는다.

머리덮개근(epicranius muscle)은 이마와 두피를 덮고 있고 이마근(frontalis muscle)과 뒤통수근(occipitalis muscle)으로 이루어져 있으며 그 사이는 머리덮개널힘줄로 이어져 있다. 볼근은 뺨을 압축하고 입을 오므리며 귀밑샘관이 이 근육을 통과한다. 넓은목근(platysma)은 어깨부터 아래턱까지 이어져 있으며 얇은 근막에 존재한다(그림 10-5).

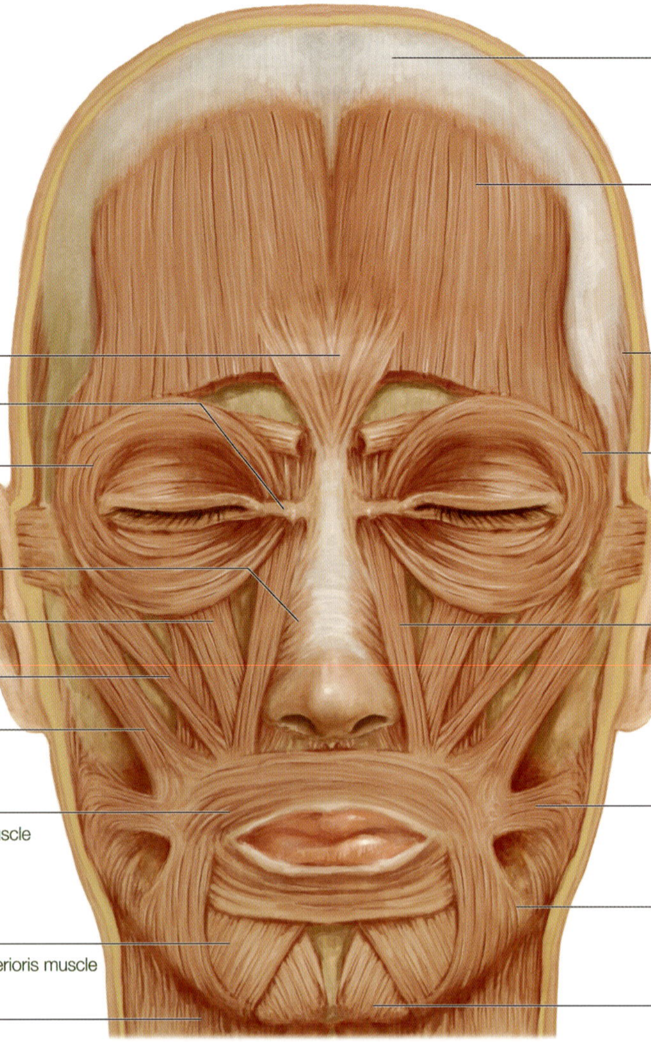

그림 10-5 얼굴표정근

표 10-4 얼굴 표정근

이마 주변 근육	눈 주변 근육	코 주변 근육
이마근(frontalis muscle) 뒤통수근(occipitalis)	눈썹주름근(corrugator supercilii) 눈둘레근(orbicularis oculi)	눈살근(procerus)
볼 주변 근육	**입 주변 근육**	**턱 주변 근육**
큰광대근(zygomaticus major) 작은광대근(zygomaticus minor) 볼근(buccinator)	입둘레근(orbicularis oris) 위입술올림근(levator labii superioris) 아랫입술내림근(depressor labii inferioris) 입꼬리당김근(risorius) 입꼬리내림근(depressor anguli oris)	턱끝근(mentalis) 넓은목근(platysma)

MEMO

이마 주변 근육 : 이마근(frontalis), 뒤통수근(occipitalis)

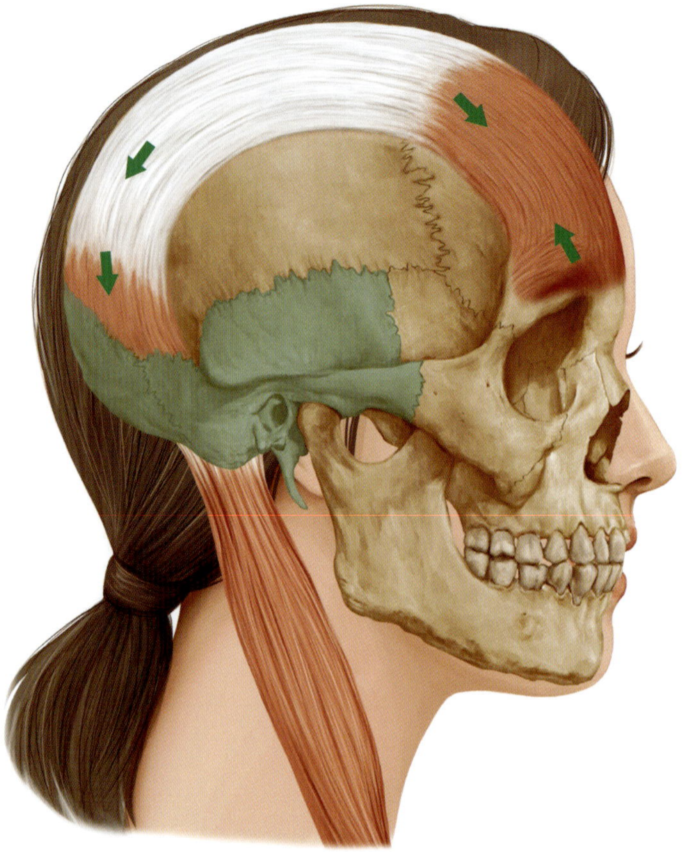

촉 진

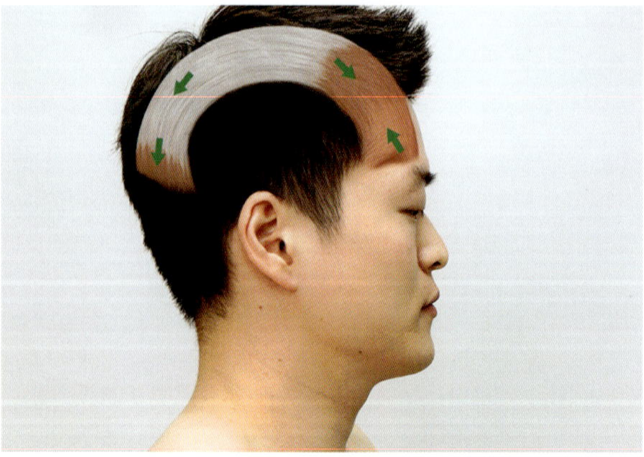

• 이마근 : 촉진하려는 손가락의 지복을 대상자 이마에 촉지하고 대상자에게 눈썹을 올리도록 지시한다.

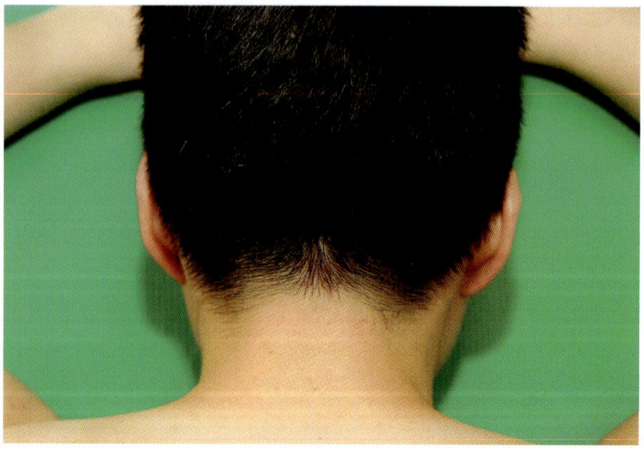

• 뒤통수근 : 촉진하려는 손가락의 지복을 대상자의 뒤통수 뼈 위를 촉지하고 대상자에게 눈썹을 올리도록 지시한 후 뒤통수 뼈에서의 근육 수축을 촉진한다.

해부학적 특징

이마근

이는곳(origin)

- 머리덮개널힘줄

닿는곳(insertion)

- 이마부분(앞면)의 피부

작용(action)

- 놀랄 때 눈썹을 올림, 머리덮개를 앞뒤로 움직임

신경지배(nerve innervation)

- 얼굴신경 Ⅶ

뒤통수근

이는곳(origin)

- 뒤통수뼈

닿는곳(insertion)

- 머리덮개널힘줄

작용(action)

- 놀랄 때 눈썹을 올림, 머리덮개를 앞뒤로 움직임

신경지배(nerve innervation)

- 얼굴신경 Ⅶ

기능적 활동

- 뒤통수 이마근육은 눈썹을 올릴 수 있고 얼굴 표정을 변화 시키므로 표정근육으로 인식된다.
- 이마근과 뒤통수근육은 근육을 앞과 뒤쪽으로 당기면서 눈썹을 위로 올리고 내리는 움직임을 한다.
- 영화나 일상생활에서 무서운 장면을 목격 하였을 때 눈이 커지면서 눈썹을 위로 올릴 때 관여한다(놀란 표정, suprise).

TIP

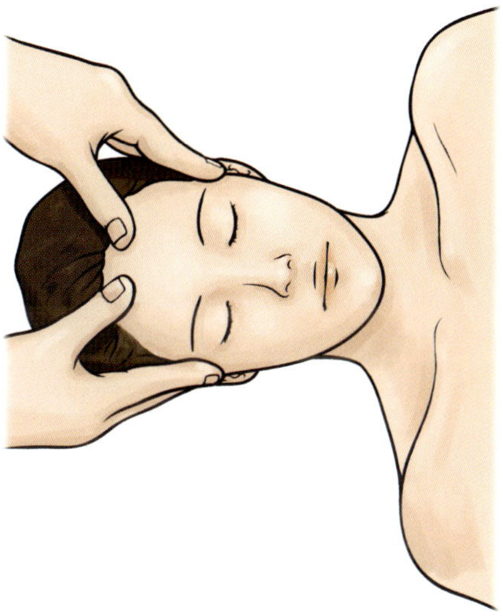

- 긴장성 두통을 호소 할 경우 이마근과 뒤통수 근의 근 긴장이 원인이 될 수 있기 때문에 이마근과 뒤통수근의 긴장을 감소시켜주면 효과적이다.

MEMO

눈 주변 근육 : 눈썹주름근(corrugator supercilii)

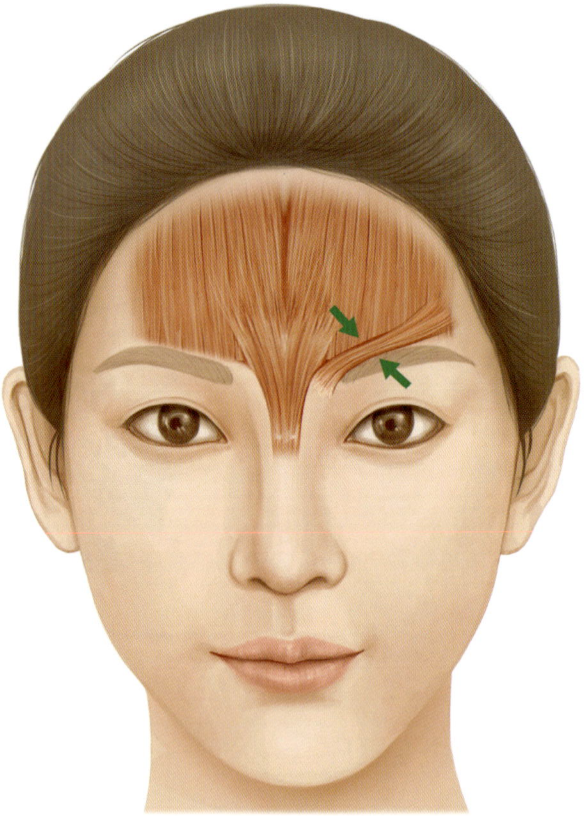

촉 진

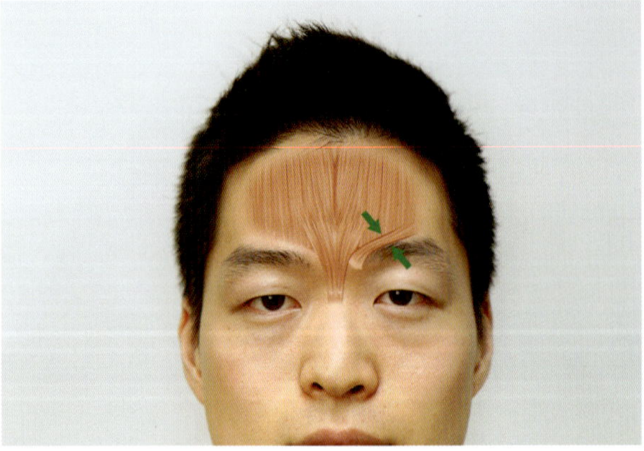

• 손을 눈썹주위에 대고 눈을 찌푸리라고 할 때 촉진 할 수 있다.

해부학적 특징

이는곳(origin) · 닿는곳(insertion)

• 눈의 안쪽과 코 위쪽에 위치한다.

작용(action)

• 코 위쪽에 주름을 잡는다.

신경지배(nerve innervation)

• 얼굴신경 Ⅶ

기능적 활동

• 무척 화가 났을 때 미간을 찌푸리면 눈썹을 아래로 당기며 화냄을 표시하는 역할을 한다(찌푸린 표정, frowning).

눈 주변 근육 : 눈둘레근(orbicularis oculi)

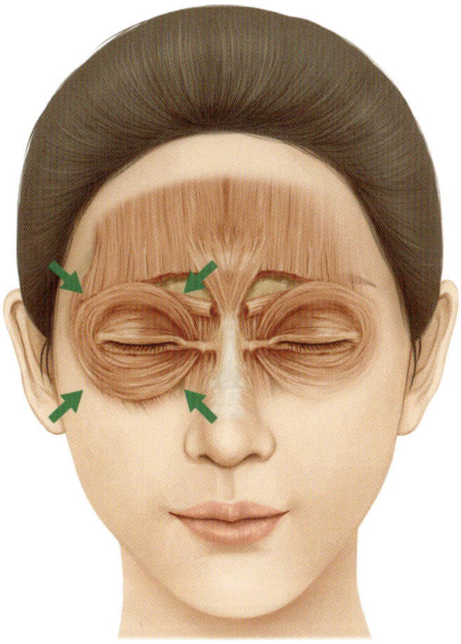

촉 진

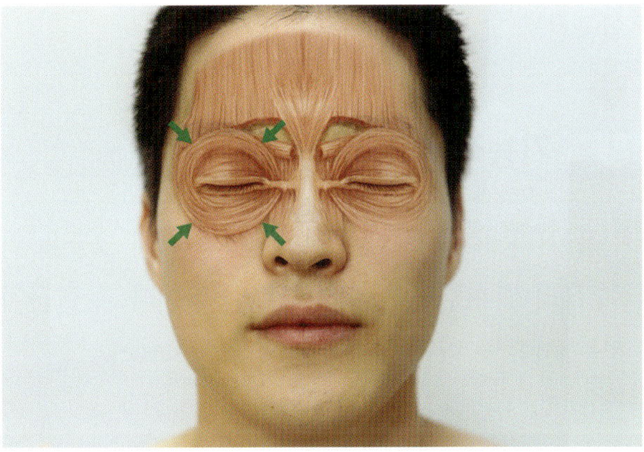

- 손을 눈 주위에 촉진하고 눈을 감을 때 느낄 수 있다.

해부학적 특징

이는곳(origin) · 닿는곳(insertion)

- 눈 주변을 둘러싼다.

작용(action)

- 눈을 가늘게 뜸

신경지배(nerve innervation)

- 얼굴신경 Ⅶ

기능적 활동

- 사랑하는 사람을 만났을 때 윙크를 하는 동작에서 가볍게 실눈을 만드는 데 작용된다.

TIP

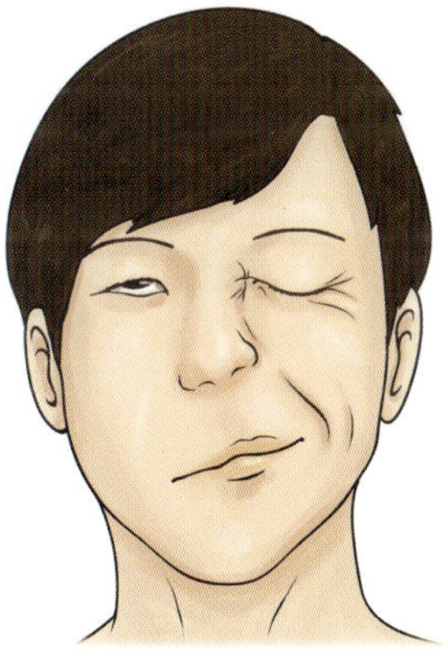

- 눈둘레근은 벨마비(Bell's palsy)와 관련성이 높다. 벨마비가 되면 말초신경 손상으로 인해 마비측 부위에 눈을 감을 수가 없기에 눈물을 많이 흘리게 된다. 따라서 이럴 때에는 눈둘레근 주면에 탈신경 근육 전기자극과 운동치료를 병행하는 것이 효과적이다.

코 주변 근육 : 눈살근(procerus)

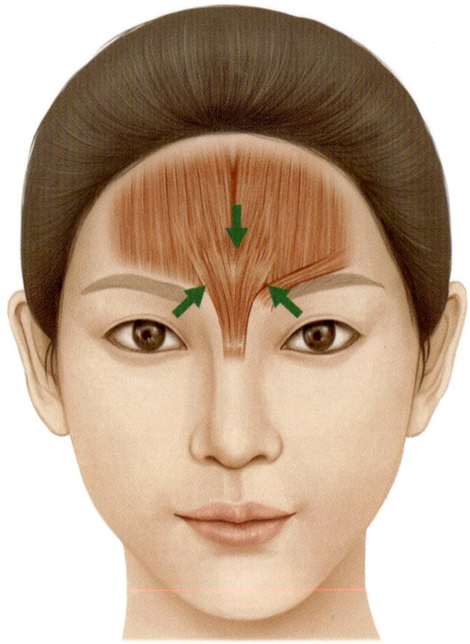

촉 진

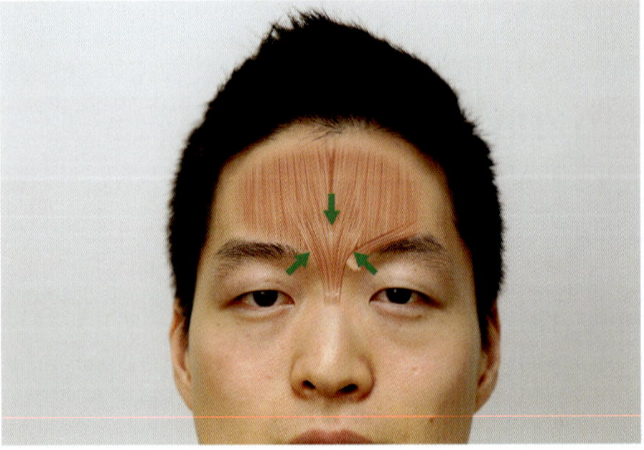

• 손을 콧등 위에 올려두고 콧등을 위로 올리라고 할 때 촉진할 수 있다.

해부학적 특징

이는곳(origin) · 닿는곳(insertion)

• 눈의 안쪽과 코 위쪽에 위치한다.

작용(action)

• 코 위쪽에 주름을 잡는다.

신경지배(nerve innervation)

• 얼굴신경 Ⅶ

기능적 활동

• 길을 가다가 보기 싫은 장면을 목격할 때 코끝을 위로 올리며 찌푸릴 때 작용하는 근육이다. 눈살근이 없는 사람도 있다(싫어하는 표정, distaste).

TIP

• 눈살근은 지위가 높은 사람이 지위가 낮은 사람을 바라보거나, 혹은 다른 사람을 경멸하는 표정을 할 때 짓는 표정이다. 따라서 눈살근의 이름은 최고 고결한 또는 왕족을 의미한다고 한다. 또한 3개의 코 근육 중 눈살근만이 환자로 하여금 평가를 할 수 있게 하고 혼자 분리되어 표정을 수행하기는 어려워 거의 다른 안면 근육을 사용한다.

볼 주변 근육 : 큰광대근(zygomaticus major)

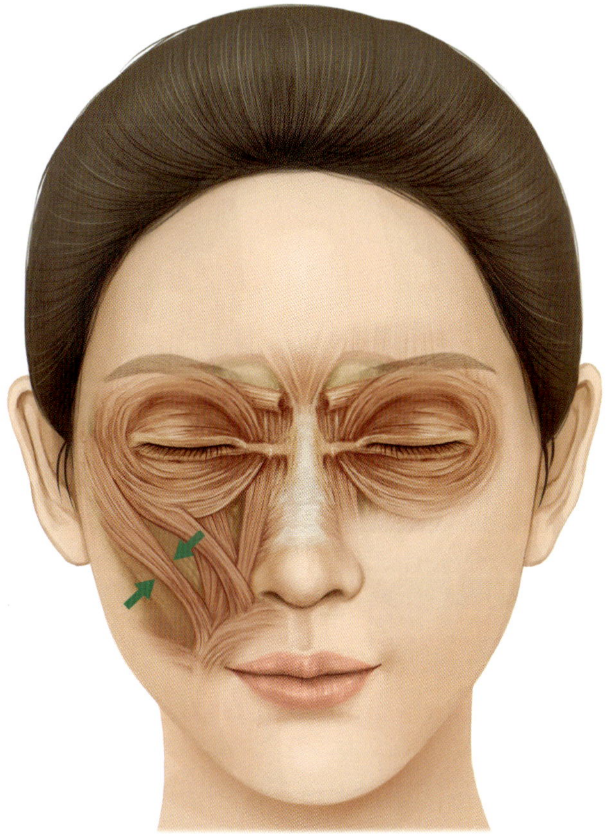

촉 진

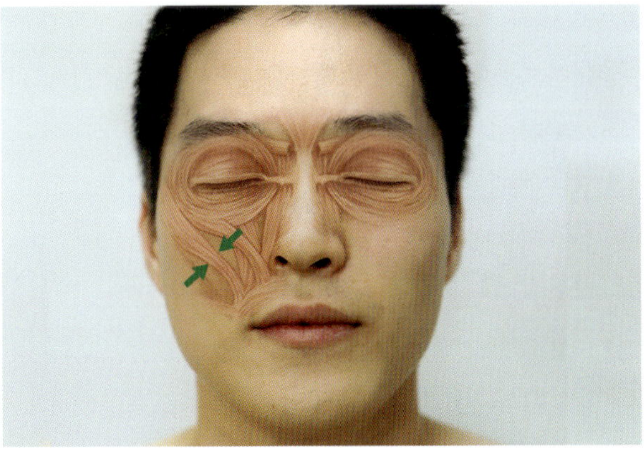

• 입술 끝 바로위에 촉진하고 미소를 짓게 한 후 촉진한다.

해부학적 특징

이는곳(origin) · 닿는곳(insertion)

• 아래턱에서 턱의 근막과 피부에 위치

작용(action)

• 입꼬리를 올림

신경지배(nerve innervation)

• 얼굴신경 Ⅶ

기능적 활동

• 아름다운 사람을 보았을 때 자연스럽게 미소나 웃음을 지을 때 사용하는 근육이다(미소, smiling).

볼 주변 근육 : 작은광대근(zygomaticus minor)

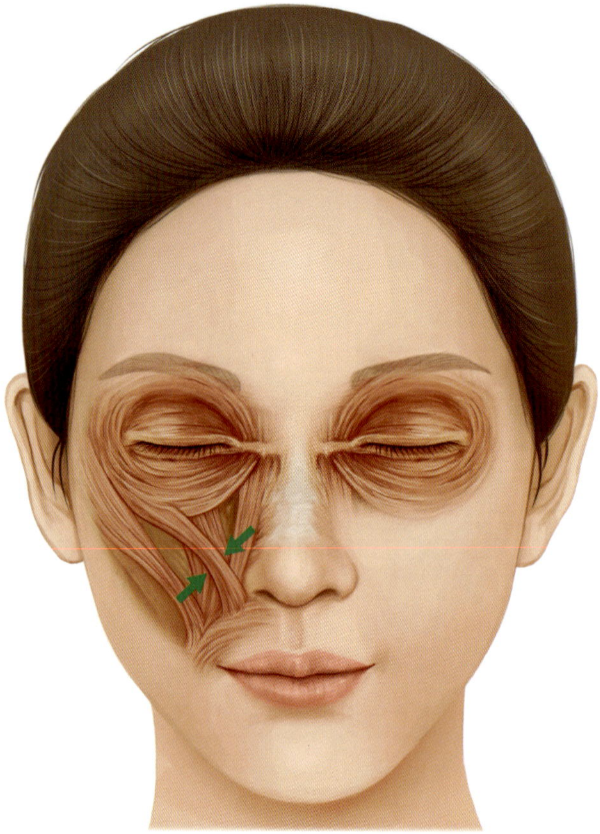

촉 진

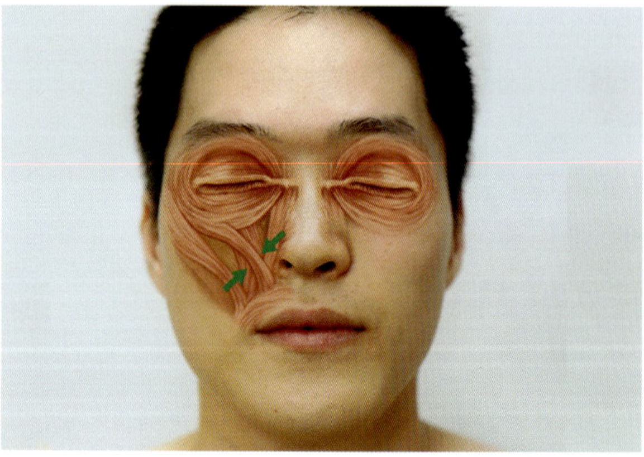

• 윗입술 바깥쪽에 위치하여 잇몸이 보이도록 윗입술을 올릴 때 촉진한다.

해부학적 특징

이는곳(origin) · 닿는곳(insertion)

• 광대뼈로부터 윗입술에 위치

작용(action)

• 윗입술 올림

신경지배(nerve innervation)

• 얼굴신경 Ⅶ

기능적 활동

• 화가 난 표정을 지을 때 윗입술을 올림한다.

볼 주변 근육 : 볼근(buccinator)

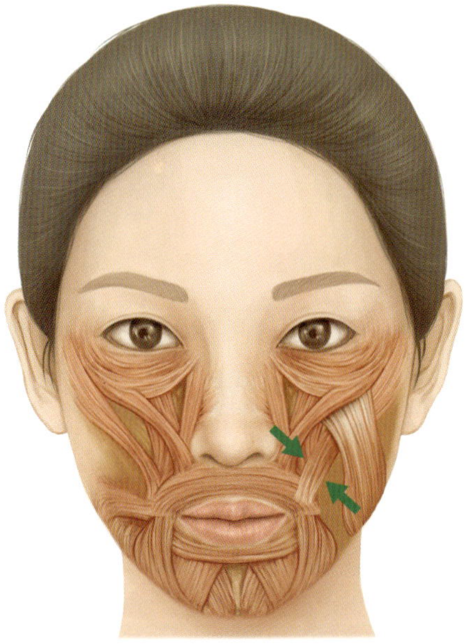

촉 진

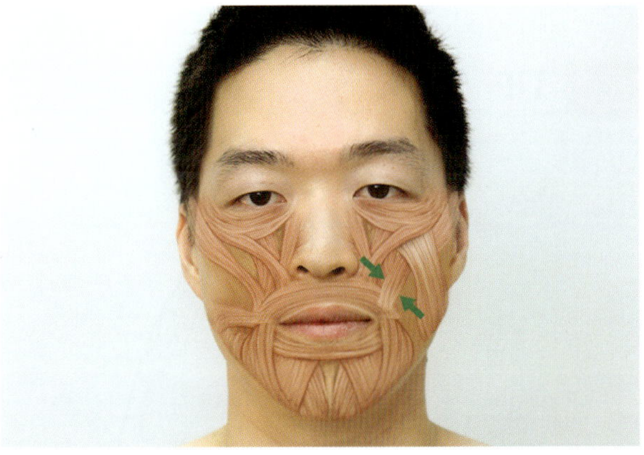

• 입모퉁이 바깥쪽에 촉지 하여 바람을 내뿜게 할 때 수축을 촉진할 수 있다.

해부학적 특징

이는곳(origin) · 닿는곳(insertion)

• 위턱뼈와 아래턱뼈에서 입술까지 위치

작용(action)

• 앞니를 누르면서 입술을 앞으로 내밈

신경지배(nerve innervation)

• 얼굴신경 Ⅶ

기능적 활동

• 관악기를 연주할 때 바람을 불어 내는 동작(blowing)에서 사용한다.

TIP

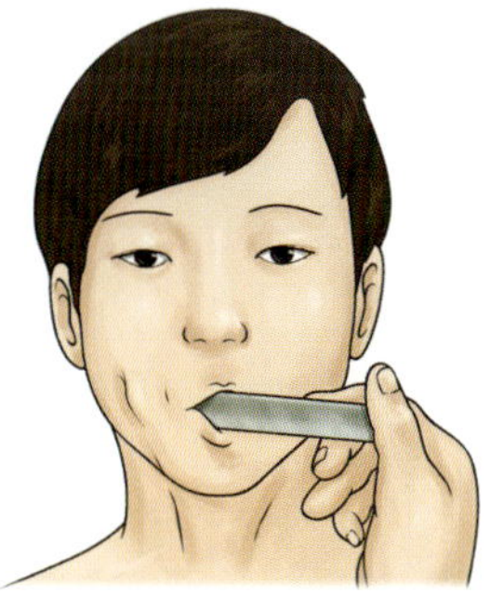

• 볼근은 설압자를 이용하여 입 안에 위치하게 하고 평편한 면이 볼을 향하도록 해서 설압자를 검사하는 볼의 바깥쪽으로 저항을 주어 검사하게 된다.

입주변 근육 : 입둘레근(orbicularis oris)

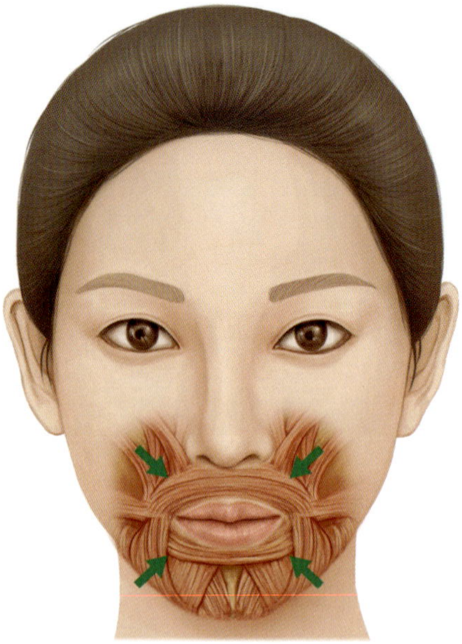

촉 진

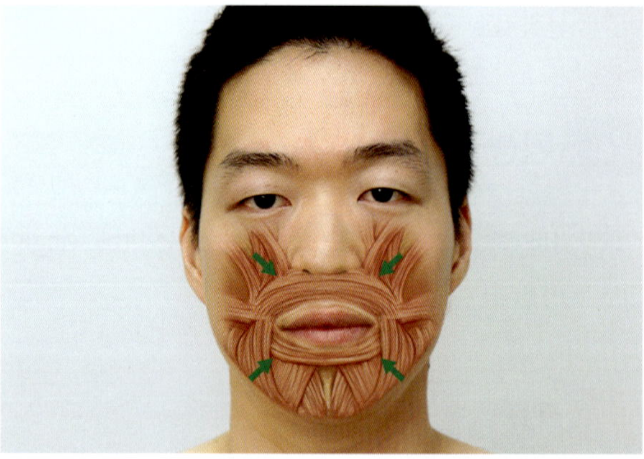

• 손을 입술에 대고 입을 앞으로 내밀 때 촉진할 수 있다.

해부학적 특징

이는곳(origin) · **닿는곳**(insertion)

• 입을 둘러싸는 근육이다.

작용(action)

• 입을 다물고 입술을 앞으로 내밈

신경지배(nerve innervation)

• 얼굴신경 Ⅶ

기능적 활동

• 휘파람 불거나, 촛불 끌 때, 뽀뽀를 할 때 사용한다.

TIP

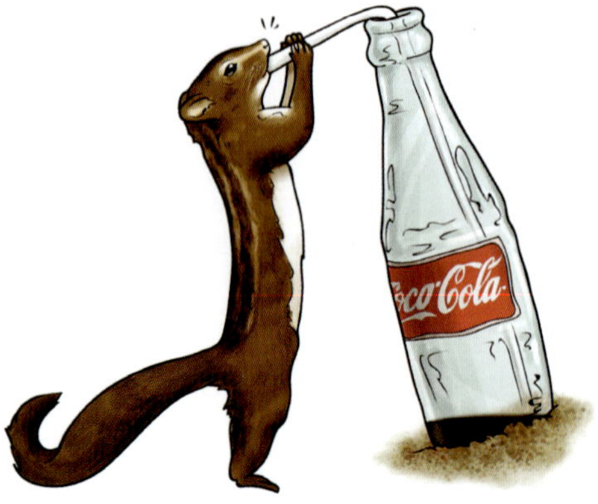

• 입주위에 근육은 입둘레근, 윗입술올림근, 아랫입술내림근, 입꼬리당김근, 입꼬리 내림근과 같이 다양한 근육이 있다. 이중에서 입을 닫는 주동 근육은 입둘레 근육이다. 또한 휘파람을 불 때, 키스, 빨기, 마시기와 같은 기능을 하게 된다.

입주변 근육 : 윗입술올림근(levator labii superioris)

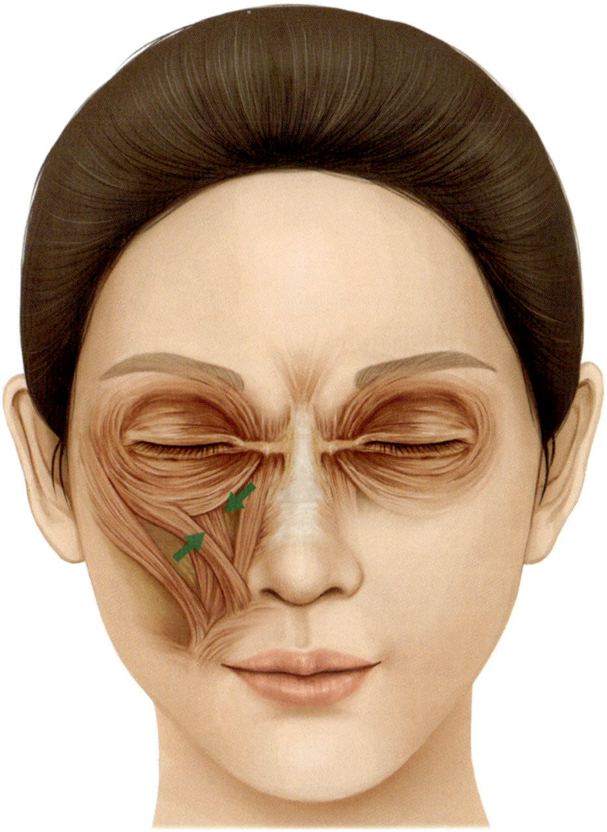

촉 진

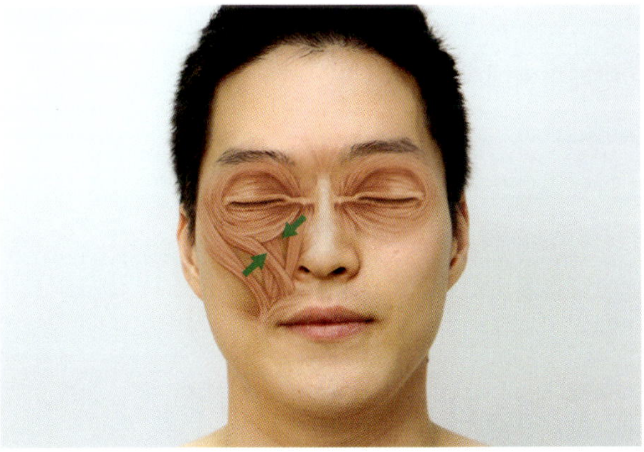

- 손을 윗입술 바깥쪽에 촉진하고 윗잇몸이 보이도록 지시한 후 촉진한다.

해부학적 특징

이는곳(origin) · 닿는곳(insertion)

- 위턱뼈에서 윗입술에 위치

작용(action)

- 윗입술을 올림

신경지배(nerve innervation)

- 얼굴신경 Ⅶ

기능적 활동

- 기분 나쁜 표정을 지을 때 윗입술을 한쪽을 올리게 된다.

볼 주변 근육 : 아랫입술내림근(depressor labii inferioris)

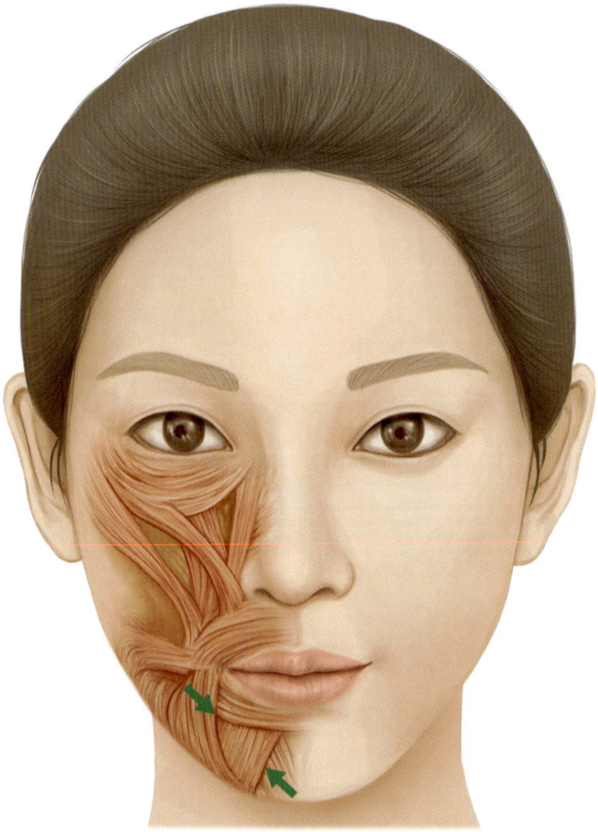

촉 진

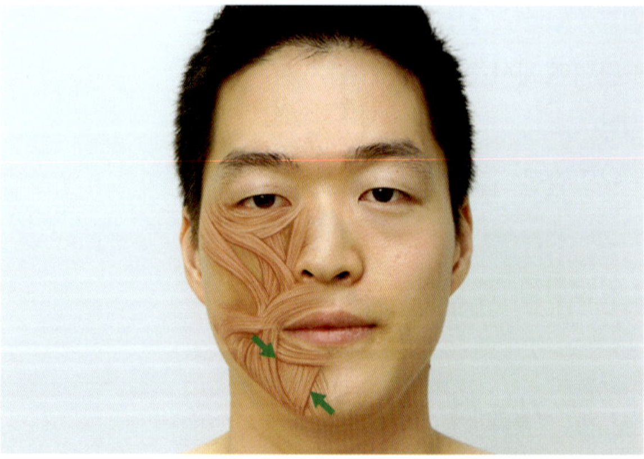

- 아랫입술의 아래와 정중선으로부터 바깥에 촉진하고 입술을 아래로 내리라고 할 때 촉진할 수 있다.

해부학적 특징

이는곳(origin) · 닿는곳(insertion)

- 아래턱뼈에서 아랫입술

작용(action)

- 아랫입술을 내림

신경지배(nerve innervation)

- 얼굴신경 Ⅶ

기능적 활동

- 슬픔을 표시하고 다른 사람의 말에 기분이 나쁠 때 사용한다.

볼 주변 근육 : 입꼬리당김근(risorius)

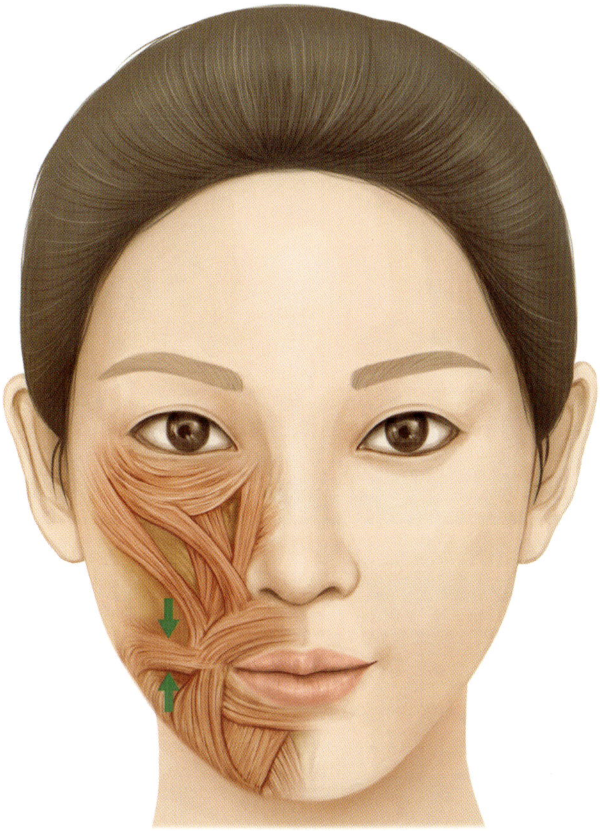

촉 진

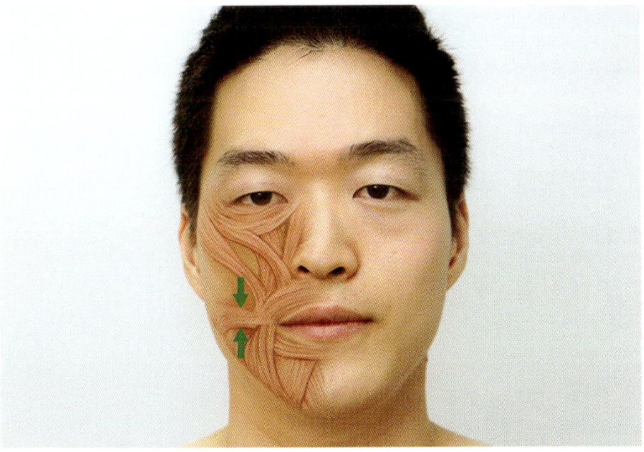

- 입술 끝에 손을 촉지하고 입술을 바깥으로 당기라고 요구하였을 때 촉진할 수 있다.

해부학적 특징

이는곳(origin) · 닿는곳(insertion)

- 깨물근의 얕은 근막에서 입꼬리

작용(action)

- 입꼬리를 옆으로 당김

신경지배(nerve innervation)

- 얼굴신경 Ⅶ

기능적 활동

- 환한 미소와 함께 웃음을 지을 때 사용하는 근육이다(삐죽거리는 표정, grimacing).

볼 주변 근육 : 입꼬리내림근(depressor anguli oris)

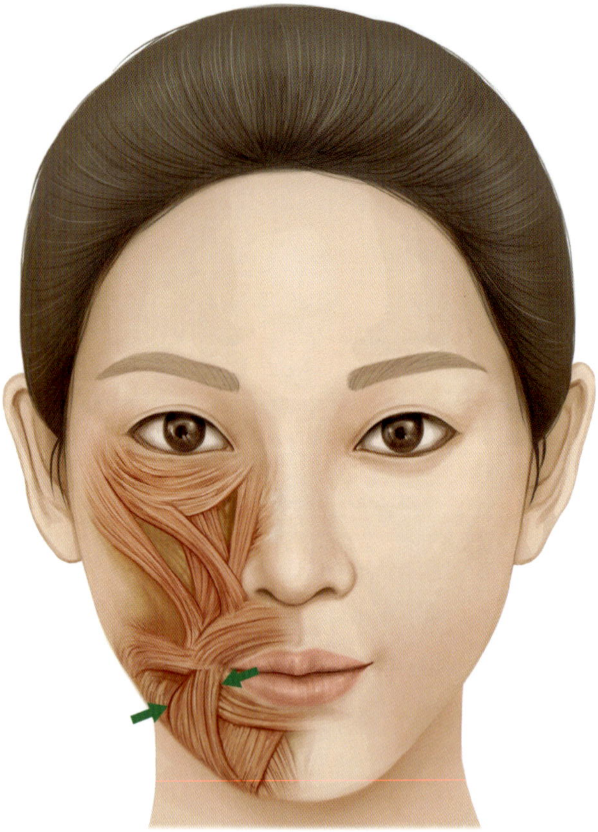

촉 진

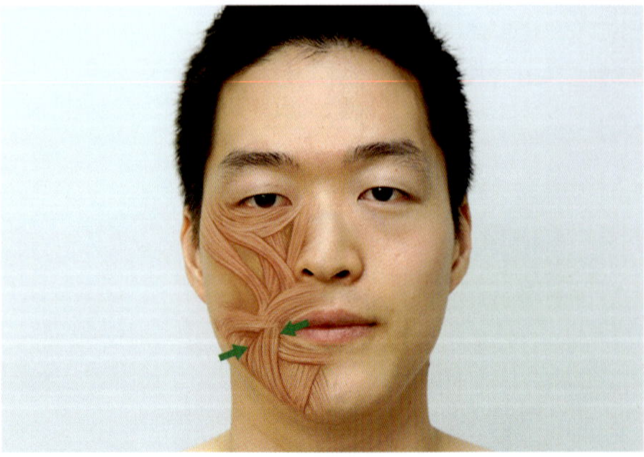

• 촉진하려는 손을 입 끝 쪽 바깥에 촉지하고 아래로 내리도록 지시하여 수축을 느낀다.

해부학적 특징

이는곳(origin) · 닿는곳(insertion)

• 아래턱뼈에서 입꼬리

작용(action)

• 입꼬리를 내림

신경지배(nerve innervation)

• 얼굴신경 Ⅶ

기능적 활동

• 아기들이 울기 직전 입 꼬리를 아래로 내린 후 울 때 사용한다.

턱주변 근육 : 턱끝근(mentalis)

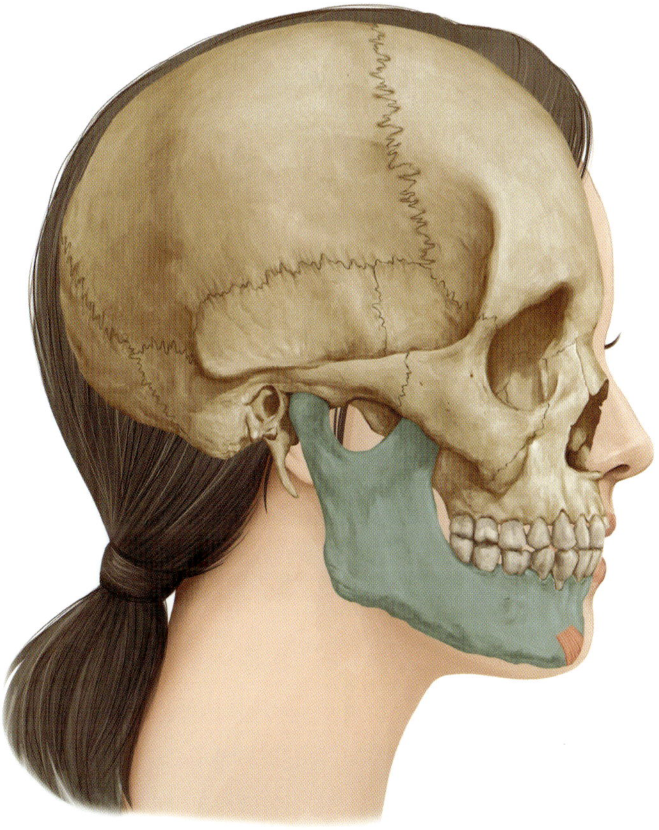

촉 진

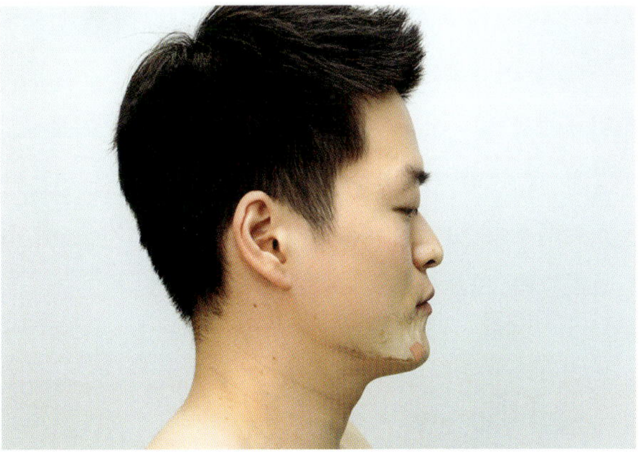

- 손을 아랫입술 약 2.5cm 가량 아래에 촉진하고 아래로 내밀 때 느낄 수 있다.

해부학적 특징

이는곳(origin) · 닿는곳(insertion)

- 아래턱에서 턱의 근막과 피부

작용(action)

- 아랫입술을 올림

신경지배(nerve innervation)

- 얼굴신경 Ⅶ

기능적 활동

- 다른 사람이 말을 할 때 그 내용에 대해 의심이 될 때 입을 뒤집어서 내밀 때 사용하는 근육이다(뿌루퉁한 표정, pouting).

턱주변 근육 : 넓은목근(platysma)

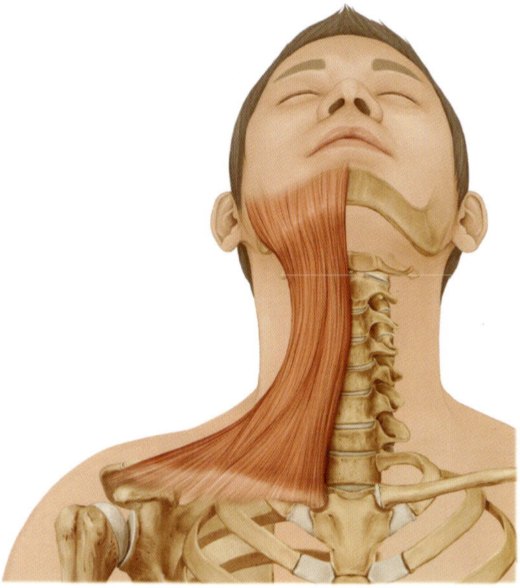

촉 진

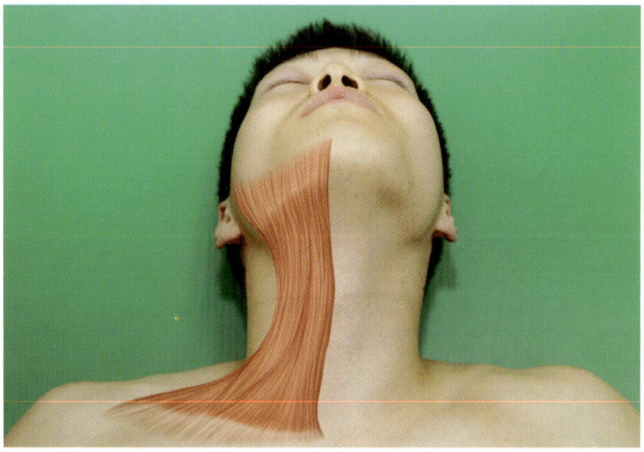

• 손끝을 목 앞쪽 얕은 층에 두고 아랫입술을 아래로 당기고 눈을 찌푸리도록 지시하여 아래턱뼈와 가슴 사이에 형성된 주름을 촉진한다.

해부학적 특징

이는곳(origin)

• 위쪽 큰가슴근과 어깨세모근의 근막

닿는곳(insertion)

• 아래턱뼈의 아래쪽 모서리

작용(action)

• 머리와 목을 굽힘(양쪽 섬유 사용)

신경지배(nerve innervation)

• 얼굴신경 Ⅶ

기능적 활동

• 넓은목근은 주로 얼굴 표정을 나타내는 데 작용
• 목 앞쪽에 위치한 가장 얕은 층의 근육이고 얼굴의 근막과 아래턱뼈를 아래로 당기게 한다.
• 인체에서 넓은목근은 아랫입술을 아래쪽과 가쪽으로 당길 때 목과 가슴부위의 피부주름과 능선을 만든다.
• 스트레스를 받거나 화가 날 얼굴표정을 지을 때 특징적으로 작용한다.

TIP

• 넓은목근은 목에서 가장 얕은 근육으로 존재하고 있으며, 목에 주름을 잡아 목정맥의 압박을 완화시켜 주는 주요한 근육이다.

3) 씹기근육(muscle of mastication)

씹기근육은 아래턱뼈(mandible)에 닿아 아래턱뼈를 움직여 입을 열고 닫는다. 총 4개가 있으며 모두 삼차신경(trigeminal n, 얼굴신경 Ⅴ의 세 번째 가지인 아래턱신경)의 지배를 받는다. 씹기에 사용되는 근육은 깨물근(masseter muscle), 가쪽날개근(lateral pterygoid musclse), 안쪽날개근(medial pterygoid), 관자근(temporalis muscle)이 있다(그림 10-6).

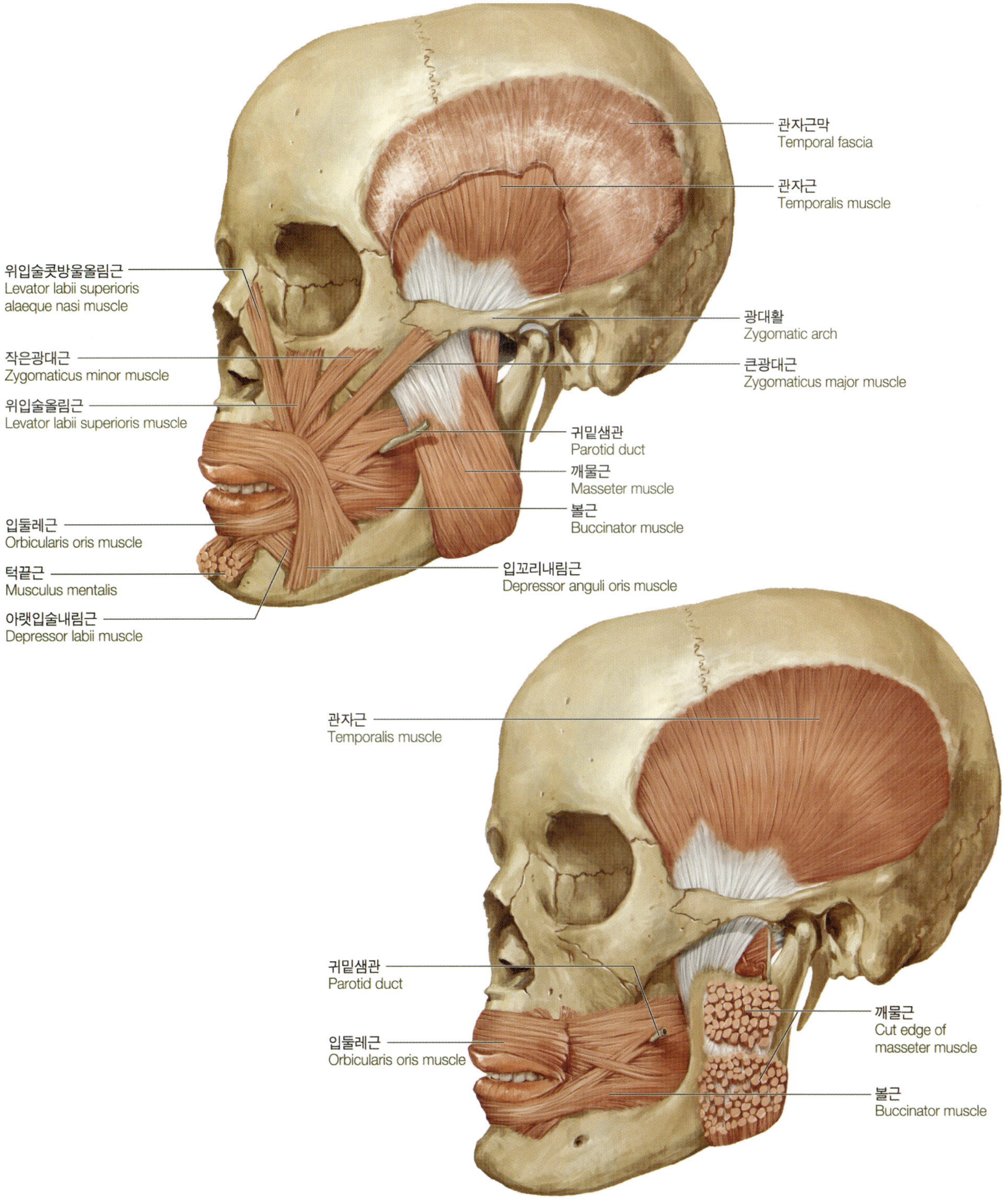

그림 10-6 씹기 근육(계속)

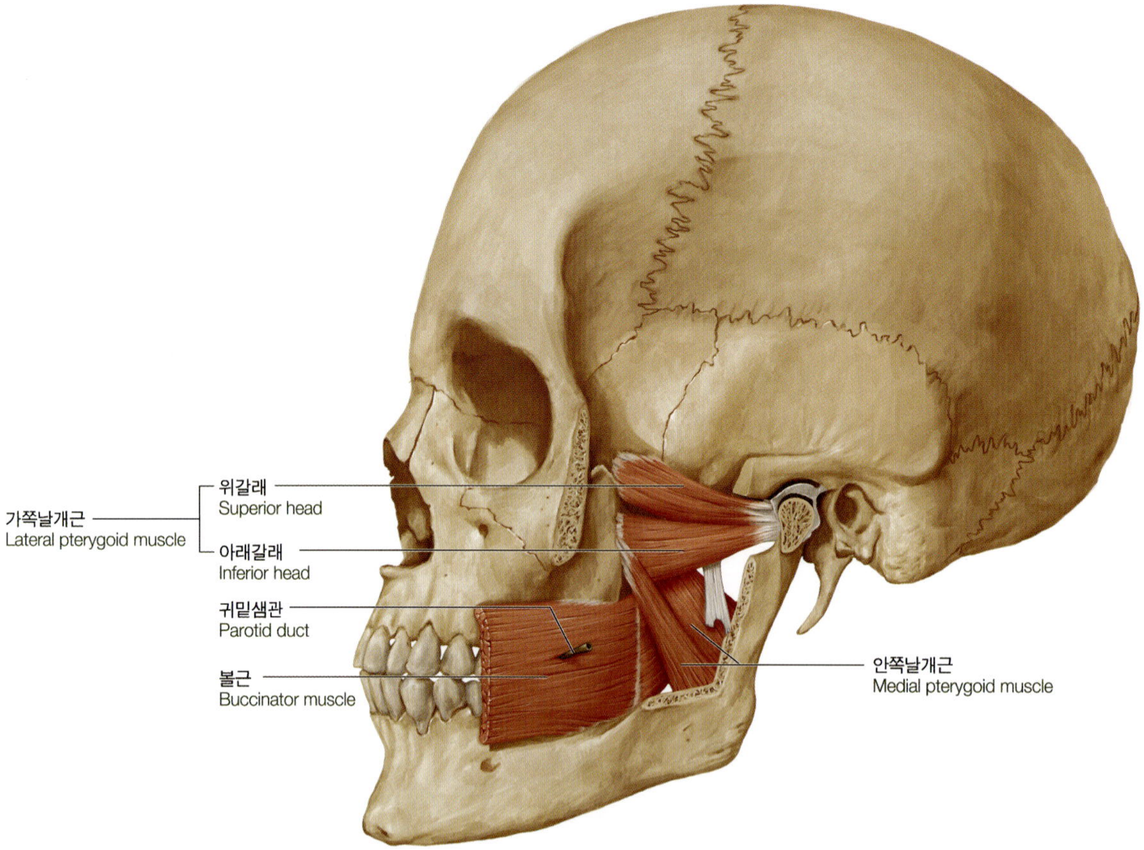
위갈래
Superior head
가쪽날개근
Lateral pterygoid muscle
아래갈래
Inferior head
귀밑샘관
Parotid duct
볼근
Buccinator muscle
안쪽날개근
Medial pterygoid muscle

그림 10-6 씹기 근육

깨물근(masseter)

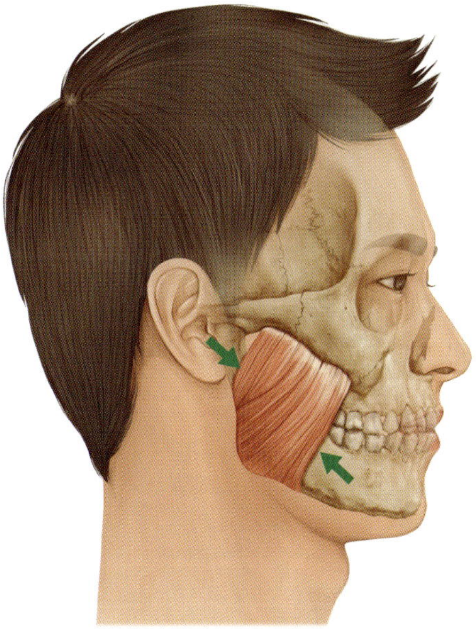

촉 진

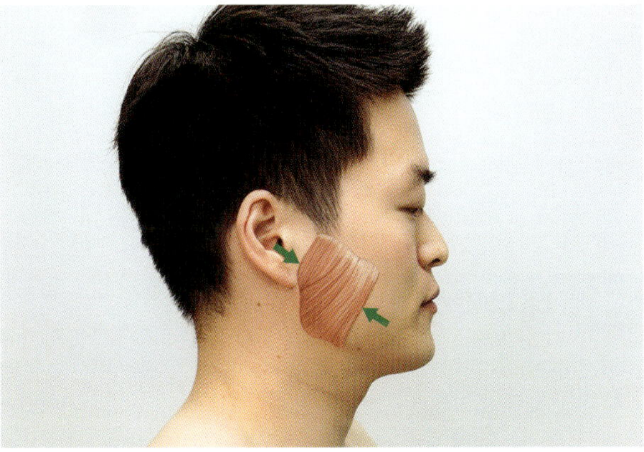

- 손끝을 아래턱뼈 각을 향해 아래쪽으로 향하게 하고 깨물근 섬유쪽으로 촉진한다.

해부학적 특징

이는곳(origin)

- 관자뼈와 광대뼈, 광대활

닿는곳(insertion)

- 아래턱뼈, 아래턱뼈각, 아래턱가지, 갈고리돌기의 가쪽 표면

작용(action)

- 아래턱뼈 올림(턱을 닫음)

신경지배(nerve innervation)

- 삼차신경

기능적 활동

- 깨물근은 인체에서 가장 강력하고 물기와 씹기에서 큰 힘을 발생시키는 근육
- 깨물근은 깊은 근육 층과 얕은 근육 층의 두 부분으로 구성
- 얕은층 근육은 아래턱뼈를 앞쪽으로 내밈 작용
- 깊은층 근육은 아래턱뼈를 뒤당김 작용

TIP

- 깨물근은 아가미근(branchiometri muscle)에 속한다. 몸통을 이루는 근육들은 근육분절(myotome), 팔다리의 근육은 중배엽에서 발생되고, 아가미근은 인두굽이(pharyngeal arch)에서 발생한다.

안쪽날개근(medial pterygoid)

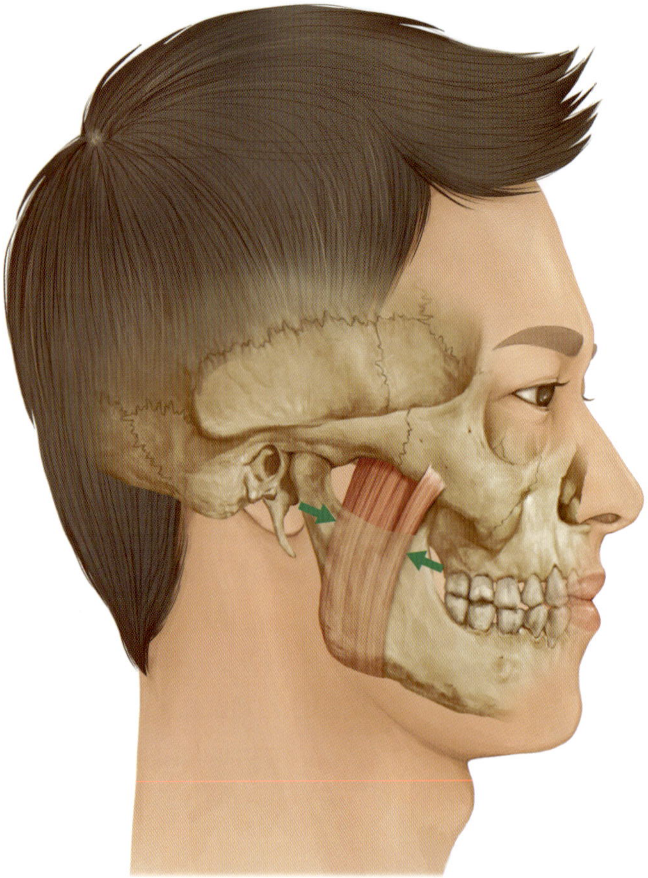

촉 진

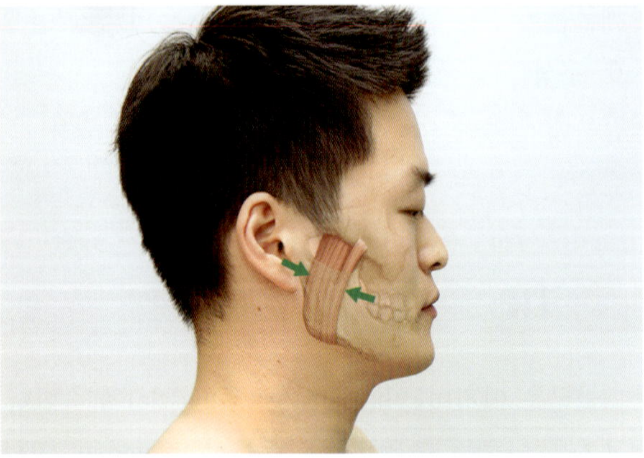

- 손을 아래턱 각의 안쪽에 놓고 갈고리 모양을 만든 후 촉진을 한다. 빗선의 안쪽날개근 섬유들은 나비뼈의 안쪽방향을 따라 주행한다.

해부학적 특징

이는곳(origin)

- 나비뼈, 날개돌기, 입천장뼈, 위턱뼈, 위턱뼈거친면

닿는곳(insertion)

- 아래턱뼈, 아래턱뼈 가지와 각의 아래면

작용(action)

- 아래턱뼈 올림(양쪽), 아래턱뼈 내밈(양쪽), 아래턱뼈 가쪽 움직임(한쪽)

신경지배(nerve innervation)

- 삼차신경

기능적 활동

- 안쪽날개근이 수축할 때, 아래턱을 들어 올리는 가쪽 깨물근의 움직임을 보조한다.
- 안쪽날개근은 씹기 동작을 수행하며, 들임, 내밈, 가쪽움직임을 할 때 작용한다.

TIP

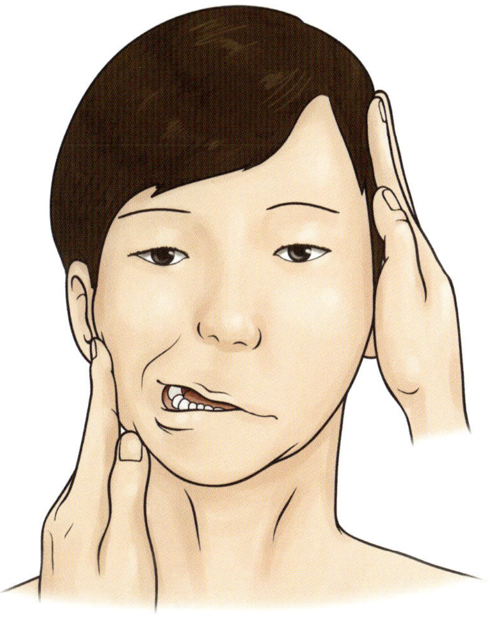

- 오른쪽으로 턱을 치우침 시킬 때 작용하는 근육은 오른쪽 가쪽 날개근과 왼쪽 안쪽날개근을 이용하여 치우침을 시키게 되며 날개근의 약화 시 약한 쪽으로 치우치게 된다.

MEMO

가쪽날개근(lateral pterygoid)

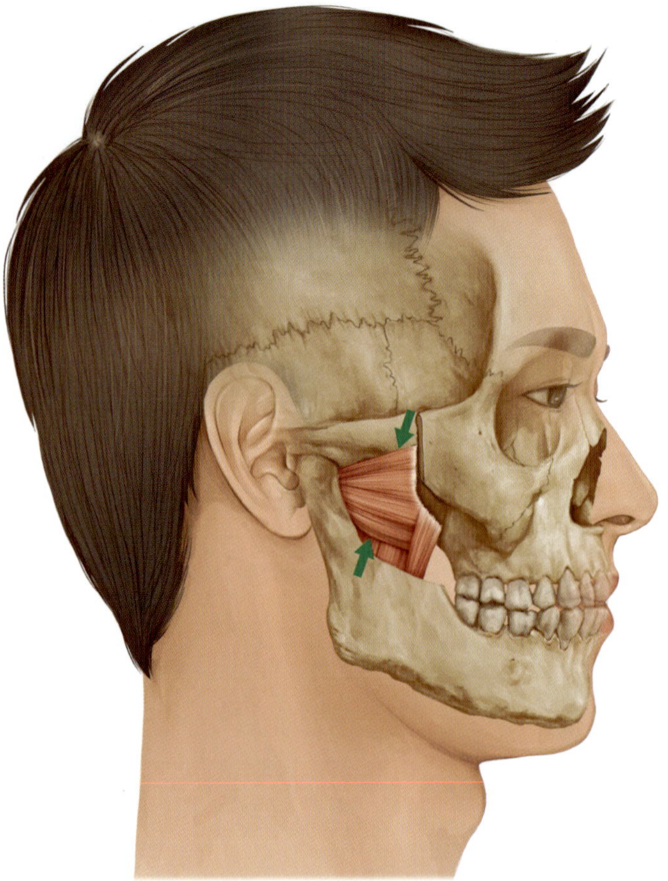

촉 진

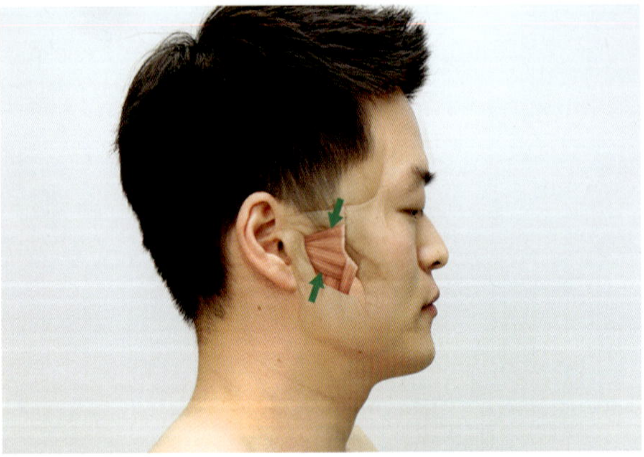

- 아래턱뼈의 관절돌기와 갈고리돌기 사이에서 약간 아래쪽으로 촉진한다.

해부학적 특징

이는곳(origin)

- 나비뼈 큰 날개 가쪽면과 관자아래 능선

닿는곳(insertion)

- 아래턱뼈융기의 앞면과 관절원반

작용(action)

- 아래턱 내림(양쪽), 아래턱 내밈(양쪽), 아래턱 가쪽 이동(한쪽)

신경지배(nerve innervation)

- 삼차신경

기능적 활동

- 가쪽날개근은 씹기와 말하기 같은 턱관절의 복합적인 운동 시 관절원판의 위치를 유지하는 데 도움
- 가쪽날개근은 씹기 동작을 수행한다. 들임, 내밈, 외측움직임을 수행 한다.

TIP

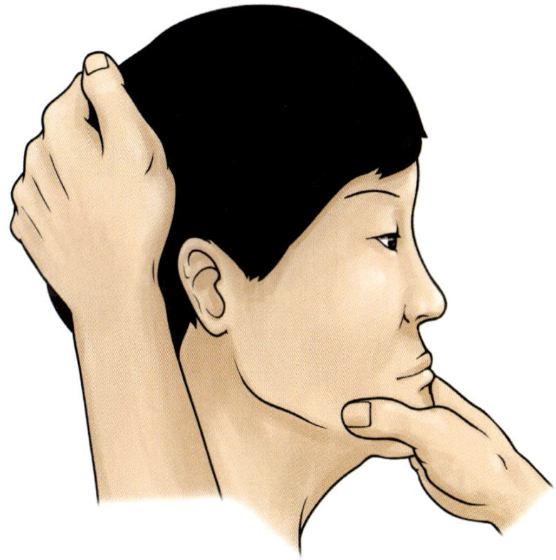

- 안쪽 및 가쪽날개근은 턱을 내밀어 주는 작용을 하게 되며, 아랫니가 윗니 앞쪽으로 나오게 하도록 하는 역할을 한다. 대부분 사람은 아래앞니의 중앙점을 세 윗니 외측으로 움직일 수 있다.

MEMO

관자근(temporalis)

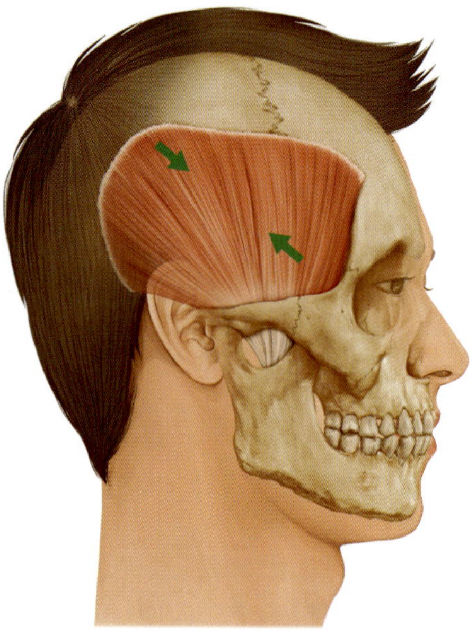

촉 진

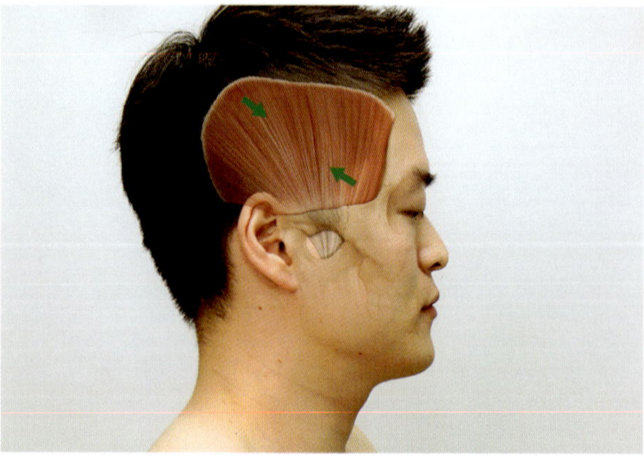

- 손을 관자뼈와 관자근섬유의 위쪽 방향으로 미끄러뜨리면서 촉진한다. 이마뼈, 마루뼈, 관자뼈를 가로질러 펼쳐져 있는 관자근 섬유를 따라 촉진한다.

해부학적 특징

이는곳(origin)

- 관자뼈, 마루뼈, 나비뼈, 이마뼈, 관자오목과 관자근막

닿는곳(insertion)

- 아래턱뼈, 갈고리돌기와 앞쪽 모서리

작용(action)

- 아래턱의 올림, 아래턱의 들임

신경지배(nerve innervation)

- 삼차신경

기능적 활동

- 관자근은 씹기 동작을 수행
- 음식을 잘게 잘리게 하는 동작에 관자근이 활성화되어 사용
- 부채꼴모양의 관자근은 관자놀이를 넓게 덮고 있으며, 관자근은 마루뼈, 관자뼈, 이마뼈를 덮고 있음
- 관자근의 부착은 아래턱뼈의 들임뿐만 아니라 올림에 있어서 지렛대역할을 수행

TIP

- 관자근은 위치상 얼굴근육과 가까이 있지만 얼굴근육이 아니라 관자뼈와 아래턱뼈를 연결시키는 부채꼴 모양의 씹기근육이다.

4) 목뼈와 후두를 움직이는 근육

목부위의 근육은 목뿔뼈(hyoid bone)에 닿아 목뿔뼈와 후두를 움직이는 근육과 머리와 목을 연결하여 머리부분과 목부분을 움직이는 근육이 있다. 목뿔뼈와 후두를 움직이는 근육은 위치에 따라 목뿔위근(supra hyoid muscle)과 목뿔아래근(infrahyoid muscle)으로 나뉜다(그림 10-7).

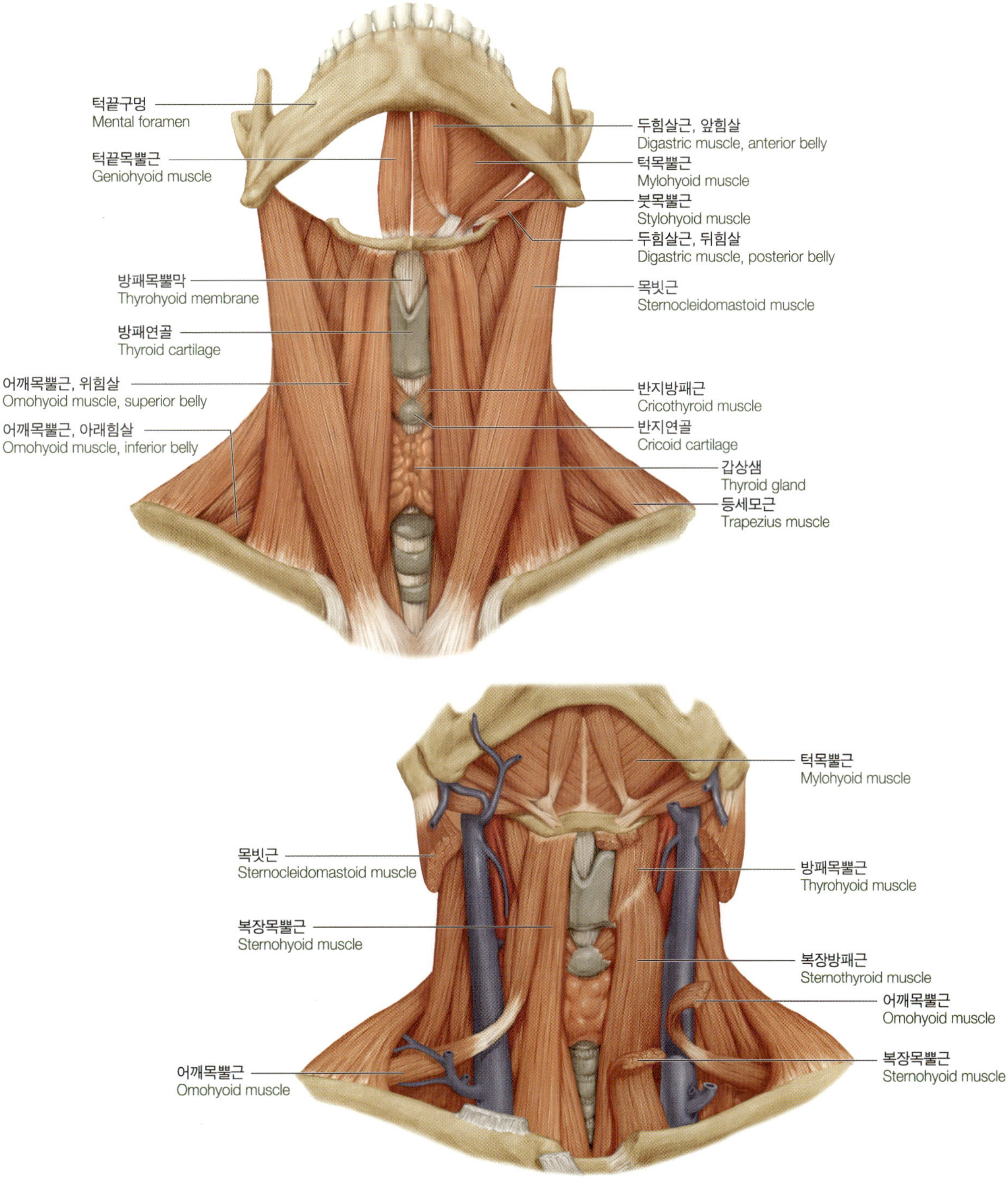

그림 10-7 앞목(전경) 삼각의 근육(목뿔위근 및 목뿔아래근)

CHAPTER 10

목뿔위근육(suprahyoids) : 턱끝목뿔근, 턱목뿔근, 붓목뿔근

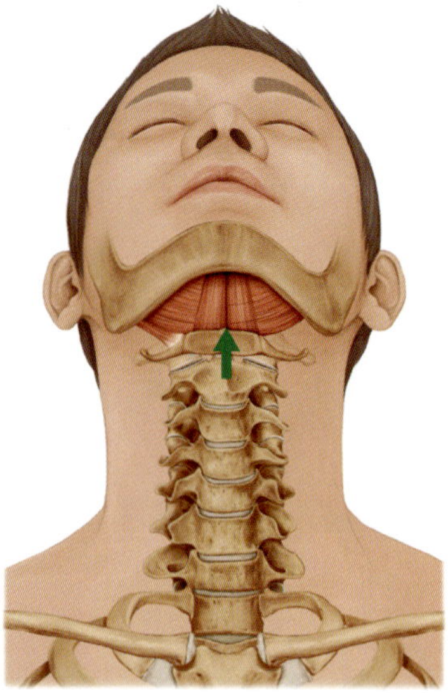

촉 진

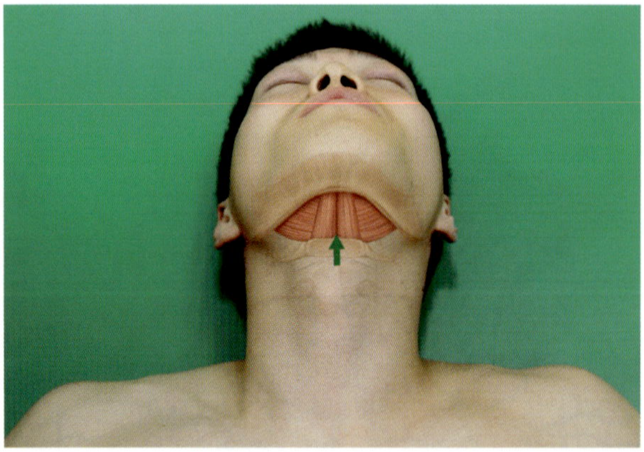

- 혀로 대상자가 입천장을 누르는 동안 치료사는 아래턱뼈의 목뿔뼈 뒤쪽을 따라 손끝을 미끄러뜨리면서 촉진한다.

해부학적 특징

이는곳(origin)

- 아래턱뼈의 아래쪽면(턱끝목뿔근, 턱목뿔근), 관자뼈의 붓돌기(붓목뿔근)

닿는곳(insertion)

- 목뿔뼈

작용(action)

- 아래턱뼈 내림, 목뿔뼈와 혀를 올림

신경지배(nerve innervation)

- 혀밑신경, 턱목뿔근신경, 얼굴신경

기능적 활동

- 목뿔위근육들은 턱목뿔근, 턱끝목뿔근, 붓목뿔근으로 구성
- 삼키기를 하는 동안, 두힘살근과 함께 목뿔뼈와 방패연골을 올림시키는 작용
- 씹기를 할 때, 대항근인 목뿔아래근육들과 동시 수축하여 목뿔뼈를 고정

TIP

- 목뿔위근육과 목뿔아래근육을 구분하는 것이 중요하다. 목뿔위근육은 두힘살근, 붓목뿔근, 턱목뿔근, 턱끝목뿔근이며, 목뿔아래근육은 복장목뿔근, 어깨목뿔근, 복장방패근, 방패목뿔근이 있다.

목뿔위근육(suprahyoids) : 두힘살근(digastric)

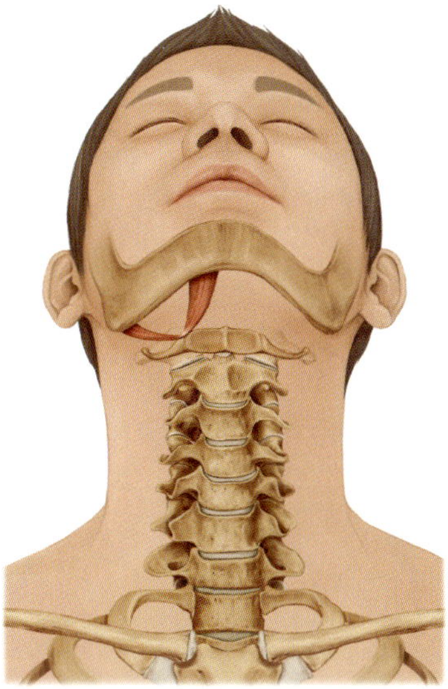

촉 진

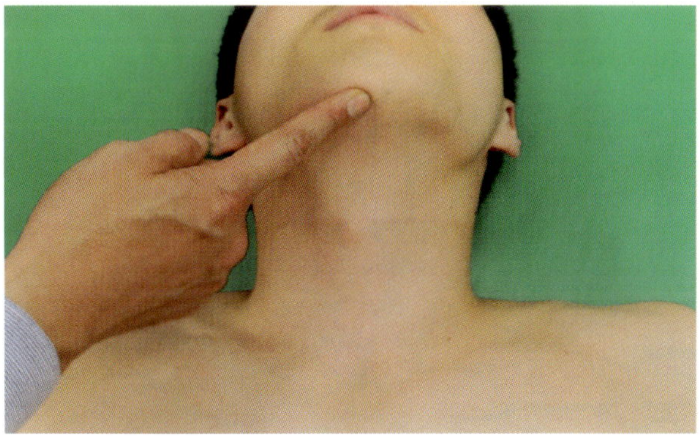

- 목뿔뼈 방향으로 두힘살근의 섬유를 따라오면, 턱의 아래면에 두힘살근의 앞힘살을 찾을 수 있다.

해부학적 특징

이는곳(origin)

- 아래털뼈의 아래쪽 모서리 근의 결합부(앞쪽근힘살), 관자뼈의 꼭지돌기(뒤쪽근힘살)

닿는곳(insertion)

- 목뿔뼈

작용(action)

- 아래턱뼈를 내림, 목뿔뼈를 앞쪽으로 당기고 올림(앞쪽근힘살), 목뿔뼈를 뒤쪽으로 당기고 올림(뒤쪽근힘살)

신경지배(nerve innervation)

- 아래턱신경(앞쪽), 얼굴신경(뒤쪽)

기능적 활동

- 관자뼈가 고정되어 있을 때, 두힘살근의 뒤힘살은 목뿔뼈를 뒤쪽으로 당김
- 아래턱뼈가 고정되어 있을 때 두 힘살근의 앞힘살은 목뿔뼈를 앞쪽으로 당김. 목뿔뼈의 움직임은 씹고, 삼키고, 말하는 데 작용함. 목뿔뼈가 고정되어 있을 때, 두힘살근은 아래턱뼈를 내리고 들임 작용을 함
- 아래턱뼈의 정상적인 움직임은 씹고, 삼키고, 말하는 데 기여하고 촉진하는 동안 위치를 잡아주는 데 이용

TIP

- 두힘살근은 목뿔 위근육으로 앞힘살과 뒤힘살로 구성되어 있으며, 수축 시 목뿔뼈를 위로 당기고 아래턱뼈를 아래로 내리는 작용한다. 특히 두힘살근은 아래턱신경과 얼굴신경의 이중지배를 받는 것이 특징이다.

목뿔아래근육(infrahyoids)
복장목뿔근, 방패목뿔근, 어깨목뿔근, 복장방패근

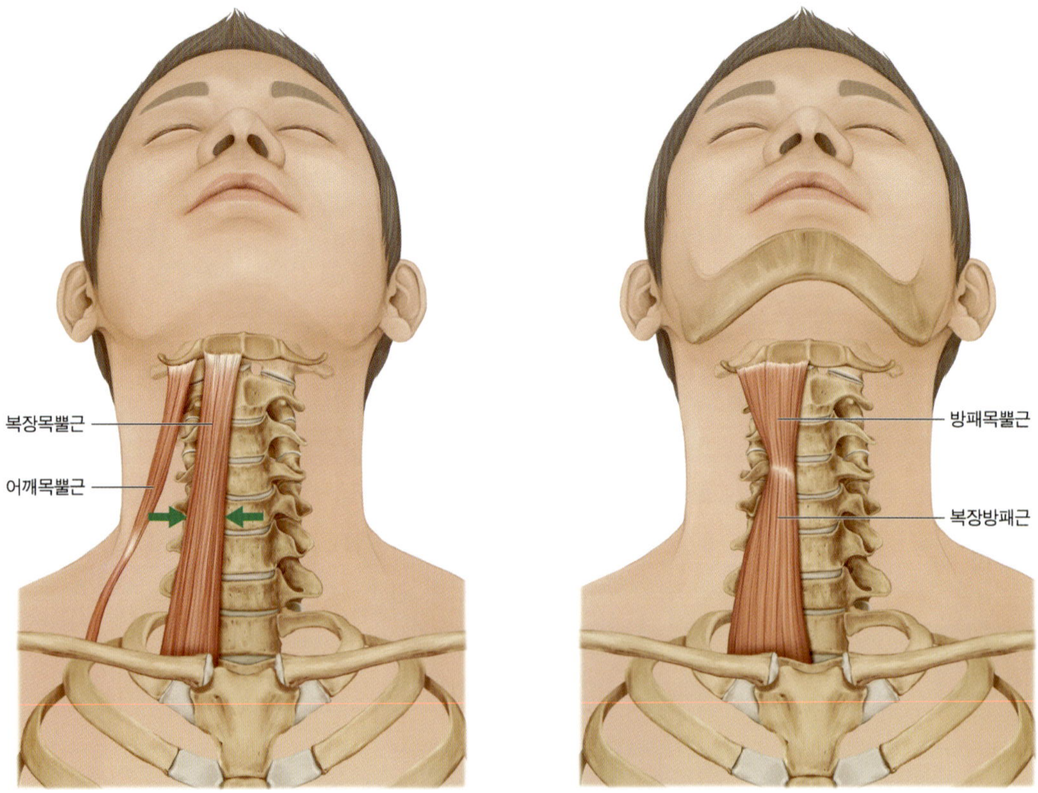

촉 진

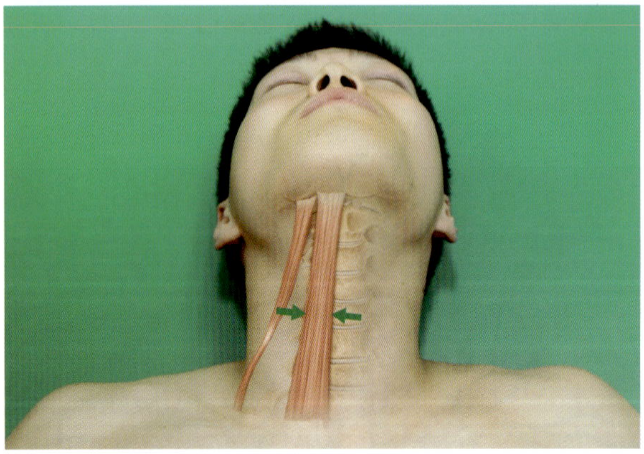

- 손끝을 목빗근을 향해 꼬리쪽과 가쪽으로 미끄러뜨리면서 촉진한다. 정확한 위치인지 알기위해 침을 삼킬 때 근육의 움직임을 확인한다.

해부학적 특징

이는곳(origin)

- 복장뼈의 복장뼈자루(복장목뿔근, 복장방패근), 방패연골(방패목뿔근), 어깨뼈의 위쪽모서리(어깨목뿔근)

닿는곳(insertion)

- 목뿔뼈(복장목뿔근, 방패목뿔근, 어깨목뿔근), 방패연골(복장방패근)

작용(action)

- 목뿔뼈와 방패연골을 내림

신경지배(nerve innervation)

- 위쪽목신경

기능적 활동

- 목뿔아래근육은 삼키기를 하는 동안 목뿔뼈와 방패연골을 내림시키는 역할을 함
- 씹기를 하는 동안 목뿔뼈를 고정하고 대항근인 목뿔위근육들과 동시 수축

TIP

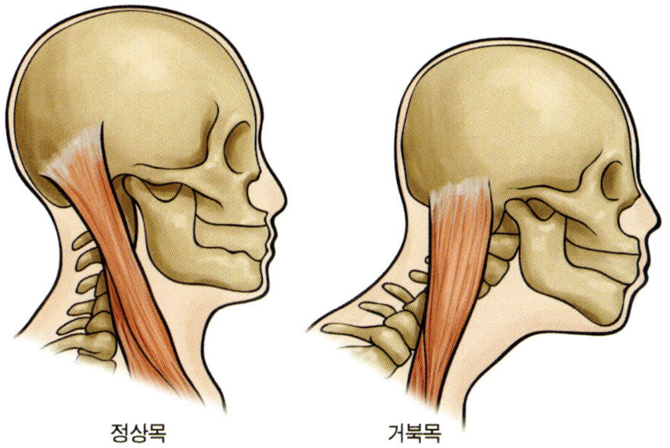

- 목뿔위근육과 목뿔아래근육은 목을 굽힘할 때 안정성을 만들어 주고 목을 굽힘 시 목의 앞굽음증을 방지해주는 역할을 한다. 특히 목뿔위근육과 목뿔아래근육이 약화가 오게 되면 거북목이 된다.

MEMO

5) 머리와 목을 움직이는 근육

머리와 목을 움직이는 근육에는 앞척추근(prevertebral muscle), 뒤척추근(post vertebral muscle), 가쪽척추근(lateral vertebral muscle)이 있다.

(1) 앞척추근(prevertebral)

앞척추근에는 앞머리곧은근(rectus capitis anterior muscle), 가쪽머리곧은근(rectus capitis lateralis muscle), 머리긴근(longus capitis muscle), 목긴근(longus colli muscle)이 있다. 앞척추근은 후두, 기관, 식도 뒤에, 척추 앞에 존재하며 공통적으로 머리의 굽힘과 돌림에 작용한다(그림 10-8).

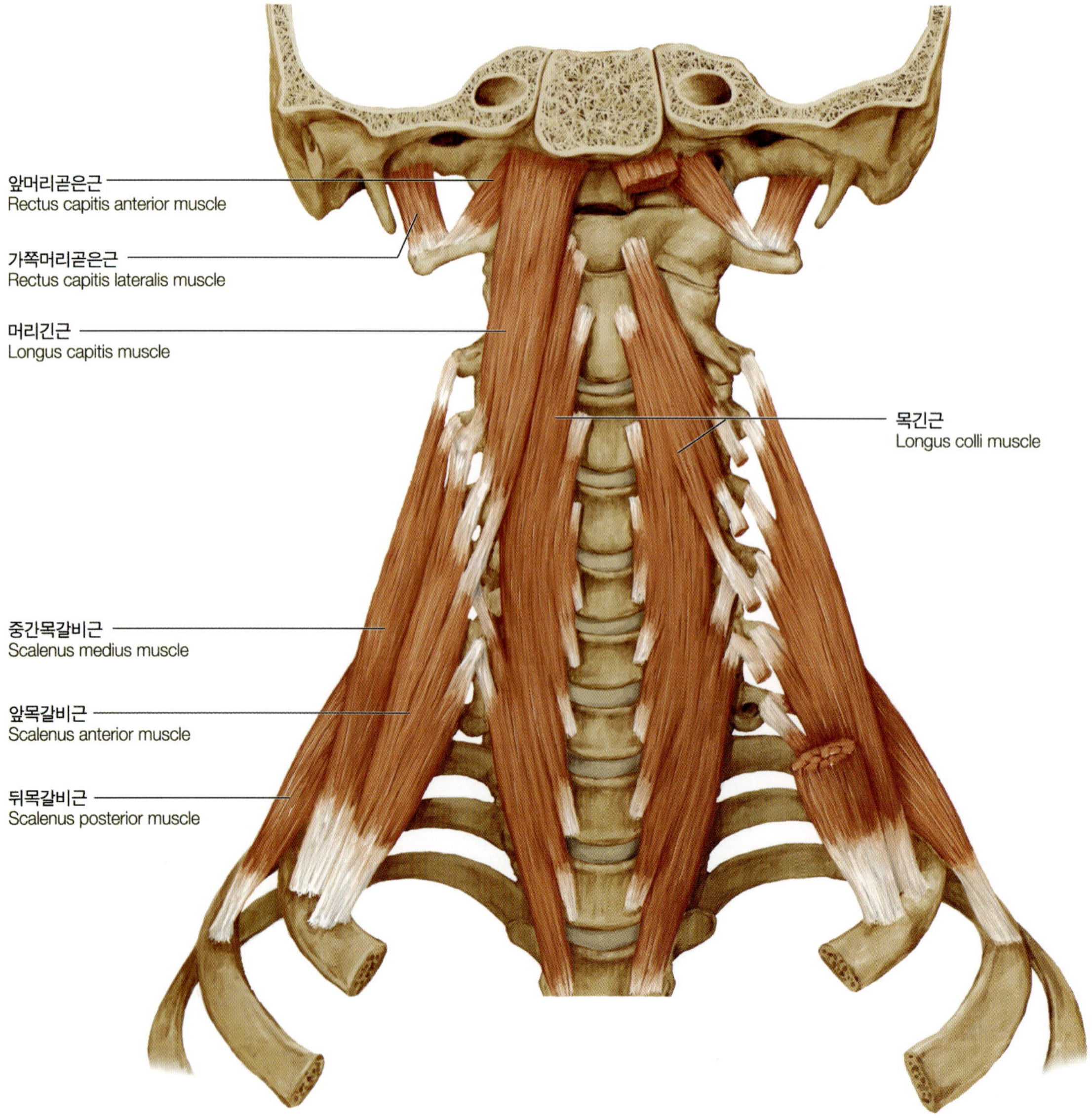

그림 10-8 앞목 삼각의 근육(목뿔위근 및 목뿔아래근)

앞머리곧은근(rectus capitis anterior)

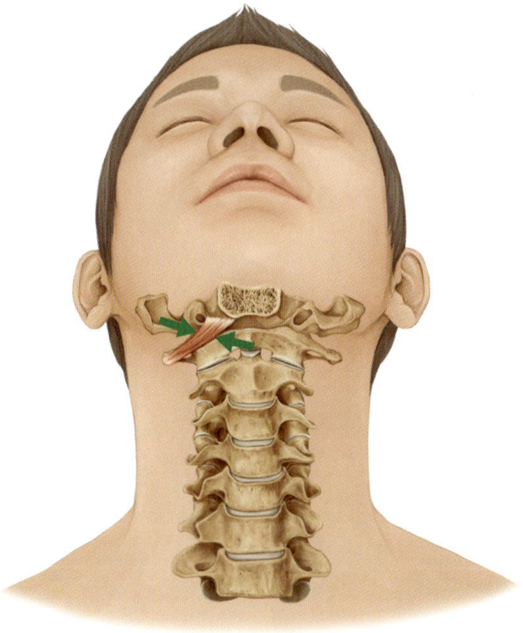

촉 진

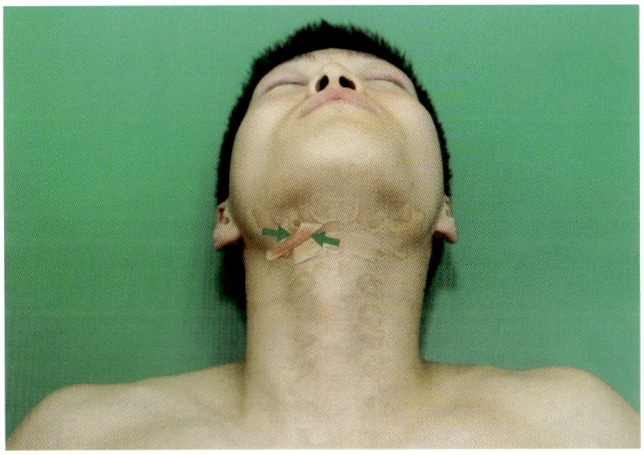

- 불가능

해부학적 특징

이는곳(origin)

- 고리뼈(C_1), 가시돌기의 앞 표면

닿는곳(insertion)

- 뒤통수뼈 바닥부의 아래쪽 표면

작용(action)

- 머리의 굽힘(양쪽), 같은방향 돌림(한쪽)

신경지배(nerve innervation)

- 뒤통수밑신경

기능적 활동

- 앞쪽 목에서 가장 작고 깊이 위치한 근육
- 앞머리곧은근은 목의 굽힘 작용
- 앞머리곧은근과 뒤통수밑근육의 가동성과 근력의 불균형은 두통, 인지장애, 통증을 유발함.

TIP

- 목을 폄방향으로 스트레칭을 실시할 때 주된 대항근인 앞머리곧은근이 스트레칭이 된다.

가쪽머리곧은근(rectus capitis lateralis)

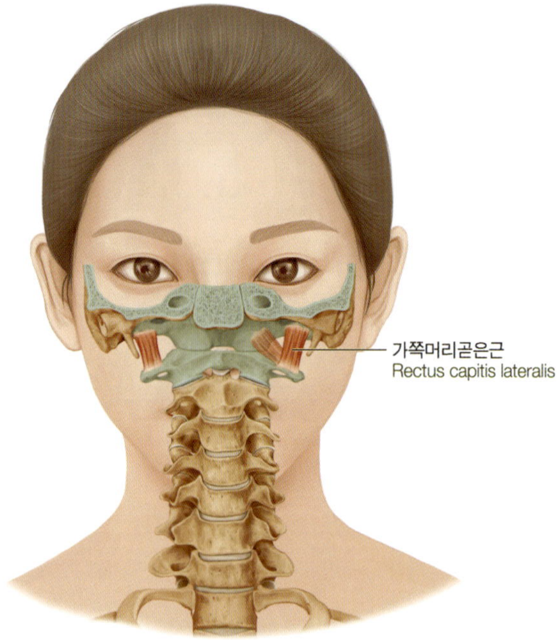

촉 진

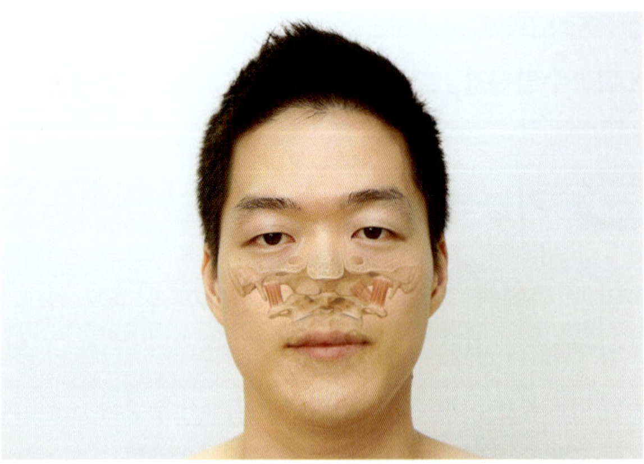

- 귀에 있는 꼭지돌기를 찾고 고리뼈의 가로돌기를 촉진 후 저항을 주면서 가쪽 굽힘을 시킨다.

해부학적 특징

이는곳(origin)

- 고리뼈(C_1), 가로돌기의 위표면

닿는곳(insertion)

- 뒤통수뼈의 목정맥구멍돌기의 아래표면

작용(action)

- 머리와 목의 가쪽굽힘(한쪽)

신경지배(nerve innervation)

- 뒤통수밑신경

기능적 활동

- 머리를 가쪽으로 굽힐 때 협력 작용
- 가쪽머리곧은근은 귀를 통해 들어오는 소리에 활성화
- 시야를 수평으로 할 때 머리를 고정시키는 역할

TIP

- 최소한에 가쪽굽힘을 위해 협력작용을 하는 근육으로 스트레칭을 할 때에는 반대측 방향으로 목을 굽힘하여 굽힘된 쪽 반대 방향의 가쪽머리곧은근이 신장된다.

머리긴근(longus capitis)

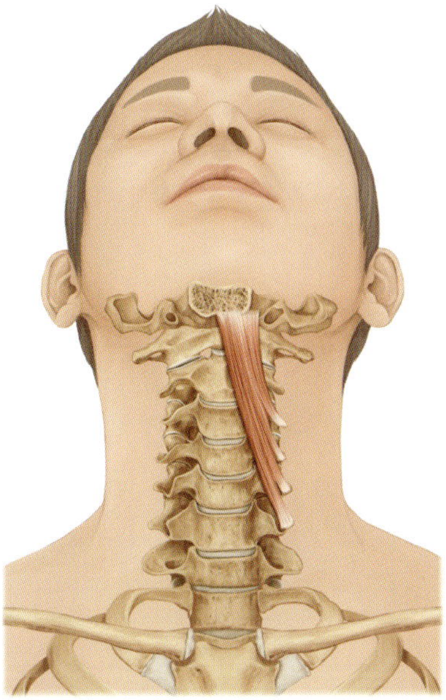

촉 진

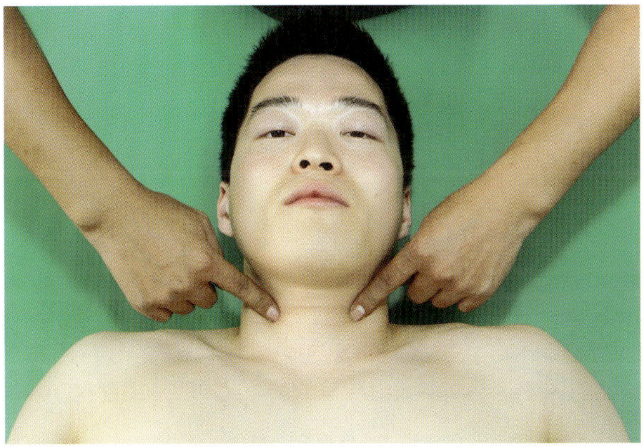

- 한쪽 손의 손끝을 목빗근에 놓고 목빗근과 공간이 있는 곳에 손끝을 밀어 넣고 척추뼈 몸통에 대해 깊이 촉진하여 C_5 윗부분에서 목긴근의 수직섬유를 촉진한다.

해부학적 특징

이는곳(origin)

- C_3~C_6까지의 가로돌기 앞 결절

닿는곳(insertion)

- 뒤통수 뼈의 바닥부분 아래면

작용(action)

- 머리와 목을 굽힘(양쪽)
- 머리와 목을 같은쪽 돌림(한쪽)

신경지배(nerve innervation)

- 목신경

기능적 활동

- 목긴근처럼 머리긴근도 척추주위 근 중 하나이며, 목 앞쪽의 안정성에 관여
- 머리가 뒤로 떨어지지 않도록 유지

TIP

- 머리긴근을 스트레칭 해주기 위해서는 머리를 뒤로 펴하는 자세를 취할 때 머리긴근을 신장할 수 있다.

목긴근(longus colli)

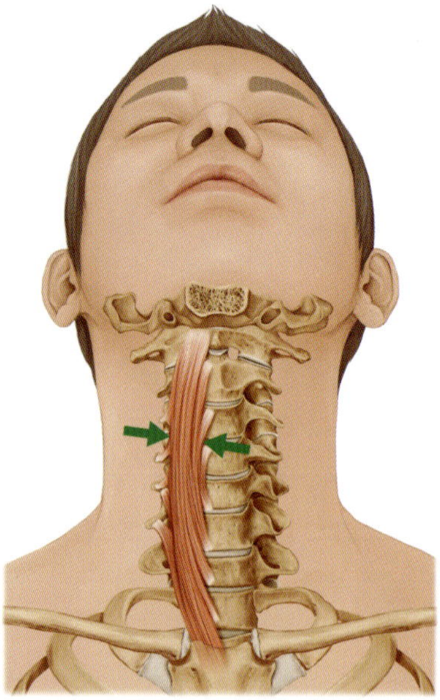

촉 진

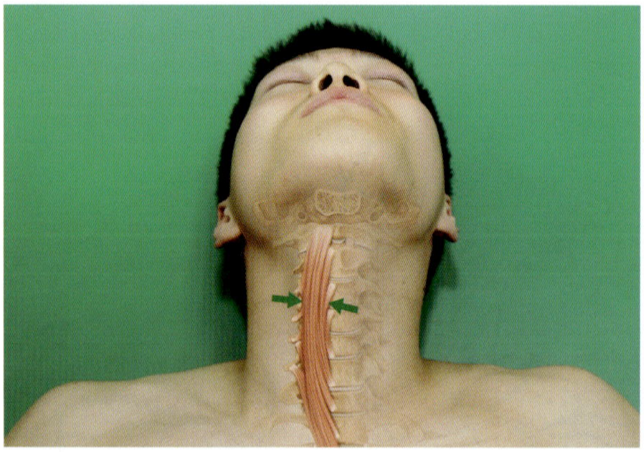

• 한쪽 손의 손끝을 목빗근에 놓고 목빗근과 공간이 있는 곳에 손끝을 밀어 넣고 척추뼈 몸통에 대해 깊이 촉진하여 C_1~T_3 사이에서 목긴근의 수직섬유를 촉진한다.

해부학적 특징

이는곳(origin)

• C_3~C_5 목뼈 가로돌기의 앞쪽 결절과 C_5에서 T_3까지의 척추뼈몸통의 앞쪽면

닿는곳(insertion)

• C_2~C_6 목뼈의 앞쪽면

작용(action)

• 머리와 목을 굽힘(양쪽), 머리와 목을 가쪽굽힘(한쪽), 머리와 목을 같은 쪽으로 돌림(한쪽)

신경지배(nerve innervation)

• 목신경

기능적 활동

• 목긴근은 목 앞쪽의 가장 깊은 층의 근육으로, 여러 분절에 걸쳐 길게 수직으로 붙어 있음
• 목뼈분절에 전체적으로 퍼져 있기 때문에, 양쪽 섬유가 작용하면 머리와 목의 강력한 굽힘 작용 발생

TIP

• 목 앞쪽의 깊은 층에 위치한 근육은 통증이 발생하는 유형이 명확하지는 않지만 목 주변에 있는 머리긴근과 목긴근은 근막의 통증유발점을 만들어 삼킴 곤란을 초래하기도 한다.

(2) 뒤척추근(post vertebral muscle)

뒤척추근은 목뼈의 뒷부분에 존재하며 그 중 일부는 깊은등근육과 이어진다(그림 10-9).

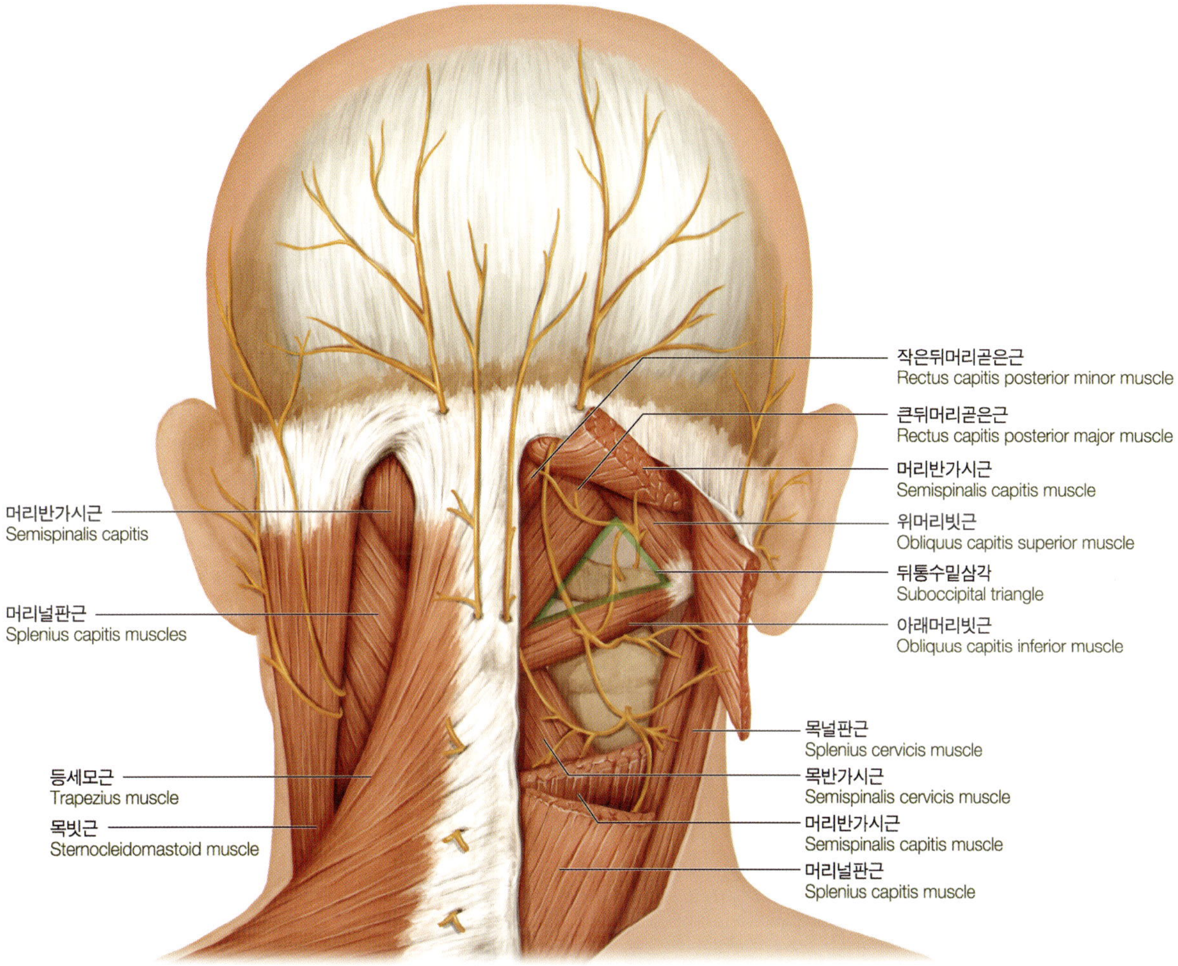

그림 10-9 뒤척추근육(후추골근)

위머리빗근(obliques capitis superior)

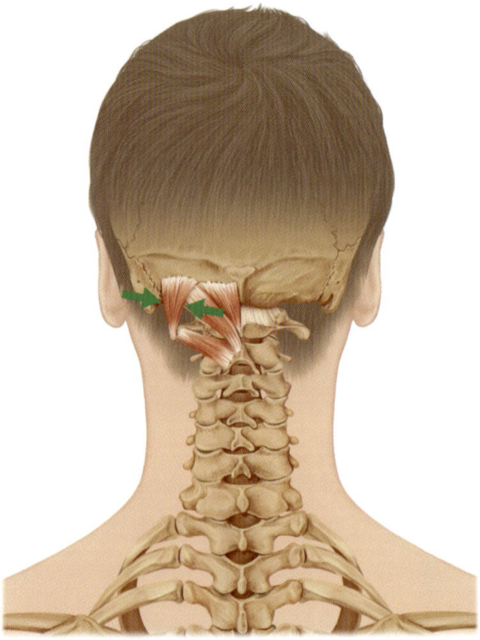

촉 진

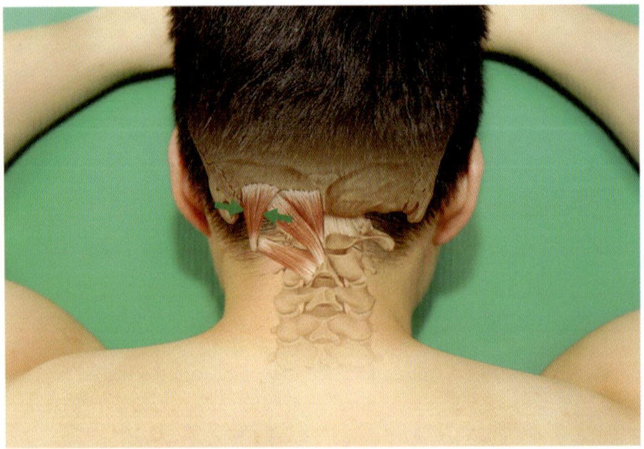

• 바깥뒤통수뼈 융기를 찾은 후 턱을 가슴 쪽으로 당길 때 뒤쪽 목의 느슨한 피부조직을 손끝으로 감아 올린다.

해부학적 특징

이는곳(origin)

• 가로돌기의 위쪽 표면

닿는곳(insertion)

• 뒤통수뼈의 위와 아랫목덜미선 사이

작용(action)

• 머리를 폄(양쪽), 머리 가쪽굽힘(한쪽)

신경지배(nerve innervation)

• 뒤통수밑신경

기능적 활동

• 위머리빗근은 머리의 섬세한 운동을 발생시켜 공간을 인지하는 데 중요한 역할

TIP

• 위머리빗근은 거의 세로로 뻗어 있고 아래로 고리뼈의 가로돌기에 부착하며, 머리 뒤쪽의 위아래목덜미선 사이 약간 안쪽으로 머리 반가시근 깊은 곳에 위치한다.

아래머리빗근(obliques capitis inferior)

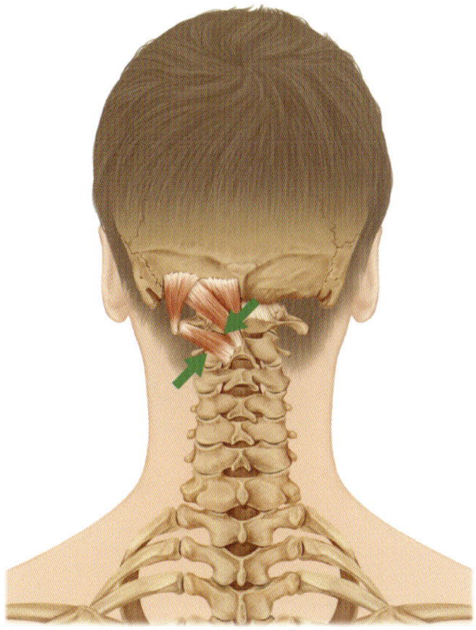

촉 진

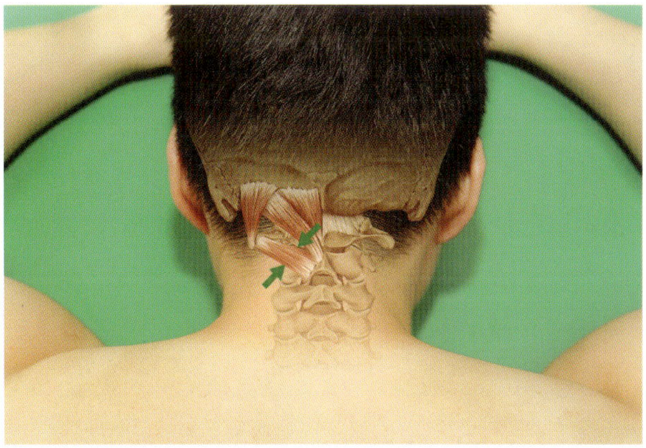

• 바깥뒤통수 융기를 찾은 후 턱을 가슴으로 당길 때 뒷목의 느슨한 피부조직을 감아올린다.

해부학적 특징

이는곳(origin)

• 중쇠뼈(C_2), 가시돌기의 끝

닿는곳(insertion)

• 고리뼈(C_1), 가로돌기의 아래와 뒷면

작용(action)

• 같은쪽 돌림(한쪽 작용)

신경지배(nerve innervation)

• 뒤통수밑신경

기능적 활동

• 아랫머리빗근은 뒤통뼈에 부착되어 있지 않음
• 아랫머리빗근은 편평하게 빗선으로 배열되어 있어 뒤통수밑 근육 중 돌림하는 데보다 효과적인 근육

TIP

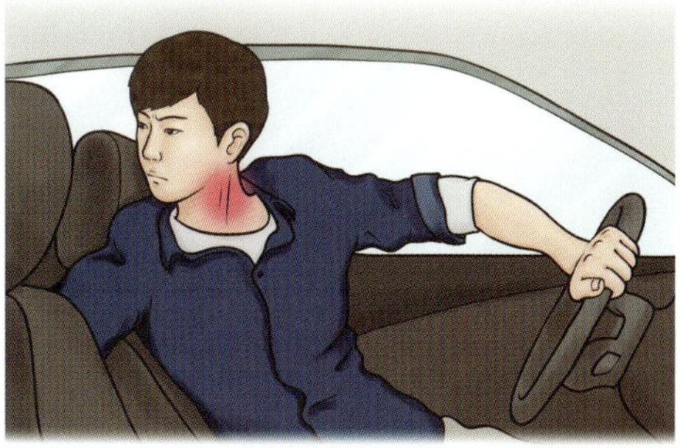

• 아래머리빗근이 이완되었을 때에는 자동차의 후방을 보기 위해 머리회전이나, 운전하는 동안 사각지대를 확인하기 위해 고개를 돌릴 때 매우 어려움에 처하게 된다.

큰뒤머리곧은근(rectus capitus posterior major)

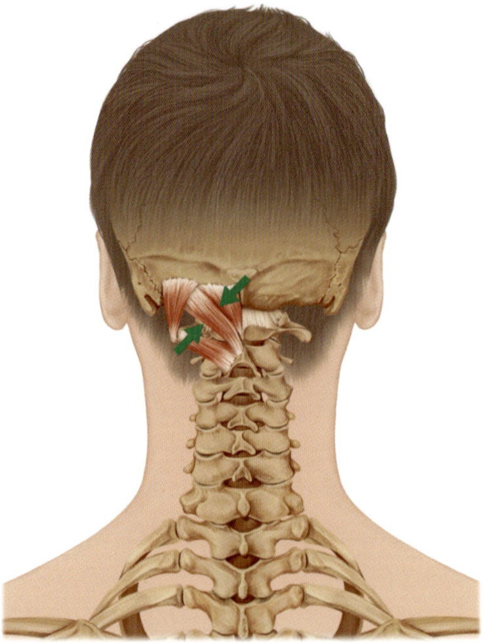

촉 진

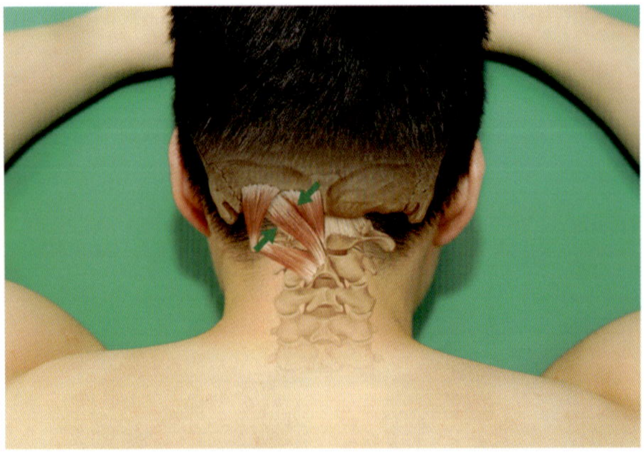

- 바깥뒤통수 융기를 찾고 작은뒤머리곧은근의 바깥 부위이며, 뒤통수밑 부위와 고리판고랑의 꼬리쪽과 가쪽으로 손끝을 미끄러지면서 촉진한다.

해부학적 특징

이는곳(origin)

- 중쇠뼈의 가시돌기

닿는곳(insertion)

- 뒤통수뼈의 아랫목덜미선 가쪽

작용(action)

- 머리를 폄(양쪽), 같은쪽 돌림(한쪽)

신경지배(nerve innervation)

- 뒤통수밑신경

기능적 활동

- 큰뒤머리곧은근은 머리뼈와 위목뼈 사이의 정렬을 유지시킴
- 머리의 섬세한 움직임

TIP

- 큰머리곧은근의 스트레칭 자세는 굽힘과 반대쪽으로 머리를 돌림시켜서 신장을 해야 한다.

작은뒤머리곧은근(rectus capitus posterior minor)

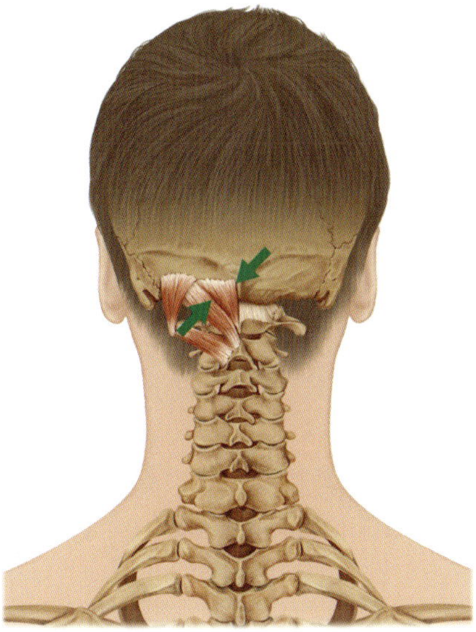

촉 진

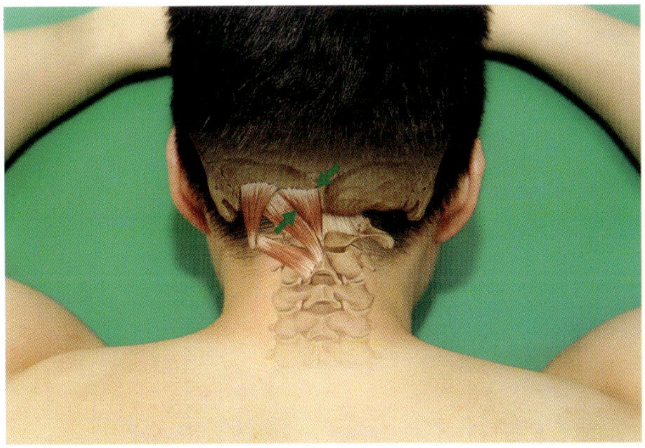

• 바깥뒤통수 융기를 찾고 큰머리곧은근의 안쪽 부위이며, 뒤통수밑 부위와 고리판고랑의 꼬리쪽과 가쪽으로 손끝을 미끄러뜨리면서 촉진한다.

해부학적 특징

이는곳(origin)

• 고리뼈의 뒤고리 결절

닿는곳(insertion)

• 뒤통수뼈의 아랫목덜미선 안쪽

작용(action)

• 머리를 폄(양쪽)

신경지배(nerve innervation)

• 뒤통수밑신경

기능적 활동

• 작은뒤머리곧은근은 머리뼈와 위목뼈 사이의 정렬을 유지시킴
• 머리의 섬세한 움직임

TIP

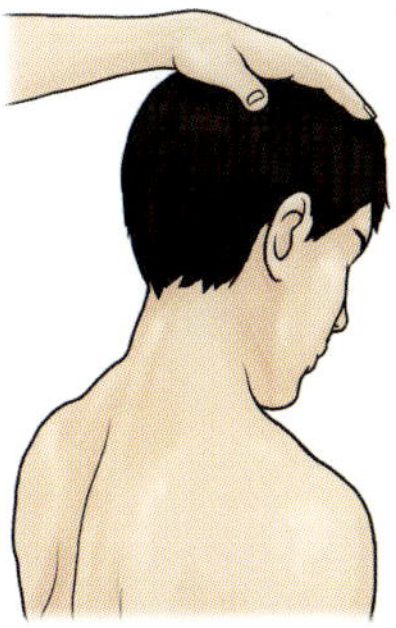

• 작은뒤머리곧은근의 신장은 머리를 굽힌 자세에서 발생한다.

머리널판근(splenius capitis)

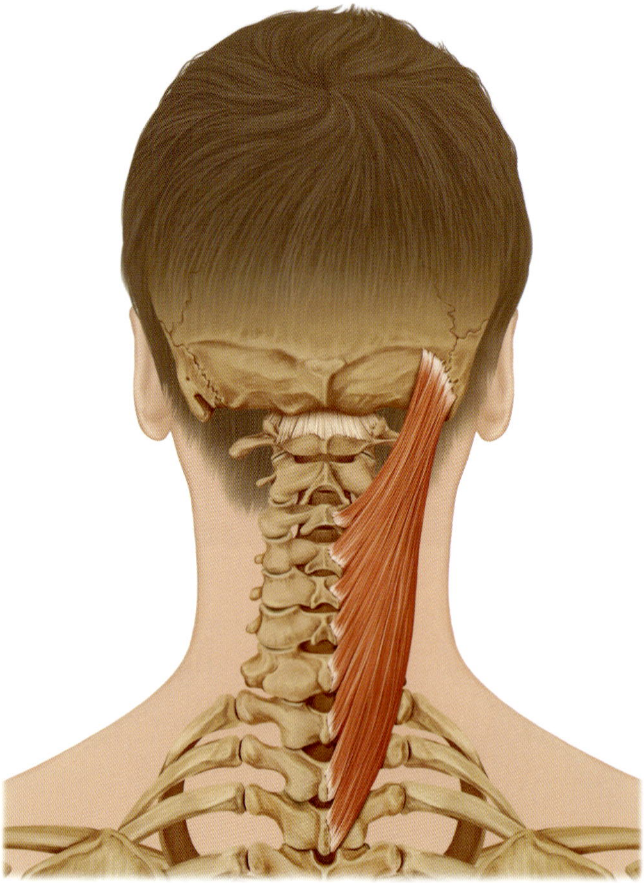

촉 진

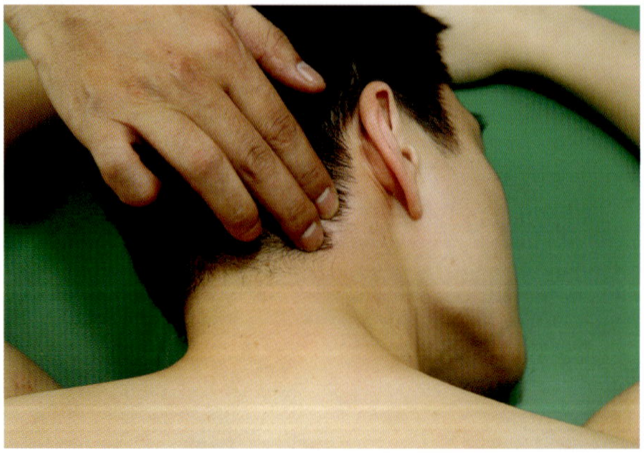

• 손끝으로 위등뼈와 아랫목뼈의 가시돌기를 찾은 후 손끝을 측면으로 미끄러지면서 촉진한다.

해부학적 특징

이는곳(origin)

• 목덜미인대 C_7에서 T_3 가시돌기

닿는곳(insertion)

• 관자뼈의 꼭지돌기, 뒤통수뼈의 위목덜미선의 가쪽

작용(action)

• 머리와 목을 폄(양쪽), 가쪽굽힘(한쪽), 같은쪽돌림(한쪽)

신경지배(nerve innervation)

• 목신경

기능적 활동

- 머리널판근은 크고 넓으며, 머리와 목의 폄, 가쪽굽힘, 그리고 돌림의 주작용근으로 작용을 한다.
- 머리를 스트레칭하는 동안 양쪽 머리널판근이 강하게 작용을 한다.
- 얼굴을 같은 쪽으로 돌릴 때 한쪽 머리널판근이 활성화가 된다.
- 좌우 균형이 잡힌 기립자세에서 휴식 시 활성이 나타나지 않는다.

TIP

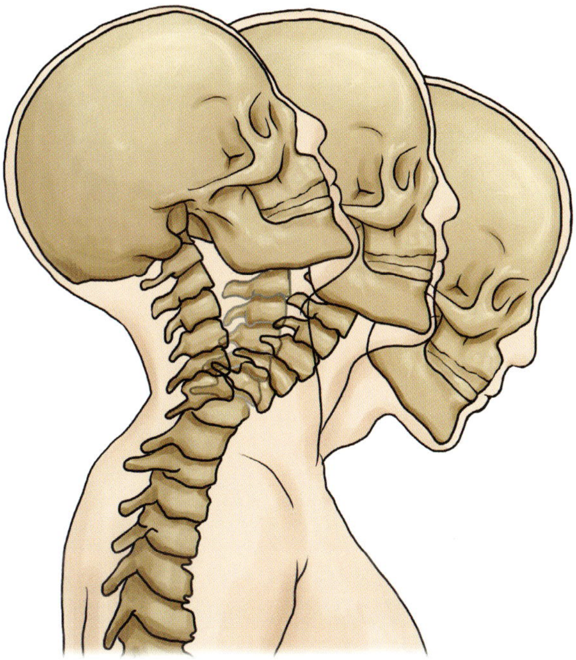

- 자동차 사고에 의한 충돌시 머리널판근은 통증유발점을 발생한다. 특히 채찍질 손상은 머리널판근의 원인이고, 잘 치료되지 않아 목과 머리의 통증이 나타난다.

MEMO

목널판근(splenius cervicis)

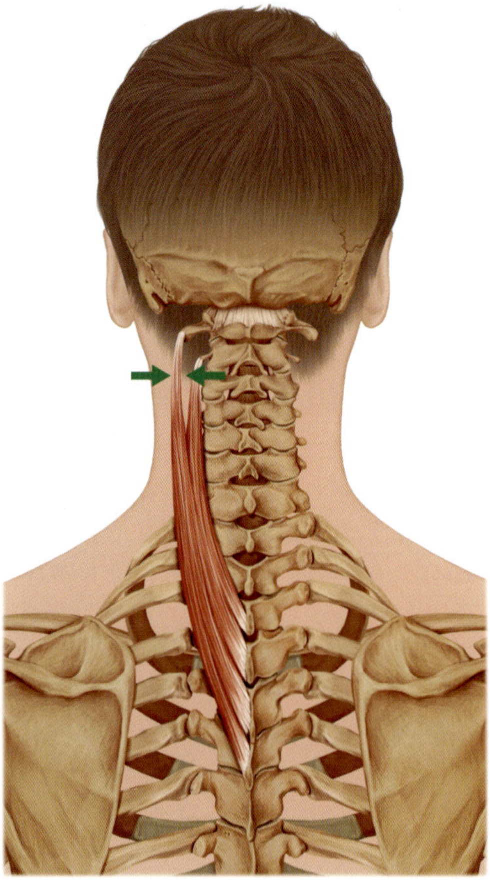

촉 진

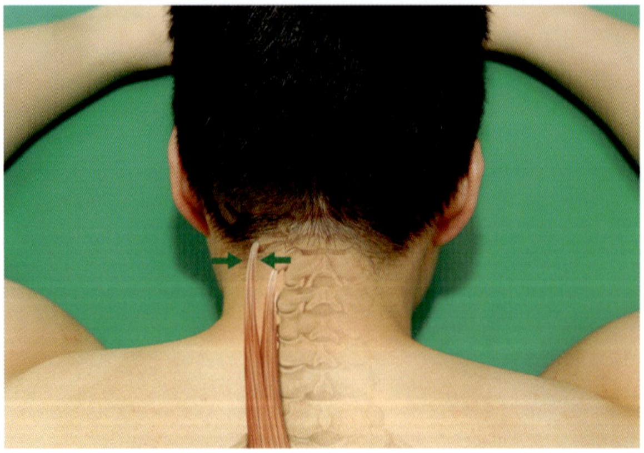

- T_3~T_6 가시돌기를 찾은 후 목뼈 가로돌기와 같은 방향에 있는 빗근 섬유를 따라간다.

해부학적 특징

이는곳(origin)

- T_3에서 T_6 가시돌기

닿는곳(insertion)

- C_1에서 C_3의 가로돌기

작용(action)

- 목폄(양쪽), 가쪽굽힘(한쪽), 같은쪽돌림(한쪽)

신경지배(nerve innervation)

- 목신경

기능적 활동

- 목널판근은 머리널판근의 직접적인 협동근이지만 더 빗선으로 주행하고 있는 머리널판근과 비교하여 목의 돌림에는 거의 작용하지 않는다.
- 한쪽만 수축하면 수축된 쪽으로 목이 돌림, 가쪽굽힘되고, 양쪽이 수축하면 목이 폄이 된다.

TIP

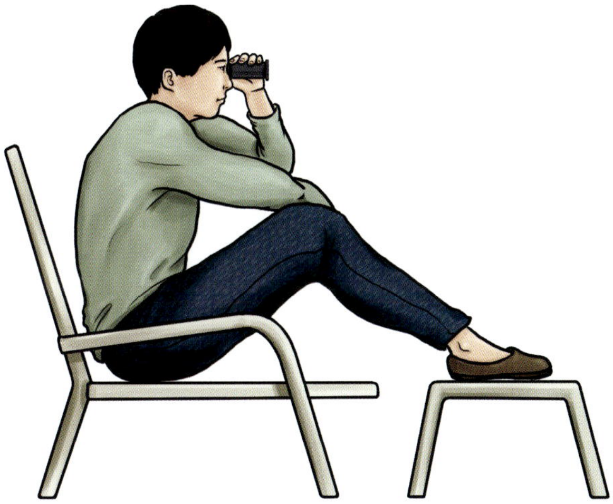

- 자세로 인한 스트레스는 머리와 목의 과도한 스트레칭 또는 돌림에 의해 생기며, 목널판근의 통증유발점을 만들 수 있다.
- 나쁜 자세로 앉아서 강한 등뼈앞굽음을 보상하기 위해 목을 스트레칭하여 망원경으로 관찰하는 새관찰(bird-watching)자세는 나쁜 자세이다.

MEMO

머리반가시근(semispinalis capitis)

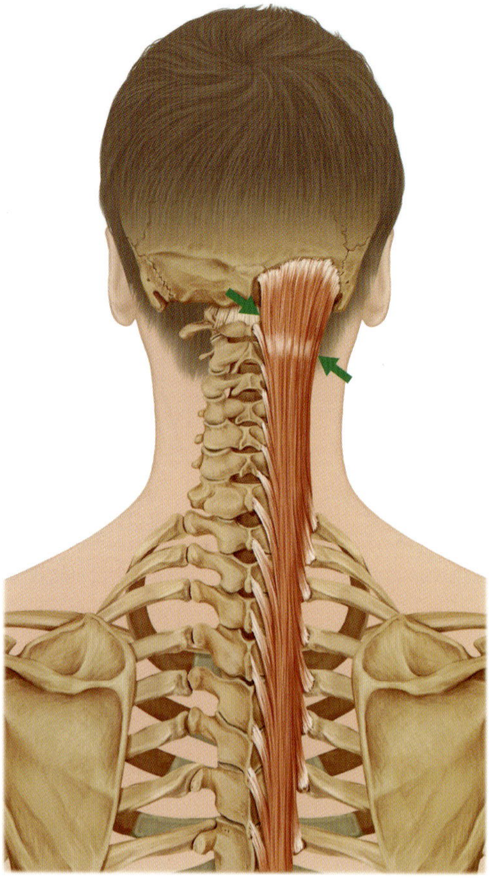

촉 진

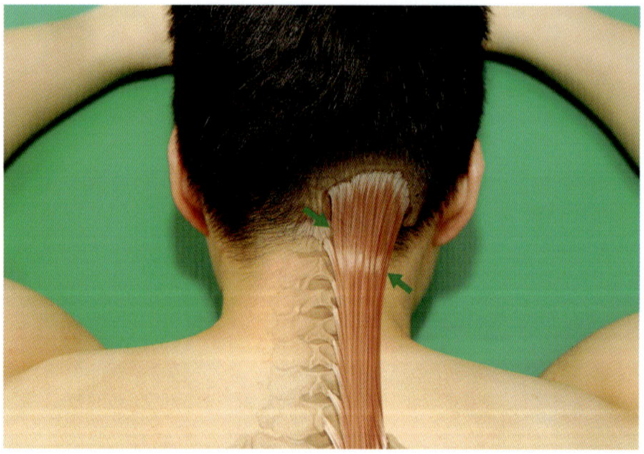

• 바깥뒤통수 뼈 융기를 찾고 고리판고랑으로 꼬리쪽과 가쪽으로 손끝을 미끄러뜨리면서 근섬유를 따라 꼬리쪽으로 촉진한다.

해부학적 특징

이는곳(origin)

• 일곱 번째 목뼈에서 여섯 번째 등뼈의 가로돌기

닿는곳(insertion)

• 뒤통수뼈와 척추의 가시돌기

작용(action)

• 머리와 척주를 펴고 한쪽만 작용했을 때 가쪽 굽힘

신경지배(nerve innervation)

• 목신경(C_1~C_6)

기능적 활동

- 각각의 반가시근들은 5~6개의 척추에 걸쳐, 아래쪽에서는 가로돌기에서 시작하여 위쪽으로는 가시돌기나 뒤통수뼈에 부착되어 있음
- 반가시근의 수직 섬유는 머리와 목의 강한 폄과 약한 회전으로 작용
- 머리반가시근은 앞으로 몸을 구부릴 때, 고개를 중력 반대로 조절할 수 있도록 함(antigravity control of the head)

TIP

- 머리 반가시근에서 활동적 통증유발점을 가진 환자는 보통 머리 주변에서 연관통 발생이 나타나므로 통증 유발점을 감소시키는 것이 중요하다.

MEMO

목반가시근(semispinalis cervicis)

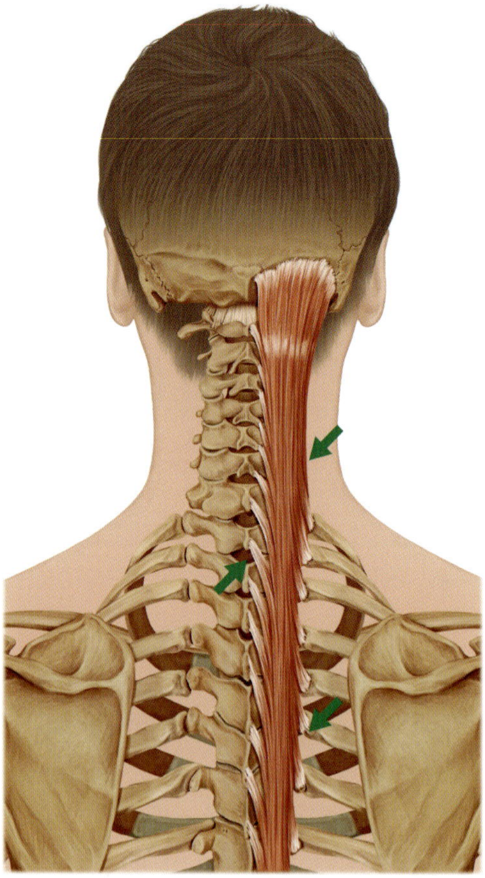

촉 진

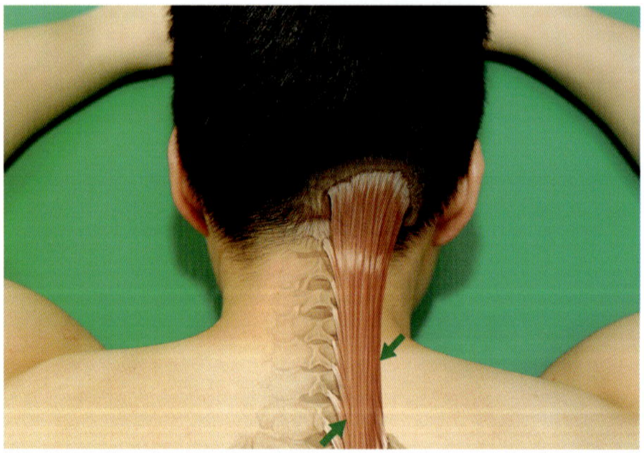

• 바깥뒤통수 뼈 융기를 찾고 고리판고랑으로 꼬리 쪽과 가쪽으로 손끝은 미끄러뜨리면서 근섬유를 따라 꼬리 쪽으로 촉진한다.

해부학적 특징

이는곳(origin)

• 위쪽 여섯 개의 등뼈 가로돌기

닿는곳(insertion)

• 두 번째에서 다섯 번째 목뼈의 가시돌기

작용(action)

• 머리와 척주를 펴고 한쪽만 작용했을 때 가쪽으로 굽힘

신경지배(nerve innervation)

• 목신경(C_6~C_8)

기능적 활동

- 각각의 반가시근들은 5~6개의 척추에 걸쳐, 아래쪽에서는 가로돌기에서 시작하여 위쪽으로는 극돌기나 뒤통수 뼈에 부착
- 목반가시근은 목을 폄시키고, 반대쪽으로 회전하는 역할
- 목뼈의 움직임을 할 때 지지대 역할

TIP

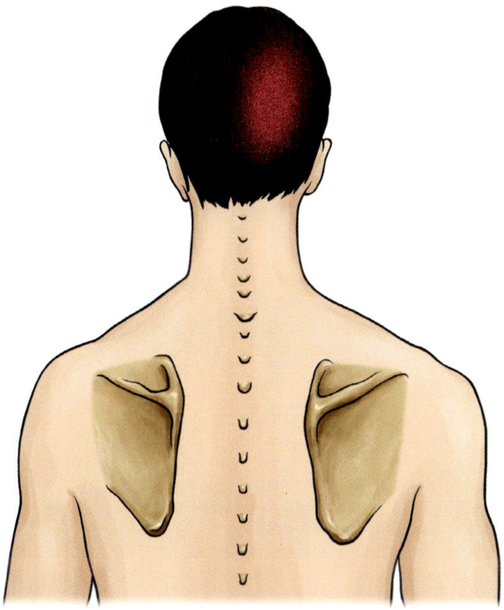

- 목반가시근은 뒷목부분 근육으로 가시돌기에서 1~2cm 가쪽에서 통증유발이 발생되고, 통증점을 압박하게 되면 뒷머리의 연관통을 만든다.

MEMO

(3) 가쪽척추근(lateral vertebral)

가쪽척추근에는 목빗근(sternocleidomastoid muscle), 목갈비근(scalene muscle), 어깨올림근(levator scapulae muscle)이 있다. 어깨올림근은 팔이음부와 어깨관절에서 설명하도록 한다(그림 10-10).

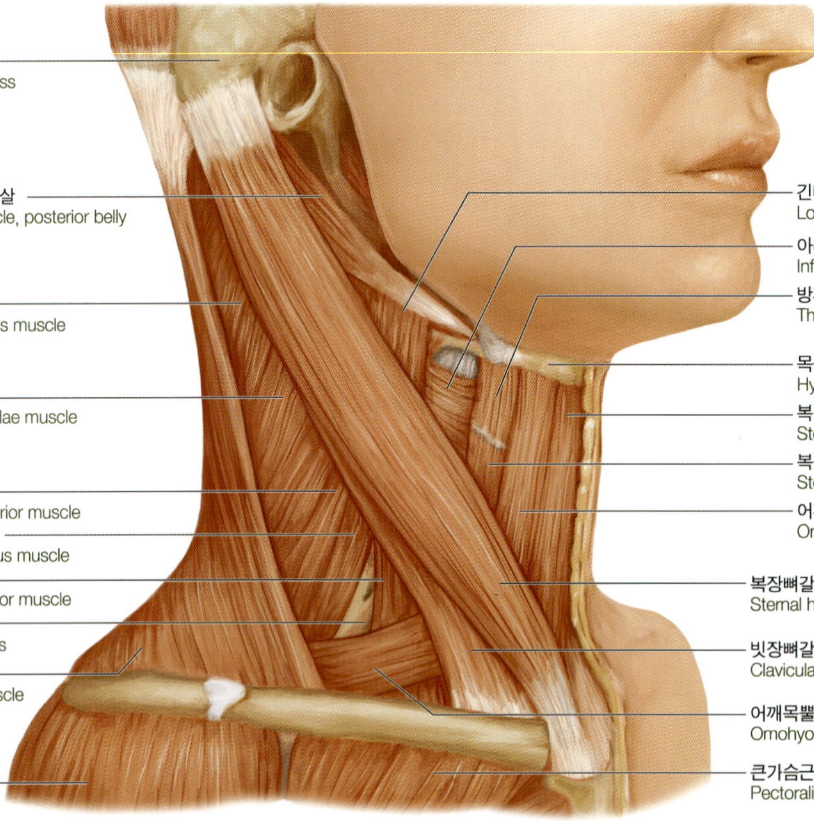

그림 10-10 뒤척추근육

MEMO

목빗근(sternocleidomastoid)

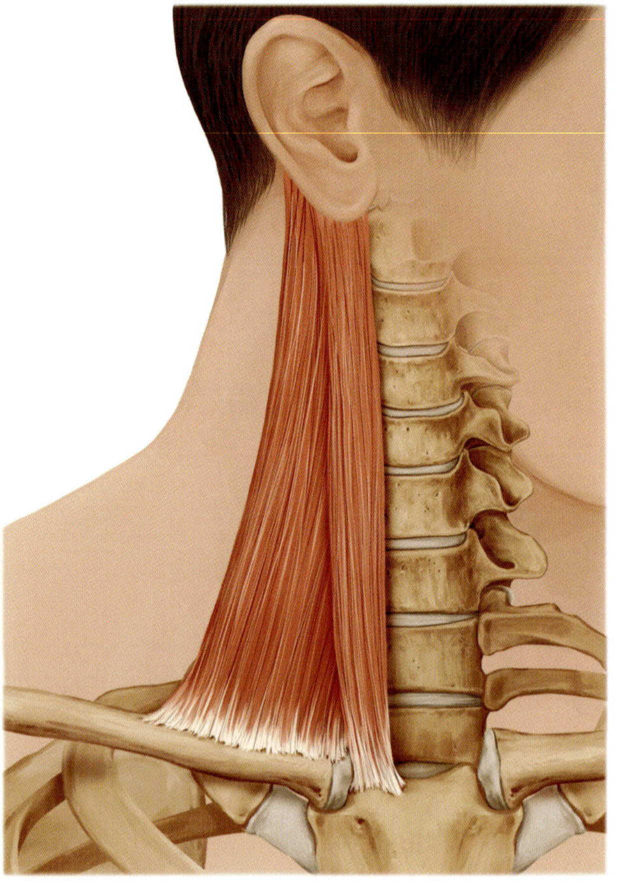

촉 진

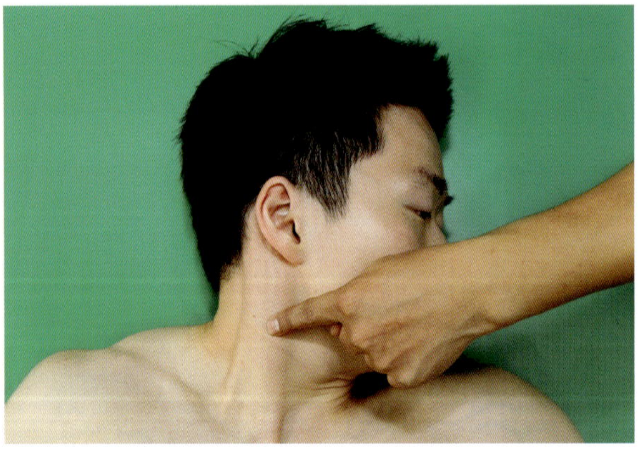

• 촉진하려는 목빗근 반대쪽으로 머리를 돌림시킨 후 두꺼운 목빗근을 촉진한다.

해부학적 특징

이는곳(origin)

• 복장갈래 : 복장뼈 자루 위쪽
• 빗장갈래 : 빗장뼈 안쪽 1/3

닿는곳(insertion)

• 관자뼈의 꼭지돌기
• 뒤통수뼈 위목덜미선 가쪽1/2

작용(action)

• 목을 폄시킴(양쪽), 목을 굽힘(양쪽)
• 머리와 목을 가쪽굽힘, 반대쪽 돌림(한쪽사용)

신경지배(nerve innervation)

• 더부신경(accessory nerve)

기능적 활동

- 목빗근은 가장 큰 굽힘근으로 양쪽이 수축하면 목이 굽힘됨
- 한쪽만 수축하면 수축하는 근육의 반대쪽 돌림이 일어남
- 목빗근이 짧아지면 기운목(wry neck or torticollis), 양쪽이 짧아지면 거북이 목(turtle neck)이라 불림
- 기운목 치료는 정상쪽으로 가쪽굽힘, 손상측으로 얼굴회전

TIP

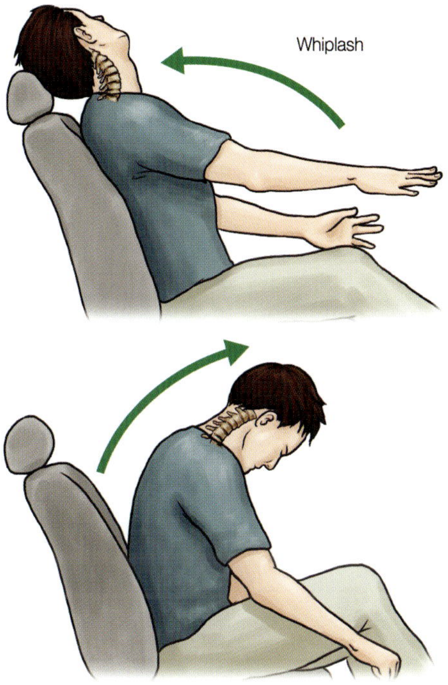

- 교통사고 발생 시 과도한 폄으로 인해 채찍질 손상(whiplash injury)을 유발하는 특징이 있다.

MEMO

목갈비근(scalene)

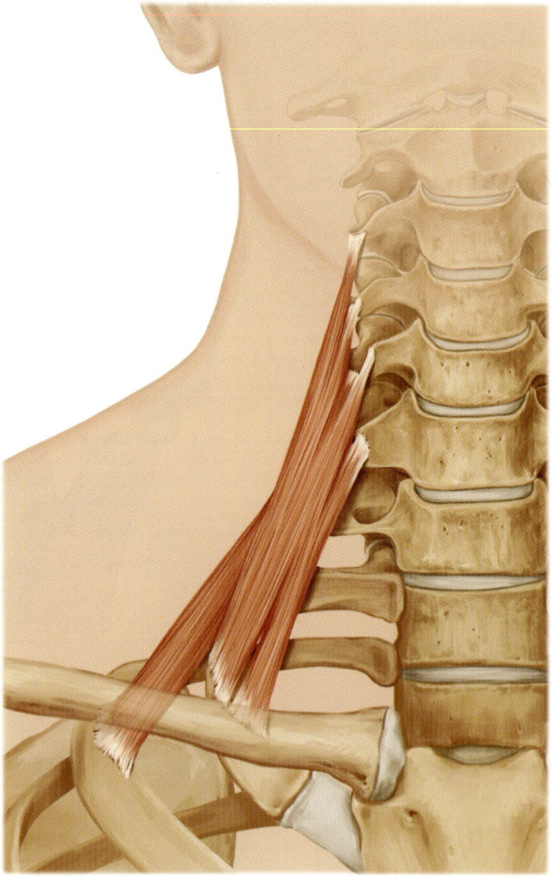

촉 진

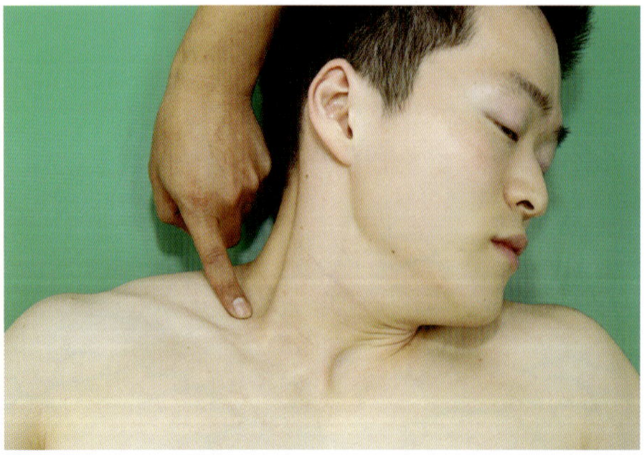

- 목빗근의 빗장갈래의 가쪽 가장자리를 찾고 정확한 위치인지 확인을 위해 목을 가쪽으로 굽힘 하도록 한다.

해부학적 특징

이는곳(origin)

- C_3~C_6 목뼈 가로돌기의 앞결절(앞목갈비근), C_2~C_7 목뼈 가로돌기의 뒤결절(중간목갈비근), C_5~C_7 목뼈 가로돌기의 뒤결절(뒤목갈비근)

닿는곳(insertion)

- 첫째 갈비뼈 위·안쪽 모서리(앞목갈비근), 첫째 갈비뼈 위·바깥쪽 모서리(중간목갈비근), 둘째 갈비뼈의 가쪽 표면(뒤목갈비근)

작용(action)

- 머리와 목을 앞쪽 굽힘(양쪽사용), 머리와 목을 가쪽 굽힘(한쪽 사용), 머리와 목을 반대쪽으로 돌림(한쪽사용), 숨을 들이마실 때 첫 번째와 두 번째 갈

비뼈를 들어 올림

신경지배(nerve innervation)

- 목신경

기능적 활동

- 목갈비근의 큰 근육들은 머리와 목을 안정화시키고, 가쪽굽힘시키기 위해 함께 작용한다.
- 척추 동맥, 목 정맥, 팔신경얼기와 같은 깊은 층의 구조물들을 둘러싸서 보호하는 형태이다.
- 목갈비근의 과도한 긴장, 비대, 외상, 구조적 이상은 팔신경얼기나 빗장밑 동맥과 같은 중요한 구조물을 압박한다.
- 이러한 것을 병리학에서는 가슴문증후군(thoracic outlet syndrome)이라고 한다.

TIP

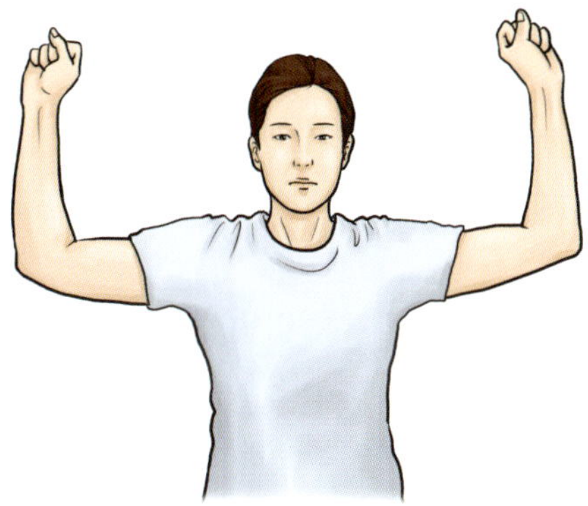

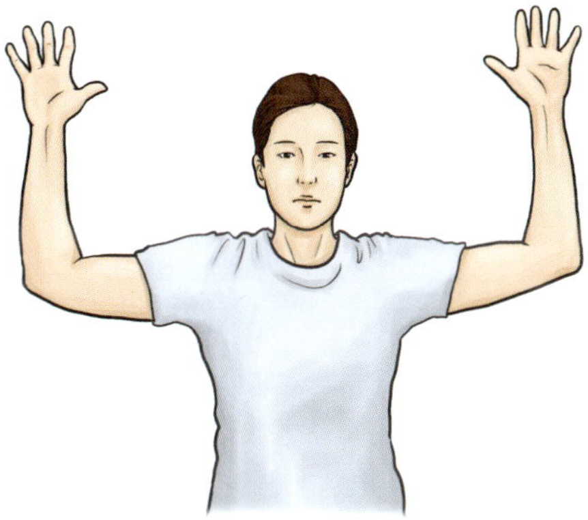

- 앉은 자세에서 환자는 양 어깨를 90° 벌림과 바깥쪽 돌림시키고 팔꿈치를 90° 굴곡시켜 환자의 주먹을 3분간 쥐었다 폈다 한다. 피로가 약간 오면 음성이고 3분 동안 자세를 유지 못하거나 손의 찌릿함과 둔감이 있을 때는 가슴문증후군이다.

MEMO

풀어보기

1. 눈을 감게 하는 근육과 지배신경이 옳은 것은?

① 뒤통수이마근 – 얼굴신경
② 위빗근 – 눈돌림신경
③ 눈둘레근 – 얼굴신경
④ 눈썹주름근 – 눈돌림신경
⑤ 눈꺼풀올림근 – 얼굴신경

2. 다음 중 얼굴근육과 작용이 옳은 것은?

① 입둘레근 – 트럼펫 부는 표정
② 턱끝근 – 슬픔 또는 비탄에 빠진 표정
③ 넓은 목근 – 비웃으며 삐죽거리는 표정
④ 입꼬리당기근 – 뿌루퉁한 표정
⑤ 큰광대근 – 미소짓는 표정

3. 다음 중 큰광대근의 작용으로 옳은 것은?

① 아랫입술을 내밀면서 뿌루퉁한 표정
② 비웃으면서 삐죽거리는 표정
③ 미소 짓는 표정
④ 휘파람 부는 표정
⑤ 윗입술을 내밀고 들어올리는 표정

4. 다음 중 입꼬리 당김근의 작용으로 옳은 것은?

① 미소짓는 표정
② 비웃으며 삐죽거리는 표정
③ 휘파람 부는 표정
④ 트럼펫 부는 표정
⑤ 코평수 넓히는 표정

5. 다음 중 휘파람을 부는 모습을 하게 작용하는 근육으로 옳은 것은?

① 볼근
② 넓은목근
③ 입꼬리올림근
④ 입꼬리당김근
⑤ 입둘레근

6. 다음의 근육 중에서 얼굴신경의 지배를 받는 근육으로 옳은 것은?

① 눈둘레근
② 위빗근
③ 아래곧은근
④ 위곧은근
⑤ 아래빗근

7. 다음 중 눈살근의 작용으로 옳은 것은?

① 눈을 꼭 감아 눈가에 주름지게 하는 표정
② 눈살을 찌푸리는 표정
③ 콧대에 주름지게 하는 싫어하는 표정
④ 휘파람 부는 표정
⑤ 비웃는 표정

Functional Anatomy

Chapter 11

몸 통

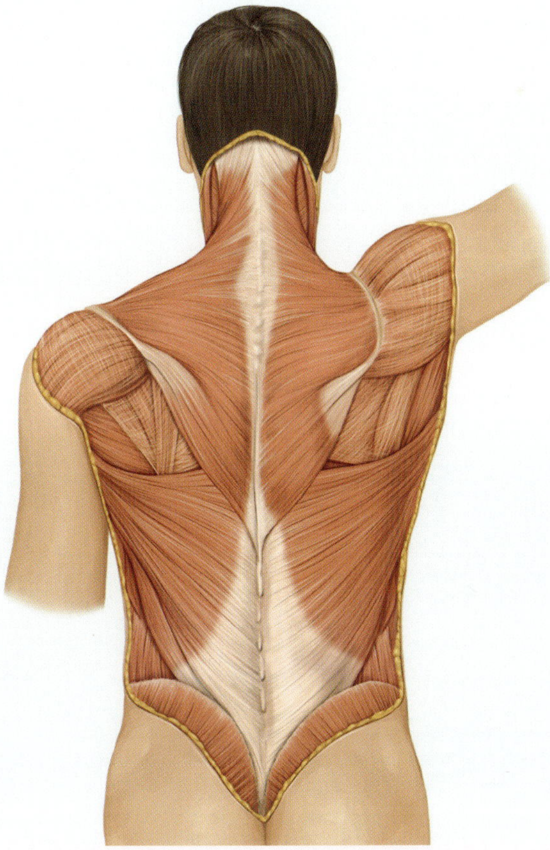

학/습/목/표

- 몸통의 움직임을 설명할 수 있다.
- 몸통과 관련된 근육의 이는곳과 닿는곳, 그리고 신경 지배를 설명 수 있다.
- 허리의 주요 근육의 작용을 설명할 수 있다.
- 몸통근육을 촉진하고 기능을 설명할 수 있다.

Functional Anatomy

1 개 요

기능적 그리고 인체의 움직임 관점에서 보면, 몸통은 신체의 중심을 이루는 구조이며 몸통의 안정성이 떨어지면 사지의 부드러운 움직임이 제한받게 된다. 따라서 척주의 유연성과 안정성은 다양한 활동을 수행하는데 중요한 요소이다. 강한 기본틀이 없는 건물과 같이 신체 구조도 지속적으로 자세를 유지할 수 없다. 척주와 허리는 신체의 중심을 이루는 기본 틀이다. 깊은곳의 많은 근육들은 작고 주로 자세를 유지하는 기능을 한다. 반면 다른 것들은 크고 강한 힘을 생성한다.

2 뼈대의 이해

척주(vertebral column or spine)는 머리뼈와 달리 약간의 움직임이 가능한 유연성을 갖는 뼈로 된 기둥이다. 척수(spinal cord)를 둘러싸고 있는 척주몸통은 인체의 세로축을 구성한다. 머리 쪽은 뒤통수뼈와 가장 아래쪽은 볼기뼈와 관절을 이루며, 척주의 구성단위는

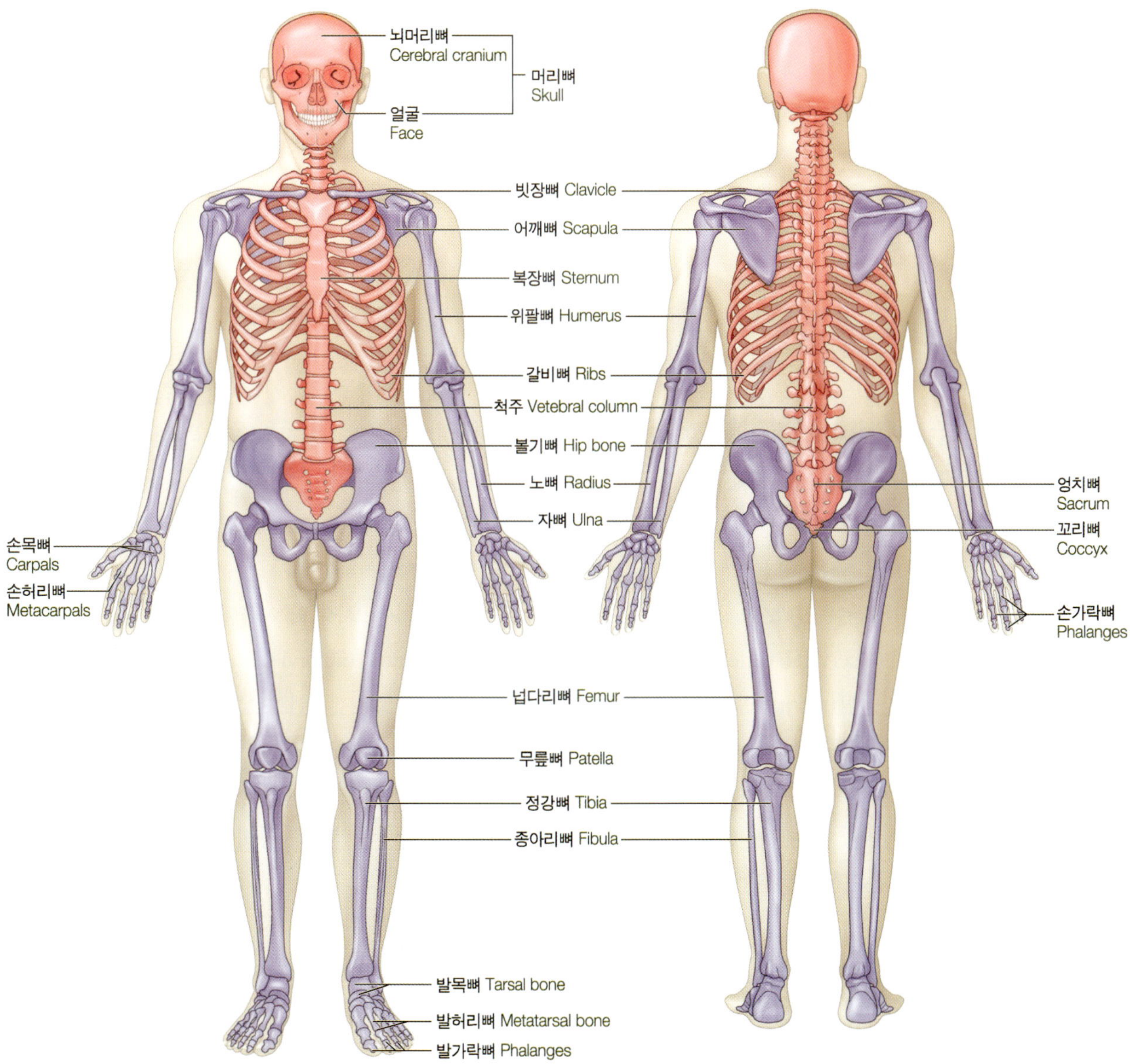

그림 11-1 뼈대계통

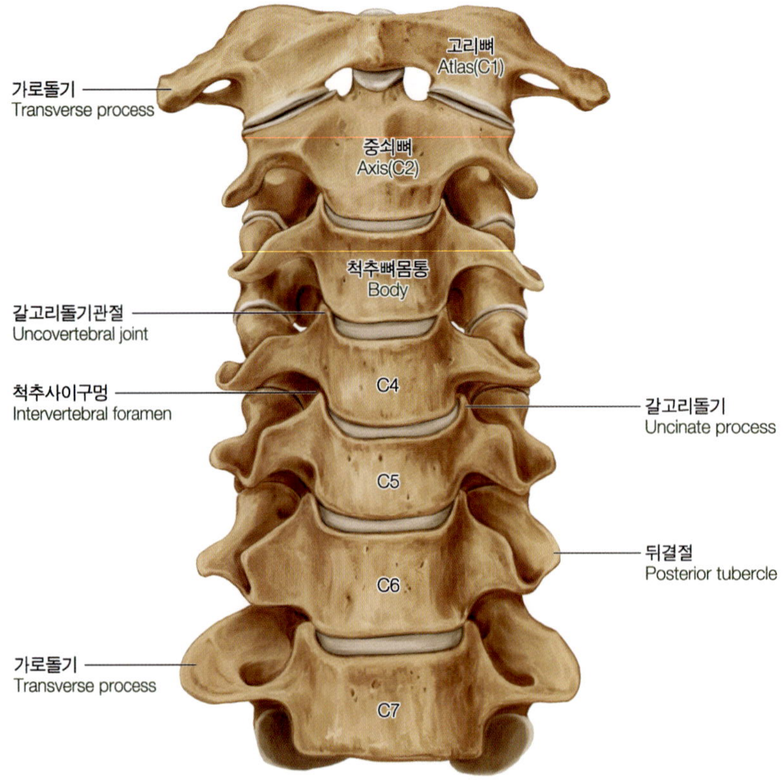

그림 11-2 척추뼈

척추뼈(vertbra)이다.

유아의 척주는 33개의 척추뼈와 척추뼈 사이의 관절을 이루는 척추원반(intervertebral disc)으로 구성되고, 성인의 척주는 일부 척추뼈와 관절의 융합이 일어나 26개로 구성된다. 척추뼈는 위에서부터 부위에 따라 크게 4부분으로 나눌 수 있다.

목을 이루는 7개의 목뼈(cervical vertebae), 등의 윗부분을 형성하는 12개의 등뼈(thoracic vertebae), 등의 아랫부분을 형성하는 5개의 허리뼈(lumbar vertebrae), 골반부위를 구성하는 5개의 엉치뼈(sacral vertebrae) 그리고 흔적기관으로 남아 있는 3~5개의 꼬리뼈(coccygeal vertebrae)가 존재한다(그림 11-1).

3 관절의 이해

척추의 관절은 크게 4개의 관절로 구분된다. 고리뒤통수관절(atlantooccipital joint), 고리중쇠관절(atlantoaxial joint), 척추뼈몸통사이관절, 척추뼈고리 사이관절이다. 고리뒤통수관절은 뒤통수뼈의 관절융기와 고리뼈의 관절돌기 사이의 관절로 목의 굽힘과 폄을 한다. 고리중쇠관절은 고리뼈와 중쇠뼈 사이의 중쇠관절로 중쇠뼈의 치아돌기 둘레를 따라 돌림운동을 한다. 척추뼈몸통 사이의 관절은 인접한 척추뼈몸통은 척추원반(intervertebral disc)이 사이에 존재하는 섬유연골결합으로 이루어져 있다(그림 11-2).

척추뼈고리 사이 관절은 인접한 척추뼈의 위, 아래 관절돌기 사이의 윤활관절을 돌기사이관절이라고 부른다. 이 관절의 움직임을 통하여 허리의 굽힘과 폄이 가능하다. 가슴벽의 관절은 가슴벽의 뒤쪽에는 갈비뼈와 척추뼈 사이의 관절이 있는데, 이는 올림, 내림운동이 가능한 경첩관절로 가슴 안의 부피변화를 일으켜 호흡에 있어서 매우 중요한 기전이 된다. 앞쪽에 있는 1번째~10번째 갈비뼈와 복장뼈 사이의 관절은 갈비뼈의 연골과 복장뼈 사이의 관절로 연결되어 있다.

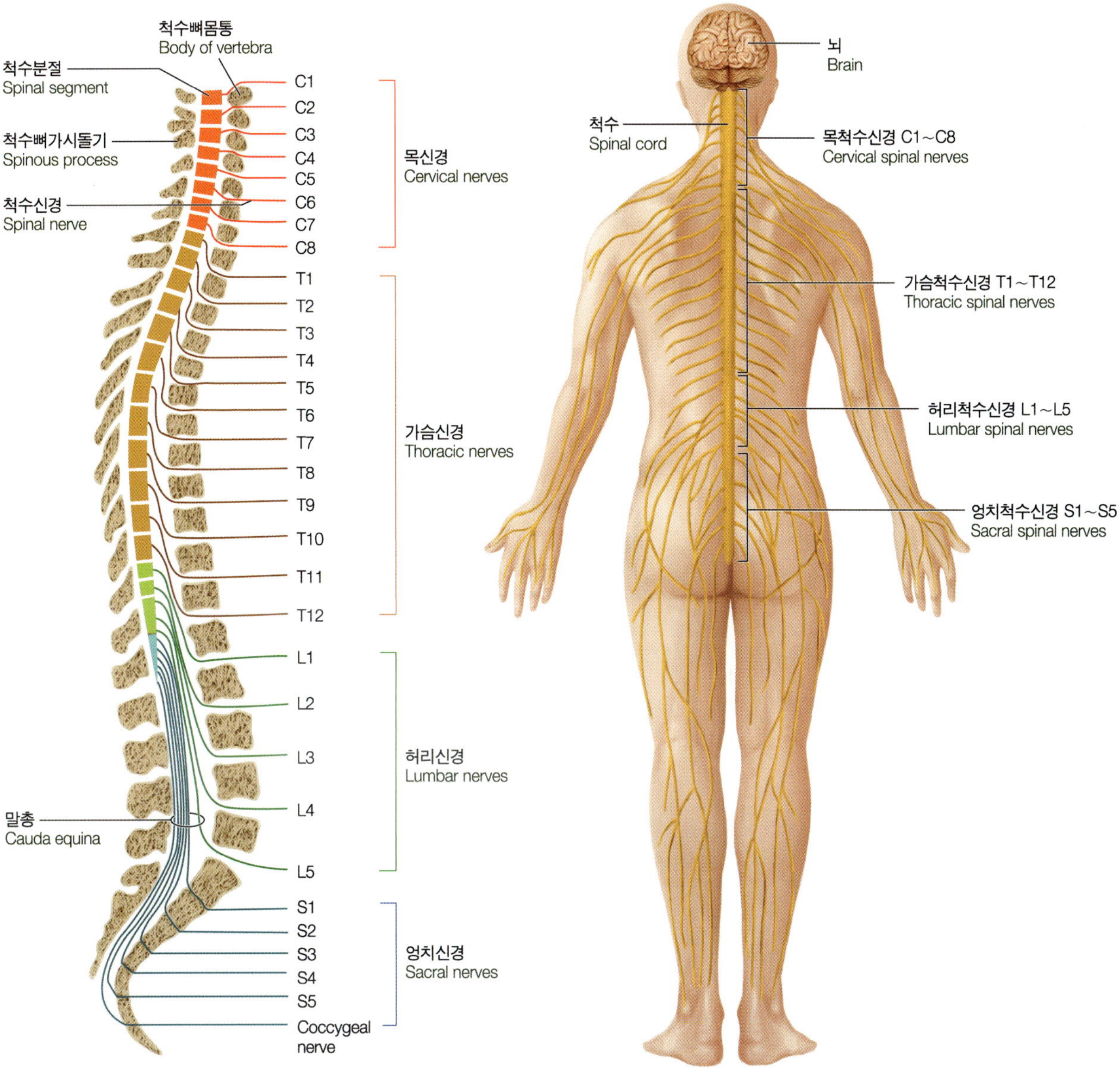

그림 11-3 척수의 단변과 신체분포

4 신경지배의 이해

허리의 움직임을 일으키는 많은 근육들은 모두 척추신경의 지배를 받는다. 배부의 근육들을 지배하는 신경은 아홉째~열두 번째 가슴신경과 첫째 허리신경의 앞가지에서 기시한다. 이 신경들은 갈비사이신경(intercostal nerve), 갈비밑신경(subcostal nerve), 그리고 엉덩아랫배신경(iliohypogastric nerve), 그리고 엉덩샅굴신경(ilioinguinal nerve)으로 가지를 내어 배부의 근육과 피부를 지배한다. 열 번째 갈비사이신경은 거의 배꼽 높이에서 끝나고 열두 번째 갈비사이신경은 두덩뼈결합 위에서 끝난다.

아래갈비사이신경과 첫째 허리신경에서 오는 가지(엉덩아랫배신경과 엉덩샅굴신경)가 배부분의 근육과 피부를 지배한다. 엉덩아랫배신경과 엉덩샅굴신경의 주요한 가지는 배속빗근(internal oblique)과 배가로근 사이를 서로 평행하게 달리고 있다. 배바깥빗근(external oblique)은 갈비뼈에 있는 모든 갈비사이신경의 지배를 받는다. 배속빗근과 배가로근은 일곱째~열두째까지의 갈비사이신경과 1번 허리신경의 지배를 받는다.

배곧은근은 아래갈비사이신경의 지배를 받는다.

5 움직임의 이해

운 동	운동면	운동축
굽힘, 폄	시상면	이마축
몸통가쪽굽힘(왼쪽, 오른쪽)	이마면	시상축
몸통돌림	수평면	수직축

6 몸통근육의 이해

몸통의 근육은 가슴근육과 등근육, 배근육, 골반근육으로 이루어져있다.

1) 가슴의 근육

가슴근육에는 갈비사이근육과 가로막이 있으며 가슴에 있는 모든 근육은 가슴안(thoracic cavity)의 부피를 변화시켜 호흡이 일어나도록 한다. 즉, 가슴근육의 신경지배에 이상이 생기면 호흡문제로 사망할 수 있다.

(1) 갈비사이근육과 가로막

갈비사이근육은 갈비뼈 사이에 위치하여 호흡근으로 작용하는 근육들로, 바깥갈비사이근(external intercostal muscle), 속갈비사이근(internal intercostal muscle), 가슴가로근(transvers thoracic muscle), 갈비밑근(subcostal muscle)이 있다. 가로막(thoracic diaphragm)은 둥근 지붕 모양으로 존재한다(그림 11-4, 그림 11-5, 그림 11-6).

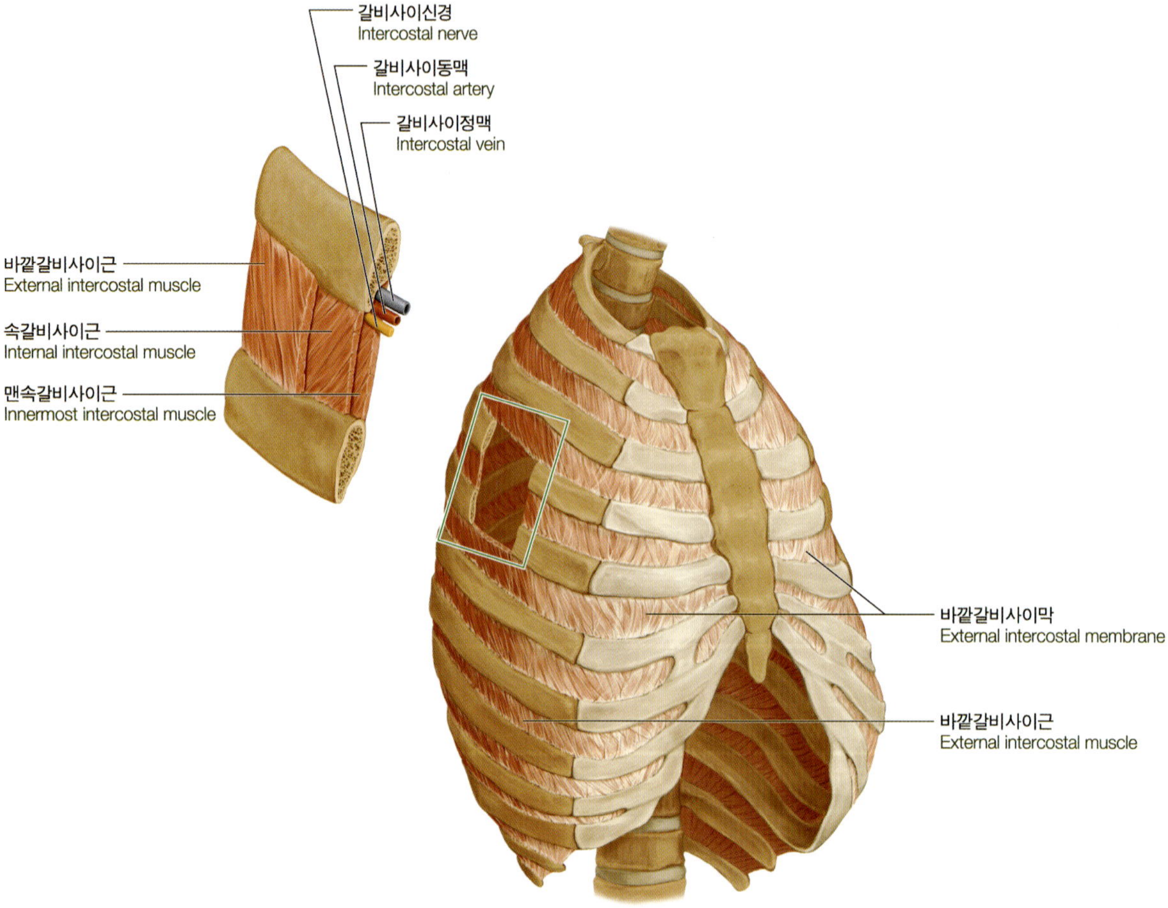

그림 11-4 척수의 단면과 신체분포

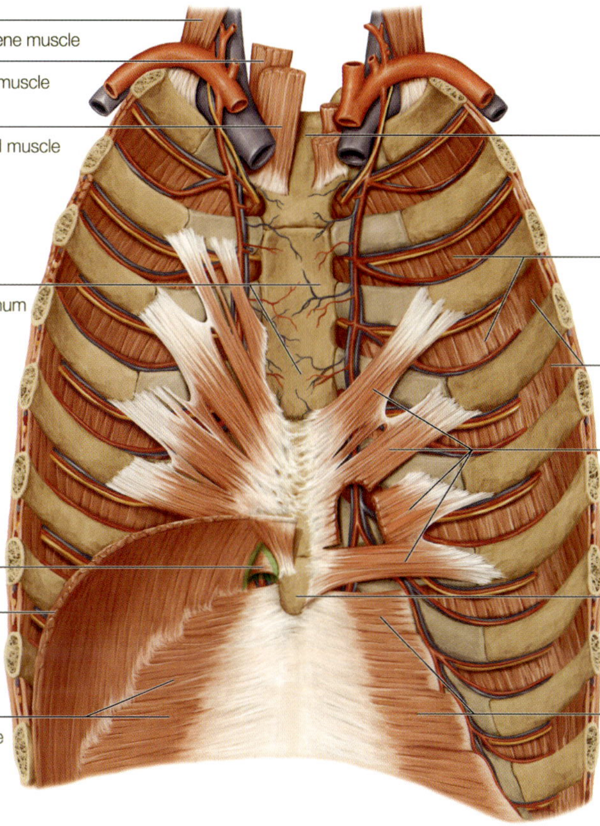

그림 11-5 갈비사이근육(늑간근)–안쪽

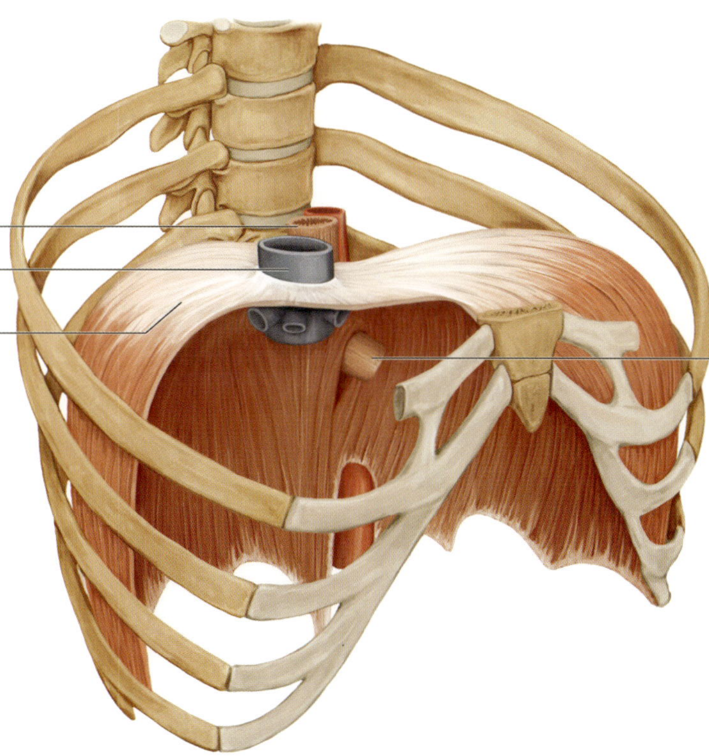

그림 11-6 가로막(횡격막)

바깥갈비사이근(external intercostals)

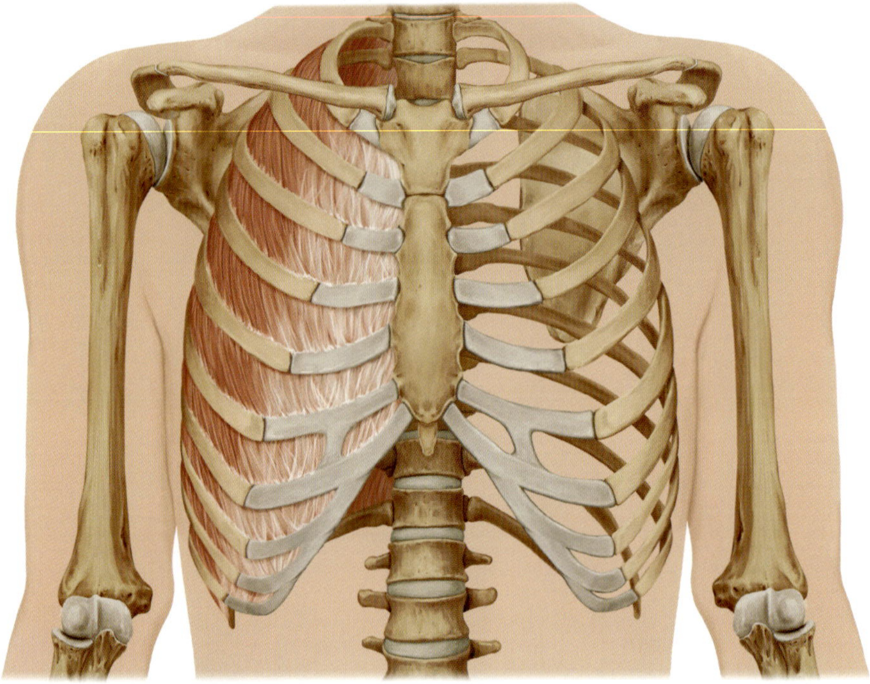

촉 진

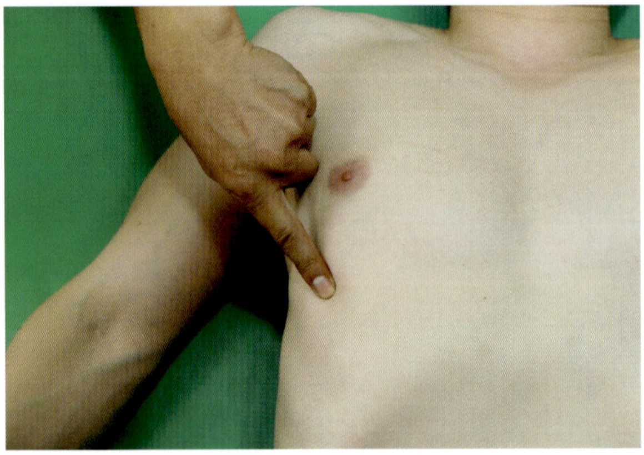

- 손을 갈비뼈의 앞쪽에 놓고 갈비뼈 사이 공간에서 근섬유를 찾는다.

해부학적 특징

이는곳(origin)

- 갈비뼈 아래 모서리

닿는곳(insertion)

- 아래갈비뼈 위 모서리

작용(action)

- 들숨 시 갈비뼈를 위로 올림

신경지배(nerve innervation)

- 갈비사이신경

기능적 활동

- 이 근육의 섬유들은 위쪽에 붙은 갈비뼈를 아래에 붙은 갈비뼈 방향으로 당김으로써 갈비뼈를 아래 붙은 갈비뼈 방향으로 당기면서 아래로 내리는 역할

TIP

- 바깥갈비사이근은 갈비뼈 사이에 속갈비사이근보다 얕은 곳에 위치한다.

속갈비사이근(internal intercostals)

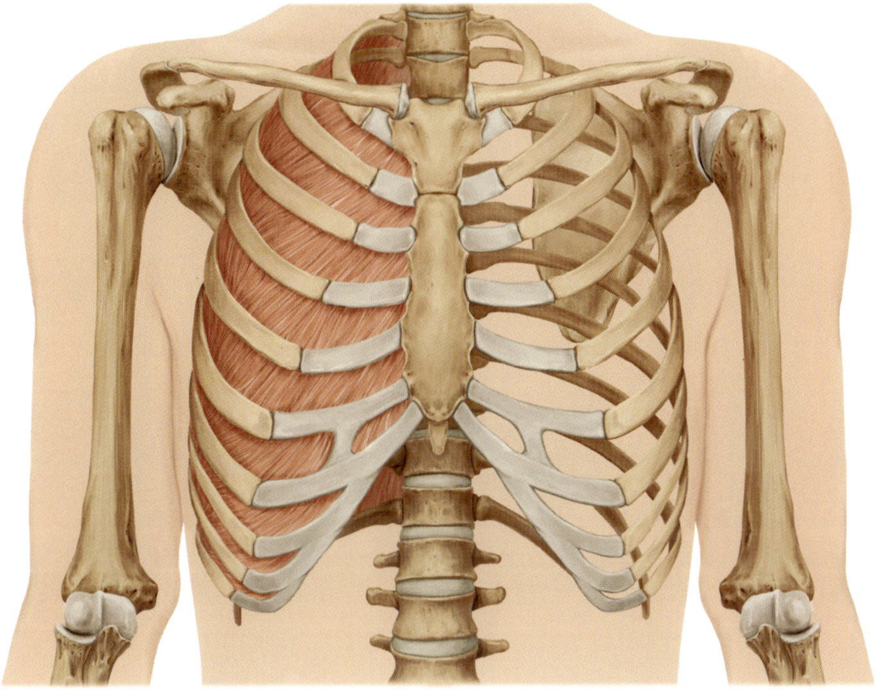

촉 진

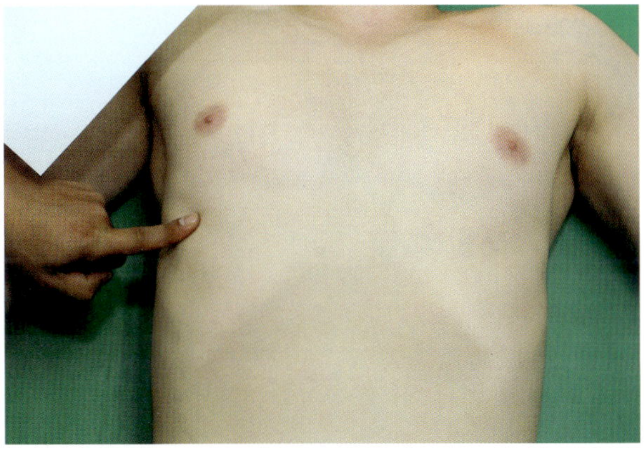

- 손을 갈비뼈의 앞쪽에 놓고 갈비뼈 사이 공간에서 근섬유를 찾는다.

해부학적 특징

이는곳(origin)

- 갈비뼈 안쪽 면과 갈비뼈 늑골

닿는곳(insertion)

- 갈비뼈 아래, 위쪽 경계부위

작용(action)

- 날숨 동안 갈비뼈를 아래로 내림

신경지배(nerve innervation)

- 갈비사이신경

기능적 활동

- 역학적으로, 이 근육의 섬유들은 위쪽에 붙은 갈비뼈를 아래에 붙은 갈비뼈 방향으로 당김으로써 갈비뼈를 아래 붙은 갈비뼈 방향으로 당겨 아래로 내리는 역할

TIP

- 속갈비사이근은 갈비뼈 사이에 바깥갈비사이근보다 깊은 곳에 위치한다.

가슴가로근(transversus thoracic)

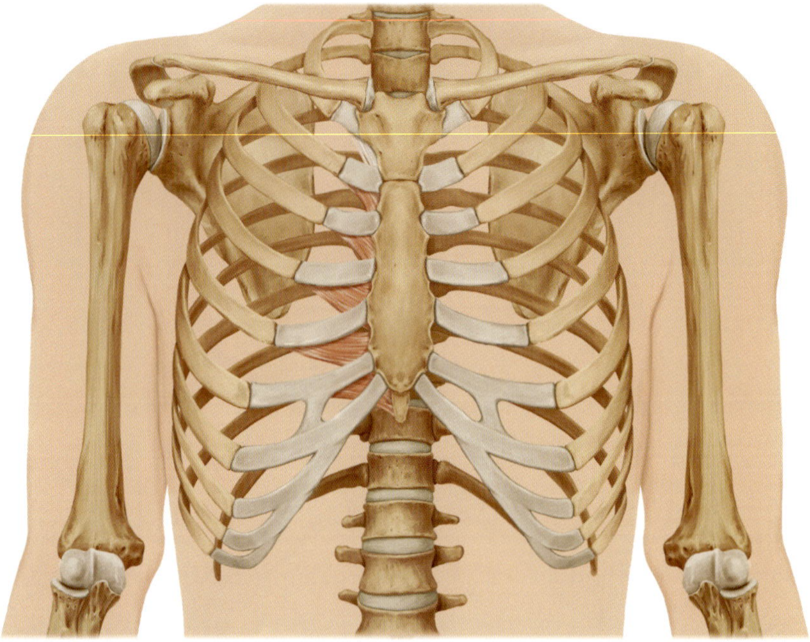

촉 진

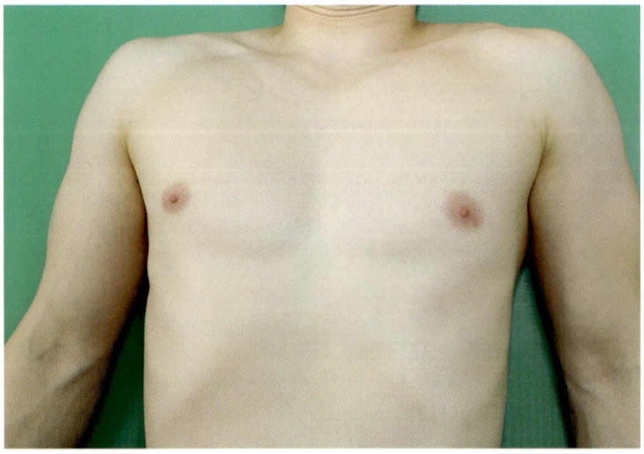

- 손가락 촉지를 2~6번 갈비뼈 사이 갈비사이공간 앞안쪽(anteromedial), 복장뼈의 가쪽 또는 복장뼈의 칼돌기 바로 옆쪽에서 촉진한다.

해부학적 특징

이는곳(origin)

- 복장뼈의 안쪽면, 칼돌기, 갈비연골

닿는곳(insertion)

- 2번에서 6번 갈비연골의 안쪽 면

작용(action)

- 2번에서 6번의 갈비뼈를 아래로 내려준다

신경지배(nerve innervation)

- 갈비사이신경(Intercostal nerves)

기능적 활동

- 가슴 가로근은 숨을 내쉴 때 갈비뼈를 아래로 내려서 호기를 더 많이 할 수 있게 한다.

TIP

- 가슴가로근은 앞가슴벽 속면에 발달해 있는 근육이다. 가슴가로근은 복장뼈 몸통 아랫부분과 칼돌기의 뒷면 및 아래쪽 참갈비뼈의 갈비연골 안쪽부분에서 일어난다. 가슴가로근은 속가슴동·정맥보다 깊은 층에 위치한다.

갈비밑근(subcostales)

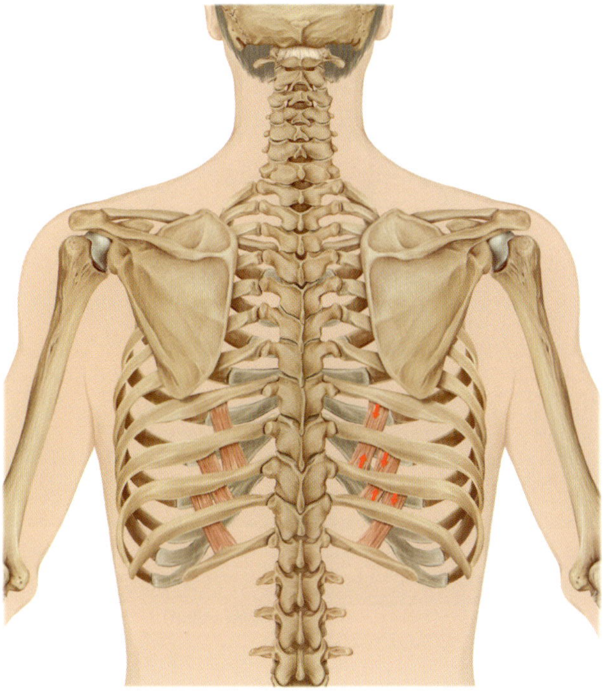

촉 진

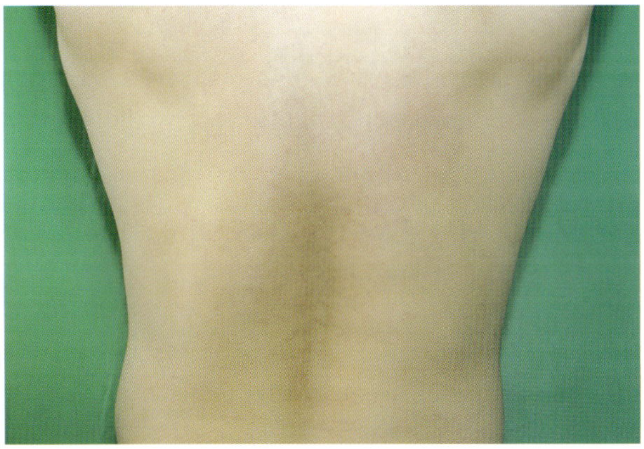

- 손가락을 8번과 12번 갈비뼈 뒤쪽 갈비 사이공간의 척추세움근 가쪽 가장자리에 촉진한다.

해부학적 특징

이는곳(origin)

- 10번에서 12번 갈비뼈

닿는곳(insertion)

- 8번에서 10번 갈비뼈

작용(action)

- 8번에서 12번의 갈비뼈를 내린다.

신경지배(nerve innervation)

- 갈비사이신경

기능적 활동

- 갈비밑근의 주요기능은 갈비뼈의 안정화를 만든다.

TIP

- 갈비밑근은 여러 갈비뼈에 걸쳐 붙어 있고 주로 가슴벽 뒤쪽 아랫부분에 발달해있다.

가로막(diaphragm)

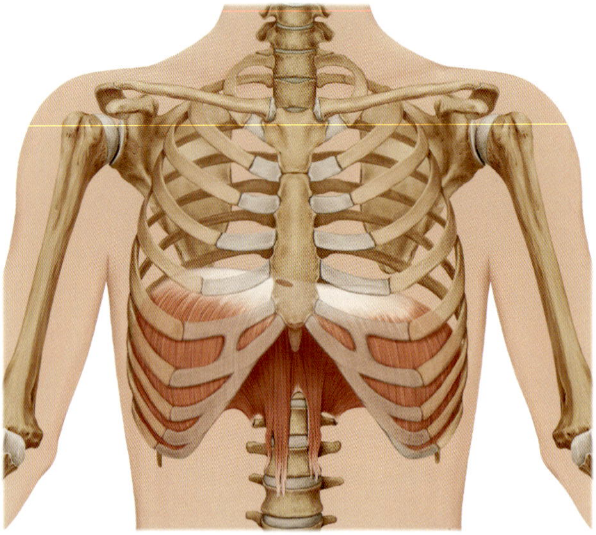

촉 진

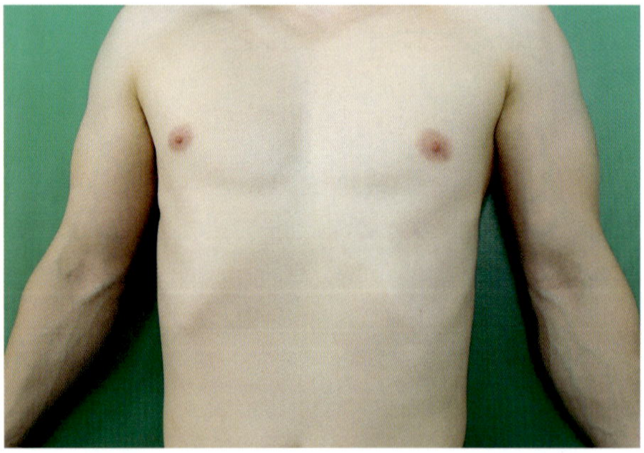

- 갈비뼈우리 앞바깥쪽의 아래 가장자리에 놓고 갈비뼈우리의 안쪽면을 따라 가면서 섬유를 확인한다.

해부학적 특징

이는곳(origin)

- 갈비뼈 7~12번 안쪽 표면 및 연골, 복장뼈의 칼돌기, L_1~L_2 몸통

닿는곳(insertion)

- 중심널힘줄

작용(action)

- 들숨 시 가슴안을 확장

신경지배(nerve innervation)

- 가로막신경

기능적 활동

- 가로막은 숨쉬기를 위한 일차적으로 작용하는 근육
- 가로막이 수축하면서 중심널힘줄이 아랫방향의 배안으로 당겨지며, 지붕모양인 가로막이 편평해진다.
- 이때 가슴 안쪽 공기압이 감소하면서 외부의 공기가 안으로 들어오게 된다.

TIP

- 가로막은 가슴안과 배안을 경계짓는 근육으로 목신경얼기의 분지인 가로막신경의 지배를 받고 있다. 이러한 가로막은 허리부분, 갈비부분, 복장부분이라는 3곳에서 일어나고 각각의 섬유들은 잎사귀 모양의 중심널힘줄에 닿아 있다. 이러한 가로막은 배호흡을 주관하는데, 수축하면 가슴 안이 넓어져 들숨과정이 진행되고 이완하면 반대로 숨을 내쉬게 된다.

2) 등의 근육(muscle of back)

등근육은 깊이에 따라 얕은등근육, 중간등근육, 깊은등근육으로 나누어진다.

(1) 얕은등근육

얕은 등근육은 가장 바깥에서 볼 수 있는 큰 근육으로 넓은등근, 등세모근, 어깨올림근, 큰마름근, 작은마름근이 있다. 얕은 등근육은 팔이음부와 어깨 관절에서 설명하도록 한다.

(2) 중간등근육

중간등근육에는 위뒤톱니근(serratus posterior superior muscle)과 아래뒤톱니근(serratus posterior inferior muscle)이 있다.

(3) 깊은등근육(deep muscle of back)

깊은등근육은 근섬유의 배열 방향에 따라 긴근육(longitudinal muscle)과 가로근육(transversospinal muslce), 고유등근육(intrinsic muscle of back)으로 나누어진다.

긴근육은 가쪽부터 엉덩갈비근(iliocostalis muscle), 가장긴근(longissimus muscle), 가시근(spinalis muscle)이 있다. 이 세 근육을 합쳐 척주세움근(electro spinae muscle)이라고 한다. 가로근에는 반가시근(semispinalis), 뭇갈래근(multifidus muscle), 돌림근(rotator muscle)이 있다. 등의 고유근에는 가시사이근(interspinalis muscle), 가로돌기사이근(intertransversarii muscle), 갈비올림근(levator costarum)이 있다.

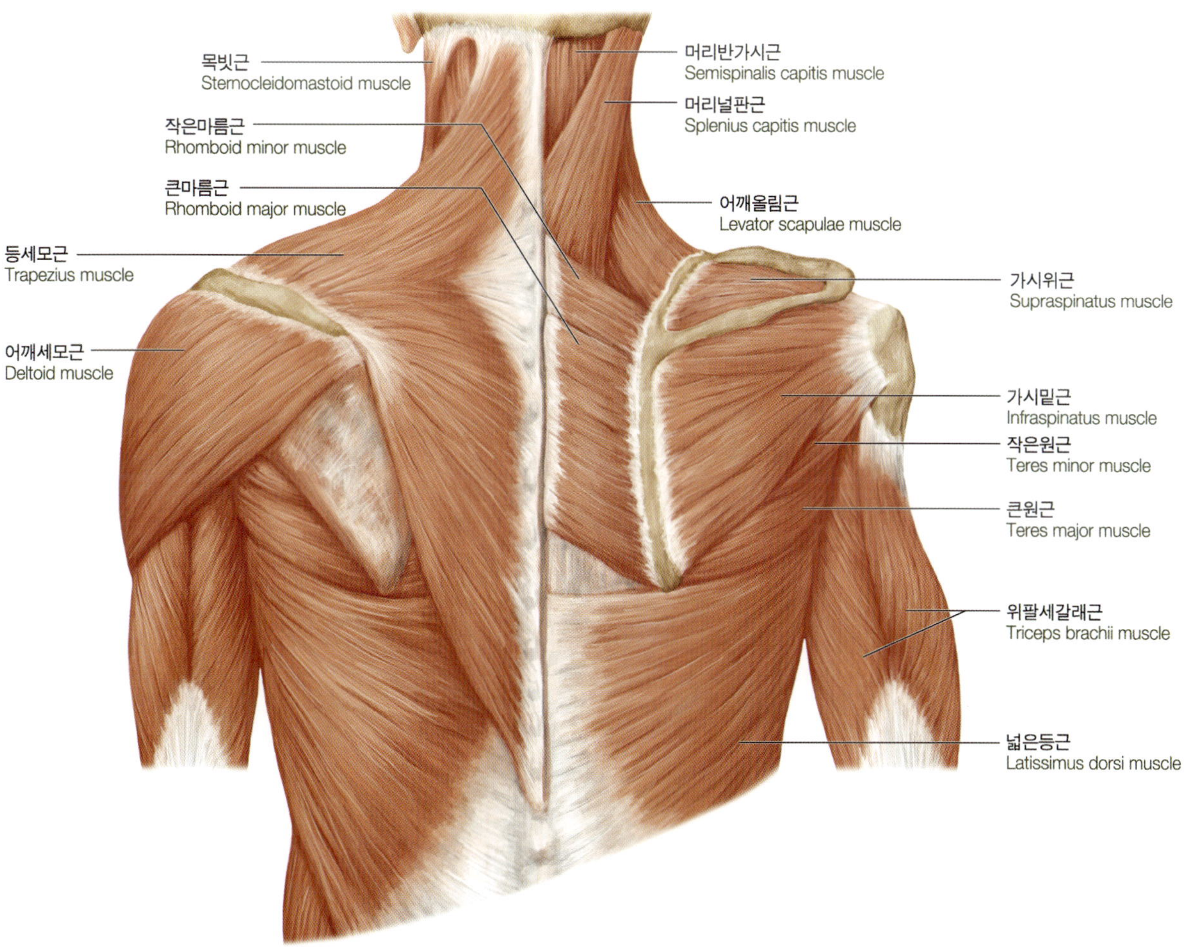

그림 11-7 얕은등근육

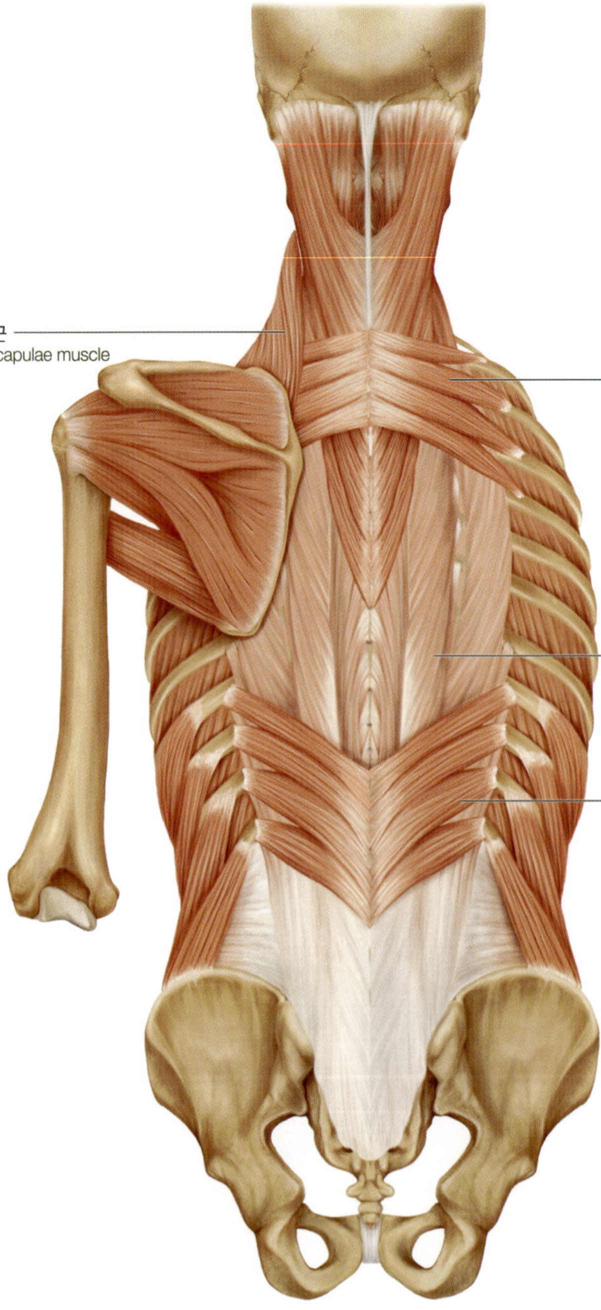
어깨올림근
Levator scapulae muscle
위뒤톱니근
Serratus posterior superior muscle
등허리근막 뒤층
Posterior layer of thoracolumbar fascia
아래뒤톱니근
Serratus posterior inferior muscle

그림 11-8 중간등근육

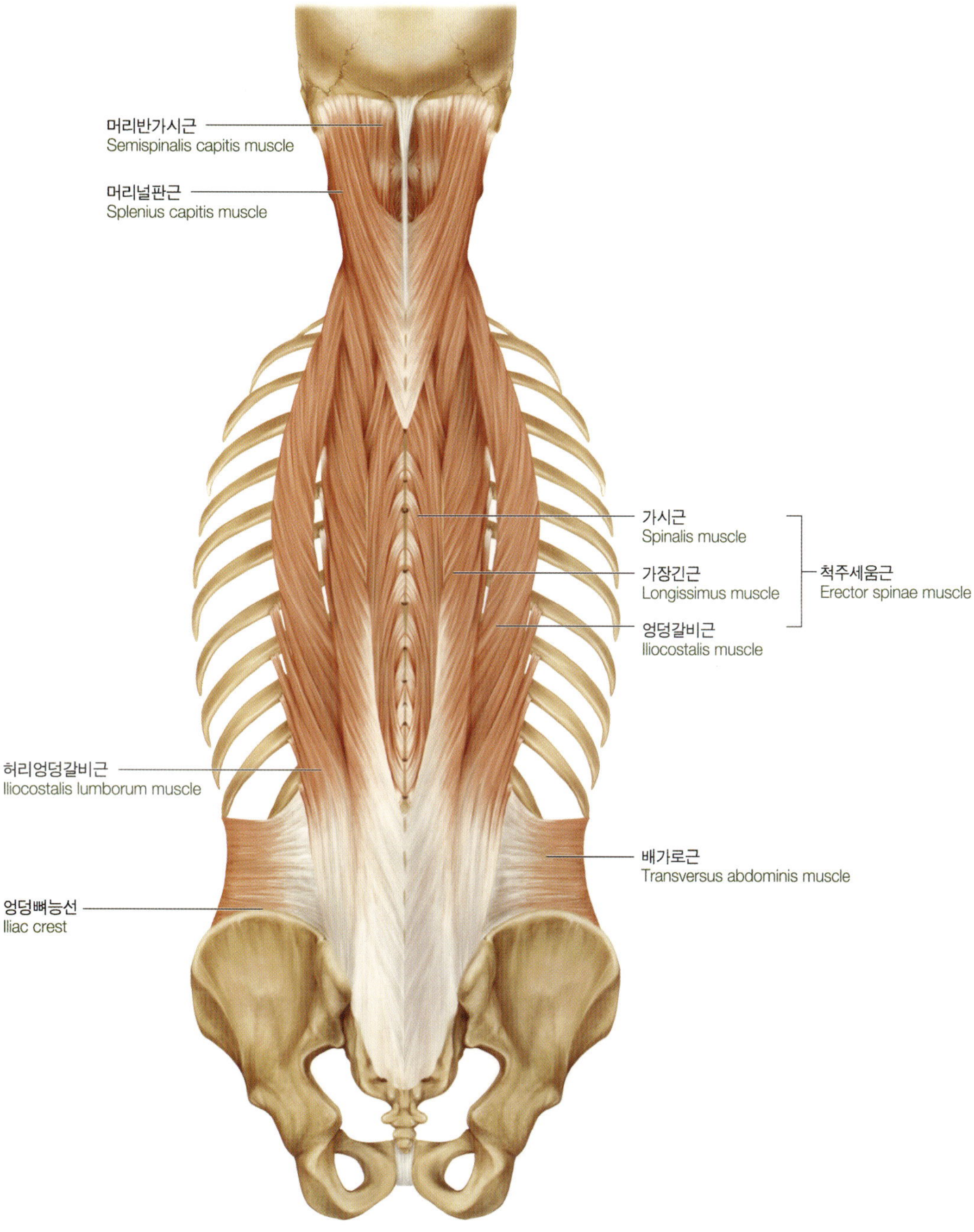
머리반가시근
Semispinalis capitis muscle
머리널판근
Splenius capitis muscle
가시근
Spinalis muscle
가장긴근
Longissimus muscle
엉덩갈비근
Iliocostalis muscle
척주세움근
Erector spinae muscle
허리엉덩갈비근
Iliocostalis lumborum muscle
배가로근
Transversus abdominis muscle
엉덩뼈능선
Iliac crest

그림 11-9 깊은등근육

위뒤톱니근(serrratus posterior superior)

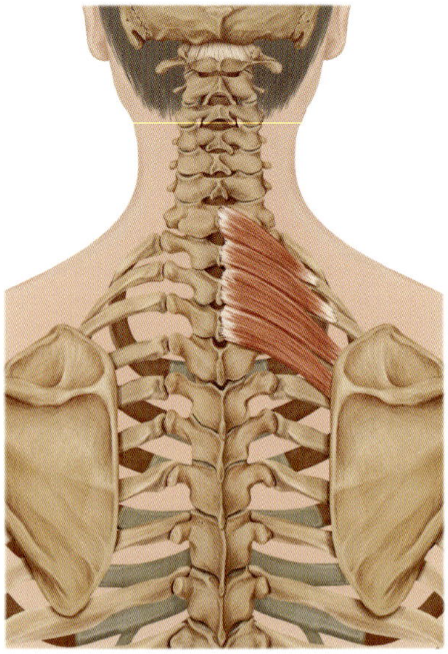

촉 진

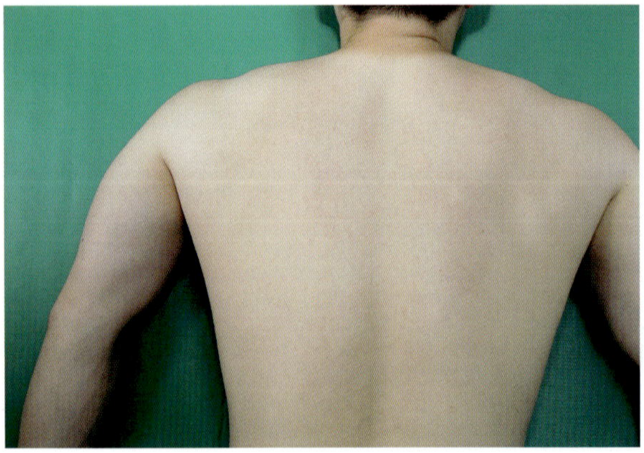

- 손을 C_7과 T_3의 가시돌기에 놓고 2번과 12번 갈비뼈의 뒷면을 따라 섬유의 위치를 확인한다.

해부학적 특징

이는곳(origin)

- C_7~T_3의 가시돌기와 목덜미인대

닿는곳(insertion)

- 2~5번 갈비뼈의 뒷면

작용(action)

- 들숨시 갈비뼈를 들어올림

신경지배(nerve innervation)

- 갈비사이신경

기능적 활동

- 위뒤톱니근은 마름근과 등세모근보다 깊이 위치
- 근육의 작용은 노력성 들숨 시 갈비뼈가 올라갈 수 있도록 하는 작용

TIP

- 등근육 중간무리는 등 위와 아래에 얕은 무리 바로 밑에 위치하는 2개의 얇은 뒤톱니근을 말한다. 뒤톱니근을 구성하는 위뒤톱니근과 아래뒤톱니근은 척주에서 시작하여 가쪽으로 비스듬히 뻗어 갈비뼈에 붙어 있다. 이 근육은 등에서 볼 때 호흡운동과 관련이 있기에 호흡무리(respiratory group)로 알려져 있다.

아래뒤톱니근(serratus posterior inferior)

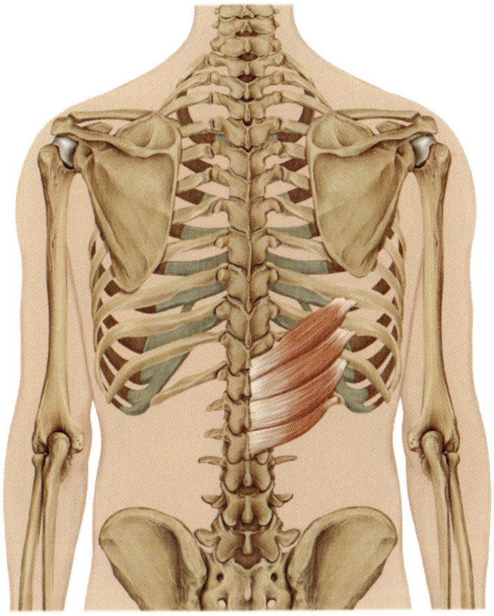

촉 진

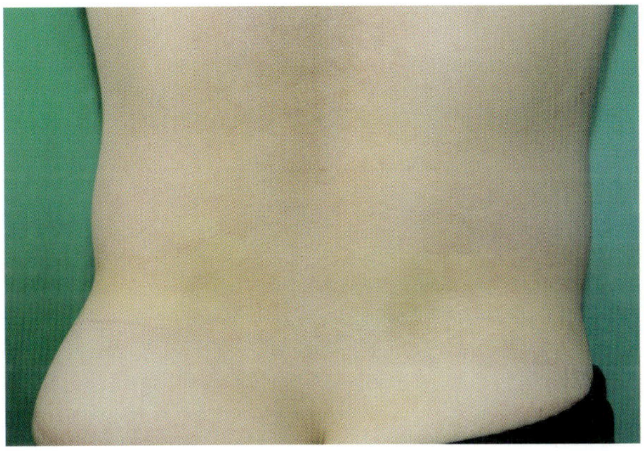

- 손을 T_{11}~L_3의 가시돌기에 놓고 아래갈비뼈의 뒷면을 따라 이동하면서 아래뒤톱니근의 위치를 확인한다.

해부학적 특징

이는곳(origin)

- T_{11}~L_3의 가시돌기

닿는곳(insertion)

- 9~12번 갈비뼈의 뒷면

작용(action)

- 날숨 시 갈비뼈를 내림

신경지배(nerve innervation)

- 갈비사이신경

기능적 활동

- 아래뒤톱니근은 넓은등근보다 깊이 위치
- 척주세움근보다는 표면에 위치
- 아래뒤톱니근은 아래갈비뼈의 내림작용을 통하여 노력성날숨을 보조하는 역할

TIP

- 등근육 중간무리는 등 위와 아래에 얕은 무리 바로 밑에 위치하는 2개의 얇은 뒤톱니근을 말한다. 뒤톱니근을 구성하는 위뒤톱니근과 아래뒤톱니근은 척주에서 시작하여 가쪽으로 비스듬히 뻗어 갈비뼈에 붙어 있다. 이 근육은 등에서 볼 때 호흡운동과 관련이 있기에 호흡무리(respiratory group)로 알려졌다.

엉덩갈비근(iliocostalis muscle) – 허리, 등, 목

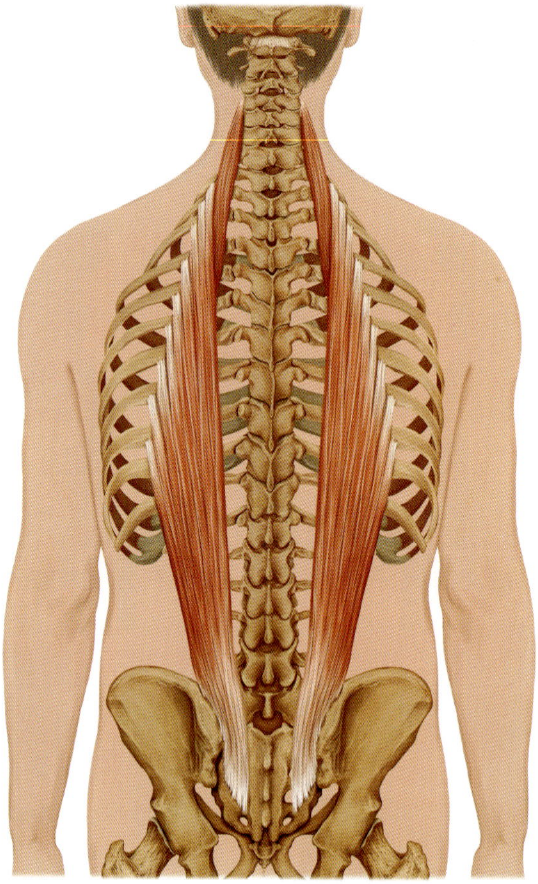

촉 진

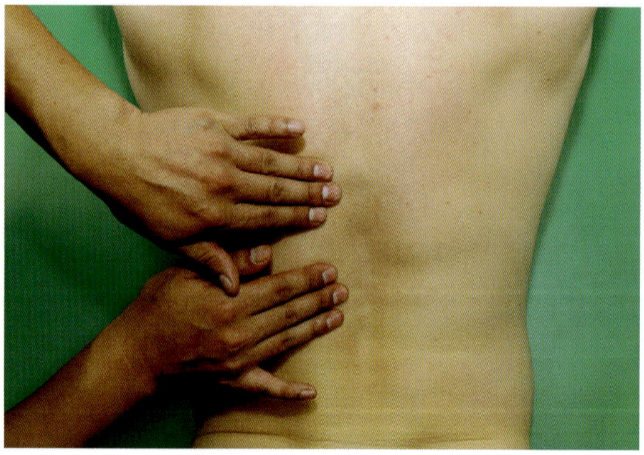

- 등뼈의 가시돌기를 찾은 후 척주세움근을 가쪽 방향으로 쓸어내리면서 엉덩갈비근을 촉진한다.

해부학적 특징

이는곳(origin)

- 엉덩뼈능선, 허리뼈가시돌기, 세 번째에서 열두 번째 갈비뼈

닿는곳(insertion)

- 갈비뼈각, 세 번째에서 일곱 번째 목뼈 가로돌기

작용(action)

- 척주의 폄(양쪽), 가쪽굽힘(한쪽), 돌림(한쪽)

신경지배(nerve innervation)

- 척수신경

기능적 활동

- 엉덩갈비근은 목 엉덩갈비근과 허리 엉덩갈비근으로 나누짐
- 엉덩갈비근의 작용은 척주 세움을 하는 근육군의 일부
- 근육들은 목뼈, 척주, 엉치뼈, 엉덩뼈 그리고 꼬리뼈와 연결
- 척주세움근과 가로가시근 군의 근육들은 함께 척주가 중력에 대하여 곧은 자세를 유지

TIP

- 엉덩갈비근은 여러 분절의 이는곳과 닿는곳을 가지며, 다른 근육의 이는곳과 많이 중첩된다. 그러므로 이 엉덩갈비근군은 하나의 연속적인 근육 또는 3개의 근육이나 더 세분화된 18개의 중첩하는 근육 다발로 간주된다.

MEMO

가장긴근(longissimus muscle) – 머리, 등, 목

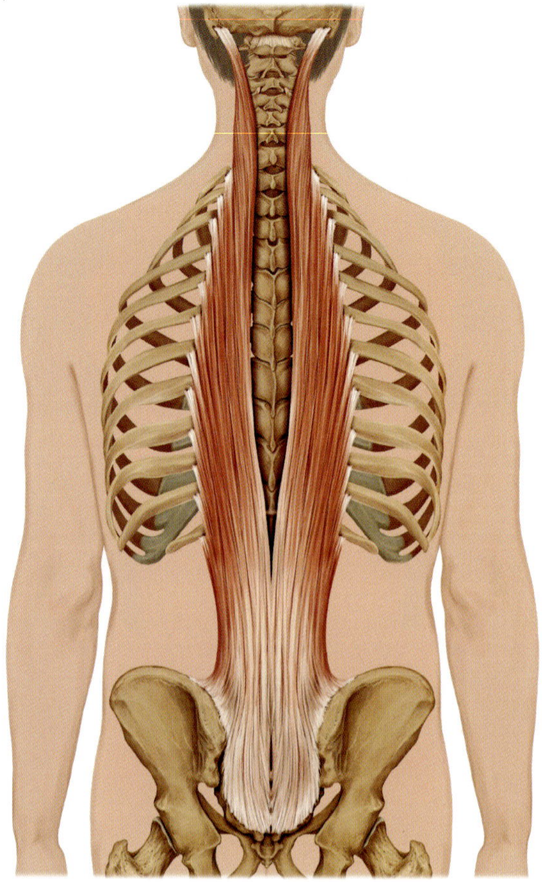

촉 진

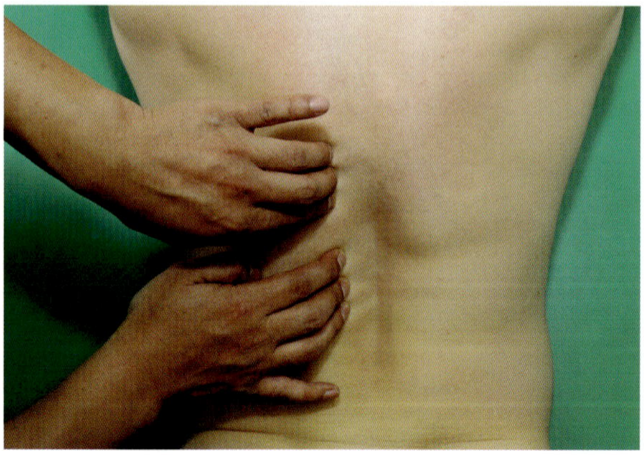

- 뼈의 가시돌기를 찾은 후 척주세움근을 앞쪽 방향으로 쓸어내리면서 가장 안쪽 가장자리에 위치한 가시근과 엉덩갈비근 사이에서 촉진한다.

해부학적 특징

이는곳(origin)

- 등허리널힘줄, L_5~T_1의 가로돌기, C_4~C_7의 관절돌기

닿는곳(insertion)

- T_1~T_{12} 가로돌기, 갈비뼈 3~12번 뒷면, C_2~C_6의 가로돌기, 관자뼈의 꼭지돌기

작용(action)

- 척주의 폄(양쪽), 가쪽굽힘(한쪽)

신경지배(nerve innervation)

- 척수신경

기능적 활동

- 가장긴근은 척주세움 작용을 하는 근육군의 일부
- 가장긴근은 엉덩갈비근의 안쪽에 위치하며, 가시근의 바깥쪽에 위치
- 가장긴근의 섬유는 엉덩갈비근 보다 수직
- 척주 펴는 동작에 더 강하게 작용
- 척주를 옆으로 굽히는 동작에 약하게 작용

TIP

- 가장긴근은 등, 목, 가슴부분으로 구분이 되며 엉덩갈비근과 유사하게 각 부분은 다수의 근육다발로 구성되어 중첩되어 있다.

MEMO

가시근(spinalis)－등, 목, 머리

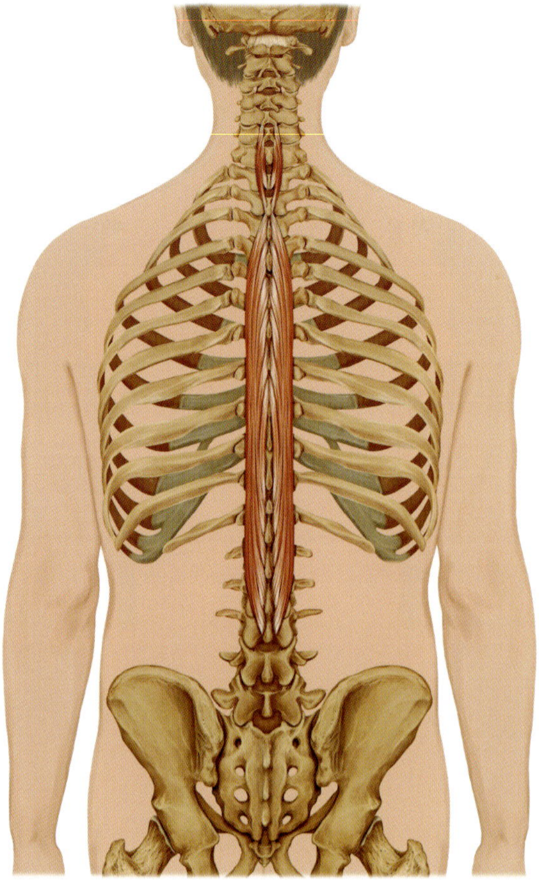

촉 진

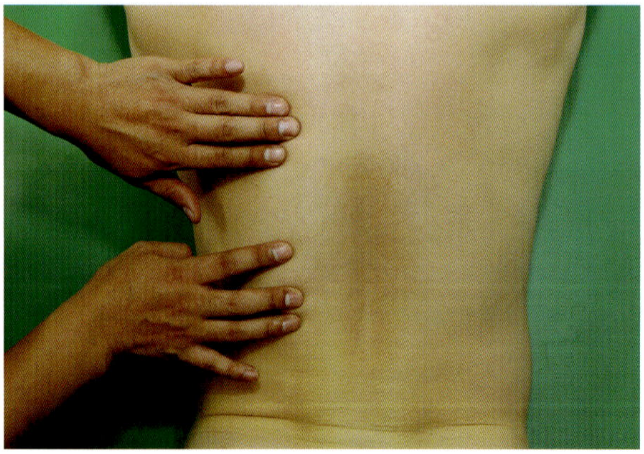

• 등뼈의 가시돌기를 찾은 후 척주세움근을 앞쪽 방향으로 쓸어내리면서 가장 안쪽 가장자리에 위치한 가시근을 촉지한다.

해부학적 특징

이는곳(origin)

• L_2～T_{11} 가시돌기, 목덜미인대, T_2～C_7의 가시돌기

닿는곳(insertion)

• T_1～T_8 가시돌기, C_2～C_4 가시돌기, 뒤통수의 위와 아래 목덜미선

작용(action)

• 척주의 폄(양쪽), 반대편 머리와 목돌림(한쪽)

신경지배(nerve innervation)

• 척수신경

기능적 활동

- 가시근은 몸통과 머리를 잇는 근육이고, 안정성과 움직임을 제공하는 근육
- 가시근은 엉덩갈비근과 가장긴근이 포함된 척주세움 작용을 하는 근육군 중의 하나
- 이 근육들은 엉치뼈, 엉덩뼈, 척추, 그리고 머리뼈를 잇는 근육
- 가시근은 척추세움근 세 쌍 중 가장 안쪽에 위치
- 이 근육의 수직으로 된 섬유들은 척추의 돌림보다 폄에 주로 작용

TIP

- 척추세움근 중에 가장 안쪽에 위치하는 근육이며 발달이 항상 부진하여 가슴중간부위에 있는 가느다란 근육인 등가시근으로 나타난다.

MEMO

반가시근(semispinalis) – 머리, 등, 목

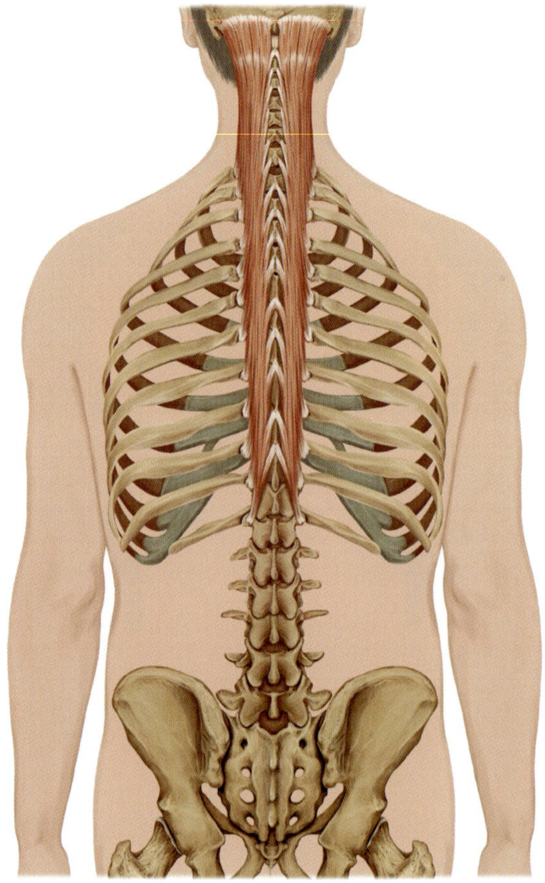

촉 진

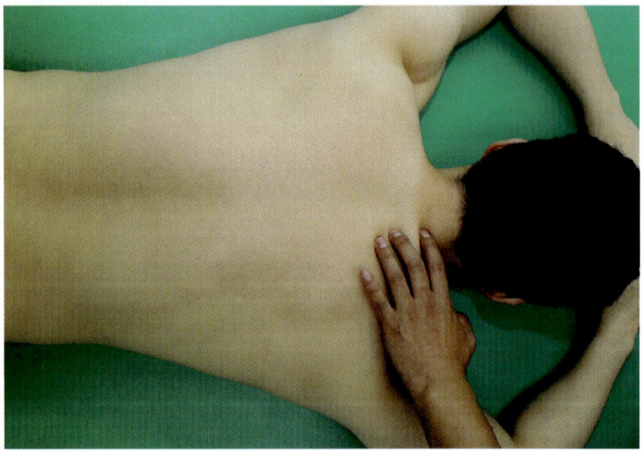

• 뒤통수뼈 바깥융기를 찾고 고리판고랑으로 꼬리쪽과 가쪽으로 손끝은 미끄러뜨리면서 근섬유를 따라 꼬리쪽으로 촉진한다.

해부학적 특징

이는곳(origin)

• 아래 6개 등뼈 가로돌기, 위쪽 5~6개의 등뼈 가로돌기, 위쪽 6~7개 등뼈, 아래 3개 목뼈의 관절면

닿는곳(insertion)

• 아래 2개의 목뼈 및 위쪽 4개의 목뼈 가시돌기, 제2목뼈에서 제5목뼈까지의 가시돌기, 뒤통수뼈

작용(action)

• 척추의 폄, 머리의 폄과 돌림

신경지배(nerve innervation)

• 척수신경(spinal nerve)

기능적 활동

- 각각의 반가시근들은 5~6개의 척추에 걸쳐, 아래쪽에서는 가로돌기에서 시작하여 위쪽으로는 가시돌기나 뒤통수뼈에 부착
- 반가시근의 세로 섬유는 머리와 목의 강한 폄과 약한 돌림으로 작용

TIP

- 반가시근은 근육다발의 닿는곳을 중심으로 등반가시근, 목반가시근, 머리반가시근으로 나누어진다.

MEMO

뭇갈래근(multifidi)

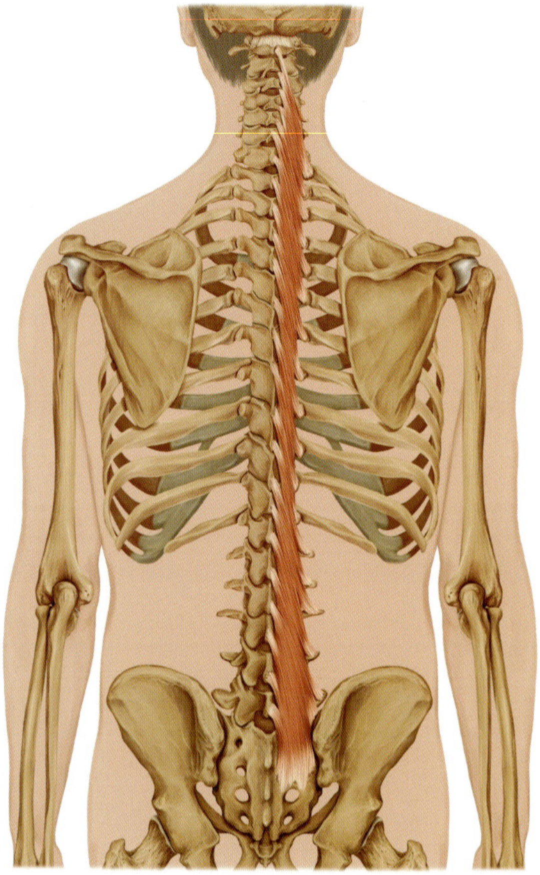

촉 진

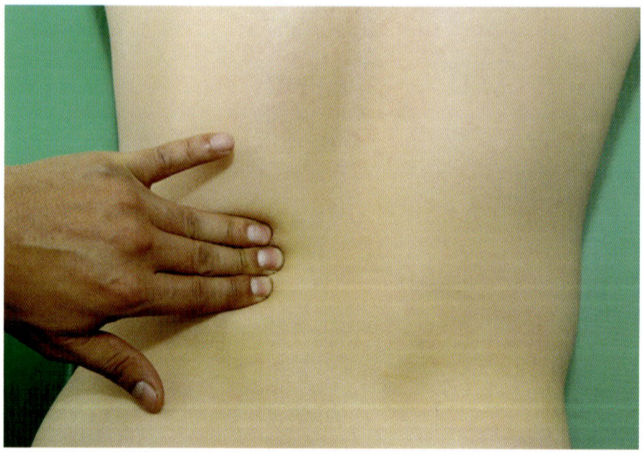

- 양손의 손가락 끝을 허리뼈의 가시돌기에 놓고 가로돌기 방향 또는 엉치뼈와 판 고랑 사이 깊은 곳에서 촉진한다.

해부학적 특징

이는곳(origin)

- L_5~C_4의 가로돌기, 엉치뼈 뒷부분, 뒤엉덩뼈가시

닿는곳(insertion)

- L_5~C_2의 가시돌기, 위의 2~4개 척추뼈

작용(action)

- 척주의 폄(양쪽), 척추를 반대편으로 돌림(한쪽)

신경지배(nerve innervation)

- 척수신경

기능적 활동

- 뭇갈래근은 가로가시근군의 일부
- 근육들은 척추뼈를 안정화시키고 조종함으로써 척추를 움직임
- 뭇갈래근은 반가시근보다 깊이 위치하고, 돌림근보다는 표면에 위치
- 근육의 섬유는 한 척추뼈의 가로돌기와 위에 이는 다른 3개 또는 4개의 척추뼈 가시돌기를 연결
- 뭇갈래근은 척주를 펴는 데 있어서 좋은 지렛대를 제공
- 모든 가로가시근들은 근육의 반대편으로의 척추 돌림에 관여한다.

TIP

- 뭇갈래근은 엉치뼈 위쪽끝에서 제2목뼈까지 연속적인 근육 덩어리를 형성한다. 뭇갈래근은 특히 허리부위에서 두껍고, 가슴부의에서 더 가늘며, 위쪽 목부위에서 다시 두꺼워지지만 머리뼈까지 이어지지 않는다.

MEMO

돌림근(rotator muscle)

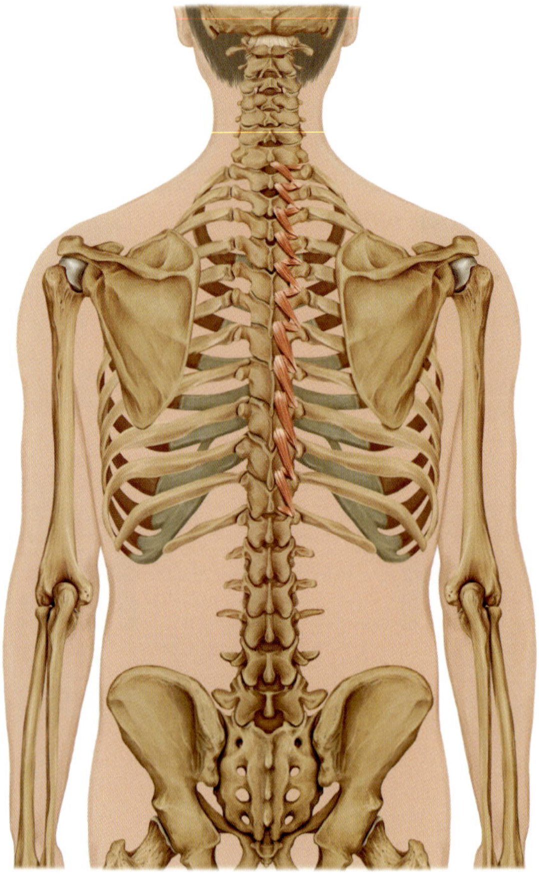

촉 진

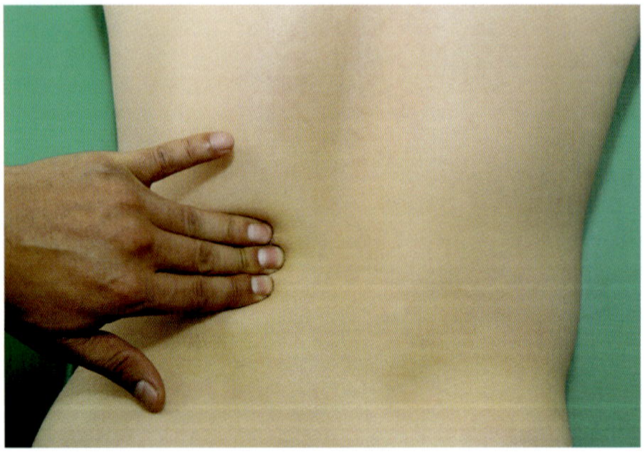

• 양손의 손가락 끝을 가시돌기에 놓으며 손가락 끝으로 가로돌기와 가시돌기 사이의 바로 아래에 있는 돌림근의 위치를 찾는다.

해부학적 특징

이는곳(origin)

• L_5~C_1의 가로돌기

닿는곳(insertion)

• L_5보다 위에 위치한 모든 척주뼈의 가시돌기

작용(action)

• 척주를 폄(양쪽), 근육의 반대쪽으로 척주를 돌림(한쪽)

신경지배(nerve innervation)

• 척수신경

기능적 활동

- 돌림근은 가로가시근군 중에 가장 깊이 위치한 근육
- 돌림근 근육은 척추의 각 분절에 모두 존재하며, 특히 등뼈에서 가장 발달
- 모든 돌림근은 두 개 부분으로 나누어짐
- 왼쪽에 있는 돌림근은 척추를 오른쪽으로 돌려, 근육이 있는 반대쪽으로 돌림을 함

TIP

- 돌림근은 엉치뼈 높이에서부터 제2목뼈 높이까지 뻗어있다. 이 근육은 비스듬히 주행하며 뭇갈래근의 짧은 섬유보다 짧다. 이들은 작은 근육으로 짧은 돌림근과 긴 돌림근의 두 군으로 나누어진다.

MEMO

가시돌기사이근(interspinalis muscle)

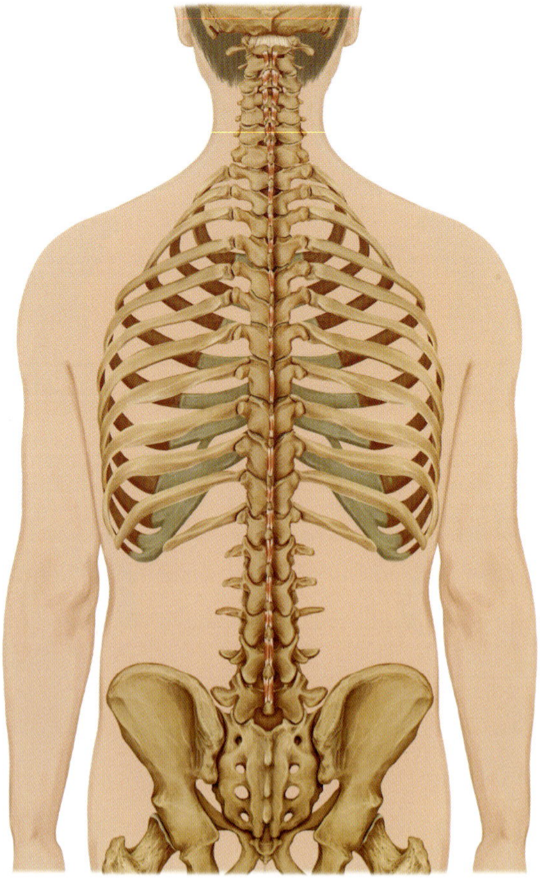

촉 진

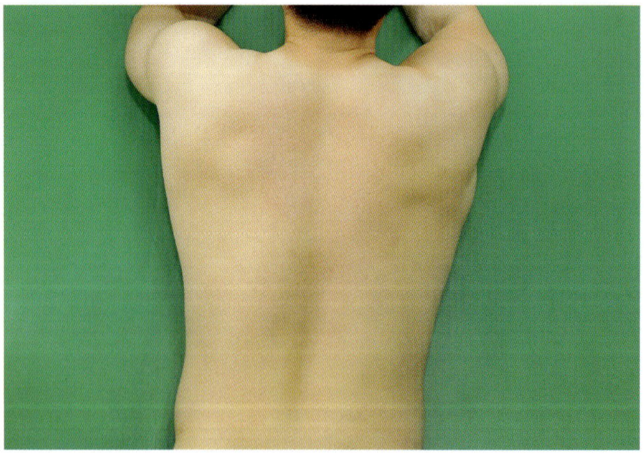

- 가시돌기 위에 손을 촉지하고 손가락으로 가시돌기 사이에 있는 근육을 촉진한다.

해부학적 특징

이는곳(origin)

- L_5~T_{12} 가시돌기와 T_3~C_2 가시돌기

닿는곳(insertion)

- 바로 위에 위치한 척추뼈의 가시돌기

작용(action)

- 척주의 폄(양쪽)

신경지배(nerve innervation)

- 척수신경

기능적 활동

- 가시돌기사이근은 작고 깊이 위치한 근육으로, 하나의 척추뼈 가시돌기와 바로 위에 위치하는 다른 척추 뼈의 가시돌기를 연결
- 이 근육의 주된 기능은 몸이 중력에 대하여 곧게 서 있을 때 앞·뒤 자세를 검토하고 유지하는 역할

TIP

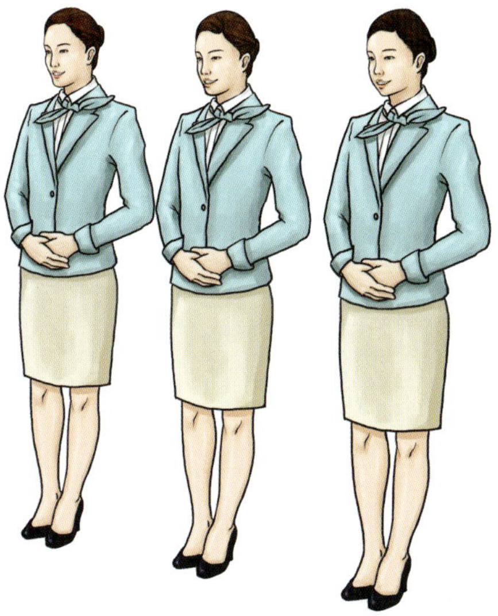

- 스튜어디스들이 서서 고객을 맞을 때 중력에 대하여 허리를 곧게 펴고 있다. 이때 가시돌기사이근은 정확한 자세를 유지할 수 있도록 활성화가 된다.

MEMO

가로돌기사이근(intertransversarii muscle)

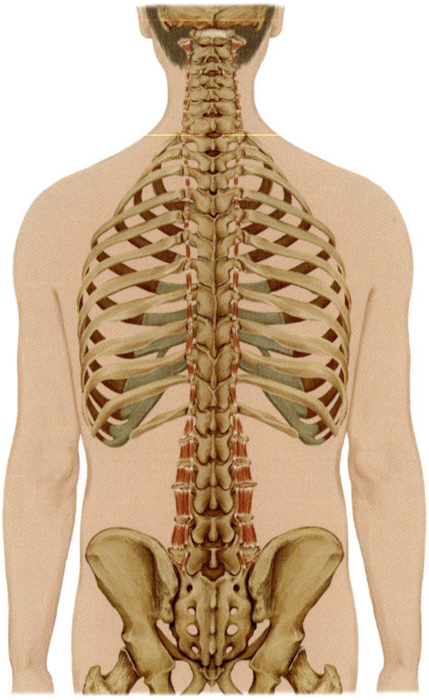

촉 진

• 촉진할 수 없다.

해부학적 특징

이는곳(origin)

• L_5~C_1의 가로돌기

닿는곳(insertion)

• 바로 위에 위치한 척추뼈 가로돌기

작용(action)

• 척주의 가쪽굽힘

신경지배(nerve innervation)

• 척수신경

기능적 활동

• 가로돌기사이근은 등척성으로 수축하여 이마면 상에서 척주의 곧음을 유지하며, 중력에 대하여 곧게 펼 때 자세를 유지하는 근육

TIP

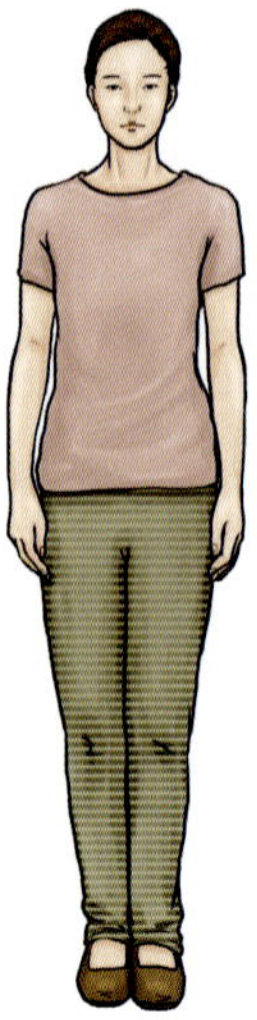

• 인접한 가로돌기에 붙어 있는 가로돌기사이근육은 자세를 유지시켜주며, 척주가 움직일 때 인접한 척추뼈를 안정시켜 큰 근육무리들이 효과적으로 작용할 수 있도록 한다.

갈비올림근(levator costarum muscle)

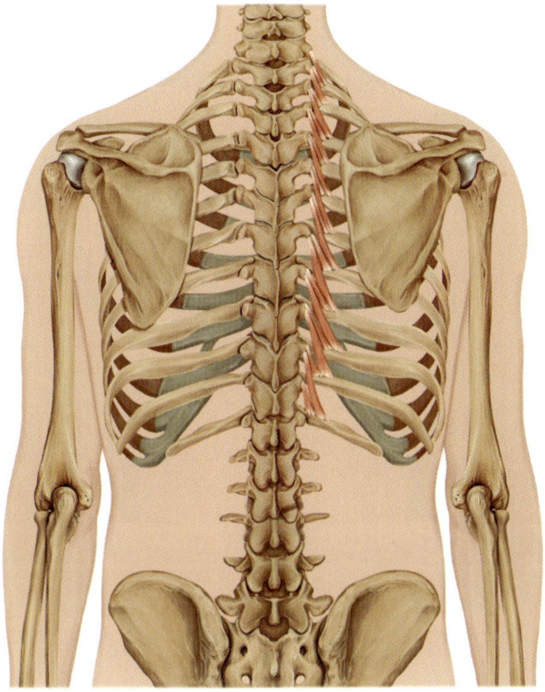

촉 진

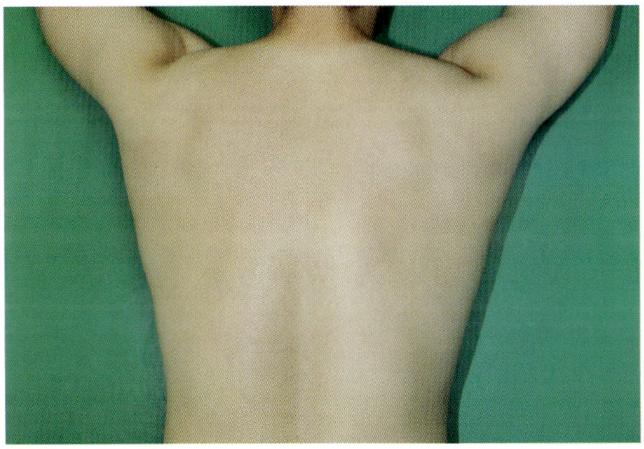

• 대상자를 엎드리게 한 후 손가락으로 척추세움근에 촉지하고 호흡을 하게 한 후 갈비올림근의 수축을 확인한다. 촉진이 어렵다.

해부학적 특징

이는곳(origin)

• C_7～T_{11}의 가로돌기에 부착

닿는곳(insertion)

• 1번에서 12번 갈비뼈에 부착

작용(action)

• 복장갈비관절(sternocostal joint)과 갈비척추관절(co-stospinal joint)에서 갈비뼈 올림

신경지배(nerve innervation)

• 척수신경(spinal nerves)

기능적 활동

• 갈비뼈를 올리는 기능을 맡고 있으며 갈비뼈를 안정화 시킨다.

TIP

• 갈비 올림근은 호흡시 들숨 근육이다. 들숨을 할 때 작용하는 근육은 바깥갈비사이근, 갈비올림근, 위뒤톱니근, 목빗근, 가로막 수축이 있다.

3) 배의 근육

배의 근육은 앞가쪽배벽근육과 뒤배근육으로 나누어진다. 앞가쪽배벽근육은 갈비사이근육과 같이 3층으로 되어있다.

가장 바깥층에는 배바깥빗근(external abdominal oblique)이 있고, 가장안쪽은 배가로근(transverses abdominis), 그 사이에 배속빗근(internal abdominal oblique)이 있으며, 앞쪽에는 배곧은근(rectus abdominis)이 있다.

뒤배근육은 배벽의 뒤쪽에 있는 근육으로 큰허리근(psoas major), 작은허리근(psoas minor), 엉덩근(iliacus), 허리네모근(quadratus lumborum)이 있다. 큰허리근, 작은허리근, 엉덩근은 골반과 엉덩관절에서 설명하도록 한다.

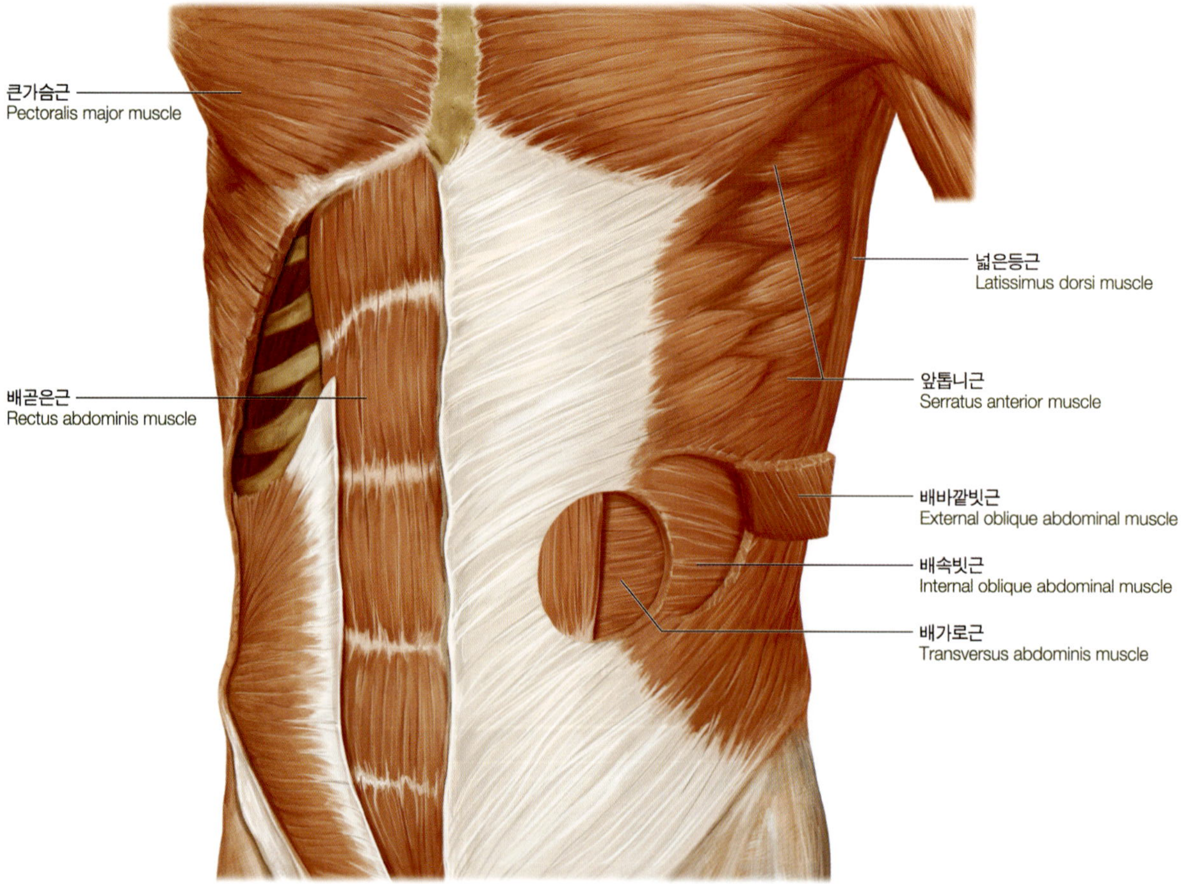

그림 11-10 앞가쪽배벽근육

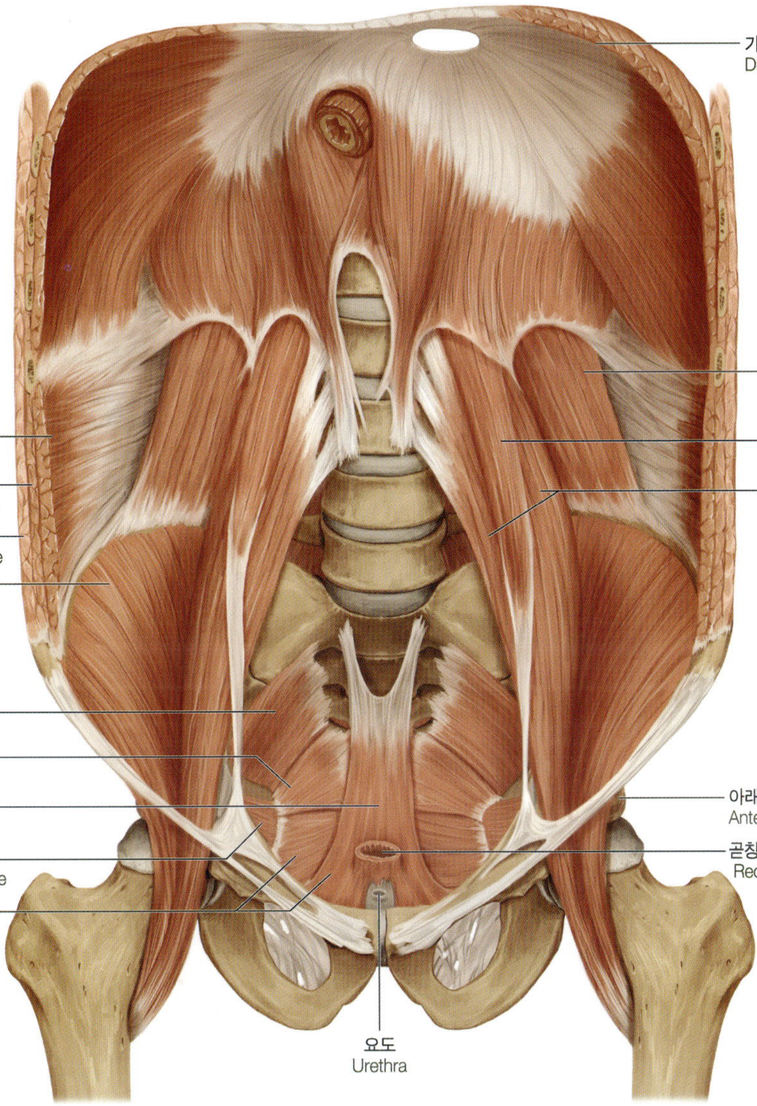
가로막
Diaphragm
허리네모근
Quadratus
lumborum muscle
작은허리근
Psoas minor muscle
큰허리근
Psoas major muscle
배가로근
Transversus abdominis muscle
배속빗근
Internal oblique abdominal muscle
배바깥빗근
External oblique abdominal muscle
엉덩근
Iliacus muscle
궁둥구멍근
Piriformis muscle
꼬리근
Coccygeus muscle
곧창자꼬리근
Rectococcygeus muscle
속폐쇄근
Obturator internus muscle
항문올림근
Levator ani muscle
아래앞엉덩뼈가시
Anterior inferior iliac spine
곧창자
Rectum
요도
Urethra

그림 11-11 뒤배근육

배바깥빗근(external oblique muscle)

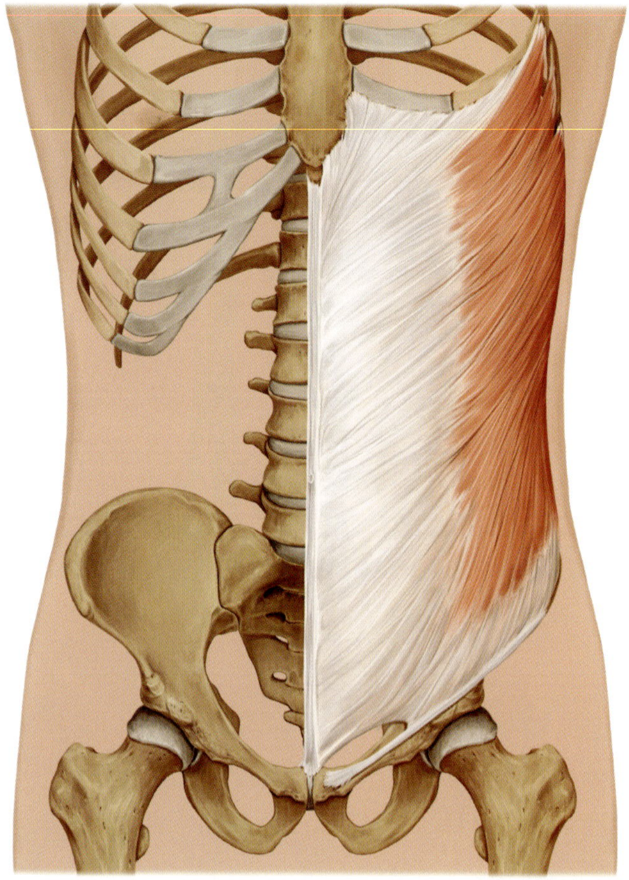

촉 진

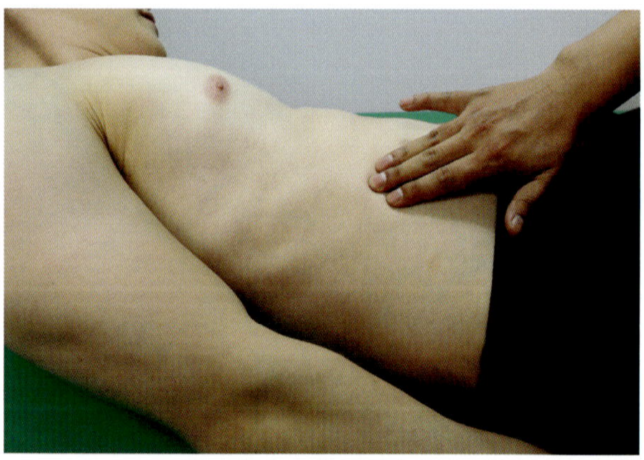

- 앞가쪽 갈비뼈우리의 아래 가장자리를 찾고 손을 아랫방향으로 촉진한다.

해부학적 특징

이는곳(origin)

- 엉덩뼈능선과 백색선에 이어지는 널힘줄

닿는곳(insertion)

- 넷째~열두째 갈비뼈

작용(action)

- 굽힘(양쪽), 바깥굽힘(한쪽), 몸통 반대쪽 돌림(한쪽), 배부분 장기 압박

신경지배(nerve innervation)

- 가로막신경

기능적 활동

- 배바깥빗근은 배속빗근보다 표면에 위치하며 배곧은근의 가쪽에 위치
- 이 근육의 섬유는 가쪽 갈비뼈부터 엉덩뼈, 샅고랑인대, 그리고 백색선까지 앞쪽 아랫방향으로 비스듬히 주행
- 배바깥빗근은 배속빗근과 배가로근과 함께 노력성 날숨시에 배 구조물들에 압력을 제공하고 보호하는 역할
- 배바깥빗근 배속빗근이 오른쪽 왼쪽 동시 수축하면 몸통은 허리에서 굽혀짐
- 몸통의 돌림 시에는, 오른쪽 배바깥빗근이 왼쪽 배속빗근과 협력하여 몸통을 왼쪽으로 돌림

TIP

- 배바깥빗근의 널힘줄이 두꺼워져 위앞엉덩뼈가시와 두덩뼈결절 사이를 잇는 것을 샅고랑인대라고한다.

MEMO

배속빗근(internal oblique muscle)

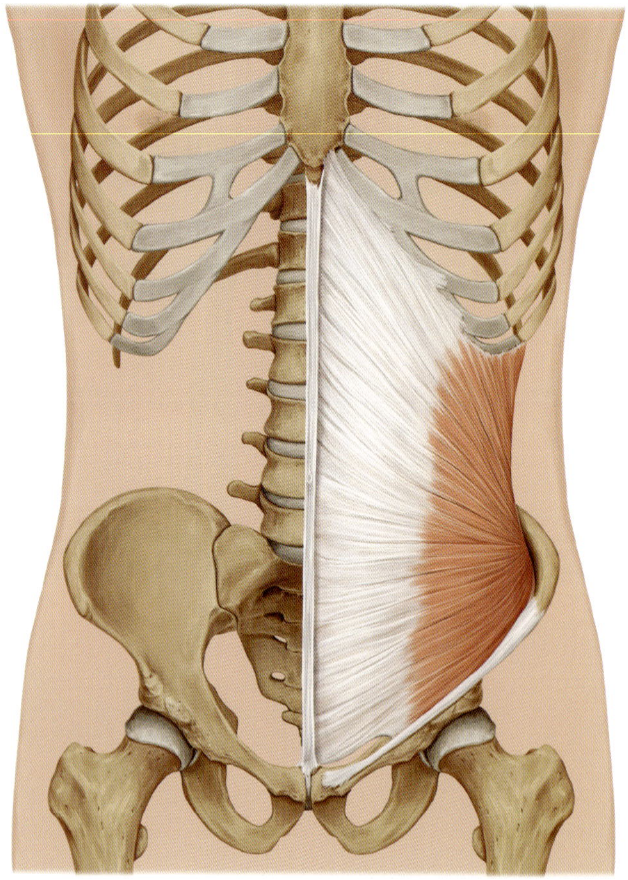

촉 진

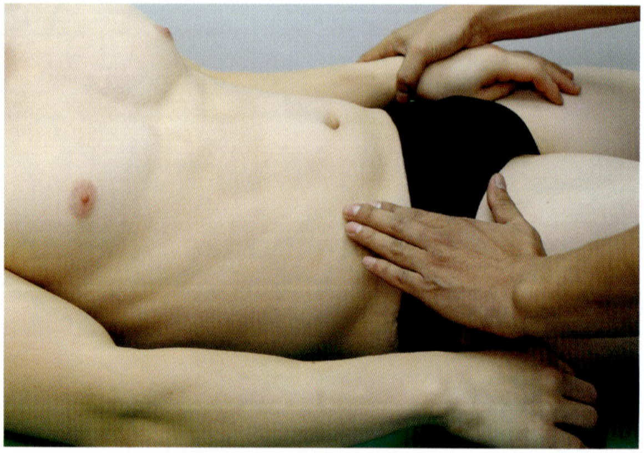

• 손을 앞가쪽 갈비뼈우리의 아래 가장자리를 찾고 백색선부터 가쪽 엉덩뼈 능선까지 아래쪽 뒷방향으로 경사진 섬유를 찾는다.

해부학적 특징

이는곳(origin)

• 샅굴인대, 엉덩뼈능선, 등허리널힘줄

닿는곳(insertion)

• 아홉째~열두째 갈비뼈, 백색선에 이어지는 널힘줄

작용(action)

• 가쪽굽힘, 몸통돌림과 복부장기 압박

신경지배(nerve innervation)

• 여덟째~열두째 갈비사이신경

기능적 활동

- 배속빗근은 배가로근보다 표면에, 배바깥빗근보다 깊은곳에 위치하며 배곧은근보다 가쪽에 위치
- 배속빗근은 바깥빗근과 배가로근과 함께 노력성날숨시에 배 구조물들에 압력을 제공하고 보호하는 역할
- 배바깥빗근 배속빗근이 오른쪽 왼쪽 동시 수축하면 몸통은 허리에서 굽혀짐
- 몸통의 돌림 시에는, 오른쪽 배바깥빗근이 왼쪽 배속빗근과 협력하여 몸통을 왼쪽으로 돌림

TIP

- 배속빗근의 아래끝 근육다발이 양쪽 샅굴 속으로 들어가 고환올림근(cremaster)의 형성에 도움을 준다.

MEMO

배가로근(transverse abdominis muscle)

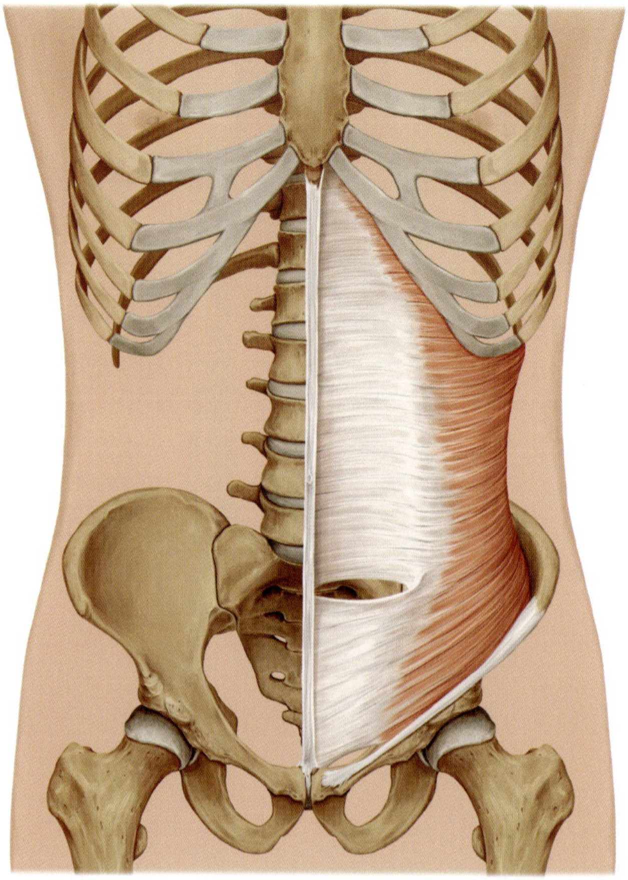

촉 진

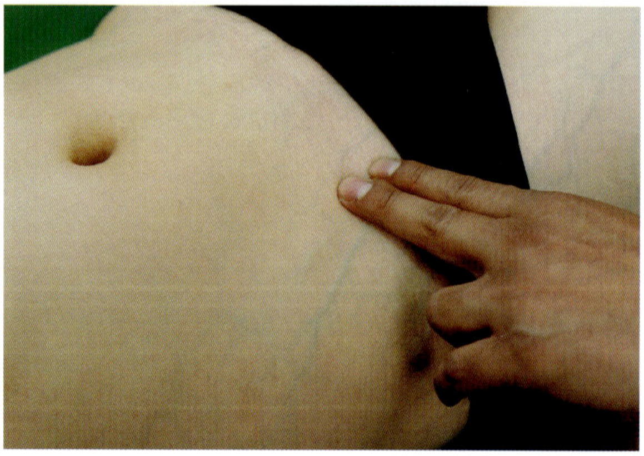

- 양손바닥을 엉덩뼈능선의 가장자리에 촉진하고 엉덩뼈 능선과 갈비뼈우리의 아래 가장자리 사이의 공간에서 배가로근을 촉진한다.

해부학적 특징

이는곳(origin)

- 샅굴인대, 엉덩뼈능선, 등허리널힘줄, 마지막 갈비뼈 6개

닿는곳(insertion)

- 백색선에 이어지는 널힘줄

작용(action)

- 복부장기 압박

신경지배(nerve innervation)

- 일곱째~열두째 갈비사이신경

기능적 활동

- 배가로근은 배근육들 중 가장 깊은 곳에 위치
- 이 근육의 섬유는 수평하게 주행하고 척주부터 백색선까지의 허리둘레를 감쌈
- 배가로근의 수축은 배안의 장기와 구조물들에 압력을 제공
- 허리척추뼈를 안정화시키고 지지하는 역할
- 배가로근의 기능은 "해부학적 무게벨트"라고 불리는 이유는 무거운 물건을 들 때 부상을 방지하기 위해 착용하는 두꺼운 벨트와 같은 목적으로 작용

TIP

- 배의 앞가쪽을 이루는 근육은 바깥에서부터 배바깥빗근–배속빗근–배가로근 순서로 3층 배열을 하고 있는데, 이들은 정중선 근처에서 2겹의 배곧은근집을 형성하며, 그 속에 배곧은근과 배세모근을 수용하고 있다.

MEMO

배곧은근(rectus abdominis muscle)

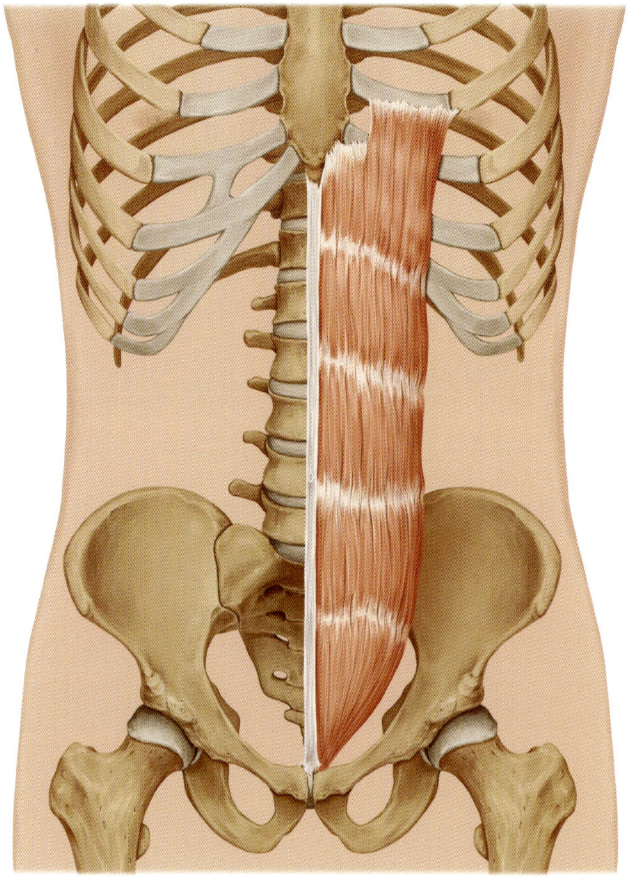

촉 진

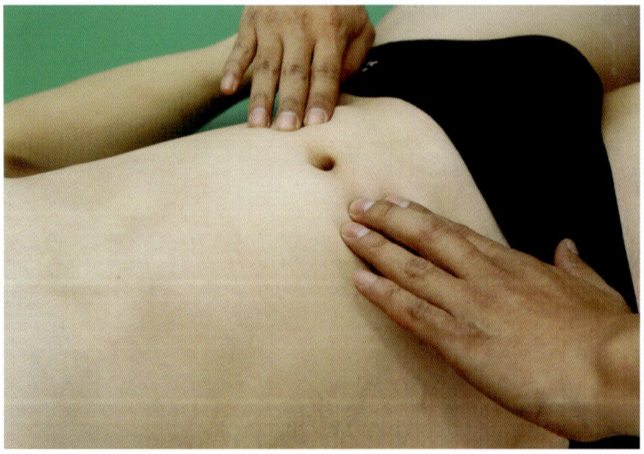

- 갈비뼈우리 앞쪽의 아랫부분은 가장자리를 찾은 후 복장뼈의 칼돌기와 골반 앞부분 사이의 공간에서 손을 아랫방향으로 촉진한다.

해부학적 특징

이는곳(origin)

- 두덩뼈

닿는곳(insertion)

- 다섯째~일곱째 갈비연골, 칼돌기

작용(action)

- 몸통굽힘, 배장기 압박

신경지배(nerve innervation)

- 일곱째~열두째 갈비사이신경

기능적 활동

- 배곧은근은 배의 가장 앞쪽에 있는 근육
- 이 근육은 복장뼈와 갈비뼈우리를 두덩뼈에 연결하고, 수직 백색선에 의해 오른쪽과 왼쪽이 서로 분리
- 배곧은근은 바로 선 자세를 유지하는 데 중요함
- 이 근육은 뒤쪽의 척주세움근과 균형을 맞추어, 앞쪽 골반이 위쪽으로 고정되도록 유지
- 배곧은근의 약화는 골반의 앞부분이 아래쪽으로 기울어지도록 하고 골반의 앞쪽 기울임을 유발
- 이는 자연스러운 허리뼈의 앞굽음을 과도하게 증가시키고 요통의 원인이 된다.

TIP

- 배곧은근의 가쪽모서리는 반달선, 안쪽모서리는 백색선을 형성한다. 이 백색선은 칼돌기와 두덩결합을 잇는 정중선으로 혈관이나 신경 분포가 미약하여 배절개 시 수술부위로 이용된다.

MEMO

허리네모근(quadratus luborum muscle)

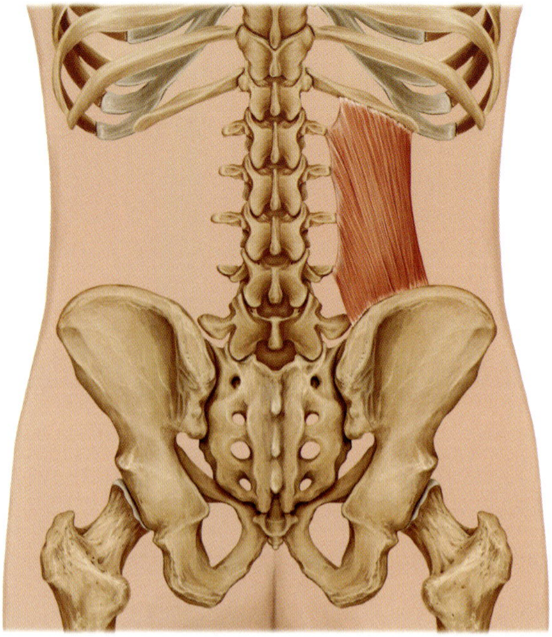

촉 진

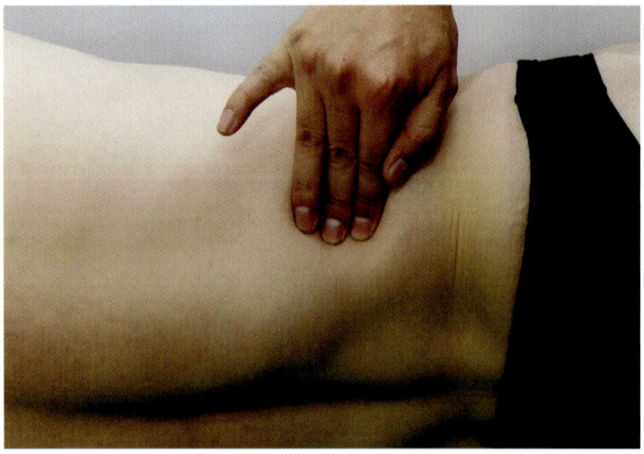

- 등뼈의 가시돌기에서 열두째 갈비뼈와 엉덩뼈 사이에서 깊게 촉지하여 비스듬한 허리네모근을 찾는다.

해부학적 특징

이는곳(origin)

- 엉덩뼈능선(iliac crest)

닿는곳(insertion)

- 열두째 갈비뼈와 둘째~다섯째 허리뼈의 가로돌기

작용(action)

- 가쪽굽힘(한쪽), 허리폄(양쪽)

신경지배(nerve innervation)

- 첫째 허리신경, 열두 번째 가슴신경

기능적 활동

- 허리네모근은 열두 번째 갈비뼈를 아래로 당겨 고정하며 몸통을 가쪽으로 굽히는 데 작용
- 양쪽의 근육이 같이 작용하면 허리부분을 펴게 됨

TIP

- 허리네모근은 뒤배벽근육을 형성한다. 뒤배벽근육은 배안의 뒷벽을 구성하는 근육으로 큰허리근, 작은 허리근, 엉덩근 및 허리네모근이라는 4종이 있다. 이들 중 허리네모근을 제외한 나머지 근육들은 엉덩관절 운동에 관여하기 때문에 엉덩부위근육으로 분류하기도 한다.

풀어보기

1. 폐활량 검사 시 최대한의 힘으로 숨을 내쉬게 한다. 이때 작용하는 근육으로 옳은 것은?
   ① 목빗근 ② 배근 ③ 바깥갈비사이근
   ④ 가로막 ⑤ 목갈비근

2. 다음 중 깊은들숨에 관여하는 근육으로 옳은 것은?
   ① 속갈비사이근 ② 목빗근 ③ 배속빗근
   ④ 배곧은근 ⑤ 갈비밑근

3. 다음 중 가로막을 지배하는 신경으로 옳은 것은?
   ① 긴가슴신경(longthoracic nerve) ② 가슴등신경(thoracodorsal nerve)
   ③ 근육피부신경(musculocutaneous nerve) ④ 가로막신경(phrenic nerve)
   ⑤ 갈비사이신경(intercostal nerve)

4. 다음 중 배근의 작용이 필요한 경우로 옳은 것은?
   ① 몸통 폄 ② 들숨 ③ 골반 올림
   ④ 엉덩관절 폄 ⑤ 기침

5. 몸통의 외재근으로 안정기능을 수행하는 근육으로 옳은 것은?
   ① 반가시근 ② 뭇갈래근 ③ 가시사이근
   ④ 가로돌기사이근 ⑤ 배속빗근

6. 척주세움근 중에서 몸통의 가쪽굽힘 역할이 큰 근육으로 옳은 것은?
   ① 뭇갈래근(multifiuds) ② 등가시근(spinalis thoracis)
   ③ 가슴반가시근(semispinalis thoracis) ④ 등엉덩갈비근(iliocostalis thoracis)
   ⑤ 등가장긴근(longissimus thoracis)

7. 몸통 운동의 주동근에 대한 설명 중 옳은 것은?
   ① 몸통 돌림근－배곧은근 ② 몸통 굽힘근－배바깥빗근
   ③ 몸통 폄근－허리엉덩갈비근 ④ 골반의 내림－허리네모근
   ⑤ 몸통 폄근－척주세움근

정답

Chapter 1

1. ① 2. ⑤ 3. ① 4. ④ 5. ⑤ 6. ② 7. ③

Chapter 2

1. ④ 2. ② 3. ③ 4. ② 5. ④ 6. ⑤ 7. ④ 8. ④ 9. ⑤ 10. ①

Chapter 3

1. ① 2. ⑤ 3. ③ 4. ① 5. ④ 6. ③ 7. ③ 8. ②

Chapter 4

1. ④ 2. ④ 3. ⑤ 4. ③ 5. ① 6. ④ 7. ①

Chapter 5

1. ① 2. ③ 3. ① 4. ① 5. ②

Chapter 6

1. ⑤ 2. ① 3. ③ 4. ⑤ 5. ④ 6. ① 7. ②

Chapter 7

1. ① 2. ② 3. ② 4. ④ 5. ② 6. ⑤ 7. ② 8. ③

Chapter 8

1. ③ 2. ④ 3. ⑤ 4. ② 5. ④ 6. ① 7. ④ 8. ⑤

Chapter 9

1. ③ 2. ⑤ 3. ⑤ 4. ④ 5. ④ 6. ② 7. ⑤ 8. ④

Chapter 10

1. ③ 2. ⑤ 3. ③ 4. ② 5. ⑤ 6. ① 7. ③

Chapter 11

1. ② 2. ② 3. ④ 4. ⑤ 5. ⑤ 6. ④ 7. ⑤

참 | 고 | 문 | 헌

- 고기석 외. 근육뼈대계통의 기능해부학. 현문사, 2013.
- 권오윤 외 옮김. 기능해부학 근육, 뼈대, 촉진법. 엘스비어코리아, 2012.
- 김정기 외 옮김. 기능해부학과 운동학2. 이퍼블릭, 2008.
- 김찬문 외. 알기 쉬운 인체이야기. 퍼시픽북스, 2011.
- 대한임상통증학회 옮김. 트라벨, 사이몬스의 통증유발점의 기전과 치료. 영문출판사, 2003.
- 신홍철 외 옮김. Hollinshead 기능해부학. 엘스비어코리아, 2011.
- 신홍철 외. 기능해부학 9판, 엘스비어코리아, 2011.
- 이강우 외 옮김. 트라벨·사이몬스 통증유발점의 기전과 치료. 영문출판사, 2007.
- 이웅현. Human Anatomy. 퍼시픽 북스, 2012.
- 이해정 외 옮김. 기능해부학 구조와 운동 5판. 이퍼블릭, 2009.
- 이현옥 외 옮김. 촉진 기능해부학. 영문출판사, 2008.
- 이형수 외 옮김. 기능해부학 치료사를 위한 해부학 운동학 및 촉진. 이퍼블릭, 2010.
- 정한신 외. 기능해부학. 퍼시픽북스, 2009.
- 조희중 외 옮김. GRAY 해부학 제2판, 이퍼블릭, 2010.
- 지제근. 알기 쉬운 보는 해부학. 아카데미아, 2013.
- 채윤원 외 옮김. 뉴만 Kinesiology. 범문에듀케이션, 2011.
- 함용운 외. 그림과 사진으로 배우는 근육학, 한솔의학, 2012.
- 황성수 외 옮김. 촉진과 설페이스마킹 해부학 개정 3판, 영문출판사, 2006.
- Adelgais KM, Browne L, Holsti M, Metzger RR, Murphy SC, Dudley N. Cervical spine computed tomography utilization in pediatric trauma patients. J Pediatr Surg. 2014;49(2):333-7
- Arokoski JP, Valta T, Airaksinen O et al. Back and abdominal muscle function during stabilization exercises. Arch Phys Med Rehabil, 2001;82(8): 1089-98.
- Bennell KL, Hunt MA, Wrigley TV, et al. : The effects of hip muscle strengthening on knee load, pain, and function in people with knee osteoarthritis: a protocol for a randomised, single-blind controlled trial. BMC Musculoskelet Disord, 2007, 8: 121.
- Berges M, Perry MJ. Improved lateral cervical spine techniques. Radiol Technol. 2014;85(4):447-51
- Blandine Calais-Germain. tomy of Movement. Eastland Press, 2008.
- Cael, Christy J. Functional Anatomy : Musculoskeletal Anatomy, Kinesiology, and Palpation for Manual Therapists (Paperback). Lippincott Williams & Wilkins, 2010.
- Chandler J, Brown LE. Conditioning for Strength and Human Performance. Philadelphia: Lippincott, Williams & Wilkins, 2008.
- Christy J. Cael. Functional Anatomy : Musculoskeletal Anatomy, Kinesiology & Palpation for Manual Therapists (Hardcover, Revised and Updated Edition). Lippincott Williams & Wilkins, 2011.
- Clarkson H. Joint Motion and Function: A Research-Based Practical Guide. Baltimore, MD: Lippincott, Willams & Wilkins; 2005.

- Cohen BJ. Memmler's the Structure and Function of the Human Body. 8th Ed. Philadelphia: Lippincott, Williams & Wilkins, 2005.
- Dannenbaum R. (1982). Spinal influences of cutanous reflexes on the foot at rest and during locomotion : their possible relevance to physiopherapy.
- David B. Jenkins. Hollinshead's Functional Anatomy of the Limbs and Back, 9/E. W.B. Saunders Company, 2008.
- Diner HC, Dichgans J, Guschlbaurer B et., al.(1984). The signficance of proprioception on postrural stabilization as assessed by sichemia. Brain Res, 296. 103-109.
- E. N. Marieb. Human Anatomy 6/E (by Marieb). Pearson Education, 2010.
- Fanelli G.C., Beck J.D., Edson C.J. Current concepts review: The posterior cruciate ligament. J Knee Surg. 2010; 23:61-72.
- Frederic H. Martini, Edwin F. Bartholomew. Essentials of Anatomy and Physiology, 6/E (IE). Pearson Education, 2012.
- Galley PM, Forster AL. (1985). Human movement : Churchill Livingstone.
- Ghobrial GM, Jallo J. Thoracolumbar spine trauma: review of the evidence. J Neurosurg Sci. 2013;57(2): 115-22.
- Gold PM, Albright B, Anani S, Toner H. Straight Back Syndrome: positive response to spinal manipulation and adjunctive therapy-A case report. J Can Chiropr Assoc. 2013;57(2):143-9.
- González-Iglesias J, Cleland JA, Neto F, Hall T, Fernández-de-las-Peñas C. Mobilization with movement, thoracic spine manipulation, and dry needling for the management of temporomandibular disorder: a prospective case series. Physiother Theory Pract. 2013;29(8):586-95
- Graves JE, Webb DC, Pollock et al. Pelvic Stabilization During Resistance Training: Its Effect on the development of lumbar extension strength. Arch Phys Med. 1994;75:210-216.
- Hendrickson T. Massage for Orthopedic Conditions. Baltimore:Lippincott Williams & Wilkins, 2003.
- Janda V. Muscle strength in relation to muscle length, pain, and muscle imbalance. In Harms-Ringdahl, ed. Muscle Stringth. International Perspectives in Physical Therapy, 8. Edinburgh: Churchill Livingstone. 1993.
- Judith G & Betty M. Biology of Humans(3rd ed). Benjamin/Cummings Publishing, 2010.
- Juhan D. Job's Body. 3rd Ed. Barrytown, NY: Station Hill, 2003.
- Kamath G, Naalla R, Pai VB, Narayanan R. Left maxillary artery pseudoaneurysm: a rare and late postoperative complication after head and neck cancer treatment. BMJ Case Rep. 2014
- Keith L Moore. Clinically Oriented Anatomy. Lippincott Williams & Wilkins, 2013.
- Keith L. Moore. Essential Clinical Anatomy, 4/E. Lippincott Williams & Wilkins, 2010.
- Kendall FP, Mccreay EK, Provance PG. Muscles testing and function with porture and pain. st. seoul: pulunsol, 2001.
- Kendall FP. Mccreary EK, Provance PG, et al. Muscles: Testing and Function with Posture and Pain. 5th Ed. Baltimore: Lippincott, Williams & Wilkins, 2005.
- Kenneth s. Saladin. Anatomy and physiology(4th ed), McGraw & Hill Publishing, 2010.
- Liem, Karel F., Grande, Lance., Bemis, William E. Functional Anatomy of the Vertebrates : An Evolutionary Perspective 3 edition. Thomson Brooks/Cole, 2000.
- Lord SR, Clark RD, Webster IW. (1991). Postural stability and associated physiological factor in a population of aged persons. J. Gerontol ;46: M69-M76.

- Lubowitz J.H., Ahmad C.S., Anderson K. All-inside anterior cruciate ligament graft-link technique: Second-generation, no-incision anterior cruciate ligament reconstruction. Arthroscopy. 2011;27:717-727.
- M, C. Do, B. Busel, Y. Breniere. (1990). Influence plantar cutaneous afferents on early conpensatory reactions to forward fall, Exp. Brain. Res. 79. 319-324.
- Mammis A, Bonsignore C, Mogilner AY. Thoracic radiculopathy following spinal cord stimulator placement: case series. Neuromodulation. 2013;16(5):443-8
- McArdle WD, Katch FI, Katch VL. Essentials of Ecercise Physioligy. 2nd Ed. Balitimore: Lippincott, Williams & Wilkons, 2000.
- Nigel Palastanga, Roger W. Soames, Dot Palastanga. Anatomy and Human Movement Pocketbook. Churchill Livingstone, 2008.
- Nurse MA, Nigg BM. (2001). The effect of changes in foot sensation on planter pressure and muscle activity, Clin Biomech, 16. 719-727.
- O'sulluvan PB. Lumbar segmental instability: Clinical presentation and specific stabilizing exercise management. Manuther. 2000;5(1):2-12.
- Oatis CA. Kinesiology-The Mechanics and Pathomechanics of Human Movement. Baltimore: Lippincott, williams & wilkins, 2004.
- Payne CE, Hofer SO, Zhong T, Griffin AC, Ferguson PC, Wunder JS. Functional outcome following upper limb soft tissue sarcoma resection with flap reconstruction. J Plast Reconstr Aesthet Surg. 2013; 66(5):601-7.
- Polak K, Czyż M, Scigała K, Jarmundowicz W, Będziński R. Biomechanical characteristics of the porcine denticulate ligament in different vertebral levels of the cervical spine-Preliminary results of an experimental study. J Mech Behav Biomed Mater. 2014; 34C:165-170
- Prekumar K. The Massage Connection Anatomy & Physiology. 2nd Ed. Baltimore: Lippincott, Williams & Wilkins 2004.
- Reff C, Holt B, Trinkaus E. Who's afraid of the big bad wolff? "Wolff's law" and bone functional adaptation. Am J Phys Anthropol. 2006;129(4):484-498.
- Richard L. Drake, A. Wayne Vogl, Adam W. M. Mitchell. Gray's Anatomy for Students : With STUDENT CONSULT Online Access. Churchill Livingstone, 2009.
- Ring C, Nayak L, Isaacs B. (1988). Balance function in elderly people who have not fallen. Arch. Phys. Med. Rehabil.;69:261-264.
- Rohen. Color Atlas of Anatomy : A Photographic Study of the Human Body. Lippincott, 2006.
- Rothwell, J. C. (1987). Control of human voluntary movement. Aspen Publishers, Rockville, MD.
- Sattler V, Dickler M, Michaud M, Simonetta-Moreau M. Interhemispheric inhibition in human wrist muscles. Exp Brain Res. 2012;221(4):449-58.
- Scheumann DW. The Balanced Body: A Guide to Deep Tissue and Neuromuscular Therapy. 3rd Ed. Baltimore: Lippincott, williams & Wilkins, 2007.
- Segal NA, Torner J, Felson D, et al. : The effect of thigh strength on incident radiographic and symptomatic knee osteoarthritis in the Multicenter Osteoarthritis (MOST) study. Arthritis Rheum, 2009, 61: 1210-1217.
- Sharma L, Pai YC, Holtkamp K, et al. : Is knee joint proprioception worse in the arthritic knee versus the unaffected knee in unilateral knee osteoarthritis? Arthritis Rheum, 1997, 40: 1518-1525

- Shin DE, Nam KS, Yoon HK, Lee JK, Cha YS. A rare hyperextension injury in thoracic spine presenting with delayed paraplegia. Asian Spine J. 2013;7(2):126-30
- Van Baar ME, Assendelft WJ, Dekker J, et al. : The effectiveness of exercise therapy in patients with osteoarthritis of the hip or knee: a systematic review of randomized clinical trial. Arthritis Rheum, 1999, 42: 1361-1369.
- Van Zyl HP, Bilbey J, Vukusic A, Ring T, Oakes J, Williamson LD, Mitchell IV. Can emergency physicians accurately rule out clinically important cervical spine injuries by using computed tomography? CJEM. 2014;16(2):131-5.
- Voos J.E., Mauro C.S., Wente T., Warren R.F., Wickiewicz T.L. Posterior cruciate ligament: Anatomy, biomechanics, and outcomes. Am J Sports Med. 2012;40:222-231.
- Vorro J, Johnston WL, Hubbard RP. Clinical biomechanic correlates for cervical function: Part III. Intermittent secondary movements. Am Osteopath Assoc. 1998;98(6):317-23.
- Werner Platzer. Locomotor System. Thieme, 2009.
- Yagi M, Takemitsu M, Machida M.Chest Cage Angle Difference and Rotation of Main Thoracic Curve are Independent Risk Factors of Postoperative Shoulder Imbalance in Surgically Treated Patients With Adolescent Idiopathic Scoliosis. Spine(Phila Pa 1976). 2013;38(19):E1209-15
- http://www.healthline.com/human-body-maps/hand#1/1

U

V

W

Y

Z

기타

Functional Anatomy

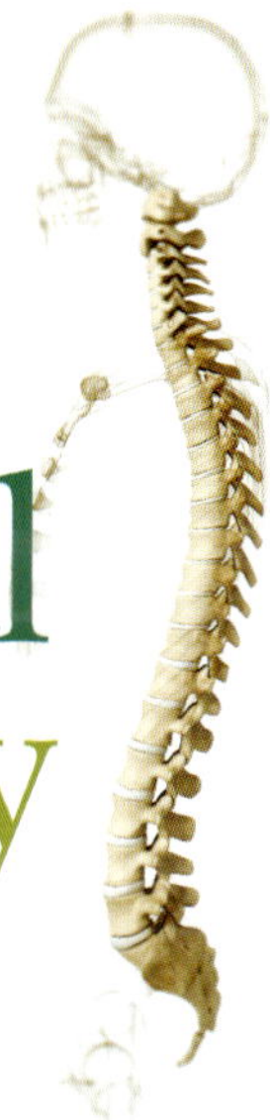

초판 발행　　2014년 8월 12일
2판 1쇄 발행　2015년 8월 12일
2판 2쇄 발행　2016년 9월 1일
2판 수정판 3쇄 발행　2021년 8월 30일

저　자 이건철, 장 철, 김인섭, 이동엽, 이동진, 조현래, 김진섭, 고태성
김환희, 이명희, 이지현, 임원식, 윤정애, 임종민, 김도형, 김기도
발 행 인 이웅현
발 행 처 **퍼시픽북스**
서울시 중구 충무로 29 아시아미디어타워 501호
TEL. 02-2272-7766(代) / FAX. 02-2272-7166
E-mail : papu77@hanmail.net

ISBN 978-89-6130-128-2

정가 38,000원

Functional Anatomy